Original-Prüfungsfragen
mit Kommentar

Quirmbach, Müller

GK 2
Medizinische
Mikrobiologie

© Chapman & Hall GmbH; D-69469 Weinheim, Bundesrepublik Deutschland, 1994

ISBN 3-8261-9005-X

Original-Prüfungsfragen
mit Kommentar

GK 2
Medizinische
Mikrobiologie

siebte Auflage
bearbeitet von G. Quirmbach und
E. Weiß

CHAPMAN & HALL
London · Glasgow · Weinheim · New York · Tokyo · Melbourne · Madras

Gabriele Quirmbach
Geschwister-Scholl-Str. 22
D-33014 Bad Driburg

Dr. Sönke Müller
Fischersberg 26
D-69245 Bammental

Autoren und Verlag haben sich bei der Zusammenstellung der Fragen, bei der Zuordnung der Lösungen sowie bei der Kommentierung von Fragen und Lösungen um größtmögliche sachliche Richtigkeit bemüht. Dennoch wird eine Gewähr für die in diesem Band enthaltenen Angaben nicht übernommen.

1. Auflage 1985
2. Auflage 1985
3. Auflage 1987
4. Auflage 1988
5. Auflage 1990
6. Auflage 1991
7. Auflage 1994

Die Deutsche Bibliothek – CIP-Einheitsaufnahme

Original-Prüfungsfragen mit Kommentar GK 2.
- London ; Weinheim ; New York ; Tokyo; Melbourne ; Madras
: Chapman and Hall..
Medizinische Mikrobiologie / bearb. von G. Quirmbach
... - 7. Aufl. - 1994 ISBN 3-8261-9005-X
NE: Quirmbach, Gabriele

Herstellerische Betreuung: PRO EDIT GmbH, D-69126 Heidelberg

Satz: Satzrechenzentrum Kühn & Weyh Software GmbH, D-79110 Freiburg
Druck und Bindung: Röck GmbH, D-74189 Weinsberg
Printed in the Federal Republic of Germany

Vorwort zur siebten Auflage

Eine zweite Änderung des Gegenstandskataloges innerhalb weniger Jahre hat eine erneute umfangreiche Überarbeitung des Buches erforderlich gemacht. Wie zu erwarten war, wurde das Kapitel Immunologie völlig neu strukturiert. Gleichzeitig hat man es der Medizinischen Mikrobiologie nun als eigenständiges Gebiet gegenübergestellt. Wir haben das zum Anlaß genommen, unser Autorenteam zu erweitern.
Unser bisheriges Grundkonzept – Kurzlehrbuch, Tabellen und kommentierte Fragen (ab 1985) – haben wir beibehalten. Wir wünschen auch weiterhin allen Examenskandidaten viel Erfolg!

Driburg, Bammental, München, im August 1993

Gabriele Quirmbach
Sönke Müller
Elisabeth Weiß

Inhalt

- *Kursiv* gedruckte Seitenzahlen beziehen sich auf das *Kurzlehrbuch*
- Normal gedruckte Seitenzahlen weisen auf den Fragenteil hin
- **Fettgedruckte** Seitenzahlen führen zu den Kommentaren

Zu Kapiteln, zu denen keine Seitenzahlen angegeben sind, existieren (noch) keine Examensfragen

Bearbeitungshinweise

In den Original-Aufgabenheften, die die Grundlage der Prüfung bilden, sind die Fragen nicht nach Fächern, sondern nach Aufgaben-Typen geordnet.

Zur Prüfungsvorbereitung erscheint eine fachbezogene Fragenordnung, wie sie in diesem Band praktiziert wird, geeigneter.

Die Lösung zu jeder Frage ist am Unterrand derselben Seite vermerkt.

Bei einigen Fragen gibt das IMPP zwei mögliche Lösungen an. In Ausnahmefällen wurden sogar alle Möglichkeiten als richtig gewertet. In solchen Fällen ist die Lösung, die das IMPP gerne als Antwort gesehen hätte, unterstrichen.

Es ist zweckmäßig, beim ersten Durchgang die falsch beantworteten Fragen zu markieren, um sie kurz vor dem Prüfungstermin erneut durchzugehen.

Aber Vorsicht! Manche Fragen werden im Examen wortgetreu wiederholt, doch kann die Reihenfolge der möglichen Antworten geändert sein.

Aufgabentypen:

Aufgabentypen A 1 und A 2: Einfachauswahl

Erläuterung: Auf eine Frage oder unvollständige Aussage folgen bei diesen Aufgabentypen 5 mit (A) bis (E) gekennzeichnete Antworten oder Ergänzungen, von denen Sie *eine* auswählen sollen, und zwar entweder die einzig richtige oder die beste von mehreren möglichen.

Lesen Sie immer alle Antwortmöglichkeiten durch, bevor Sie sich für eine Lösung entscheiden!

Aufgabentyp A 3: Einfachauswahl

Erläuterung: Diese Aufgaben sind so formuliert, daß Sie aus den angebotenen Antworten jeweils die einzig *nicht* zutreffende wählen sollen.

Aufgabentyp B: Aufgabengruppe mit gemeinsamem Antwortangebot – Zuordnungsaufgaben –

Erläuterung: Jede dieser Aufgabengruppen besteht aus:

    a) einer Liste mit numerierten Begriffen, Fragen und Aussagen (Liste 1 = Aufgabengruppe)
    b) einer Liste von 5 durch die Buchstaben (A) bis (E) gekennzeichneten Antwortmöglichkeiten (Liste 2)

    Sie sollen zu jeder numerierten Aufgabe der Liste 1 aus der Liste 2 *eine* Antwort (A) bis (E) auswählen, die Sie für zutreffend halten oder von der Sie meinen, daß sie im engsten Zusammenhang mit dieser Aufgabe steht. Bitte beachten Sie, daß jede Antwortmöglichkeit (A) bis (E) für mehrere Aufgaben der Liste 1 die Lösung darstellen kann.

Aufgabentyp C: Kausale Verknüpfung

Erläuterung: Dieser Aufgabentyp besteht aus drei Teilen:

Teil 1: Aussage 1

Teil 2: Aussage 2

Teil 3: Kausale Verknüpfung (weil)

Jede der beiden Aussagen kann unabhängig von der anderen richtig oder falsch sein. Wenn beide Aussagen richtig sind, so kann die Verknüpfung durch „weil" richtig oder falsch sein. Nach Prüfung der einzelnen Teile entnehmen Sie den richtigen Lösungsbuchstaben dem Lösungsschema, das hier wiedergegeben ist.

Antwort	Aussage 1	Aussage 2	Verknüpfung
A	richtig	richtig	richtig
B	richtig	richtig	falsch
C	richtig	falsch	–
D	falsch	richtig	–
E	falsch	falsch	–

Aufgabentyp D: Aussagenkombination

Erläuterung: Bei diesem Aufgabentyp werden mehrere durch eingeklammerte Zahlen gekennzeichnete Aussagen gemacht. Wählen Sie bitte die zutreffende Lösung unter den 5 vorgegebenen Aussagenkombinationen (A) bis (E) aus.

Aufgabentyp E: Aufgaben mit Fallbeschreibung und Aufgaben mit Abbildung

Erläuterung: In dieser Gruppe können sich Aufgaben der Typen A bis D befinden.

Gegenstandskatalog 2:
Medizinische Mikrobiologie und Immunologie

I. Medizinische Mikrobiologie

1 Allgemeine Infektionslehre und Epidemiologie der Infektionskrankheiten

1.1 Allgemeine Infektionslehre

1.1.1	Definition der Infektion und der Infektionskrankheit	Henle-Kochsche Postulate. Exogene und endogene Infektion. Infektionsablauf: Inkubationszeit, Manifestationsindex, klinisch manifest, subklinisch. Lokale und allgemeine Infektionen, Sepsis
1.1.2	Pathogenitäts- und Virulenzfaktoren	Adhärenz, Kolonisation, Invasivität Toxizität und Persistenz fördernde Faktoren: Adhäsine, Toxine, Exoenzyme, Lysogenie, Antiphagozytose, Serumresistenz, Unterlaufen und Schädigung des Immunsystems, Rolle der Wirtsreaktionen für die Pathogenese
1.1.3	Infektabwehr des Makroorganismus	Faktoren der unspezifischen Resistenz. Standortflora. Haut- und Schleimhauteigenschaften. Lysozym, Magensäure, CRP, Komplementsystem, Interferon, Cytokine; Phagocytose (Makrophagen, Granulocyten) Rolle von humoralen und zellulären Faktoren bei der Infektabwehr (s. a. GK Immunologie und Immunpathologie Kap. 3)

1.2 Allgemeine Epidemiologie der Infektionskrankheiten

1.2.1	Erreger-Reservoir	Mensch (Kranker, gesunder Keimträger, Dauerausscheider); Tier (Anthropozoonosen); Umwelt
1.2.2	Übertragungsweise, Infektketten	Eintrittspforte des Erregers, Übertragungswege, Umweltempfindlichkeit, Wirtsspektrum, Opportunismus, Zwischenwirt (Vektor), Austrittspforte
1.2.3	epidemiologische Begriffe	Endemie, Epidemie, Pandemie, Morbidität, Mortalität, Letalität. Inzidenz und Prävalenz, nosokomiale Infektionen

2 Allgemeine Bakteriologie

2.1 Aufbau und Morphologie der Bakterienzelle
(s. a. GK 1, Biologie Kap. 3)

2.1.1	Zellwand	Aufbau der Zellwand grampositiver und gramnegativer Bakterien, Bedeutung für Penetration von Stoffen und Gramverhalten. Antigenität. Endotoxin
2.1.2	Anhangsgebilde	Geißeln, Pili, Fimbrien, Kapseln: Bedeutung für Virulenz
2.1.3	Zytoplasmamembran	Enzymreichtum, Bedeutung für Stoffwechsel und Vermehrung
2.1.4	Sonderformen	Sporenbildner, zellwandlose Bakterien

2.2 Diagnostisch wichtige Eigenschaften von Bakterien

2.2.1	Vermehrung	Geschwindigkeit in vitro und in vivo, Anreicherung und Reinkultur. Bedeutung der Reinkultur für Diagnostik und Therapie (Antibiogramm)
2.2.2	Stoffwechsel	aerobes und anaerobes Wachstum. Artspezifische Stoffwechselleistungen
2.2.3	Antigenität	Zellwand, Geißel, Kapsel, Exotoxine und Exoenzyme, Bedeutung für Epidemiologie
2.2.4	Färbbarkeit	Einfachfärbung, Färbungen nach Gram, Ziehl-Neelsen, Neisser
2.2.5	Lysotypie	Prinzip, Bedeutung für Epidemiologie

2.3   Bakteriengenetik

2.3.1   Änderung von   Transfer genetischen Materials als wichtigster Mechanismus der Anpassung
        Erbeigenschaften   und Virulenzänderung: Transformation, Konjugation, Transduktion, Transposition. Lysogenie. Virulenz- und Resistenzplasmide
                           Transposon, Schalterfunktionen

3   Diagnose bakterieller Infektionen

3.1   Materialentnahme

Sterilitätsregeln. Zeitliche Abstimmung mit dem Krankheitsverlauf und einer evtl. Chemotherapie

3.2   Transport

Verwendung geeigneter Transportmedien, insbesondere bei empfindlichen Erregern (z. B. Anaerobiern, Neisserien, Mykoplasmen). Konservierung der Keimzahl bei quantitativen Nachweisen (z. B. Urin)

3.3   Erregernachweis

Besonderheiten der Blut- und Liquorkultur; der Urinkultur; des Nachweises von empfindlichen und anspruchsvollen Keimen. Antigennachweis, molekulargenetische Methoden des Erregernachweises (DNA-Sonden, Polymerase-Kettenreaktion [PCR])

3.4   Antikörpernachweis

Indikation als Ergänzung oder Ersatz des Erregernachweises. Bewertung serologischer Ergebnisse, Empfindlichkeit, Spezifität und Fehlermöglichkeiten, Bedeutung der Ig-Klassen (IgG, IgM, IgA) für die Erkennung akuter Infektionen, Zeitpunkt der Blutentnahme

3.5   Sonstige Kriterien der Erkennung einer Infektion

Blutstatus (s. GK Pathophysiologie / Pathobiochemie / Klinische Chemie 4.2.2, 9.2), Akute-Phase-Proteine, Blutsenkungsgeschwindigkeit, Fieber, Serumeiweißbild

3.6   Mikrobiologische Differentialdiagnose von Organerkrankungen

4   Normale Bakterienflora des Menschen (Standortflora)

4.1   Allgemeines

4.1.1   residente und   Begriffsdefinition; Störung des ökologischen Gleichgewichts durch antibakte-
        transiente Flora   rielle Chemotherapie, Immunsuppression und Allgemeinerkrankungen

4.2   Normalflora

4.2.1   Haut   Staphylococcus epidermidis, Corynebakterien, Propionibakterien als Kommensalen

4.2.2   Mundhöhle   Rachenflora (vergrünende Streptokokken, gramnegative Kokken, Anaerobier, Sproßpilze), Verhältnis Anaerobier: Aerobier

4.2.3   Intestinaltrakt   Dünndarm, Dickdarm: typische Zusammensetzung der Flora, Verhältnis Anaerobier: Aerobier, Kolonisationsresistenz und andere Funktionen

4.2.4   Vagina   Laktobazillen als typische Vaginalkeime nach der Geschlechtsreife

5 Spezielle Bakteriologie

5.5   Aerobe Sporenbildner
5.5.1   Bacillus anthracis   Erreger des Milzbrandes; Pathogenese, Therapie, Epidemiologie

5.6   Anaerobe Sporenbildner
5.6.1   Clostridium tetani   Erreger des Wundstarrkrampfes; Krankheitsbild; Pathogenese; Diagnose; Epidemiologie, Impfprophylaxe
5.6.2   Clostridium botulinum   Botulismus als Intoxikation: Krankheitsbild, Diagnose (Toxinnachweis), Epidemiologie
5.6.3   Clostridium   Bedeutung als ein typischer Erreger des Gasödems; Vergesellschaftung mit
          perfringens   anderen Keimen; Krankheitsbilder, Pathogenese; Erregernachweis; Epidemiologie
5.6.4   Clostridium difficile   Erreger einer pseudomembranösen Colitis nach Antibiotikatherapie, Therapie

5.7   Mykobakterien und Aktinomyzeten
5.7.1   Mycobacterium   Krankheit, Pathogenese; Immunität; diagnostische Verfahren (Erregernach-
          tuberculosis,   weis, Tuberkulintest); Therapie (Resistenzsteigerung, Kombinationstherapie,
          Mycobacterium bovis   s. a. 7.1), Epidemiologie (s. a. GK Pathologie 6.7.8)
5.7.2   andere Mykobakterien   Befall von Haut, Halslymphknoten, Lunge Bedeutung bei immundefekten Patienten (M. avium-intracellulare- Komplex, s. a. 12.15.1)
5.7.3   Mycobacterium leprae   Erreger der Lepra; Krankheitsbild, Bedeutung des mikroskopischen Nachweises; Therapie, Epidemiologie
5.7.4   Actinomyces israelii   typische Infektionen; Krankheitsbild, Diagnose, Therapie

5.8   Spirochäten
5.8.1   Leptospiren   menschliche Leptospirosen als Anthropozoonosen: Morbus Weil; Epidemiologie
5.8.2   Treponemen   Treponema pallidum, Krankheitsbilder, Pathogenese, Immunität, Diagnose, Therapie, Epidemiologie
5.8.3   Borrelien   Borrelia burgdorferi: Krankheitsbild, Diagnose, Therapie, Epidemiologie

5.9   Mykoplasmen
5.9.1   Mycoplasma   Krankheitsbild, Diagnose, Therapie
          pneumoniae
5.9.2   Ureaplasma   Krankheitsbild, Therapie, Epidemiologie
          urealyticum

5.10   Obligate Zellparasiten
5.10.1   Rickettsien, Coxiellen   Rickettsien: Erreger des europäischen Fleckfibers und des Rocky-Mountains-spotted-fever, Therapie, Epidemiologie
                                      Coxiella burnetii: Erreger des Q-Fiebers, Epidemiologie
5.10.2   Chlamydien   Chlamydia psittaci: Krankheitsbild; Chemotherapie; Epidemiologie
                                      Chlamydia trachomatis: Krankheitsbilder, Pathogenese, Entwicklungszyklus, Diagnose, Therapie, Epidemiologie
                                      Chlamydia pneumoniae: Krankheitsbild

6   Pilze

6.1   allgemeine Mykologie

                                      Dermatophyten, Hefen, Schimmelpilze (DHS). Allgemeine Grundlagen, Pathogenese (lokale und systemische Infektion), Diagnose und Epidemiologie
6.1.1   Dermatophyten   Trichophyton- und Microsporonarten als Erreger von Mykosen der Haut und ihrer Anhangsgebilde: Diagnose, Pathogenese, Therapie, Epidemiologie

6.1.2	Hefen (Sproßpilze)	Candida albicans als wichtigster Vertreter: Krankheitsbilder, Opportunismus, Diagnose, Therapie, Epidemiologie
		Cryptococcus neoformans: Krankheitsbild, Diagnose, Epidemiologie
6.1.3	Schimmelpilze	Aspergillus fumigatus: Krankheitsbild, Diagnose, Therapie
6.1.4	Pneumocystis carinii (vorläufig bei den Pilzen eingeordnet)	Krankheitsbild (begünstigende Faktoren), Therapie

7   Grundlagen der antimikrobiellen Therapie

7.1   Grundbegriffe

Antibiotika, Antituberkulotika, Antimykotika, Anthelminthika, Antiprotozoenmittel (s. GK Pharmakologie und Toxikologie Kap. 27)

7.2   Wirkungsmechanismus, Wirkungsspektrum

Angriffspunkte, typische Wirkmechanismen von Antibiotika, Begriff der Bakterizidie und Bakteriostase
minimale Hemmkonzentration, minimale bakterizide
Konzentration. Begriff des Wirkungsspektrums und
dessen Definition. Definition der Sensibilität bzw.
Resistenz, natürliche und erworbene Resistenz
Pharmakodynamik (postantibiotischer Effekt).
Kombinationstherapie

7.3   Pharmakokinetik

(s. a. GK Pharmakologie und Toxikologie Kap. 2).
Halbwertszeit, Gewebespiegel, Ausscheidung und Abbau, Bedeutung der
Pharmakokinetik für Therapie (Dosierung und Dosierungsintervall)

7.4   Resistenz und Resistenzmechanismen

Mechanismen der Resistenz: Penetrationsbarriere, Antibiotika inaktivierende
Enzyme, verminderte Targetaffinität. Ursachen der Resistenzentstehung:
Spontanmutation, Gentransfer, Transduktion, Transformation, Konjugation;
Plasmid / Transposon. Konstitutive und induktive Bildung abbauender Enzyme. Selektionsdruck. Parallelresistenz, Multiresistenz

7.5   Unerwünschte Wirkungen

z. B. Toxizität, Sensibilisierung, Wirkung auf physiologische Flora, pseudomembranöse Colitis

7.6   Resistenzbestimmung

Verdünnungs- und Diffusionsverfahren. Festsetzung der Grenzwerte. Ursachen der Diskrepanz von in-vitro-Befunden und klinischem Ergebnis. Toleranzphänomen.
Besonderheiten der Resistenzprüfung von Mykobakterien

7.7   Therapieprinzipien

Initialtherapie, Therapie nach Erregernachweis mit und
ohne Resistenzbestimmung

7.8   Antibiotikaprophylaxe

Indikationen und Resistenzprobleme

8   Antibakterielle Substanzen

8.1   β-Lactam-Antibiotika

		Grundstruktur, Einteilung nach chemischen Besonderheiten. Einsatz in Schwangerschaft und Neugeborenenperiode
8.1.1	Wirkungsmechanismus	bakterizide Wirkung auf proliferierende Bakterien. Penicillinbindeproteine, Hemmung der Zellwandsynthese, Induktion des autolytischen Systems. β-Laktamasen als wichtigster Resistenzmechanismus
8.1.2	unerwünschte Wirkungen	Sensibilisierung, Kreuzallergie, Wirkung auf Zentralnervensystem, Hämopathien, Antabuseffekt, Einfluß auf Blutgerinnungssystem
8.1.3	Penicilline	Penicillin G und V: Wirkungsspektrum, wichtigste Indikationen unter Berücksichtigung der Pharmakokinetik

Isoxazolylpenicilline: Wirkungsspektrum und wichtigste Indikation, Besonderheiten der Methicillinresistenz

Aminopenicilline: Wirkungsspektrum, Pharmakokinetik, wichtigste Indikationen

Ureidopenicilline: Wirkungsspektrum, Pharmakokinetik, wichtigste Indikationen

8.1.4   Cephalosporine   Wirkstoffe 1.Generation (Cefazolin),
2.Generation (Cefuroxim, Cefoxitin),
3.Generation (Cefotaxim, Ceftriaxon, Ceftazidim)
Wirkungsspektrum: Unterschied in der Wirkung auf
Staphylococcus aureus, Enterobacteriaceae, Haemophilus
influenzae, Pseudomonas aeruginosa, Anaerobier
Eigenschaften, Pharmakodynamik, Indikation. Unterschiede
in der Resistenz gegen β-Lactamase, in der Halbwertszeit,
in der Ausscheidung über Niere und Galle, in der
Applikationsart, in der Liquorgängigkeit und in der Eignung
für die perioperative Prophylaxe

8.1.5   sonstige β-Lactam-
Antibiotika   wichtigste Wirkstoffe (Monobactame, Peneme, β-Lactamase-Inhibitoren), Besonderheiten in bezug auf Wirkungsspektrum und Pharmakokinetik, Indikationen

8.2   Aminoglykoside

8.2.1	typische Wirkstoffe	z. B. Gentamicin, Netilmicin Besonderheiten des Wirkungsspektrums, Anwendungsgebiete
8.2.2	Wirkungsmechanismus	Hemmung der Proteinsynthese durch Wirkung auf Ribosom. Resistenzmechanismen
8.2.3	Pharmakokinetik	Bedeutung der Plasmakonzentration für Wirkung und Toxizität Wichtigkeit der Spiegelüberwachung
8.2.4	unerwünschte Wirkungen	toxische Schädigung des VIII. Hirnnerven, der Niere, Kontraindikationen in der Schwangerschaft

8.3   Chinolone

8.3.1	typische Wirkstoffe	z. B. Ciprofloxacin, Norfloxacin, Besonderheiten des Wirkungsspektrums, Anwendungsgebiete
8.3.2	Wirkungsmechanismus	Hemmung der Gyraseaktivität, Resistenzmechanismen
8.3.3	Pharmakokinetik	Gewebspenetration, Ausscheidung
8.3.4	unerwünschte Wirkungen	Allergien, Wirkung auf Nervensystem, auf Gelenkknorpel, Kontraindikationen bei Schwangeren und Kindern

8.4   Tetracycline

8.4.1	wichtigste Wirkstoffe	z. B. Doxycyclin, Minocyclin; Wirkungsspektrum, Anwendungsgebiete, cave Calcium, z. B. Milch
8.4.2	Wirkungsmechanismen	Hemmung der Proteinsynthese, Resistenzmechanismen
8.4.3	Pharmakokinetik	Gewebspenetration, Ausscheidung

12   Spezielle Virologie

12.1   Poxviridae
12.1.1   Vacciniavirus   gentechnische Rekombinanten, Bedingungen der Ausrottung der Pocken

12.2   Herpetoviridae
12.2.1   Herpes-simplex-Virus   Typen, Infektionsverlauf (s. 11.8)
                                   Krankheitsbilder, prä- und perinatale Infektion, Viruspersistenz, antivirale
                                   Therapie und Chemoprophylaxe, Epidemiologie
12.2.2   Varizella-Zoster-Virus   Infektionsverlauf, Krankheitsbilder, Viruspersistenz, prä- und perinatale In-
                                   fektion, antivirale Therapie und Chemoprophylaxe, Epidemiologie
12.2.3   Zytomegalievirus   Infektionsverlauf, Krankheitsbilder, prä- und perinatale Infektion, Viruspersi-
                                   stenz, antivirale Therapie, Epidemiologie
12.2.4   Epstein-Barr-Virus   Infektionsverlauf, Krankheitsbilder, Viruspersistenz, Beziehung zum Burkitt-
                                   Lymphom, zum nasopharyngealen Karzinom, Epidemiologie
12.2.5   HHV-6   als Erreger des Erythema subitum

12.3   Hepadnaviridae
12.3.1   Hepatitis-B-Virus (ein- Infektionsverlauf, Krankheitsbilder, prä- und perinatale Infektion, Viruspersi-
          schließlich Delta-Virus) stenz, Beziehung zum hepatozellulären Karzinom, allgemeine Prophylaxe,
                                   Epidemiologie

12.4   Adenoviridae
                                   Krankheitsbilder

12.5   Papovaviridae
                                   Krankheitsbilder
12.5.1   Papillomvirus des Men-   Krankheitsbilder, mögliche Beziehung zum Cervixkarzinom
          schen

12.6   Parvoviridae
12.6.1   Parvovirus des Men-   als Erreger des Erythema infectiosum
          schen

12.7   Reoviridae
12.7.1   Rotavirus   Infektionsverlauf, Krankheitsbilder, Epidemiologie

12.8   Togaviridae
12.8.1   Rubellavirus   Infektionsverlauf, Krankheitsbilder, prä- und perinatale Infektionen, Epide-
                                   miologie

12.9   Flaviviridae
12.9.1   Dengue-Virus   Infektionsverlauf, Krankheitsbilder, Immunpathogenese, Epidemiologie
12.9.2   Gelbfiebervirus   Infektionsverlauf, Krankheitsbilder, Prophylaxe, Epidemiologie
12.9.3   FSME-Virus   Infektionsverlauf, Krankheitsbilder, Prophylaxe, Epidemiologie
12.9.4   Hepatitis-C-Virus   Infektionsverlauf, Krankheitsbilder, Prophylaxe, Epidemiologie

12.10   Paramyxoviridae
12.10.1   Parainfluenzaviren   Krankheitsbilder
12.10.2   Mumpsvirus   Infektionsverlauf, Krankheitsbilder, Epidemiologie
12.10.3   Masernvirus   Infektionsverlauf, Krankheitsbilder, Epidemiologie
12.10.4   Respiratory syncytial-   Krankheitsbilder
          Virus

12.11   Orthomyxoviridae
12.11.1   Influenzavirus-A   Infektionsverlauf, Krankheitsbilder, Möglichkeiten der Chemoprophylaxe,
          und -B   Epidemiologie

II. Grundlagen der Immunologie und Immunpathologie

1 Anatomie des lymphatischen Systems

1.1 Zellen des Immunsystems

1.1.1 hämatopoetische Diffe-
renzierungslinien

Morphologie der Zellen und phänotypische Charakterisierung der Zellen, s. a.
8.1.2 und GK 1, Anatomie 2.5
Funktion biologisch relevanter Oberflächenstrukturen

1.1.2 mononukleäres Phago-
zytensystem und akzes-
sorische Zellen des Im-
munsystems

s. GK 1, Anatomie 2.2.4.7

1.2 Lymphatisches Gewebe

1.2.1 Lymphgefäßsystem   s. GK 1, Anatomie 2.4.5
1.2.2 primäre lymphatische
Organe

Thymus
Aufbau: s. GK 1, Anatomie 2.5.5 und 7.4
Funktion: Differenzierung der T-Lymphozyten,
Selektion des T-Zell-Repertoires
Knochenmark, Bursa-Äquivalent
Aufbau: s. GK1, Anatomie 2.5.2
Funktion: Differenzierung der hämatopoetischen
Zellen und der B-Lymphozyten

1.2.3 peripheres (sekundä-
res) lymphatisches
Gewebe

s. GK 1, Anatomie 2.5.3

1.2.4 Aufbau von
Lymphknoten, Milz
und Tonsillen

s. GK 1, Anatomie 2.5.5
funktionelle Beschreibung der einzelnen Areale in
den lymphatischen Organen und morphologischen
Veränderungen im Laufe einer Immunantwort

1.3 Rezirkulation der Lymphozyten

1.3.1 verschiedene Wege der
Rezirkulation

1. arterielles Gefäßsystem - Kapillaren - Bindegewebe -
   afferentes Lymphgefäß - Lymphknoten oder
2. arterielles Gefäßsystem - Lymphknotenarterie - post-
   kapilläre Venole - Lymphknotenparenchym - Lymphknoten - efferentes Lymphgefäß - große Lymphgefäße -
   Lymphgefäßstämme (Ductus thoracicus) - Vena sub-
   clavia
3. Rezirkulation der Lymphozyten in der Milz

1.3.2 Steuerung der Rezirkulation von Leukozyten

funktionelle Bedeutung zellulärer Adhäsionsmoleküle
(z. B. Integrine)

2 Molekulare Grundlagen

2.1 Antigene

antigene Determinanten (Epitope), Immunogenität,
Hapten
s. a. GK 1, Biochemie Kap. 26

2.2 Spezifische Erkennungsmoleküle für Antigen (Antigenrezeptoren)

2.2.1 Antikörper (Immun-
globuline, Ig)

Struktur und Funktion Immunglobuline als Antigenrezeptoren auf B-Lymphozyten
s. a. GK 1, Biochemie Kap. 26

2.2.2 Antigenrezeptoren
von T-Lymphozyten

Struktur und Funktion

7.2 Transplantations-(Histokompatibilitäts-)Antigene
s. a. GK Pathologie 5.4
| | | |
7.2.1 MHC-Antigene   Funktionen bei der Transplantatabstoßung, Gewebetypisierung
s. a. 2.2.4
7.2.2 Nicht-MHC-Antigene   z. B. ABO- und Lewis-Blutgruppensysteme

7.3 Transplantatabstoßungsreaktionen
Antigen-Erkennung, zelluläre und humorale Host-vs-Graft- Reaktionen, Graft-vs-Host-Reaktionen

7.4 Beeinflussung der Transplantat-Empfänger-Interaktion
7.4.1 Beeinflussung der Transplantat-Immunogenität   Manipulation des Transplantats (z. B. Transplantatperfusion)

7.4.2 Beeinflussung des Empfängers   Immunsuppression und Toleranzinduktion

7.5 Klinische Transplantationen
immunologische Besonderheiten bei der Transplantation vaskularisierter Organe (Niere, Herz, Leber) sowie nicht- vaskularisierter Gewebe (z. B. Hornhaut) und Zellen
(z. B. Knochenmark)
s. a. GK Pathologie 5.4

7.6 Bluttransfusion
Bedeutung und Immunogenität der verschiedenen Fraktionen: Serum, Erythrozyten, Thrombozyten, Leukozyten
relative Bedeutung der verschiedenen Blutgruppensysteme: ABO vs. Rh vs. andere; blutgruppenserologische Grundbegriffe, ABO-Blutgruppenserologie, Rh-Blutgruppenserologie
Prinzipien der praktischen Durchführung von Transfusionen, Transfusionsschäden

8 Immunologische Methoden
(s. a. GK Pathophysiologie / Pathobiochemie / Klinische Chemie 11.2)

8.1 Nachweismethoden, die auf Antigen-Antikörper-Reaktionen basieren
8.1.1 Nachweis von Antigenen und Antikörpern im Plasma / Serum und anderen Körperflüssigkeiten   Prinzipien der Agglutinationsmethoden (inkl. Blutgruppenserologie), Präzipitationsmethoden, Immunelektrophorese und -fixation, Blot-Verfahren, RIA- und ELISA-Verfahren, Fluoreszenzmethoden, Komplementbindungsreaktionen (inkl. CH50-Bestimmung)

8.1.2 Nachweis von Antigenen und Antikörpern auf Zellen und im Gewebe   Prinzipien der Antiglobulin-(Coombs)-Tests, Verfahren der Immunzytochemie, direkten und indirekten Immunfluoreszenz, Bestimmung und Phänotypisierung von Leukozyten mittels Immunfluoreszenz, Fluoreszenz-aktivierten Durchflußzytometrie (FACS-Verfahren), serologische HLA-Typisierung

8.2 Analysen zellulärer Funktionen
8.2.1 Lymphozytenfunktion   Stimulierung mit Mitogenen und Antigenen (Proliferation, Differenzierung), Zytotoxizität, gemischte Lymphozytenkultur
8.2.2 Funktion phagozytierender Zellen   Chemotaxis, Phagozytose, Keimabtötung, metabolische Aktivität

Kurzlehrbuch

1 Allgemeine Infektionslehre und Epidemiologie der Infektionskrankheiten

1.1 Allgemeine Infektionslehre

1.1.1 Definition der Infektion und der Infektionskrankheit

Als Infektion bezeichnet man das Eindringen von Mikroorganismen in einen Wirtsorganismus sowie deren Ansiedlung und Vermehrung.

Die **Koch-Henle-Postulate** stellen eine Verbindung zwischen Infektionserreger und Infektionskrankheit her:

- Der Infektionserreger sollte bei einer Infektionskrankheit immer und regelmäßig zu finden sein.
- Der Infektionserreger sollte auch außerhalb eines erkrankten Organismus züchtbar sein.
- Die Infektion eines geeigneten Versuchstieres mit dem gezüchteten Erreger soll zu einem typischen Krankheitsbild führen.
- Bei dieser künstlich herbeigeführten Infektion soll der Erreger isolierbar sein.

Bei einer *exogenen* Infektion dringen die Erreger aktiv oder passiv in den Wirtsorganismus ein. Dieser Vorgang findet intrauterin, intra partum oder post partum statt. Am häufigsten sind postpartale Infektionen, bei denen Respirationstrakt, Gastrointestinaltrakt und Verletzungen der Haut oder Schleimhaut als Eintrittspforten dienen.

Endogene Infektionen werden durch symbiotisch im Wirtsorganismus lebende Mikroorganismen (z. B. Darmbakterien) oder durch sistierende Erreger (z. B. Herpesviren) verursacht.

Die Zeit zwischen dem Eindringen der Erreger und dem Auftreten der Symptome bezeichnet man als *Inkubationszeit*. Diese unterliegt in der Regel einer gewissen Schwankungsbreite.

Beim Infektionsverlauf unterscheidet man:

- den *subklinischen* Verlauf, bei dem keine Symptome auftreten;
- den *klinisch manifesten* Verlauf mit charakteristischen Symptomen.

Klinisch, diagnostisch und therapeutisch ist eine Differenzierung zwischen zyklischen Allgemeininfektionen und lokalen Infektionen von Bedeutung. Wichtige Unterscheidungsmerkmale sind der folgenden Tabelle zu entnehmen.

Tabelle 1.1. Wichtige Unterschiede zwischen zyklischen und lokalen Infektionen

	Zyklische Allgemein-infektionen	Lokale Infektionen
Erreger	Alle Arten von Mikroorganismen	Bakterien, Pilze, Parasiten, nur selten Viren
Inkubationszeit	Erregerspezifisch	Unspezifisch, abhängig von der Infektionsdosis
Verbreitung	Hämatogen oder lymphogen	Entzündungsprozesse laufen an der Eintrittspforte des Erregers ab
Immunität nach abgelaufener Erkrankung	Häufig	Selten

Bei einer *Sepsis* gelangen Erreger durch hämatogene Streuung von einer lokalen Infektion aus zu Organen, wo sie „Metastasen" bilden und die Organe schädigen können. Auch hier fehlt die erregerabhängige Inkubationszeit. Zu den Symptomen einer Sepsis zählen mehr oder weniger ausgeprägtes Fieber und bei hohem Fieber Schüttelfrost.

Eine nennenswerte Vermehrung der Erreger in der Blutbahn ist nicht zu beobachten. Während Viren nie zu Sepsiserregern werden, können Bakterien, Pilze, Protozoen und Würmer solche Komplikationen hervorrufen.

Von einer Sepsis ist die *Bakteriämie* streng zu trennen. Bei letzterer befinden sich Bakterien im Blut, ohne daß es zu Organveränderungen kommt. Im Verlauf der zyklischen Allgemeininfektionen treten immer Bakteriämien auf.

1.1.2   Pathogenitäts- und Virulenzfaktoren

Als *Pathogenität* bezeichnet man die Fähigkeit eines Erregers, einen Wirtsorganismus zu infizieren. Die *Virulenz* beschreibt das Ausmaß der Pathogenität und hängt von der Infektiosität, der Toxizität und der Gewebsaffinität ab.

Es ist sinnvoll, die Virulenz als relativ einzustufen, da sie eng an die Abwehrlage des jeweiligen Wirtsorganismus gekoppelt ist.

- *Infektiosität*   – Übertragbarkeit, Haftfähigkeit (Adhärenz), Eindringungsvermögen (Invasivität) und Vermehrungsvermögen
- *Gewebsaffinität*   – Abhängigkeit der Erregerausbreitung von der Art des infizierten Gewebes
- *Toxizität*   – Giftigkeit, deren Ursache Endo- und Exotoxine sein können

In diesen Begriffszusammenhang gehört auch die *Persistenz*, die grundsätzlich bedeutet, daß Erreger in einem Organismus verbleiben und von den Abwehrmechanismen nicht erreicht werden. So können – meist intrazellulär gelegene – bakterielle Erreger ohne primäre Resistenz aufgrund einer bestimmten Stoffwechsellage eine Chemotherapie überstehen. Hingegen vermögen zahlreiche Viren in Zellen des menschlichen Organismus in einem inaktiven Stadium zu persistieren (z. B. Herpesviren), um dann durch Stimuli unterschiedlicher Art aktiviert zu werden und zum Rezidiv zu führen.

Wichtige Merkmale von Endo- und Exotoxinen:

Endotoxine

- Zellwandbestandteile gramnegativer Bakterien, die beim Zerfall der Keime freigesetzt werden
- Lipopolysaccharidkomplex
- Thermostabil
- Keine Antitoxinbildung des Wirtsorganismus; Antikörper werden nur gegen den Polysaccharidanteil gebildet
- Schwach toxisch
- Endotoxin wird nur beim Untergang des Mikroorganismus frei
- Fieberreaktion

Exotoxine

● Werden von Mikroorganismen sezerniert
● Polypeptide
● Meist thermolabil
● Wirken als Antigene; Anregung von Antitoxinbildung
● Sehr toxisch
● Keine Fieberreaktion des Wirtsorganismus

Bei plötzlicher Freisetzung großer Mengen Endotoxin (z. B. im Rahmen einer Antibiotika-therapie) kann es zu einem *Endotoxinschock* kommen.

Die Exotoxinbildung des Corynebacterium diphtheriae und der Streptokokken ist abhängig von der Anwesenheit bestimmter Bakteriophagen (auf Bakterien spezialisierte Viren, siehe Kapitel 2).

Wie Exotoxine so werden auch *Exoenzyme* von einigen Bakterien synthetisiert. In der ein-schlägigen Literatur nimmt man es oft mit der Trennung dieser beiden Begriffe nicht sehr genau. Die Bedeutung der Exoenzyme liegt vor allem in der Förderung der Infektiösität der Erreger. Zu den **Exoenzymen** gehören:

● *Kollagenase*   – dient dem Abbau von Kollagen,
                           Bakterien können sich besser ausbreiten,
                           Beispiel: Clostridium perfringens

● *Hyaluronidase*   – Hydrolyse der Hyaluronsäure (Grundbestandteil des Bindegewe-bes),
                           Bakterien können sich besser ausbreiten
                           Beispiel: Staphylokokken, Clostridien

● *Streptokinase*   – aktiviert die Fibrinolyse,
                           Bakterien können sich besser ausbreiten,
                           Beispiel: Streptokokkenarten

● *Koagulase*   – fördert Plasmakoagulation und die Bildung von Fibrinwänden um Bakterienherde,
                           Schutz vor Abwehrreaktionen des Wirtsorganismus,
                           Beispiel: Staphylokokkenarten

● *Hämolysine*   – Zerstörung von Erythrozyten bzw. Leukozyten
  und   schwere Schädigung des Wirtsorganismus bzw. Abwehr der pha-gozytierenden Zellen,
  Leukozidine   Beispiel: Staphylokokken, Streptokokken u. a.

Ausgedehnte Anwendung von Antibiotika verursacht unter Umständen das Auftreten (mehrfach-)resistenter Bakterienstämme. Man spricht von einer *Selektion*. In Krankenhäu-sern beobachtet man dieses Phänomen besonders häufig.

1.1.3 Infektabwehr des Makroorganismus

Zu den **Faktoren der allgemeinen Resistenz** eines Wirtsorganismus zählen u. a.: Fieber, Entzündung, Phagozytose, Komplementsystem und Interferon.

Fieber
Verschiedene Aktivatoren, darunter Endotoxine, Bakterien, Viren u. a., bewirken bei Granulozyten, Monozyten und Makrophagen eine Freisetzung von Pyrogenen. Die Pyrogene beeinflussen thermoregulatorische Zentren des Hypothalamus; es kommt zum Fieber.

Eine Abwehrfunktion hat das Fieber wahrscheinlich nur bei einigen Viruserkrankungen und bei bakteriellen Infektionen mit hitzeempfindlichen Erregern (z. B.: Syphilis, Gonorrhoe). Es muß jedoch als Kardinalsymptom einer Infektionskrankheit gewertet werden.

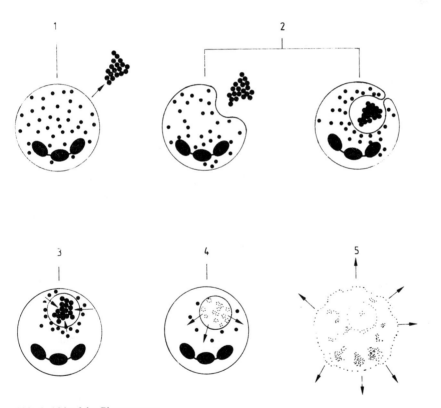

Abb. 1. Ablauf der Phagozytose:
1. Durch Chemotaxis gelangt der Granulozyt in das Entzündungsgebiet.
2. Die Mikroorganismen werden in Zytoplasmavakuolen aufgenommen (Endozytose).
3. Bakterizid wirksame Substanzen wie Wasserstoffperoxid töten die Erreger ab.
4. Es folgt die Verdauung der Mikroorganismen durch Enzyme (z. B. Lysozym). Durch Exozytose werden die Abbauprodukte an den Extrazellulärraum abgegeben.
5. Beim Untergang des Granulozyten freigesetzte, nicht abgebaute Bakterienbestandteile werden u. a. von Makrophagen aufgenommen.

Entzündung und Phagozytose

Jede Gewebsverletzung und Bakterienansiedlung führt zu entzündlichen Reaktionen mit Dilatation der lokalen Arteriolen und Kapillaren. Im weiteren Verlauf blockieren Fibrinnetze die Lymphbahnen, um ein Ausbreiten der Erreger zu verhindern. Durch Chemotaxis kommt es zu einer Einwanderung von Leukozyten in das Entzündungsgebiet mit anschließender Phagozytose der Keime. Phagozytierende Zellen sind in erster Linie polymorphkernige Granulozyten, Monozyten und Histiozyten.

Komplementsystem

Das Komplementsystem ist von großer Bedeutung für Antigen-Antikörper-Reaktionen und für zytolytische Prozesse des Immunsystems.

Interferon

Nach Infektion mit einem Virus bildet die Wirtszelle Interferon, das in anderen Zellen die Produktion „antiviraler" Proteine anregt. Diese Proteine machen eine Virenreplikation unmöglich, während die Zellfunktion ungestört bleibt. Interferon wirkt unspezifisch gegen die meisten Viren.

CRP

C-reaktives Protein (CRP), das an Bakterien gebunden ist, begünstigt die Anlagerung von Elementen des Komplementsystems und damit die Phagozytose. Man spricht auch von Opsonisierung.

Eine **lokale Resistenz** kann durch verschiedene Faktoren erreicht werden, die oft für die entsprechenden Körpergebiete spezifisch sind.

- *Haut* — saurer pH; Fettsäuren; Lysozym (löst die Zellwand bestimmter Bakterienarten auf); u. a.
- *Schleimhaut des Respirationstrakts* — bewimperte Zellen; Schleim, Tränenflüssigkeit und Nasensekret enthalten Lysozym und andere antimikrobielle Substanzen; Makrophagen
- *Schleimhaut des Gastrointestinaltrakts* — hydrolysierende Speichelenzyme; Azidität des Magens; proteolytische Dünndarmenzyme; Makrophagen; u. a.
- *Schleimhaut der Vagina* — Laktobakterien schaffen einen sauren pH-Wert

Die mikrobielle Flora der Haut und der Schleimhäute muß auch zu den wichtigen Resistenzfaktoren gegen die Ansiedlung pathogener Bakterien gerechnet werden.

Eine *natürliche Immunität* schützt einen Organismus u. a. vor bestimmten Krankheitserregern, die bei anderen Spezies durchaus pathogen wirken können. So sind Gonokokken nur für den Menschen pathogen. Es gibt altersabhängige, hormonale und metabolische sowie genetische Einflüsse auf die natürliche Immunität.

Von einer *erworbenen Immunität* spricht man beispielsweise, wenn nach einer abgelaufenen Infektionskrankheit (meist nach einer systemischen) sich Antikörper im Organismus befinden, die bei einer wiederholten Infektion zu einer wesentlich rascheren und stärkeren Immunantwort führen.

1.2 Allgemeine Epidemiologie der Infektionskrankheiten

1.2.1 Erregerreservoir

Bei menschlichen Keimträgern ist eine Einteilung in Kranke, gesunde Keimträger und Dauerausscheider möglich.

Kranke – Die Keime können von einem Kranken direkt oder indirekt übertragen werden. Der Zeitpunkt der größten Ansteckungsgefahr liegt häufig nur in einer bestimmten Phase der Infektionskrankheit.

Gesunde Keimträger – Kontaktkeimträger sind Personen, die ohne vorhergehende eigene Erkrankung Erreger übertragen können. Immunisierte Keimträger treten nach abgelaufener Infektionskrankheit bzw. nach Schutzimpfung bei erneuter Infektion auf.

Dauerausscheider – Es handelt sich um Personen, die nach überstandener Krankheit unter Umständen lebenslang Erreger ausscheiden.

Zahlreiche Keime sind sowohl menschen- als auch tierpathogen. Erkrankungen, die von Tieren auf Menschen übertragen werden, nennt man *Anthropozoonosen*.

Daneben befinden sich Krankheitserreger in verschiedenen Bereichen der Umwelt: Luft, Wasser, Nahrungsmittel, Erdreich, etc.

1.2.2 Übertragungsweise, Infektketten

Erreger vermögen den menschlichen Körper über die Haut (Eiter), den Respirationstrakt (Sputum), den Magen-Darm-Kanal (Stuhl) oder den Urogenitaltrakt (Urin) zu verlassen. Die genannten Körperregionen dienen auch als Eintrittspforte für Mikroorganismen.

Für den Übertragungsmodus wichtig ist das Verhalten der Erreger in der Umwelt. Diejenigen, die außerhalb des Wirtsorganismus kaum lebensfähig sind, benötigen andere Übertragungsweisen als solche, die sehr umweltresistent sind.

Die *Tröpfcheninfektion* ist eine besonders häufige Art der Erregerübertragung (z. B. Keuchhusten, Masern).

Erreger, die mit den Tröpfchen ausgehustet werden, können je nach Umweltempfindlichkeit lange Zeit im Staub überleben (z. B. Tuberkulose).

Bei *fäkal-oraler* Übertragung werden mit den Fäzes ausgeschiedene Krankheitskeime aufgenommen. Dies geschieht beispielsweise über verunreinigtes Trinkwasser oder über kontaminierte Nahrungsmittel (z. B. Typhus, Cholera). *Arthropoden* (Flöhe, Wanzen, Läuse, Fliegen etc.) können auf verschiedenen Wegen Krankheitsüberträger sein. Sie „verschleppen" die Erreger, wie bei der bakteriellen Ruhr (Fäzes – Fliege – Lebensmittel), oder dienen als *Zwischenwirt* (z. B. Malaria, Schlafkrankheit).

Eine direkte Erregerübertragung erfolgt durch Berührung oder durch Tröpfchen.

Bei einer indirekten Übertragung können verunreinigtes Trinkwasser, kontaminierte Lebensmittel, erregerhaltiger Staub und Insekten eine Rolle spielen.

Opportunismus bezeichnet einen Vorgang, bei dem Keime der Normalflora durch veränderte Milieubedingungen oder allgemein schlechte Abwehrlage des Wirtsorganismus begünstigt endogene Infektionen hervorrufen. Man spricht auch von fakultativ pathogenen Erregern. Ein typisches Beispiel hierfür ist das Auftreten einer Candidainfektion bei Antibiotika- oder zytostatischer Therapie.

Keime, die nur innerhalb einer Wirtsspezies auftreten, führen zu homologen Infektketten (z. B. Syphilis). Für verschiedene Wirtsspezies pathogene Erreger verursachen unter Umständen heterologe Infektketten (Enteritiserreger der Gattung Salmonella).

1.2.3   Epidemiologische Begriffe

- *Manifestationsindex* – Krankheitsbereitschaft: Zahl manifester Erkrankter im Verhältnis zu der Gesamtzahl der mit dem gleichen Erreger infizierten Personen
- *Endemie* – Dauerverseuchung eines geographischen Gebietes, die an das ständige Vorhandensein empfänglicher Personen sowie an gleichbleibende Ansteckungsbedingungen gebunden ist
- *Epidemie* – gehäuftes Auftreten einer Infektionskrankheit, das örtlich und zeitlich begrenzt ist
- *Pandemie* – große Teile eines Landes oder ein ganzes Land (eventuell noch weitere Bereiche) erfassende Epidemie
- *Morbidität* – Erkrankungshäufigkeit: Zahl an einer bestimmten Krankheit Erkrankter in bezug zur Gesamtzahl der Bevölkerung innerhalb einer definierten Zeitperiode (meist bezogen auf 100 000 Einwohner innerhalb von 1 Jahr)
- *Mortalität* – a) Zahl der Gestorbenen bezogen auf die Gesamtzahl der Bevölkerung in einer definierten Zeitspanne
  b) Zahl der an einer bestimmten (Infektions-)Krankheit Verstorbenen bezogen auf die Bevölkerung – meist 100 000 Einwohner in einem Jahr
- *Letalität* – Zahl der an einer bestimmten Krankheit Verstorbenen bezogen auf die Gesamtzahl der Erkrankten in einer definierten Beobachtungsperiode
  (Von Bedeutung für die Prognose!)
- *Inzidenz* – Anzahl neuer Erkrankungsfälle in einer Zeiteinheit
- *Prävalenz* – Häufigkeit der Fälle einer Krankheit zum Zeitpunkt der Untersuchung
- *Infektiöser Hospitalismus* – meist sekundäre Infektion von stationär liegenden Patienten, verursacht durch in Krankenhäusern verbreitete und häufig gegen Antibiotika resistente Erreger (Hospitalkeime). Dazu zählen v. a. Staphylokokken, gramnegative Enterobakterien und Pseudomonas1

2   Allgemeine Bakteriologie

2.1   Aufbau und Morphologie der Bakterienzelle (s.a. GK 1, Biologie Kap. 3)

2.1.1   Zellwand

2.1.2   Anhangsgebilde

Bakterien gehören zu den prokaryotischen Zellstrukturen und sind einfacher aufgebaut als die Eukaryoten (z. B. menschliche Zellen). Die einzelnen Bakterienarten besitzen verschiedene Formen und Eigenschaften. Ihre Größe schwankt zwischen 0,2–5 µm. Sie vermehren sich ungeschlechtlich durch Querteilung. Im Gegensatz zur animalen Zelle besitzt das Bakterium eine feste Zellwand, die für seine Form maßgebend ist und als Zellskelett dient. Die Zellwand kann nach außen hin mit einer Schleimkapsel umgeben sein oder Geißeln tragen. Die Schleimkapsel dient dem Schutz des Bakteriums, während die Geißeln der Fortbewegung dienen.

Zellwand und Geißeln besitzen zudem antigene Eigenschaften, die immunologische und differentialdiagnostische Bedeutung haben.

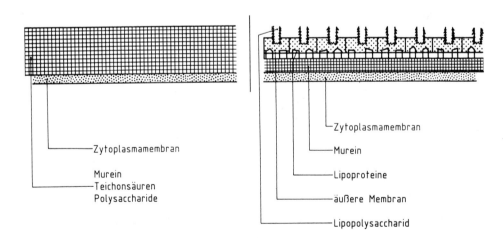

Abb. 2. Wandaufbau einer grampositiven (A) und einer gramnegativen (B) Zelle

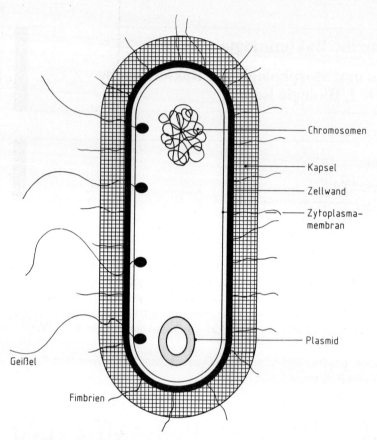

Chromosomen

Kapsel

Zellwand

Zytoplasma-
membran

Plasmid

Geißel

Fimbrien

Abb. 3. Bakterienzelle

Das Grundgerüst der Zellwand besteht aus Murein. Es weist bei den einzelnen Gruppen eine unterschiedliche Dicke auf. Die Dicke der Zellwand spielt bei einer Färbemethode mit einem Jod-Anilinfarbstoffkomplex (Gram-Färbung) die entscheidende Rolle. **Gramnegative Bakterien** besitzen ein *einschichtiges Mureingerüst,* wobei sich der Farbstoff aus angefärbten Bakterien mittels Alkohol wieder vollständig ausschwemmen läßt, während **grampositive Bakterien** ein *mehrschichtiges Mureingerüst* besitzen, bei dem eine Auswaschung des Farbstoffs nicht mehr möglich ist.

Grampositive Bakterien mit einem mehrschichtigen Mureingerüst stellen sich nach Behandlung mit Alkohol im Mikroskop blau angefärbt dar, während gramnegative ungefärbt erscheinen. Um die gramnegativen Bakterien, die ein einschichtiges Mureingerüst besitzen, sichtbar zu machen, färbt man das Präparat mit Fuchsin (roter Farbstoff) nach.

Merke: In einem „nach Gram" gefärbten Präparat stellen sich grampositive Bakterien unter dem Mikroskop blau, gramnegative rot dar.

Endotoxine sind Zellwandbestandteile gramnegativer Bakterien, die bei Zelluntergang freigesetzt werden. Biochemisch handelt es sich um Lipopolysaccharide, deren toxischer Anteil das Lipoid ist (siehe auch Kap. 1.1.2).

Der Begriff **Chemotherapie** umfaßt die Behandlung von bakteriellen Infektionen und Infektionskrankheiten mit möglichst selektiv antibakteriell wirksamen chemischen Substanzen.

Der Begriff Chemotherapeutika beinhaltet sowohl synthetisch hergestellte Substanzen wie auch Substanzen der belebten Natur, die antimikrobiell wirksam sind.

Man unterscheidet zwei Wirkungsarten von Chemotherapeutika:

- Bakterizid wirkende Substanzen, sie bewirken eine Abtötung der Keime
- Bakteriostatisch wirkende Substanzen, sie bewirken eine Vermehrungshemmung von Keimen

Bakterizidie erreicht man durch Hemmung der Zellwandsynthese (z. B. Penicilline, Cephalosporine) oder durch Änderung der Zellwandpermeabilität (z. B. Polymyxine).

Bakteriostatisch wirkende Substanzen beeinflussen dagegen im wesentlichen den Stoffwechsel der Bakterienzelle (z. B. Sulfonamide, Tetracycline).

Merke: Angriffspunkte verschiedener Chemotherapeutika:
- Hemmung der Biosynthese der Zellwand
- Schädigung der Zytoplasmamembran (Störung der Permeabilität)
- Blockierung von Stoffwechselreaktionen (z. B. Hemmung der Proteinsynthese)

Das Bakterium unterscheidet sich von der eukaryotischen Zelle durch das Fehlen von:
- Mitochondrien
- Chloroplasten
- Zellkernmembran und Mitoseapparat (kein Zellkern!)
- 80S Ribosomen

Die DNS der Bakterienzelle liegt als feinfädiges Gebilde im Zytoplasma und wird als Nukleoid oder Kernäquivalent bezeichnet. Das Bakterium besitzt Mesosomen, die durch Einstülpungen der Plasmamembran ins Zytoplasma entstehen.

Merke: Bakterien besitzen im Gegensatz zu animalen Zellen eine Zellwand und Mesosomen. Es fehlen Mitochondrien, Chloroplasten und Zellkern. Die Zellwand ist Träger der Antigenität.

Ein großer Teil der Bakterien ist mit einer Schleimkapsel umgeben. Sie besteht aus Polysacchariden, bei Bacillus anthracis aus Poly-D-Glutaminsäure, und schützt das Bakterium vor Phagozytose. Bekapselte Bakterien sind deshalb meist virulenter als unbekapselte.

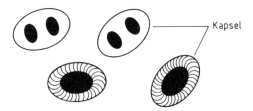

Kapsel

Abb. 4. Bakterien mit Kapseln

Viele Bakterien besitzen die Fähigkeit zur aktiven Bewegung. Sie wird durch Geißeln ermöglicht, die an verschiedenen Stellen der Zellwand sitzen können:

● Eine Geißel endständig – unipolar begeißelt (monotrich)
● Mehrere Geißeln endständig – unipolar begeißelt (lophotrich)
● Über die ganze Oberfläche verteilt – peritrich begeißelt

Die Geißeln sind sehr fein und lassen sich nicht ohne weiteres im Lichtmikroskop erkennen.

Neben den Geißeln besitzen einige Bakterien Zellanhängsel, die als *Haftorgane* dienen. Man bezeichnet sie als Fimbrien (lat. für Fransen) oder Pili (lat. für Haare).

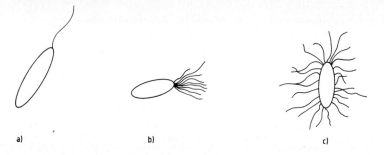

a)   b)   c)

Abb. 5. Formen der Begeißelung – monotrich (a), lophotrich (b) und peritrich (c)

2.1.3   Zytoplasmamembran

Die Zytoplasmamembran stellt die *osmotische Schranke* nach außen hin dar und ist gleichzeitig Ort wichtiger Stoffwechselvorgänge. Durch die semipermeable Membran gelangen Stoffe je nach Größe, Lipidlöslichkeit und elektrischer Ladung per Diffusion in die Zelle. Proteine (Permeasen) steuern aktiv den Transport zahlreicher Substanzen. In der Membran lokalisierte *Enzymsysteme* haben unter anderem folgende Funktionen: Elektronentransport, oxidative Phosphorylierung, Lipidbiosynthese, Beteiligung an der DNA-Replikation.

2.1.4   Sonderformen

Einige Bakterien sind zur Bildung von **Sporen** fähig. Sporen sind Dauerformen und besonders umweltresistent. Ihre *Umweltresistenz* ist auf eine besonders dicke Sporenhülle und die extreme Wasserarmut der Zelle zurückzuführen.

Als *Lister-Formen (L-Formen)* bezeichnet man *Bakterienzellen mit Zellwanddefekten*. Sie besitzen keine konstante Form. L-Formen sind äußerst labil gegen osmotische Umwelteinflüsse, können sich aber in einem geeigneten Medium vermehren. Sie sind weniger virulent als normale Bakterien, dafür aber *resistent gegen zellwandsynthesehemmende Antibiotika!*

Mykoplasmen stellen eine Sonderform unter den Bakterien dar. Sie besitzen keine Zellwand und sind besser als bakterienähnliche Mikroorganismen aufzufassen.

2.2 Für die mikrobiologische Diagnostik wichtige Eigenschaften

2.2.1 Vermehrung
2.2.2 Stoffwechsel

Um Bakterien in Kultur zu züchten, ist es notwendig, ihnen möglichst ideale Wachstums- und Vermehrungsbedingungen anzubieten. Für eine Bakterienvermehrung sind folgende Faktoren von Bedeutung:

● Nährstoffangebot
● PH-Wert der Umgebung
● Umgebungstemperatur
● Belüftung
● NaCl-Konzentration und osmotische Verhältnisse

Die meisten für die Human- und Veterinärmedizin bedeutsamen Bakterien haben ihr Temperaturoptimum bei 37°C und wachsen am besten bei einer relativen Luftfeuchtigkeit nahe dem Sättigungspunkt.

Unter optimalen Bedingungen teilt sich eine Bakterienzelle durchschnittlich nach ca. 20 Minuten, die entstandenen 2 Tochterzellen teilen sich nach weiteren 20 Minuten in 4 Zellen und so weiter. Innerhalb kurzer Zeit kann so eine ungeheure Populationszahl aus ursprünglich einer Bakterienzelle erreicht werden!

Das am häufigsten benutzte **Zuchtmedium** für Bakterien ist ein Nährsubstrat, dem eine *gelierende Substanz (Agar)* beigemengt wird. Agar ist ein saures, sulfathaltiges Polysaccharid von Meeresalgen. Einige Bakterien benötigen außerdem einen *Zusatz von Blut,* meist Schafsblut, als Quelle für Hämin und/oder andere komplexe organische Verbindungen.

Die auf dem Nähragar angezüchteten Bakterienarten unterscheiden sich durch:

● Kolonieform
● Farbe
● Geruch
● Wachstumsverhalten
● Hämolyseverhalten auf Blutagar

Aus diesen Eigenschaften ergeben sich erste diagnostische Hinweise. Das Verhalten auf dem Blutagar läßt Rückschlüsse auf die Pathogenität zu.

Man unterscheidet *drei Arten der Hämolyse:*

● Vollständige oder β-Hämolyse (echte Hämolyse); man erkennt eine helle hämolytische Zone um die einzelnen Bakterienkolonien
● Unvollständige oder α-Hämolyse (= vergrünend); man erkennt einen grünen Hof um die einzelnen Bakterienkolonien, der durch den unvollständigen Abbau des Häms bedingt ist. (Hämoglobin – Hämooxygenase – grünes Biliverdin). Man spricht von vergrünenden Bakterien, z. B. vergrünende Streptokokken
● Keine Hämolyse oder sogenannte γ-Hämolyse, z. B. apathogene, nicht hämolysierende Streptokokken

Weitere Differenzierungen sind durch *Selektivmedien* (z. B. *Laktose-Agar nach Endo*) oder Differenzierungsmedien möglich. Dabei nutzt man die unterschiedlichen Stoffwechselleistungen der einzelnen Bakterienarten aus, indem man ihnen verschiedene Nährstoffverhältnisse und Wachstumsbedingungen anbietet.

Beispiel:

- Auf dem Laktose-Agar nach Endo wachsen grampositive Bakterien nicht oder nur sehr spärlich
- Laktose – spaltende, gramnegative Bakterien erscheinen durch eine Aldehydreaktion als rote Kolonien, ‚Laktose-negative' als helle Kolonien

Eine Differenzierung auf Grund von Stoffwechselprodukten ist in der sogenannten **Bunten Reihe** möglich. Folgende Stoffwechselleistungen lassen sich nachweisen:

- Nachweis des fermentativen Abbaus von Laktose und Dextrose (Säure und Gasbildung) sowie H_2S-Bildung im Kligler-Agar
- Nachweis des Enzyms Urease (Harnstoff-Agar)
- Indolbildung in der Trypton-Bouillon
- Fähigkeit, Zitrat als einzige Kohlenstoffquelle zu verwerten (Zitrat-Agar)
- Fähigkeit, Lysin bzw. Ornithin zu dekarboxylieren (Lysin-Ornithin-Agar)

Das Ablesen wird durch den Zusatz geeigneter Farbindikatoren erleichtert, womit sich eine pH-Verschiebung durch die Endprodukte des enzymatischen Abbaus nachweisen läßt.

2.2.3   Antigenität

Die verschiedenen Elemente der bakteriellen Zelle sowie deren Produkte (Zellwand, Geißel, Kapsel, Exotoxine und Exoenzyme) haben eine *antigene Wirkung* im Wirtsorganismus. Proteine und Polysaccharide in diesen Strukturen sind Ziel der Antikörperantwort. Die endgültige Zerstörung des Bakteriums erfordert eine „Kooperation" von Antikörpern und phagozytierenden Zellen, wobei der Ablauf und/oder die Gruppe der beteiligten Zellen und Substanzen besonders von dem Aufbau der bakteriellen Zellwand abhängt.

2.2.4   Färbbarkeit

Da Bakterien ungefärbt schlecht oder gar nicht unter dem Lichtmikroskop sichtbar sind, benutzt man verschiedene Färbemethoden zu ihrer Darstellung. Auf Grund der verschiedenen Eigenschaften der einzelnen Bakterienarten sind nicht alle Bakterien gleich gut anfärbbar und lassen sich oft nur durch Spezialfärbungen gut sichtbar machen.

Vor der eigentlichen Färbung ist die Anfertigung eines Ausstrichpräparates notwendig. Dazu bringt man mit einer ausgeglühten Platinöse Untersuchungsmaterial auf einen gereinigten Objektträger. Das Untersuchungsmaterial wird auf dem Objektträger verteilt, nötigenfalls verdünnt und dann luftgetrocknet. Danach erfolgt die Fixierung des Präparats durch Alkohol oder Hitze, anschließend die eigentliche Färbung.

Einfachfärbung: (Methylenblau-Färbung nach Löffler)

Da sie schnell und einfach durchzuführen ist, dient sie dem groben Überblick bei Verdacht auf eine Bakterienbesiedlung eines Präparates, z. B. zur Darstellung von Gonokokken im Abstrichpräparat. Angefärbte Bakterien stellen sich dunkelblau, andere Zellen hellblau dar.

Durchführung der Einfachfärbung:
1. Wäßrige Methylenblau-Lösung auf das Präparat auftropfen, ca. 1–2 Minuten einwirken lassen.
2. Mit Wasser abspülen, trocknen.

Spezialfärbungen:

Gramfärbung:

Wie oben erwähnt, hängt die Anfärbbarkeit nach Gram von der Dicke der Mureinschicht der Bakterienzellwand ab.

Die Bakterien werden mit Gentianaviolett angefärbt. Während Bakterien mit einem einschichtigen Mureingerüst mittels Alkohol wieder entfärbbar sind, lassen sich Bakterien mit einem mehrschichtigen Mureingerüst nur noch schwer bzw. nicht mehr entfärben, da die dickere Zellwand den Farbstoff zurückhält. Um die entfärbten Bakterien sichtbar zu machen, wird mit Fuchsin (rot) nachgefärbt (Kontrastfärbung).

Grampositive Bakterien erscheinen blau-violett, gramnegative rot.

Durchführung der Gramfärbung:

Nach Hitzefixation
1. 3 Minuten Gentianaviolett (Anilinwasser- oder Karbolwasser-Gentianaviolett) einwirken lassen; Farbe abkippen.
2. 3 Minuten Lugol-Lösung; abkippen.
3. Mit 96%igem Alkohol entfärben, bis keine Farbwolken mehr abgehen; kurz mit Wasser abspülen.
4. 20 Sekunden mit verdünntem Fuchsin nachfärben; mit Wasser abspülen; trocknen.

Ziehl-Neelsen-Färbung:

Die Ziehl-Neelsen-Färbung dient der Darstellung sogenannter *säurefester Bakterien.* Es handelt sich um die Eigenschaft von Bakterien, den einmal aufgenommenen Farbstoff selbst nach Behandlung mit HCl-Alkohol nicht mehr abzugeben. Die entfärbten, nicht säurefesten Bakterien werden durch eine Kontrastfärbung mit Methylenblau dargestellt.

Durchführung der Ziehl-Neelsen-Färbung:

Nach Hitzefixation
1. 3–5 Minuten Karbol-Fuchsin auf den Objektträger auftropfen und unter wiederholtem Erwärmen zur Dampfbildung bringen; nicht kochen!
2. Mit Wasser abspülen (Präparat vorher abkühlen lassen).
3. Mit HCl-Alkohol völlig entfärben.
4. Kräftig mit Wasser abspülen.
5. Nachfärben mit Methylenblau-Lösung, ca. 3 Minuten.
6. Mit Wasser abspülen; trocknen.

Die „säurefesten Bakterien" sind rot auf blauem Untergrund sichtbar.

Polkörnchen-Färbung nach Neisser:

Polkörnchen sind metachromatische, kreisrund bis elliptische, einzeln meist an beiden Enden des Bakterienleibes gelegene Körperchen. Sie bestehen aus Ribophosphaten und stellen eine *Energiereserve der Zellen* dar. Die Polkörnchen sind wichtigstes morphologisches Charakteristikum der echten Diphtheriebakterien.

Durchführung der Polkörnchen-Färbung:
Nach Hitzefixation

1 Minute Neisser I   (besteht aus einer Mischung von 2 Teilen essigsaurer Methylenblau-Lösung und 1 Teil Kristallviolett-Lösung); abkippen

1 Minute Neisser II   (Chrysoidin-Lösung); abkippen; trocknen; kein Wasser!

2.2.5   Lysotypie

Bakteriophagen sind bakterienspezifische Viren, die in der Regel nur für eine Bakterienart virulent sind. Sie dringen in das Bakterium ein, behindern die intrazelluläre Synthese wichtiger Zellsubstanzen zugunsten der Synthese viraler Bausteine und verursachen auf diese Weise den Untergang der bakteriellen Zelle.

In der Diagnostik macht man sich die *hohe Spezifität* der Bakteriophagen zunutze und inkubiert bekannte Bakteriophagenstämme mit zu identifizierenden Bakterien. Werden die Bakterien lysiert, sind sie damit indirekt identifiziert. Dieses Verfahren ist in der Epidemiologie von hohem Nutzen, da es in der Spezifität anderer serologischer Verfahren überlegen ist. *Infektketten* lassen sich so exakt nachweisen.

2.3   Bakteriengenetik

2.3.1   Änderung von Erbeigenschaften

Alle lebenden Organismen, auch Bakterien und Viren, unterliegen einer gewissen Variabilität, also Änderung von Eigenschaften durch Anpassung an die Umwelt oder Änderung der Erbstruktur.

Bakterien besitzen keine Kernmembran und somit auch keinen eigentlichen Zellkern. Der größte Teil der Erbinformation ist in einem einzigen, zirkulär aufgeknäulten DNS-Molekülfaden untergebracht. Man bezeichnet ihn als Kernäquivalent bzw. Nukleoid. Daneben können weitere DNS-Moleküle in der Bakterienzelle existieren, die als Plasmide (Episome) bezeichnet werden.

Plasmide sind sich unabhängig vom Kernäquivalent vermehrende DNS-Moleküle (autonome Replikons), die konstant weiter vererbt werden. Sie sind für die Zelle unter gewöhnlichen Wachstumsbedingungen entbehrlich, ihre Gene können aber neue Eigenschaften auf das Bakterium übertragen. Medizinisch sind vor allem die Pathogenitätsplasmide und Resistenzplasmide (R-Faktoren) von Bedeutung.

- Pathogenitätsplasmide tragen die genetische Information bakterieller Pathogenität, sie steuern z. B. die Bildung von Exotoxinen und Hämolysinen.
- Resistenzplasmide oder R-Faktoren enthalten die genetische Information für Chemotherapeutikaresistenzen, z. B. die genetische Information, Penicillinase zu bilden.
- F-Faktoren (Fertilitäts-Faktoren) enthalten die Steuerung des Austausches von DNS zweier Bakterien durch eine Art Paarungsprozeß (siehe Konjugation).

Durch *Crossing-over* zwischen Plasmiden und dem Kernäquivalent kann es zu *Rekombinationen,* d. h., zum Einbau in das Nukleoid kommen.

Bakterien vermehren sich ungeschlechtlich durch Zellteilung. Es existieren jedoch Möglichkeiten zum gegenseitigen Austausch von Erbinformationen zwischen den Bakterien, so daß es auch dort zur Durchmischung von Erbinformation kommt.

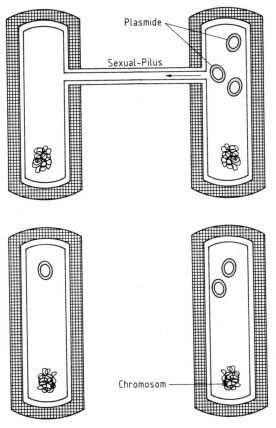

Abb. 6. Schematische Darstellung einer Konjugation. Über eine Plasmabrücke (Sexual-Pilus) wird ein Plasmid von einer Spenderzelle an eine Empfängerzelle gegeben

Unter *Transformation* versteht man die intrazelluläre Aufnahme eines von einer Spenderzelle freigesetzten DNS-Stücks. Sie ist an die Fähigkeit zur Aufnahme eines relativ großen DNS-Moleküls durch die Zellwand bzw. durch die Zellmembran gebunden.

Eine andere Form des DNS-Austausches zwischen Bakterien ist durch Bakteriophagen möglich. Sie wird als *Transduktion* bezeichnet. Bakteriophagen sind Viren, die Bakterienzellen als Wirtszellen benutzen.

Bei der Transduktion wird ein DNS-Stück des Wirtsbakteriums (Spender) zusätzlich oder anstelle der Phagen-DNS in das Viruspartikel eingebaut.

Infiziert dieser „transduzierende Phage" ein Bakterium (Empfänger), so kann die Spender-DNS in die Empfänger-DNS integrieren.

Als *Konjugation* bezeichnet man die durch Plasmide (F-Faktoren) gesteuerte „Paarung" zweier Bakterien mit Ausbildung einer Plasmabrücke (Sex-Pilus), über die ein Austausch von DNS zwischen den Bakterien stattfindet.

> **Merke:** Transformation – Aufnahme von DNS aus dem Extrazellulärraum
> Transduktion – durch Bakteriophagen vermittelte DNS
> Konjugation – durch Zellverbindung (Sex-Pilus) übertragene DNS

(Bakterio-)Phagen sind Viren, denen Bakterien als Wirtszellen dienen. Dabei ist in der Regel jeder Phage auf eine Bakterienart spezialisiert.

Man unterscheidet zwei verschiedene Infektionsabläufe:

● *Lytischer Zyklus*

Unmittelbar nach Eindringen eines Phagen in ein Bakterium findet Phagenvermehrung statt. Bei der Freisetzung der Phagennachkommen wird die Wirtszelle lysiert. Solche Phagen bezeichnet man als *virulent.*

● *Lysogenie*

Es gibt Phagen, die nach Infektion eines Bakteriums sich nicht vermehren und nicht zur Lyse der Wirtszelle führen. Solche Phagen bezeichnet man als *temperent.*

Die DNS dieser temperenten Phagen wird in die Wirts-DNS eingebaut und bei der Vermehrung der Bakterien auf die Tochterzellen weitergegeben.

Die integrierte Phagen-DNS bezeichnet man als *Prophagen,* Bakterien, die Träger von Prophagen sind, als *lysogen.*

Bei der lysogenen Konversion erwirbt ein lysogenes Bakterium eine neue Eigenschaft (z. B. Fähigkeit zur Toxinbildung), die auf den Genen des Prophagen festgelegt ist. Beispielsweise beruht die Pathogenität von Diphtheriebakterien auf der Toxinbildung, die durch einen Prophagen vermittelt wird. Bei Verlust des Prophagen ist die Toxinbildung nicht mehr möglich.

3   Diagnose bakterieller Infektionen

3.1   Materialentnahme

3.2   Transport

Für die Diagnose infektiöser Erkrankungen ist in der Regel eine Mitwirkung der medizinischen Mikrobiologie notwendig. Die dabei zur Anwendung kommenden Laborverfahren lassen sich in 4 große Gruppen einteilen:
- Anlegung einer Kultur zur Züchtung der Erreger (z. B. bei Salmonellenenteritis)
- Anfertigung eines mikroskopischen Präparates (z. B. bei Malaria)
- Serologische Bestimmung erregerspezifischer Antikörper (z. B. bei Lues)
- Tierversuche (z. B. bei Botulismus)

Schon die optimale Gewinnung der Untersuchungsprobe ist entscheidend für das Untersuchungsergebnis. Das bedeutet, daß eine sekundäre Kontamination mit ubiquitär vorhandenen Keimen – dies schließt die Normalflora mit ein – auf jeden Fall zu vermeiden ist. Dies entspricht prinzipiell den aseptischen Maßnahmen, die in der Medizin durchzuführen sind.

Der Entnahmezeitpunkt sollte vor Beginn der Chemotherapie liegen, da die durch das Chemotherapeutikum entfaltete Wirkung das Untersuchungsergebnis fälschen kann. Ferner muß der Verlauf der in Frage kommenden Infektionskrankheiten berücksichtigt werden (z. B. Zeitpunkt der hämatogenen Streuung; im späten Stadium der Infektion ist meist eine Probe für einen Antikörpernachweis günstiger).

Untersuchungsmaterial sollte vorzugsweise immer dort entnommen werden, wo das Infektionsgeschehen abläuft. Ist der Primärherd nicht bekannt oder nur durch eingreifende Maßnahmen zugänglich, beschränkt man sich auf solches Material, in das der Erreger streut bzw. über das er ausgeschieden wird.

Für die mikrobiologische Untersuchung eignen sich u. a.:
- Blut, Liquor, Sputum, Urin, Stuhl, Gallensaft, Punktate (z. B. aus Pleurahöhle, Peritoneum, Gelenken), Wundsekrete, Eiter, Gewebsbiopsien

Oft ist eine vorherige, gründliche Hautdesinfektion angezeigt (z. B. Blut- und Liquorprobe).

Aus einer Blutprobe kann man auch die Antikörper bestimmen, die bei einer Infektion gegen den Erreger gebildet werden. Früher abgelaufene Erkrankungen mit demselben Keim hinterlassen in der Regel eine persistierende Antikörperkonzentration (auch: Antikörpertiter). Die erneute Infektion induziert einen Titeranstieg. Folglich läßt ein einmaliger Nachweis spezifischer Antikörper noch keine eindeutige Aussage zu. Beweisend ist nur der *Titeranstieg*. Dazu müssen mindestens 2 Blutproben, die man in einem geeigneten Zeitabstand entnimmt, untersucht werden.

Das Untersuchungsmaterial wird in sterilen, fest verschlossenen Gefäßen so schnell wie möglich transportiert. Bei Verdacht auf Infektionen mit empfindlichen Erregern wie beispielsweise Neisseria meningitidis müssen entsprechende Maßnahmen ergriffen werden. Bei Neisserien ist es günstig, möglichst viel Untersuchungsmaterial zu gewinnen, dies in eine Blutkulturflasche zu geben und vor größerer Abkühlung zu schützen. Läßt das klinische Bild der Erkrankung auch an eine Infektion mit Anaerobiern denken, sollte wenigstens ein

Anaerobiermedium gewählt werden. Bei der Beimpfung ist darauf zu achten, daß es zu keiner Luftzufuhr kommt. Mycoplasmen sind wie zahlreiche andere Erreger sehr empfindlich gegen Austrocknung und sollten daher schnellstens in ein Kulturmedium gegeben werden.

Bei Postversand oder Versand durch Boten müssen entsprechende Vorschriften zur Vermeidung akzidenteller Infektionen unbeteiligter Personen unbedingt beachtet werden. Ferner gehört zu jeder eingesandten Probe ein Begleitschreiben des behandelnden Arztes mit Angaben über den Patienten, Art der geforderten Untersuchung, Verdachtsdiagnose sowie mit anamnestischen und eventuell therapeutischen Daten.

Merke: Fehldiagnosen können vermieden werden bei:
- Steriler Entnahme der Probe
- Ausreichender Materialmenge
- Beachtung der günstigen Entnahmezeitpunkte
- Wahl des richtigen Entnahmeortes
- Ausschluß der Materialkontamination
- Optimalen Transportbedingungen
- Hinzufügung des sorgfältig ausgefüllten Begleitschreibens

3.3   Erregernachweis

Ist die Untersuchungsprobe vorschriftsmäßig entnommen worden, bietet sich in vielen Fällen das Anlegen einer Kultur an, um die Erreger nachzuweisen. Da die verschiedenen Keime sich in ihren Ansprüchen in bezug auf Nährstoffe, Temperatur und Sauerstoff unterscheiden, muß dies bei den kulturellen Verfahren berücksichtigt werden. Man legt folglich mehrere Kulturen an, wobei es gegebenenfalls möglich ist, auf Grund der Symptome des Patienten die Gruppe der in Frage kommenden Erreger einzuengen. Dies erlaubt eine gezielte Arbeitsweise.

Das Grundsubstrat für flüssige *Nährmedien* ist die Nährbouillon, aus der man durch Zusatz von Agar einen Festnährboden machen kann. Zur Anzucht besonders anspruchsvoller Keime empfiehlt es sich, ein Nährmedium zu wählen, dem Substanzen wie Blut oder Serum zugesetzt sind (Anreicherungsmedium). Mit *Selektivmedien*, denen hemmende Substanzen (z. B. Antibiotika) beigefügt sind, läßt sich das Wachstum unerwünschter Erreger unterdrücken. Den *Differenzierungsmedien* setzt man Stoffe hinzu, die nur von bestimmten Bakterien abgebaut werden können. Der Abbau wird u. a. von pH-Indikatoren oder durch Gasbildung angezeigt. Die *„Bunte Reihe"* besteht aus mehreren Differenzierungsmedien. Die Bakterien identifiziert man an Hand ihrer Fähigkeiten, die zugefügten Testsubstanzen (z. B. Polysaccharide, Aminosäuren, Salze) fermentativ abzubauen.

Blutkultur

Bei septischen und systemischen Allgemeinerkrankungen ist die Blutkultur die zweck-mäßigste und gebräuchlichste Methode des Erregernachweises. Auch bei Verdacht auf infektiöse Endokarditis legt man eine Blutkultur an. Meist streuen die Keime nur phasen-weise und in geringer Zahl ins Blut. Daher darf das Volumen der Probe nicht zu klein gewählt werden (günstig 10–20 ml), und oft sind mehrere, über einen gewissen Zeitraum gewonnene Proben nötig. Ferner ist zu beachten, daß Blut und eventuell vorhandene Anti-biotika eine bakterizide Wirkung haben. Für den Transport eignen sich vor allem die so-genannten Blutkulturflaschen, die eine Nährlösung enthalten. Im Labor überträgt man das Blutsubstrat auf entsprechende Medien. Die Anzucht erfolgt unter aeroben und anaeroben Bedingungen.

Liquorkultur

Bei der Meningitis ist der frühzeitige und rasche Erregernachweis von entscheidender pro-gnostischer Bedeutung. Der Liquor wird durch Lumbalpunktion gewonnen und in 3–4 Por-tionen zu je 2–5 ml steril abgefüllt. Erscheint der Liquor getrübt, stellt man sofort Aus-striche her. Diese werden nach den üblichen Methoden eingefärbt und anschließend mikro-skopisch betrachtet. Andere wichtige Verfahren sind Bestimmung der Zellzahl, des Protein- und des Glukosegehalts sowie Kulturaufzucht. Die Kulturbedingungen sollten vor allem die Erreger begünstigen, die häufig Meningitis verursachen.

Urinkultur

Der normale Blasenurin ist steril. Er wird jedoch durch die physiologische Flora der Harn-röhre bei seiner Passage kontaminiert. Der Urin enthält dann eine gewisse Anzahl an Bak-terien, so daß eine Abgrenzung von den eigentlichen Krankheitserregern häufig schwer fällt.
Brauchbares Untersuchungsmaterial gewinnt man am leichtesten durch die sogenannte Mittelstrahltechnik. Da besonders der Anfangsstrahl viele Keime der Normalflora auf-nimmt, ist dieser für die Untersuchung nicht geeignet. Dementsprechend wird der Patient angewiesen, eine Probe aus dem Mittelstrahl zu entnehmen.
Eine Kontamination läßt sich auch bei sorgfältig durchgeführter Technik nicht vermeiden. Für die Interpretation des Untersuchungsergebnisses hat man sich daher auf folgende Werte geeinigt:
● Bis zu 10000 Keime / ml Urin gelten als normale Verunreinigung.
● 10000 bis 100000 Keime / ml Urin gestatten keine eindeutige Aussage. Es bedarf einer Wiederholung der Untersuchung. Ein gleichbleibendes Ergebnis deutet auf eine chroni-sche Infektion hin.
● Über 100000 Keime / ml Urin bestätigen klar den Verdacht auf eine Infektion.
Falsch positive Ergebnisse können durch unsachgemäße und zu lange Lagerung der Proben entstehen.

Bei besonderen diagnostischen Fragestellungen zieht man die *suprapubische Blasenpunktion* vor, weil auf diese Weise die Urinprobe frei von einer Kontamination durch die Normalflora ist. Eine *Katheterisierung* sollte wegen der Gefahr der Verunreinigung des Blasenurins nicht durchgeführt werden.

Neben der quantitativen ist auch die qualitative Analyse des Urins sinnvoll. Es werden die üblichen kulturellen Verfahren angewandt. Häufige Erreger von Harnwegsinfektionen sind koliforme Bakterien.

Für die *Identifizierung* eines Erregers stehen mehrere Verfahren zur Verfügung. Die Entscheidung für die eine oder andere Methode sollte den Keimen angepaßt sein, die man als Ursache der Erkrankung in Verdacht hat. Prinzipiell gibt es 4 Möglichkeiten, den Erreger zu bestimmen:

- *Morphologie* — die mikroskopische Betrachtung eines gefärbten Ausstriches reicht in einigen Fällen aus (z. B. Neisseria gonorrhoeae, Mycobacterium tuberculosis)
- *Stoffwechsel* — der Nachweis einzelner oder mehrerer Stoffwechselleistungen kann zur Identifikation eines Erregers führen (z. B. Familie der Enterobacteriaceae, Pseudomonas aeruginosa)
- *Antigenanalyse* — Bestimmung der Erregerantigene mittels spezifischer Antikörper; dies ist u. a. dann sinnvoll, wenn die Keime zu einer Art mit vielen Subtypen gehören (z. B. Salmonellen)
- *Phagentypisierung (auch: Lysotypie)* — man arbeitet mit bekannten Bakteriophagen, die auf eine Bakterienspezies spezialisiert sind und diese lysieren. Beobachtet man bei dem Test eine Lyse des Bakteriums, ist es dadurch identifiziert (z. B. Staphylokokken)

3.4   Antikörpernachweis

Besonders bei akuten systemischen Infektionen stellt der Antikörpernachweis die aussichtsreichere diagnostische Methode dar. In diesen Fällen ist der **Titer-Anstieg** (also die Zunahme der Antikörperkonzentration) beweisend. Die erste Blutabnahme sollte 4 bis 5 Tage nach der Infektion erfolgen. Berücksichtigt man, daß zwischen eigentlicher Infektion und Krankheitsmanifestation oft eine längere Inkubationszeit liegt, kann vielfach bei den ersten klinischen Zeichen Blut für den Antikörpernachweis entnommen werden.

Neben akuten lassen sich auch länger zurückliegende Infektionskrankheiten durch einen Antikörpernachweis bestimmen. Hierbei ist der absolute Titerwert aussagekräftig.

3.5   Sonstige Kriterien der Erkennung einer Infektion
3.6   Mikrobiologische Differentialdiagnose
von Organerkrankungen

Auch unspezifische Zeichen wie Krankheitsgefühl, Abgeschlagenheit, Kopfschmerzen, Fieber etc. können auf eine Infektion hinweisen. Laborchemisch zeigt sich häufig ein Anstieg der Blutkörperchensenkungsgeschwindigkeit, eventuell in Verbindung mit einer Leukozytose. Von den vermehrt gebildeten **Akute-Phase-Proteinen** - dazu gehören u. a. *Interleukin 1, Komplementfaktoren, Fibrinogen* und *C-reaktives Protein* - wird routinemäßig das C-reaktive Protein bestimmt. Die Zusammensetzung der Serumproteine erfährt eine typische Veränderung. Neben den schon erwähnten Proteinen ist eine vermehrte Synthese von α-Globulinen für die Akute-Phase-Reaktion charakteristisch, während eine erhöhte γ-Globulinfraktion für eine chronische Infektion spricht. Die routinemäßig bestimmten Laborparameter können Aufschluß über eine mögliche Organmanifestation liefern, z. B. erhöhte Transaminasen bei Hepatitis, und erlauben eine gezielte Suche nach Infektionserregern bei der mikrobiologischen Diagnostik. Nur wenige Erreger verursachen eine spezifische Entzündung, wie sie beispielsweise bei der Tuberkulose zu finden ist, deren typische Gewebsveränderungen eine Identifikation der Bakterien gestatten.

4   Normale Bakterienflora des Menschen

4.1   Allgemeines

4.1.1   Residente und transiente Flora

Haut und Schleimhäute werden von zahlreichen Mikroorganismen verschiedener Art besiedelt. Man unterscheidet:

- Residente Flora – regelmäßig im Makroorganismus anzutreffende Keime. Die Besiedlung variiert je nach Körperregion und ist darüber hinaus abhängig von Faktoren wie Alter, Schwangerschaft, Ernährung etc. Schutzfunktion!
- Transiente Flora – pathogene oder potentiell pathogene Keime, die aus der Umgebung des Individuums stammen und nur vorübergehend den Körper besiedeln. Solange die residente Flora nicht gestört wird, besteht keine Krankheitsgefahr.

Antibiotika, Kortikosteroide und bestimmte Stoffwechselerkrankungen (z. B. Diabetes mellitus) können durch Störung der Normalflora ein ungehindertes Wachstum pathogener Keime verursachen.

4.2   Normalflora

4.2.1   Haut

Zu den häufigsten bakteriellen Besiedlern der Haut zählen Staphylococcus epidermis, Staphylococcus saprophyticus, Micrococcus luteus und Enterokokken sowie α-hämolysierende Streptokokken und aerobe und anaerobe diphtheroide Stäbchen (Corynebakterien). Die Zugehörigkeit zur residenten oder zur transienten Flora ist bei folgenden Mikroorganismen vom besiedelten Gebiet abhängig: aerobe Sporenbildner, gramnegative Stäbchen (Koligruppe), apathogene Mykobakterien, Staphylococcus aureus, lipophile Hefen, Candida und Torulopsis glabrata.

4.2.2   Mundhöhle

In der Mundhöhle findet man eine bunte Mischflora mit verschiedenen Streptokokkenarten (besonders Viridans-Streptokokken), Laktobazillen, Staphylokokken (Staph. epidermis, Staph. aureus, Staph. saprophyticus), apathogenen Neisserien und diphtheroiden Stäbchen. Hinzu kommen noch anaerobe Spirochäten, Bacteroides, Fusobakterien, Aktinomyzeten, anaerobe Vibrionen und einige Hefen.

Die Flora von Pharynx und Trachea unterscheidet sich nicht sehr von der Flora der Mundhöhle. Für den Pharynx sind α-hämolysierende und nicht-hämolysierende Streptokokken typisch. Auch Haemophilusarten siedeln hier.

4.2.3   Intestinaltrakt

In Speiseröhre, Magen und Duodenum des Erwachsenen treten nur vereinzelt Mikroorganismen auf (bakterizide Wirkung von Magensaft und Galle!). Im oberen Dünndarm dominieren Laktobazillen und Enterokokken. Die Flora des terminalen Ileums gleicht im wesentlichen der Dickdarmflora, die sich aus über 100 Keimarten zusammensetzt. Die residente Flora der unteren Darmabschnitte besteht zu 96–99% aus Anaerobiern (Bacteroidesarten, anaerobe Laktobazillusarten wie Lactobacillus bifidum, Clostridien und anaerobe Streptokokken). Zu den restlichen 1–4% Aerobiern zählen Escherichia coli, Proteus, Klebsiella, Laktobazillen, Enterobakter, Enterokokken, Vibrionen und Candidaarten. Bakterien bilden ca. 10–20% der Stuhlmasse.

4.2.4   Vagina

Die mikrobielle Besiedlung der Vagina ist abhängig von der hormonellen Situation der Frau und verändert sich daher mit dem Lebensalter.

Die Besiedlung der Vagina besteht
- Kurz nach der Geburt — aus aeroben Laktobazillen **(Döderlein-Stäbchen)**
- Einige Wochen nach der Geburt bis zur Pubertät — aus Kokken und Stäbchen
- Von der Pubertät bis zur Menopause — aus zahlreichen Laktobazillen, daneben Clostridien, anaerobe Streptokokken, aerobe hämolysierende Streptokokken u. a.
- Nach der Menopause — wieder aus einer Mischflora (Kokken und Stäbchen) bei Rückgang der Döderlein-Stäbchen

5   Spezielle Bakteriologie

5.1   Grampositive Kokken

5.1.1   Staphylokokken

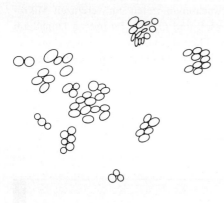

Abb. 7. Staphylokokken

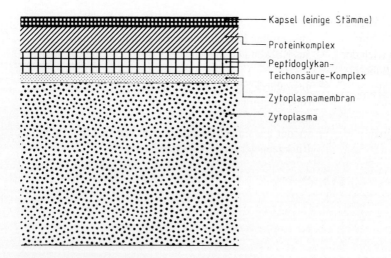

Abb. 8. Staphylokokkenmodell
Der Proteinkomplex ist bei der immunologischen Reaktion von Bedeutung. Bakteriophagen lagern sich an den Peptidoglykan-Teichonsäure-Komplex an

Staphylokokken sind grampositive, sporenlose und in unregelmäßigen Haufen gelagerte Kugelbakterien. Sie können sowohl lokale als auch generalisierte Infektionen verursachen und zählen zu den *häufigsten Eitererregern.*

Bei **Staphylococcus epidermidis** und **Staphylococcus saprophyticus** handelt es sich um koaguiasenegative Staphylokokken, die zur physiologischen Haut- und Schleimhautflora gehören. Sie zeichnen sich durch eine hohe Umweltresistenz aus, können beispielsweise auf Prothesenmaterial siedeln und sich von dort verwendeten Kunststoffen ernähren. Dies führt zu Entzündungen im Bereich der implantierten Prothesen bis hin zur Sepsis. Staphylococcus saprophyticus ist daneben einer der häufigsten Erreger von *Harnwegsinfektionen.*

Der pathogene **Staph. aureus** unterscheidet sich von Staph. epidermidis durch die Fähigkeit, die *Koagulase* zu bilden. Dieses Exoenzym koaguliert Plasma und führt zu Fibrinablagerungen auf der Bakterienoberfläche, wodurch die Phagozytose behindert wird. Folgende Enzyme und Toxine können von Staphylokokken produziert werden (siehe auch Kapitel 1):

- α-, β-, γ- und δ-Hämolysine
- Leukozidin
- Hyaluronidase („spreading factor")
- Enterotoxin
- Außerdem: Staphylokinase, Proteinase, Lipase, Penicillinase und Exfoliativtoxin (Dermatitis exfoliativa Ritter)

Das von einigen Staphylokokkenstämmen gebildete thermostabile *Enterotoxin* ist die häufigste Ursache von Lebensmittelvergiftungen. Derartige Enterointoxikationen werden auch nach Antibiotikagabe beobachtet, wenn enterotoxinbildende Stämme resistent geworden sind und sich ungehemmt ausbreiten können.

Typische Staphylokokkenerkrankungen sind:
Furunkel, Karbunkel, Follikulitis, Mastitis, Impetigo, Pemphigus, Panaritium, Infektionen des Respirationstraktes, Osteomyelitis, Endokarditis, septische Arthritis, Enterokolitis, Infektionen des Urogenitaltraktes, Empyeme, generalisierte Hauterkrankungen und paranephritischer Abszeß.

Therapie: Viele Staphylokokkenstämme weisen eine Resistenz gegen Benzylpenicillin auf, verursacht durch die von ihnen gebildete Penicillinase (spaltet den β-Lactamring des Penicillins!). In solchen Fällen weicht man auf die verschiedenen penicillasestabilen Penicilline, Cephalosporine und Vancomycin aus. Bei der Therapie mit Tetracyclin bzw. Erythromycin entstehen relativ schnell Resistenzen. Eine Empfindlichkeitsprüfung ist unerläßlich!

Apathogene Staphylokokkenstämme sind ubiquitär verbreitet. Pathogene Stämme lassen sich in Krankenhäusern nachweisen *(Hospitalismuskeim!).* Dort beträgt die Keimträgerquote beim Pflegepersonal 80–100%. Auch kontaminierte Instrumente und andere Gegenstände im Hospital sind ätiologisch von Bedeutung. Säuglinge und abwehrgeschwächte Patienten sind besonders gefährdet.

Zur Aufklärung epidemiologischer Zusammenhänge identifiziert man die Staphylokokkenstämme mittels der *Lysotypie.* Die für einen Bakteriophagen empfindlichen Keime werden von diesem lysiert. Die Empfindlichkeit ist genetisch festgelegt.

5.1.2   Streptokokken, Pneumokokken

Streptokokken sind grampositive, sporenlose, meist kettenförmig gelagerte Kugelbakterien. Nach kulturellen und antigenen Merkmalen teilt man sie in Gruppen ein. Bei der kulturellen Unterscheidung beurteilt man das Hämolyseverhalten.

α-Hämolyse: durch Umwandlung des Hämoglobins in Methämoglobin bilden sich grüne Höfe um die Kolonien (meist vergrünende Streptokokken = Viridans-Streptokokken).

β-Hämolyse: es zeigt sich ein großer hämolytischer Hof um die Kolonien, in dem sowohl Hämoglobin als auch Erythrozyten aufgelöst sind (z. B. Streptococcus pyogenes).

γ-Hämolyse: es findet keine Hämolyse statt (indifferente Streptokokken).

Die *antigene Gruppeneinteilung* der β-hämolysierenden Streptokokken (nach Lancefield) basiert auf unterschiedlichen Kohlenhydratfraktionen **(C-Substanz),** die sich in der Zellwand der Keime befinden. Man unterscheidet 16 Einzelgruppen, die mit den Buchstaben A bis Q gekennzeichnet werden. Innerhalb der Gruppe A lassen sich mitteils eines Zellwandproteins **(M-Substanz)** 52 Typen differenzieren. Das M-Protein ist u. a. für die Virulenz der Keime verantwortlich, da es deren Aufnahme durch Phagozyten verhindert.

Von Streptokokken produzierte Toxine und Enyzme:

● Hyaluronidase („spreading factor")
● Streptokinase – aktiviert das fibrinolytische System
● Streptodornase – spaltet DNS
● Streptolysine (Hämolysine) – man unterscheidet zwei Arten:
  – Streptolysin O, das von den Gruppen, A, C und G gebildet wird, ist O_2-labil und wirkt als Antigen. Mit der Antistreptolysinreaktion lassen sich Antikörper gegen Streptolysin O im Patientenserum feststellen. Diese dient als diagnostische Maßnahme bei verschiedenen rheumatischen Geschehen.
  – Streptolysin S, das von allen Gruppen gebildet wird, ist O_2-stabil und nicht als Antigen wirksam.
● Erythrogenes Toxin – ein für das Scharlachexanthem verantwortliches Toxin, das von lysogenen Streptokokken gebildet wird (Prophage!). Es führt beim Patienten zur Antitoxinbildung.

Streptococcus pyogenes (Gruppe A)

Haupteintrittspforten für Streptokokken stellen die (verletzte) Haut, Schleimhäute und Geburtswege dar. Rasch und diffus breitet sich die Entzündungsreaktion aus, die entlang der Lymphbahnen fortschreitet. Von hier aus kommt es leicht zur Bakteriämie. Typische Erkrankungen sind: Erysipel, Puerperalfieber, Angina, Scharlach, Impetigo, Mastoiditis, Otitis, Phlegmone, Sepsis.

Streptococcus agalactiae (Gruppe B)

Streptokokken der Gruppe B gehören zur normalen Vaginalflora, treten aber auch als Erreger von Meningitis, Sepsis und Pneumonie bei Neugeborenen und Säuglingen auf.

Streptococcus faecalis (Enterokokken, Gruppe D)

Als Keime der physiologischen Darmflora besiedeln die Enterokokken häufig die Genitalschleimhaut des Menschen. Sie können vor allem folgende Erkrankungen verursachen: Harnwegsinfektionen, Cholangitis, Sepsis, Appendizitis, Peritonitis, Zahneiterungen und Endokarditis lenta.

Viridans-Streptokokken (vergrünende Streptokokken)

Viridans-Streptokokken sind wichtige Keime der normalen menschlichen Rachenflora, die nur zu Erkrankungen führen, wenn sie auf abnormen Herzklappen, in den Meningen oder im Harntrakt siedeln.
Merke: Häufige Ursache der subakuten bakteriellen Endokarditis ist eine Bakteriämie nach Zahnextraktion!

Peptostreptokokken

Es handelt sich um anaerobe Streptokokken, die Teil der normalen Flora des Darms und des weiblichen Genitaltrakts sind. Sie können an Mischinfektionen im Abdomen, Becken oder in der Lunge beteiligt sein.
Im Anschluß an Streptokokkeninfektionen beobachtet man immer wieder subakut, akut oder chronisch verlaufende *Nachfolgeerkrankungen,* die von der primären Ansiedlung entfernt gelegen sind. Dazu gehören u. a.: Endokarditis (subakut oder chronisch als Endokarditis lenta), Arthritis purulenta und Osteomyelitis.
Nachfolgeerkrankungen wie das *Rheumatische Fieber* (mit Endo-, Myo-, Peri- oder Pankarditis und anderen Erscheinungen) und die streptokokkenbedingte, postinfektiöse *Glomerulonephritis* beruhen nicht auf einer direkten Wirkung der Bakterien. Bei der Glomerulonephritis lagern sich Komplexe, die aus Streptokokkenantigen und den entsprechenden Antikörpern enstanden sind, an der glomerulären Basalmembran an. Daraufhin laufen Immunmechanismen ab, die zu einer entzündlichen Reaktion führen.
Auf einem anderen Weg entsteht die Karditis im Rahmen des Rheumatischen Fiebers. Hier ist die Ursache eine antigene Verwandtschaft zwischen Streptokokkenmembran und Subsarkolemm der Herzmuskelzelle. Die gegen die Bakterienantigene gebildeten Antikörper können daher auch mit den Herzmuskelzellen reagieren (Kreuzreaktion). Wie bei der Glomerulonephritis schließt sich eine Entzündung an.
Die sich durch eine Infektion entwickelnde *Resistenz* gegen Streptokokken ist immer nur typenspezifisch, nicht gruppenspezifisch. Eine Infektion mit Streptokokken, die erythrogenes Toxin produzieren, hinterläßt eine Immunität gegen das Toxin, die auf dem Antitoxingehalt des Blutes beruht. So wird bei einer Reinfektion die Entstehung des Scharlachexanthems verhindert, einen Einfluß auf den übrigen Verlauf der Erkrankung hat das Antitoxin jedoch nicht.
Therapie: β-hämolysierende Streptokokken sind gegen Penicillin G und weitgehend gegen Erythromycin empfindlich. Bei Infektionen mit α-hämolysierenden Streptokokken sollten Resistenzprüfungen durchgeführt werden, da diese Erreger unterschiedliche Empfindlichkeiten zeigen.

Eine *Chemoprophylaxe* sollte bei chirurgischen Eingriffen im Bereich des Respirationstrakts, Gastrointestinaltrakts oder der Harnwege durchgeführt werden, wenn ein Herzklappenfehler des Patienten bekannt ist (Prädisposition für eine Klappenbesiedlung). Da Streptokokken, mit Ausnahme der Enterokokken, nicht sehr umweltresistent sind, spielt der Mensch als Infektionsquelle die größte Rolle. Tröpfcheninfektionen und Übertragung der Erreger von der Haut direkt auf andere Personen sind möglich.

Eine wichtige Position nehmen gesunde Ausscheider ein: Hierunter fallen Personen, die sich erneut mit Scharlacherregern infizieren. Ihre Immunität gegen das erythrogene Toxin schützt sie nicht vor einer Infektion, so daß sie gesunde Keimträger sein können. Manche Personen erkranken dann an einer Tonsillitis.

Einige Scharlachepidemien haben ihre Ursache in kontaminierten Nahrungsmitteln, besonders Milch. Bestimmung der Gruppenzugehörigkeit und Typisierung der Streptokokken helfen, epidemiologische Zusammenhänge aufzuklären.

Pneumokokken

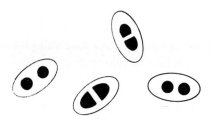

Abb. 9. Bekapselte Pneumokokken. Die Kapsel ist ein wichtiger Virulenzfaktor

Pneumokokken sind grampositive, unbewegliche, sporenlose Bakterien, die meist in Diplokokkenform auftreten (Diplococcus pneumoniae). Heute bezeichnet man sie auch als Streptococcus pneumoniae. Die Mehrzahl der Pneumokokken besitzt eine als Antigen wirksame *Polysaccharidkapsel,* die eine immunologische Differenzierung von bisher mehr als 85 Typen erlaubt. Außerdem ist die Kapsel als wesentlicher Virulenzfaktor einzustufen, da sie die Aufnahme durch Phagozyten verhindert.

Pneumokokken sind weit verbreitete Erreger, die bei 40 bis 70 % der Menschen im Respirationstrakt nachgewiesen werden können. Die natürliche Resistenz der Schleimhaut gegen diese Keime kann jedoch durch bestimmte Faktoren so geschwächt werden, daß Infektionen auftreten. Solche Faktoren sind z. B.: Anomalien des Respirationstrakts, Alkoholintoxikation, Kreislaufstörung, Unterernährung, Sichelzellanämie, Hyposplenismus und Nephrose.

Klinisch manifestiert sich eine Pneumokokkeninfektion meist in der Lunge, am Ohr oder am ZNS. Die Diplokokken sind die *häufigsten Erreger der Lobärpneumonie.* Darüber hinaus verursachen sie auch akute und chronische Bronchitiden, Sinusitis und Peritonitis. Zu Komplikationen kann es in Form von Abszedierung, Pleuraempyem oder septischer Streuung kommen.

Therapie: Mittel der Wahl ist Penicillin, wenngleich Pneumokokken auch gegen zahlreiche andere Antibiotika empfindlich sind.

5.1.3   Enterokokken (Gruppe D)

Die fakultativ anaeroben Enterokokken gehören zur *physiologischen Darmflora* des Menschen. Sie können aber auch Erkrankungen wie Harnwegsinfektionen, intraabdominelle Infektionen, Endokarditis und Sepsis hervorrufen. Therapeutika der Wahl sind dann Ampicillin und Acyl-Ureido-Penicilline. Die Enterokokken-Endokarditis wird mit einer Kombination aus Aminoglykosid und Ampicillin behandelt. Resistenzen gegen Cephalosporine finden sich häufig.

5.2   Gramnegative Kokken

5.2.1   Gonokokken

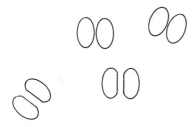

Abb. 10. Neisserien mit typischer Semmelform

Die zur Gattung der Neisserien gehörenden Gonokokken sind Erreger der **Gonorrhoe.** Es handelt sich um gramnegative, meist semmelförmige Diplokokken. Ihre weitgehende morphologische Übereinstimmung mit den Meningokokken (Neisseria meningitidis) erschwert die mikroskopische Diagnose.

Als ausgesprochene Schleimhautparasiten siedeln die Keime bei infizierten Personen zuerst in der Urethra, wo sie Entzündungen mit eitriger Sekretion hervorrufen.

Die Infektion kann übergreifen:

● beim Mann – auf Prostata, Samenblase, Epididymis
● bei der Frau – auf Zervix, Tuben, Peritoneum

Im allgemeinen verläuft die Erkrankung bei der Frau weniger heftig, so daß sie oft nicht diagnostiziert wird.

Folgende Komplikationen bei hämatogener Streuung sind bekannt: Gonokokkendermatitis, Arthritis gonorrhoica, Meningitis, Sepsis, Tendovaginitis, Endokarditis, Perihepatitis.

Bei einer außergeschlechtlichen Übertragung durch infizierte Geschwister oder Mütter kann die Vulvovaginitis gonorrhoica infantum auftreten – meist eine Schmierinfektion.

Ist eine Schwangere an Gonorrhoe erkrankt, so kann sich das Kind intra partum im Geburtskanal infizieren und dann das Bild der Ophthalmica neonatorum aufweisen. Diese Augenerkrankung führt bei Nichtbehandlung zum Erblinden. Zur Vorbeugung wendet man heute die **Credé-Prophylaxe** an: direkt nach der Geburt gibt man einige Tropfen 1–2 prozentiger Silbernitrat- oder Penicillinlösung in jeden Konjunktivalsack.

Für die mikroskopische Untersuchung färbt man eitriges Sekret (Urethral-, Zervikal- oder Konjunktivalabstrich) mit Methylenblau. Im Erkrankungsfall erkennt man die *Diplokokken, die hauptsächlich intrazellulär in Phagozyten gelagert sind.* Zur genaueren Diagnose muß die Gramfärbung herangezogen werden. Die Immunfluoreszenzmethode wird seltener durchgeführt.

Ein Kulturversuch ist dann angezeigt, wenn der Erregernachweis mikroskopisch nicht gelingt bzw. es sich um eine Gonorrhoe im chronischen Stadium handelt, in dem kaum noch Sekret zu gewinnen ist.

Besteht der Verdacht einer Folgeerkrankung bei chronischer Gonokokkeninfektion, kann eine Komplementbindungsreaktion durchgeführt werden, die jedoch nicht 100 % ig verläßlich ist.

Therapie: Penicillin ist Mittel der Wahl. Bei Penicillinallergie oder Resistenzen der Erreger gibt man Tetracylin bzw. Erythromycin.

Bei weltweiter Verbreitung ist die Gonorrhoe die *häufigste Geschlechtskrankheit.* Auf Grund der geringen Umweltresistenz der Erreger erfolgt die Übertragung hauptsächlich durch den Geschlechtsverkehr. Einziger Wirt ist der Mensch. Eine abgelaufene Gonorrhoe hinterläßt *keine Immunität!*

5.2.2   Meningokokken

Wie die Gonokokken sind die Meningokokken (Neisseria meningitidis) gramnegativ und in der Regel paarweise angeordnet: Semmelform! Serologisch unterscheidet man 9 Typen. Das *Endotoxin,* das zu Gefäßschädigungen führt, und die vor Phagozytose schützende Kapsel stellen Virulenzfaktoren dar.

Bei 5–30 % der Bevölkerung gehören die Meningokokken der transienten Flora des Nasopharynx an. Eine Infektion verläuft in vielen Fällen symptomlos.

Meningokokken sind Erreger folgender Erkrankungen:

● Pharyngitis
● Meningitis epidemica
● Sepsis
● Waterhouse-Friderichsen-Syndrom

Bei dem *Waterhouse-Friderichsen-Symptom* handelt es sich um eine schwere Sepsis mit Schock, Verbrauchskoagulopathie, Nebennierenapoplexie (70% der Fälle) und Kreislaufkollaps, von der besonders Kleinkinder, seltener ältere Kinder oder Erwachsene betroffen sind. Hohe Letalität!

Symptome der *Meningokokkenmeningitis:* Nackensteifigkeit, Fieber, Kopfschmerzen, Erbrechen, Bewußtseinstrübung bis hin zum Koma, Petechien, verschiedene neurologische Symptome (z. B. Fazialisparese) und eventuell Mittelohrentzündung.

Der Liquor ist eitrig!

Zum *Erregernachweis* fertigt man vom Liquor oder vom Aspirat petechialer Blutungen eine Methylenblaufärbung und zur Sicherung der Diagnose eine Gramfärbung an. Die Diplokokken sind intrazellulär in Phagozyten sowie extrazellulär erkennbar.

Wegen der *Autolysefähigkeit der Meningokokken* muß der Liquor möglichst schnell untersucht werden.

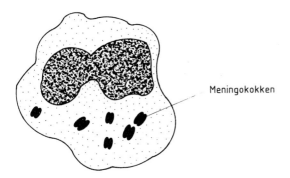

Meningokokken

Abb. 11. Meningokokken innerhalb eines segmentkernigen Leukozyten

Mit einer biochemischen Prüfung unterscheidet man Neisseria meningitidis von anderen gramnegativen Kokken. Durch Agglutination mit typenspezifischen, polyvalenten Seren gelingt die Typisierung der Erreger.

Therapie: Auf keinen Fall das Ergebnis der Labordiagnostik abwarten! Penicillin ist das Mittel der Wahl. Normalerweise kann Penicillin die Blut-Hirn-Schranke nicht passieren; jedoch ist das bei einer Entzündung der Meningen möglich. Als Alternative bei Penicillinallergie wird Chloramphenicol verwandt.

Auf Grund der geringen Umweltresistenz der Meningokokken finden Erregerübertragungen fast nur direkt statt (z. B. Tröpfcheninfektion). Als wichtige Infektionsquelle müssen gesunde Keimträger eingestuft werden. Der Manifestationsindex liegt sehr niedrig.

5.3   Gramnegative Stäbchen

5.3.1   Salmonellen

Die zur Gruppe der Enterobakterien zählenden Salmonellen sind gramnegative, nichtsporenbildende Stäbchenbakterien. Die überwiegende Zahl ist peritrich begeißelt und damit beweglich. In den Zellwänden der Keime enthaltene Lipopolysaccharide wirken als *Endotoxine,* wenn sie bei der Lyse der Zelle freigesetzt werden.

Bei den Salmonellen unterscheidet man drei Hauptantigene:

● „H" – oder Geißelantigene
● „O" – oder somatische Antigene (Teile der bakteriellen Zellwand)
● „Vi" – Antigene (in der äußersten Peripherie der Zelle lokalisierte Kapsel-Antigene)

Diese antigenen Eigenschaften hat man sich im *Kauffmann-White-Schema* zunutze gemacht, um die einzelnen Salmonellenstämme zu differenzieren. Durch Typisierung mit Bakteriophagen lassen sich diese Stämme in weitere Untereinheiten aufteilen (Lysotypie). Kauffmann-White-Schema und Lysotypie sind vor allem aus epidemiologischer Sicht von Bedeutung.

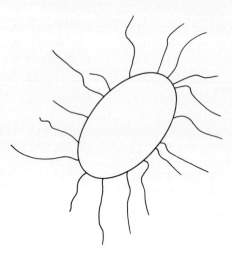

Abb. 12. Salmonella mit peritricher Begeißelung

Die Salmonelleninfektion erfolgt auf oralem Weg.

Es existieren zwei große Gruppen der Salmonellose:

● Das typhöse Krankheitsbild   − Erreger: Salmonella typhi und Salmonella paratyphi B
● Die Gastroenteritis   − Erreger: u. a. Salmonella typhimurium, Salmonella enteritidis

Der **Typhus** hat eine Inkubationszeit von 7–14 Tagen. In der ersten Krankheitswoche treten neben allgemeiner Abgeschlagenheit Symptome des Respirationstrakts (Angina, Bronchitis), stufenförmig ansteigendes Fieber (bis 40°C) und am Übergang zur zweiten Woche Milzschwellung, Roseolen der Bauchhaut und eine relative Bradykardie auf. Erst Ende der zweiten Woche kommt es zu erbsbreiartigen, eventuell blutigen Durchfällen.

Mögliche Komplikationen sind:

● Darmbluten
● Perforationsperitonitis
● Toxischer Kreislaufkollaps
● Myokarditis

Der **Paratyphus** unterscheidet sich vom Typhus meist duch Verkürzung der Phase des Fieberanstiegs und früher einsetzende Durchfälle. Die Roseolen sind beim Paratyphus zahlreicher.

Die **Gastroenteritis** imponiert durch eine *sehr kurze Inkubationszeit* von 8–48 Stunden. Ursache der Erkrankung ist die Aufnahme infizierter Nahrungsmittel.

Hauptsächlich an der Dünndarmwand führen die Bakterien bzw. deren Endotoxine zu granulozytär-hämorrhagischen Entzündungen mit starker Exsudation. Im Gegensatz zum Typhus handelt es sich um eine *Lokalinfektion*.

Folgende Krankheitserscheinungen werden beobachtet: Übelkeit, Erbrechen, Durchfälle (anfangs wäßrig, eventuell blutig-schleimig), Fieber je nach Schweregrad. Die Dauer der Erkrankung beträgt zwischen 2 und 14 Tagen. Bei älteren Leuten und Säuglingen kann die Enteritis auf Grund des hohen Wasser- und Elektrolytverlustes zum Tode führen.

Dauerausscheider findet man vor allem nach typhösen Erkrankungen (3–5 %), seltener nach einer Salmonellenenteritis. Es handelt sich dabei um Personen, die Bakterien ausscheiden, ohne selbst krank zu sein. Die Bakterien sind dann häufig in den Gallenwegen lokalisiert.

Für die *Labordiagnostik* gilt folgendes Schema:

Tabelle 5.1. Labordiagnostik bei Salmonelleninfektionen

Bakterien-nachweis	Typhus / Paratyphus	Gastroenteritis
Blut	Positiv in der 1.-2. Woche	Negativ (von seltenen Bakteriämien abgesehen)
Stuhl	Positiv von der 2. Woche an	Positiv vom 1. Tag an

Bei typhösen Erkrankungen sind von der 2. Woche an auch bakteriologische Untersuchungen von Urinproben möglich.

Gewonnenes Material wird auf entsprechende Selektivnährböden ausgestrichen und verdächtig erscheinende Kolonien mittels biochemischer Tests („Bunte Reihe") bzw. Objektträger-Agglutinationsreaktion (bekanntes Serum / unbekannte Kultur) identifiziert.

Bei der *Widal-Reaktion* handelt es sich um einen Agglutinationstest. Zu steigenden Verdünnungen eines Patientenserums werden Antigene verschiedener Salmonellentypen gegeben. Auswertung:

● Hoher oder ansteigender O-Titer (bei niedrigem H-Titer): Verdacht auf Infektion
● Hoher H-Titer (bei niedrigem O-Titer): Schutzimpfung oder Infektion in der Vergangenheit
● Hoher Vi-Titer: Bakterienträger

Eine abgelaufene Typhus- oder Paratyphuserkrankung verleiht keine 100 %ige Immunität. Reinfektionen treten meist in abgeschwächter Form auf.

Therapie: Typhöse Erkrankungen erfordern neben einer symptomatischen (Flüssigkeitsersatz, Elektrolytgabe) auch eine Antibiotikatherapie. Trimethoprim-Sulfamethoxazol und Ampicillin haben Vorrang vor Chloramphenicol.

Die Gastroenteritis wird in der Regel rein symptomatisch behandelt, es sei denn, es handelt sich um abwehrschwache Patienten und/oder eine sehr schwere Form der Erkrankung. In diesen Fällen kommen Ampicillin oder Trimethoprim-Sulfamethoxazol zur Anwendung.

Die genannten Therapeutika werden auch bei Dauerausscheidern eingesetzt – allerdings nicht immer mit Erfolg. Bei dem Befall der Gallenwege ist eine Cholezystektomie in Erwägung zu ziehen.

Epidemiologie: Der Mensch ist die wichtigste Infektionsquelle für typhöse Erkrankungen. Eine größere Gefahr als der akut Erkrankte stellt der Dauerausscheider dar. Auch verunreinigtes Wasser bzw. kontaminierte Lebensmittel können Infektionen verursachen.

Bei der Salmonellenenteritis kommen als Erregerquelle in Frage: neben dem erkrankten Menschen vor allem Milch- und Molkereiprodukte, Schalentiere, Eipulver, getrocknete Kokosnuß, Fleisch und Fleischprodukte (ca. 60 % der deutschen Tiefkühlhähnchen und -hühnchen sind mit Salmonellen verseucht!), Haustiere (Katzen, Hunde, Tauben etc.) und tierische Farbstoffe.

Als *Prophylaxe* dienen dementsprechend allgemeine hygienische Maßnahmen sowie besondere Hygienevorschriften im Nahrungsmittelbereich.

Schutzimpfungen mit Suspensionen abgetöteter Typhus- und Paratyphuserreger werden durchgeführt (als Injektion oder oral). Ihre Wirksamkeit konnte noch nicht eindeutig bewiesen werden.

5.3.2   Shigellen

Shigellen sind unbewegliche, gramnegative Stäbchen ohne Kapseln und ohne Sporenbildung. Entsprechend ihren biochemischen Eigenschaften werden sie in vier Gruppen und zahlreiche serologische Typen unterteilt:
- Shigella dysenteriae (10 Typen)
- Shigella flexneri (6 Typen)
- Shigella boydii (15 Typen)
- Shigella sonnei (1 Typ)

Wie alle Enterobacteriaceae besitzen Shigellen *Endotoxine;* Shigella dysenteriae bildet außerdem ein *Exotoxin mit neurotoxischer Wirkung* und ein *Enterotoxin.*

Shigellen sind die Erreger der **Bakterienruhr**. Im terminalen Ileum und im Dickdarm führen sie in leichten Fällen zu katarrhalischen Erscheinungen der Schleimhaut mit wäßrigen Durchfällen, in schweren Fällen zu Nekrosen, Geschwürbildungen, Blutungen und Bildungen einer Pseudomembran.

Bei einer Infektion treten nach einer Inkubationszeit von 1–7 Tagen plötzlich Bauchschmerzen und -krämpfe sowie Durchfälle, Fieber und Dehydration auf. Die Stuhlentleerung ist schmerzhaft.

Bei Infektionen mit Shigella dysenteriae kann es zur Bakteriämie und disseminierter intravaskulärer Koagulation kommen.

Zum *Erregernachweis* werden von Stuhlproben und Rektalabstrichen Kulturen auf Selektivnährböden angelegt.

Therapie: Tetracycline, Ampicillin und Trimethoprim-Sulfamethoxazol kommen zur Anwendung.

Als *Infektionsquelle* dient der Mensch, wichtigste Überträger sind Fliegen. Eine typische Infektkette sieht folgendermaßen aus: erkrankter Mensch oder Dauerausscheider – Kot – Fliege – Lebensmittel – Mensch.

5.3.3   Escherichia coli

Escherichia coli ist ein gramnegatives, bewegliches, fakultativ anaerobes Stäbchenbakterium, das zur normalen Darmflora gehört.

Sehr häufig tritt Escherichia coli als Erreger von *Urogenitalinfektionen* auf. Bei Darmperforation verursacht das Bakterium eine Peritonitis. Auch Meningitis und Pneumonie können Folgen einer Escherichia coli-Infektion sein.

Enterotoxin-bildende Kolistämme führen zur besonders auf Säuglingsstationen gefürchteten *Säuglingsdyspepsie* und zu Durchfallerkrankungen bei Kindern und Erwachsenen (auch Reisediarrhoe).
Therapie: Sulfonamide, Ampicillin, Tetracycline und Aminoglykoside. Ein Antibiogramm ist dringend erforderlich!

5.3.4 Yersinia

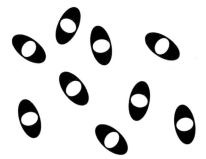

Abb. 13. Yersinia mit bipolarer Färbung

Yersinia pestis, der Erreger der Lungen- und Beulenpest, ist ein gramnegatives, ovoid oder längliches und unbegeißeltes Bakterium.
Nagetiere (Ratten, Hamster, Murmeltiere etc.) bilden das Haupterregerreservoir der Y. pestis, die durch Ektoparasiten (Flöhe, Zecken etc.) auf den Menschen übertragen werden kann. Daneben gibt es die direkte Übertragung vom Tier auf den Menschen bzw. von Mensch zu Mensch.
Bei einer Infektion durch Ektoparasiten kommt es meist nach 2–5 Tagen zum Bild der *primären Bubonenpest* (Beulenpest): schmerzhafte Lymphknotenschwellungen unterschiedlicher Stärke mit Fieber, Schüttelfrost und Schwindelgefühl.
Die *primäre Lungenpest* schließt sich in der Regel an eine Tröpfcheninfektion an, und zwar im Abstand von wenigen Stunden bis zu zwei Tagen.
Typisch für die Pest ist der schlechte Allgemeinzustand des Erkrankten, welcher auf *Endotoxine* zurückzuführen ist. Diese greifen vor allem das Herz und das Gefäßsystem an. Der Pesttod ist Folge der Intoxikation. Die Septikämie wird besonders gefürchtet.
Zur *Diagnose* kann man Buboneneiter, Blut, Sputum, Pustelinhalt oder Sekrete mikroskopisch, kulturell und im Tierversuch untersuchen. Ein Antikörpernachweis erfolgt mittels Agglutinations-, Hämagglutinations- oder Komplementbindungsversuch.
Therapie: Streptomycin, Chloramphenicol und Tetracycline. Ein früher Therapiebeginn ist sehr wichtig!
Die Krankheit hinterläßt keine sichere Immunität.

Yersinia pseudotuberculosis, Erreger der Lymphadenitis mesenterica, ist gramnegativ, ovoid oder länglich und im Gegensatz zu Y. pestis peritrich begeißelt.

Als Hauptwirte von Y. pseudotuberculosis gelten Katzen, Vögel und Nagetiere. Eine Infektion von Menschen mit diesem Erreger tritt relativ selten auf und führt dann zu unterschiedlichen Krankheitsbildern. Während man bei Kindern und Jugendlichen Symptome einer Appendizitis oder mesenterialen Lymphadenitis beobachtet, bieten Erwachsene eher das Bild einer enteritischen oder septisch-typhösen Erkrankung.

Der *Erregernachweis* kann kulturell und serologisch durchgeführt werden. Folgendes Untersuchungsmaterial wird verwendet: mesenteriale Lymphknoten, Appendix, resezierte Darmstücke, Punktionseiter, Peritonealexsudat und Blut.

Therapie: In der Regel verlangt nur die septische Verlaufsform eine Antibiotikatherapie mit Ampicillin, Tetracyclin, Gentamycin oder Streptomycin.

Yersinia enterocolitica ähnelt morphologisch Y. pseudotuberculosis. Auch hier können verschiedene Verlaufsformen der Infektionen beobachtet werden. Bei Säuglingen, Kleinkindern und Erwachsenen treten Enteritiden auf, bei Jugendlichen mesenteriale Lymphadenitis oder akute terminale Ileitis. Erythema nodosum und Arthritis gehören zu den möglichen Spätfolgen.

Die Epidemiologie ist noch vielfach ungeklärt. Man darf wohl annehmen, daß eine Keimübertragung sowohl direkt als auch durch kontaminierte Lebensmittel zustande kommen kann. Ebenfalls von Bedeutung sind gesunde Keimträger.

Eine *Diagnose* wird mit Hilfe der Erregerisolierung aus Stuhlproben, mesenterialen Lymphknoten, Appendix, Eiter oder Blut gestellt.

Therapie: Tetracycline oder Chloramphenicol werden in erster Linie bei Septikämien gegeben.

5.3.5   Sonstige Enterobacteriaceen

Mit dem Begriff Enterobakterien bezeichnet man eine Gruppe verwandter gramnegativer Stäbchen, die sich unter anaeroben und aeroben Bedingungen vermehren. Ferner sind bestimmte chemische Reaktionen für sie charakteristisch (z. B. Reduktion von Nitrat zu Nitrit). Man unterscheidet weiter fakultativ pathogene - zur physiologischen Darmflora gehörige - und obligat pathogene Gattungen. Zu der letzteren Gruppe gehören u. a. Salmonellen, Shigellen und Yersinien. Sie lösen Enteritiden oder vom Darm ausgehende Allgemeininfektionen aus. Fakultativ pathogene Enterobakterien sind zum Teil typische Erreger von Harnwegsinfektionen. Die Bestimmung der Bakterien erfolgt nach Anzucht auf den üblichen Kulturmedien durch biochemische (Bunte Reihe) und serologische Verfahren.

Klebsiella

Klebsiella ist ein gramnegatives, meist bekapseltes Stäbchenbakterium, das normalerweise im Darmtrakt und sporadisch in anderen offenen Körpersystemen vorkommt. Es gilt als häufiger Erreger von *Hospitalinfektionen* nach operativen Eingriffen bzw. nach anderen instrumentellen Maßnahmen (Katheter, Dauerdialyse etc.). Folgende Infektionen mit Klebsiella werden beobachtet: Pneumonie, Meningitis, Mastoiditis, Wundinfektion, Infektionen der oberen Luftwege, der Gallenwege und der Harnwege sowie Septikämien.

Therapie: Cephalosporine, Aminoglykoside, Tetracycline und Trimethoprim-Sulfamethoxazol. Wegen oft aufgetretener Resistenzen sollte ein Antibiogramm durchgeführt werden.

Enterobacter

Enterobacter zählt zu den gramnegativen und beweglichen Stäbchenbakterien. Auf Grund der weiten Verbreitung und der Mehrfachresistenz gegen Antibiotika sind sie als *Hospitalkeime* gefürchtet.

Enterobacter findet man häufig als Erreger von Harnwegsinfektionen. Im übrigen siehe Klebsiella.

Therapie: Aminoglykoside, Chloramphenicol und Carbenicillin. Auch hier ist ein Antibiogramm wichtig.

Proteus

Bei Proteus handelt es sich um ein gramnegatives, peritrich begeißeltes Stäbchenbakterium, das bei Mensch und Tier zur Darmflora gehört. Proteus zählt zu den *Hospitalkeimen.*

Folgende Infektionen mit Proteus treten auf: vor allem Harnwegsinfektionen; weiterhin Meningitis, chronische Otitis media, Atemwegsinfektionen, Wundinfektionen und Septikämien.

Therapie: Ampicillin, Cephalosporine und Nalidixinsäure. Ein Antibiogramm sollte durchgeführt werden.

Serratia

Serratia ist ein gramnegatives, bewegliches Stäbchenbakterium.

Große Bedeutung haben *Hospitalinfektionen* mit Serratia nach intravenöser oder intraperitonealer Katheterisierung bzw. Katheterisierung der Harnwege oder anderen instrumentellen Eingriffen. Meningitis, Endokarditis (z. B. bei Drogensüchtigen) und Septikämie können vorkommen.

Therapie: Die Therapie ist auf Grund verschiedenster Resistenzen sehr schwierig (Antibiogramm!). Zur Anwendung kommen Aminoglykoside und Trimethoprim-Sulfamethoxazol.

5.3.6   Pseudomonas aeruginosa

Aus der großen Pseudomonasgruppe ist vor allem Pseudomonas aeruginosa für den Menschen von Bedeutung. Es handelt sich um gramnegative, begeißelte, stäbchenförmige Bakterien, die eine hohe Umweltresistenz besitzen und ubiquitär vorkommen. Pseudomonas aeruginosa bildet ein *hitzelabiles Exotoxin* und die Farbstoffe Pyocyanin und Fluoreszein. Bei manchen Personen findet man P. aeruginosa auch im Darmtrakt oder auf der Haut.

P. aeruginosa ist ein gefürchteter *Hospitalkeim.* Infektionen treten hauptsächlich bei abwehrschwachen Patienten auf. Zu den möglichen Infektionen zählen: Meningitis (z. B. nach Liquorpunktion), Otitis media und externa, posttraumatische Augeninfektionen, Infektionen der Atemwege (besonders nach instrumentellen Eingriffen wie Narkose oder Tracheotomie), Infektionen des Magen-Darm-Traktes mit blutigen Durchfällen, Harnwegsinfektionen nach Katheterisierung oder anderen instrumentellen Eingriffen, Infektionen von Verbrennungswunden (sehr gefürchtet!) und Septikämien.

Bei der *Diagnose* mag blaugrüner Eiter (Farbstoffe s.o.) als Hinweis dienen, ersetzt jedoch nicht den kulturellen Nachweis. Untersuchungsmaterial: Wundabstrich, Stuhl, Bronchialsekret, Eiter, Liquor oder Blut.

Therapie: Aminoglykoside, Carbenicillin, Ureidopenicilline (Azlocillin, Mezlocillin) und Polymyxine. Eine Resistenzprüfung sollte durchgeführt werden. Neben der Chemotherapie ist vor allem die Wiederherstellung der körpereigenen Abwehrkräfte des Patienten von großer Bedeutung.

5.3.7   Brucella

Brucellen sind gramnegative, unbewegliche, oft kokkoide Stäbchenbakterien.

Zwei wichtige Spezies sind:

- Brucella abortus   – Erreger des *Morbus Bang*
  (natürlicher Wirt: Rind und Kuh)
- Brucella melitensis   – Erreger des *Maltafiebers*
  (natürlicher Wirt: Ziege und Schaf)

Beide Brucellenarten sind außer für ihren natürlichen Wirt auch für viele andere Tiere und den Menschen pathogen. Bei direktem Kontakt mit einem infizierten Tier bzw. dessen Fleisch können Brucellen über Läsionen in der Haut oder über die Schleimhäute in die Blutbahn gelangen. Ebenso kann es zu einer Infektion kommen, wenn man *rohe Milch oder Milchprodukte (Frischkäse)* solcher Tiere zu sich nimmt (beliebte IMPP-Frage!).

Bei B. abortus kommt es nach einer Inkubationszeit von 1–6 Wochen zu Fieberanfällen, die nach wenigen Tagen wieder abklingen. Dieses in Abständen erneut auftretende Fieber bezeichnet man als undulierendes Fieber. In dieser Phase können auch Lymphknoten-, Leber- und Milzschwellungen beobachtet werden. Als seltenere Begleiterscheinungen gelten: Bronchitis, Pleuraergüsse, Endokarditis, Perisplenitis, interstitielle Nephritis und Meningitis. Spondylitis und Arthritis zählen zu den Spätsymptomen. Chronische Verläufe können sich über 20 Jahre hinziehen.

B. melitensis verursacht ein typhöses Krankheitsbild mit anhaltend hohem Fieber und eventuell letalem Ausgang.

Für den *kulturellen Nachweis* dient in der Regel Blut als Untersuchungsmaterial, das während des Fieberanfalls entnommen wird (mehrmals!). Auch Sternalpunktate, Gelenkpunktate, Eiter und eventuell Urin können verwendet werden.

Weitere diagnostische Verfahren sind: die Widal-Reaktion, der Coombs-Test, die Komplementbindungsreaktion und die Hautreaktion mit Brucellin.

Therapie: Kombination von Tetracyclin und Streptomycin oder anderen Aminoglykosiden, Trimethoprim-Sulfamethoxazol. Achtung: Endotoxin-Schock!

Da landwirtschaftliche Nutztiere als Haupterregerreservoir für Brucellen dienen, gehört die Brucellose zu den Berufskrankheiten der Landwirte, Hirten, Metzger und Veterinäre.

Um eine Verbreitung der Krankheit zu verhindern, müssen infizierte Tiere geschlachtet werden, die Milch pasteurisiert und die Hygienevorschriften eingehalten werden. Impfungen haben bei Tieren nur einen mäßigen Erfolg, bei Menschen keine Wirkung.

5.3.8   Legionella

Legionellen sind gramnegative und aerobe Stäbchenbakterien mit polarer Begeißelung. Es sind mehrere Spezies der Familie Legionellaceae bekannt, wobei in erster Linie **Legionella pneumophila** als Erreger der sogenannten *Legionärskrankheit* von Interesse ist. Diese Erkrankung wurde erstmals 1976 beschrieben. Klinisch imponiert sie meist als Pneumonie mit grippeähnlichen Symptomen. Später können Husten, hohes Fieber, Pleuritis und auch gastrointestinale Störungen hinzutreten. Auch mit Leukozytose und Beteiligung von Leber, Niere und ZNS muß gerechnet werden. Besonders gefährdet sind *lungenkranke Patienten* sowie solche mit *geschwächter Abwehrlage* (Neoplasma, Immunsuppression etc.).

Die Übertragung der Erreger erfolgt meist aerogen, *„per inhalationem"*. Bevorzugter Standort der Legionellen ist das Wasser, d. h. Seen, Flüsse, Feuchtstellen unterschiedlicher Art und auch Klimaanlagen.

In der *Diagnostik* bieten sich folgende Möglichkeiten: Kulturen aus Blut, Pleuraergüssen oder anderen Sekreten, mikroskopischer (mit Silberimprägniermethode) und anschließend fluoreszenz-mikroskopischer Nachweis der Erreger, Antikörpernachweis im Serum (oft erst in der zweiten Woche möglich) und als wichtigster Frühnachweis der Antigennachweis mittels immunologischer Verfahren wie beispielsweise dem Enzym-Immuno-Assay (in Sekreten, Urin, Serum, Biopsiematerial etc.).

Die antibiotische *Therapie* der Legionellose wird mit *Erythromycin* (in schweren Fällen in Kombination mit Rifampicin) durchgeführt.

5.3.9   Haemophilus

Haemophilusbakterien sind kleine, gramnegative Aerobier, die zu ihrer Vermehrung im Blut vorhandene Wuchsstoffe benötigen *(V- und X-Faktor)*. Zwei Vertreter der Gattung Haemophilus sind H. influenzae und H. ducreyi.

Während der nicht kapseltragende **H. influenzae** bei vielen Menschen zur normalen Flora des oberen Respirationstraktes zu zählen ist, verursacht die kapseltragende Form chronische Infektionen der Atemwege (Sinusitis, Pharyngitis, Laryngotracheitis und Bronchitis) und bei Kindern und Jugendlichen auch Meningitis. Andere durch H. influenzae hervorgerufene Infektionen sind: Otitis, Epiglottitis (in einigen Fällen Tracheotomie nötig!), Osteomyelitis, Endokarditis (selten!) und Septikämie. Bei vorhandener Influenza-Grippe (Erreger ist ein Virus!) kann es durch H. influenzae zu einer Superinfektion kommen.

Für die *Diagnose* kommen Sputum, nasopharyngealer Abstrich, Ohrabstrich, Liquor und Blut als Untersuchungsmaterial in Betracht. Immunfluoreszenzserologisch ist eine direkte Bestimmung ebenso möglich wie mittels einer Kapselschwellungsreaktion. H. influenzae läßt sich besonders gut neben Staphylococcus aureus züchten, weil dieser den Wuchsstoff V produziert *(Ammenphänomen!)*

Therapie: Ampicillin, Tetracyclin oder Chloramphenicol. Da zunehmend Resistenzen beobachtet wurden, sollte ein Antibiogramm durchgeführt werden.

H. ducreyi ist Erreger des Ulcus molle (auch: Weicher Schanker), das zu den *Geschlechts-krankheiten* gerechnet wird. Diese Erkrankung ist in europäischen Ländern nur noch selten zu finden.

Wenige Tage nach der Infektion entstehen Geschwüre an den Genitalien (Glans, Frenulum, Präputium oder Labien). Die Geschwüre sind weich und schmerzhaft, bis etwa markstück-groß und besitzen einen gezackten Rand. Schwellungen der regionären Lymphknoten tre-ten auf.

Therapie: Sulfonamide oder Tetracycline.

5.3.10   Bordetella

Bordetella pertussis, Erreger des Keuchhustens, ist ein kokkoides, gramnegatives Stäbchen-bakterium, das ein hitzestabiles Endotoxin sowie ein Exotoxin produziert.

Die Erkrankung, die ca. 2 Wochen nach der Infektion beginnt, verläuft in 3 Stadien: *Stadi-um catarrhale* dauert 1–2 Wochen und ähnelt in seinem Verlauf einem grippalen Infekt. In dieser Zeit ist der Patient hochinfektiös (Tröpfcheninfektion!). Im *Stadium convulsivum* (al-lergisch-toxische Phase) treten krampfartige Hustenanfälle mit typisch inspiratorischem Ziehen auf. An diese 2–3 Wochen dauernde Phase schließt sich das *Stadium decrementi* an, in dem die Hustenanfälle allmählich nachlassen (Dauer 1–2 Wochen). Die Ausprägung der Erkrankung variiert sehr.

Zu folgenden *Komplikationen* kann es kommen: Pneumonie (meist im Rahmen einer Super-infektion), Enzephalitis und Otitis media.

Zur *Diagnose* züchtet man die Erreger aus nasopharyngealen Abstrichen, oder man läßt ein Nährmedium direkt anhusten. In der konvulsiven Phase kann die Diagnose rein vom klini-schen Bild her gestellt werden.

Therapie: Im katarrhalischen Stadium wird Erythromycin oder Ampicillin gegeben. Da es sich bei dem Konvulsivstadium um eine allergisch-toxische Reaktion handelt, bleibt eine Antibiotikatherapie ohne Erfolg. Eventuell verabreicht man Hustensaft und Sedativa. Eine *Impfung* ist möglich.

5.3.11   Vibrio

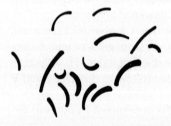

Abb. 14. Vibrionen. Die kommaförmige Krümmung ist ein Charakteristikum dieser Erreger

Bei den Choleraerregern **Vibrio cholerae** und **Vibrio El-Tor** handelt es sich um gramnegative, kommaförmig gekrümmte Stäbchenbakterien. Diese produzieren Endo- und Exotoxine (Enterotoxine). Die o. g. Vertreter der Vibrionen lassen sich durch ihr Hämolyseverhalten, Empfindlichkeit für Polymyxin, Hämagglutination von Hühnererythrozyten etc. unterscheiden.

Von praktischer Bedeutung ist die einerseits höhere Widerstandsfähigkeit gegen Umwelteinflüsse und andererseits niedrigere Virulenz von Vibrio El-Tor im Gegensatz zu Vibrio cholerae.

Ca. 2–5 Tage nach einer oralen Erregeraufnahme (meist mit kontaminierten Lebensmitteln oder Wasser) setzt die Choleraerkrankung plötzlich ein mit Erbrechen und Durchfällen (Reiswasserstühle), die von abdominalen Koliken begleitet werden. Das Enterotoxin bewirkt an der Dünndarmschleimhaut eine massive Hypersekretion von Wasser und Anionen, was zum Kollaps des Patienten führen kann. Unbehandelt endet die Cholera oft letal.

Der *Erregernachweis* wird kulturell aus Stuhlproben, Rektalabstrichen oder Erbrochenem gestellt.

Therapie: Die in erster Linie symptomatische Therapie dient dem Flüssigkeits- und Elektrolytersatz. Mit Tetracyclinen läßt sich die Dauer der Erregerausscheidung verkürzen. Eine *Impfung* ist möglich.

Die Ursache für die hauptsächlich im Fernen Osten und Afrika auftretende Cholera ist eine mangelnde Hygiene (Abwasserbeseitigung etc.). Im Erkrankungsfall sind Quarantänemaßnahmen wichtig.

5.3.12 Campylobacter

Campylobacter ist ein gramnegatives, unipolar oder bipolar begeißeltes Bakterium, das schraubenförmige oder vibrioähnliche Gestalt besitzt. Ursprünglich wurde es auch zu den Vibrionen gerechnet.

Von den bisher bekannten Spezies sind C. fetus ssp. fetus und C. jejuni von besonderem Interesse. **C. fetus ssp. fetus** ruft vorwiegend bei immunschwachen Patienten schwere Allgemeininfektionen mit sehr unterschiedlichen Manifestationen hervor. Der Erreger läßt sich in Blut, Eiter oder anderen Sekreten nachweisen.

Infektionen mit **C. jejuni** manifestieren sich als Enteritiden bzw. Enterokolitiden. Diese Bakterien bilden ein Entero- und ein Zytotoxin, was pathogenetisch von Bedeutung ist (hierin vergleichbar mit Cholera oder Ruhr). Zum klinischen Bild gehören neben allgemeinen Krankheitszeichen wie Schwindel und Fieber z. T. heftige Diarrhöen, die mit Schleim und Blut vermischt sein können, und kolikartige Bauchkrämpfe. Für den Erregernachweis eignen sich in diesen Fällen Stuhl oder Rektalabstriche.

Bei der *Diagnose* aller Campylobacter-Infektionen, die immer mikrobiologisch erfolgt, muß die strenge Mikroaerophilie dieser Keime beachtet werden. Die Untersuchungsmaterialien werden auf Selektivnährmedien gegeben. Der Nachweis erfolgt biochemisch und durch Testung der Antibiotikaempfindlichkeit. Auch ein Antikörpernachweis mit der Widal-Reaktion, indirekter Immunfluoreszenz oder einer Komplementbindungsreaktion ist möglich.

Therapie: Erythromycin, Aminoglykoside, Ampicillin.

5.3.13 Helicobacter

Helicobacter sind gramnegative, streng mikroaerophil wachsende Stäbchen. Ihnen kommt eine Schrittmacherfunktion bei der Entwicklung von *Antrumgastritiden* und *Magen- bzw. Duodenalulcera* zu. Die Erreger wurden ursprünglich als Campylobacter pylori bezeichnet, wegen ihrer besonderen Eigenschaften aber wieder aus dieser Gruppe herausgenommen. Der Erregernachweis gelingt meist aus Biopsiematerial. Charakteristisch ist eine Urease-aktivität.

Therapie: Ampicillin, Metronidazol und Clindamycin.

5.3.14 Anaerobe

Anaerobe gramnegative Stäbchenbakterien sind der Familie der **Bacteroidaceae** zugeordnet. Anaerobe Eigenschaften besitzen neben Bacteroides auch Porphyromanas, Prevotella, Fusobacterium, Lepotridia u. a. Viele zählen zu der physiologischen Haut- und Schleimhautflora des Menschen. Bacteroides fragilis ist der häufigste anaerobe Infektionserreger. Während sie als Teil der physiologischen Standortflora unproblematisch sind, kommt es zu schweren Infektionen, wenn sie in normalerweise sterile Bereiche gelangen. Man findet sie bei folgenden Infektionen (meist endogene): Hirnabszeß, Lungenabszeß, Leberabszeß, Peritonitis, Aspirationspneumonie u. a. Bei der Anzucht der Erreger aus geeigneten Proben muß die strenge Anaerobiose beachtet werden wie auch zuvor bei der Wahl entsprechender Transportmedien.

Therapie: Metronidazol, Clindamycin.

5.4 Sporenlose grampositive Stäbchen

5.4.1 Corynebakterien

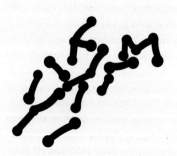

Abb. 15. Corynebacterium diphtheriae

Der medizinisch wichtigste Vertreter der Corynebakterien ist **C. diphtheriae,** ein grampositives, unbewegliches und sporenloses Bakterium mit auffallender Polymorphie. Meist findet man *Polkörperchen* an beiden Enden. Diphtheriebakterien bilden als bedeutsamen Virulenzfaktor ein Exotoxin – allerdings in Abhängigkeit von bestimmten Prophagen.

Diphtherie wird durch Tröpfcheninfektion übertragen, an die sich eine Inkubationszeit von 2–5 Tagen anschließt.

In den am häufigsten betroffenen oberen Luftwegen (für Kleinkinder ist die Nasendiphtherie typisch) führt das *Exotoxin* zu einer Epithelnekrose und der Bildung einer grauen Pseudomembran. Die regionalen Lymphknoten sind vergrößert, wobei es zum Bild des „Caesarenhalses" kommen kann. Die Patienten haben einen auffallend süßlichen Mundgeruch.

In einigen Fällen, in denen die Pseudomembran bis in das Gebiet des Kehlkopfes reicht, besteht Erstickungsgefahr *(„Krupp").* Dann kann eine Intubation oder Tracheotomie lebensrettend sein.

Eine hämatogene Streuung des Exotoxins hat unter Umständen *Schäden an Herz, Leber, Niere oder Nebenniere* zur Folge. Möglicherweise auftretende Lähmungserscheinungen – besonders im Kopfbereich – bilden sich in der Regel wieder zurück.

Weiterhin existiert noch die sogenannte *Wunddiphtherie,* die sich z. B. an Nabelschnur, Gehörgang, Konjunktiven, Vagina oder Wunden manifestieren kann. Diese Form der Diphtherie tritt eher in tropischen Gebieten auf.

Zur Unterstützung der klinischen *Diagnose* entnimmt man Abstriche von der Nase, dem Kehlkopf oder anderen verdächtigen Stellen für Ausstrichpräparate und Kulturen. Das Toxinbildungsvermögen testet man mittels Meerschweinchenversuch, Agargeldiffusionspräzipitationstest (Elek-Test) oder einem Gewebekulturtest.

Therapie: Bei starkem Diphtherieverdacht muß sofort Antitoxin gegeben werden! Dies soll möglichst früh geschehen, weil nur das im Blut freie Toxin gebunden werden kann, nicht das bereits in Organzellen befindliche. Penicillin und Erythromycin hemmen die Vermehrung der Corynebakterien und vermindern die Zahl der Dauerausscheider.

Epidemiologisch bedeutsam sind neben erkrankten Personen vor allem gesunde Keimträger, Personen in der Inkubationszeit und unerkannte Leichtkranke. Die Übertragung erfolgt in den meisten Fällen durch Tröpfcheninfektion, doch Staub- und Schmierinfektionen sind auch möglich. *Schutzimpfungen* werden durchgeführt.

5.4.2   Listerien

Listeria monocytogenes ist ein grampositives, peritrich begeißeltes, sporenloses Stäbchenbakterium, von dem bisher 14 verschiedene serologische Typen und Subtypen beschrieben wurden.

Die Listeriose zählt zu den *Zoonosen,* da sie vom Tier auf den Menschen übertragen werden kann. Außerdem besteht die Möglichkeit einer Infektion durch Rohmilch, verschiedene Fleischsorten und Wildbret. Neben vielen inapparent verlaufenden Infektionen beobachtet man – je nach Virulenz des Keimes und der Abwehrlage des Patienten – die verschiedensten Erkrankungen: akute und chronisch septische Erkrankungen, Meningitis, Enzephalitis, Konjunktivitis, Endometritis, Endokarditis und grippeähnliche Erkrankungen mit dem Bild der Monozyten-Angina.

Die **Schwangerschaftslisteriose** tritt meist in der zweiten Hälfte der Gravidität auf. Es entsteht eine intrauterine Sepsis, die in der Regel eine Frühgeburt, Frühtotgeburt oder eine Totgeburt verursacht. Das Kind zeigt nach der Geburt das Bild der **Neugeborenenlisteriose,** für die ein schlechter Allgemeinzustand, Zyanose, Hautgranulome, Herdpneumonie, oft auch Meningitis und Krämpfe typisch sind.

Zur *Labordiagnose* verwendet man Blut, Liquor, Fruchtwasser, Eiter, Menstrualblut, Lochialsekret, Stuhl oder Organproben. Durchgeführt werden mikroskopische und kulturelle Untersuchungen sowie biochemische Tests und die Gruber-Widal-Reaktion.

5.5   Aerobe Sporenbildner

5.5.1   Bacillus anthracis

Bacillus anthracis, der Erreger des Milzbrandes, ist ein grampositives, unbewegliches und sporenbildendes Stäbchenbakterium. Die Sporen können über Jahre hinaus infektiös bleiben.

Der **Milzbrand** gehört zu den *Zoonosen,* da er meist von Tieren auf den Menschen übertragen wird; eventuell kommt auch infektiöses Material in Frage. Eintrittsporten für die Erreger sind die verletzte Haut (Hautmilzbrand, häufigste Form) und der Respirationstrakt beim Einatmen von infektiösem Staub (Lungenmilzbrand). In seltenen Fällen entsteht durch Verzehr von infiziertem Fleisch ein Darmmilzbrand. Unbehandelt enden Lungen- und Darmmilzbrand immer tödlich; auch bei antibiotischer Therapie (Penicillin, Tetracyclin) liegt die Letalität noch relativ hoch.

5.6   Anaerobe Sporenbildner

Zu den anaeroben Sporenbildnern gehört die Gruppe der **Clostridien.** Es handelt sich dabei um obligat anaerobe, grampositive, sporenbildende Stäbchenbakterien. Ihr natürlicher Lebensraum sind der Erdboden und der Intestinaltrakt von Tieren und Menschen.

Mit Ausnahme von Cl. perfringens sind alle pathogenen Clostridien peritrich begeißelt. Sie bilden starke Hämolysine und wirken im Gewebe proteolytisch. Pathogenetisch entscheidend ist die Synthese von *speziesspezifischen Exotoxinen,* die antigen wirksam sind.

Die Identifizierung der Clostridien erfolgt nach folgenden Merkmalen:

- Morphologisch – Beweglichkeit, Begeißelung, Lokalisation der Sporen (zentral, subterminal, terminal), Anfärbbarkeit
- Kulturell – obligat anaerob, Kolonieform, Stärke der Hämolyse, biochemische Aktivität
- Biologisch – Spezifität der Toxine, Art der Tierpathogenität
- Klinisch – auf Grund des von ihnen hervorgerufenen Krankheitsbildes

Zur Infektion mit Clostridien kommt es häufig durch Kontamination, vor allem nach Verletzungen der Haut. Gefährdet sind Zertrümmerungswunden, Quetschungen, Nekrosen, tiefe Muskelwunden, aber auch septische Aborte und Bauchoperationen, die den Clostridien anaerobe Verhältnisse bieten.

Da es sich bei den Clostridieninfektionen um **Intoxikationen** handelt, ist für die Diagnose der Toxinnachweis wichtig. Hierfür eignen sich *Tierversuche,* die mit je einem ungeschützten und einem durch Antitoxin geschützten Tier durchgeführt werden.

5.6.1   Clostridium tetani

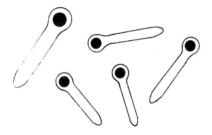

Abb. 16. Clostridium tetani mit terminalen Sporen

Clostridium tetani ist der Erreger des **Wundstarrkrampfes.** Zur Infektion kommt es beispielsweise in tiefen, verschmutzten Wunden (Holzsplitter, Fremdkörper u. a.), bei Tierbissen, aber auch bei Bagatellverletzungen. Unter *streng anaeroben* Verhältnissen bildet Cl. tetani das stark neurotrope Exotoxin **Tetanospasmin,** welches über die Blutbahn ins ZNS gelangt. Der Wundstarrkrampf entspricht einer reinen Intoxikation. Sie führt zu krampfartigen, schmerzhaften, tonischen Kontraktionen der willkürlichen Muskulatur, die im weiteren Verlauf in schwere Dauerkrämpfe übergehen mit Einbeziehung der übrigen Muskulatur. Schließlich erstickt der Patient im Zustand der absoluten Muskelstarre.

Die Inkubationszeit schwankt zwischen 4 und 60 Tagen. Der Verdacht auf Tetanus ist meist klinisch begründet (Verletzungsanamnese) und wird durch den Nachweis des Erregers und des Toxins bestätigt. Der *Toxinnachweis* gelingt im Tierversuch mit Mäusen. Die Hinterbeine infizierter und nicht durch Antitoxin geschützter Mäuse stehen in typischer *„Robbenstellung"* krampfartig nach hinten.

Therapie: Applikation von **Antitoxin;** gegebenenfalls chirurgische Sanierung der infizierten Wunde; außerdem Maßnahmen symptomatischer Art (z. B. Gabe von Muskelrelaxantien).

Die Tetanusprophylaxe besteht in einer *aktiven Immunisierung* mit einem pathogen unwirksamen, aber antigen voll wirksamen Toxoid (siehe auch Kapitel 13).

5.6.2   Clostridium botulinum

Das von Clostridium botulinum gebildete Toxin ist für das Krankheitsbild des **Botulismus** verantwortlich. Es handelt sich um das stärkste biologische Gift, das bisher bekannt ist. Schon 0,1 µg peroral wirken tödlich, aerogen genügt der tausendste Teil dieser Dosis! (Also reicht 1 g theoretisch, um 10 Millionen Menschen zu töten; in Aerosolform ist es einer der gefürchtetsten biologischen Kampfstoffe.)

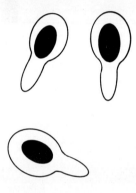

Abb. 17. Clostridium botulinum mit subterminalen Sporen

Der Botulismus ist wie der Tetanus eine reine Intoxikation. Das Toxin hemmt die Freisetzung von Acetylcholin an den neuromuskulären Endplatten, wodurch *multiple Paralysen* entstehen.

In der Regel verursachen verseuchte Lebensmittel die Intoxikation (z. B. Konservenfleisch, Dosenwurst). Die Clostridien überleben durch ungenügende Sterilisation. Anaerobe Verhältnisse in Dosen wirken sich günstig auf die bakterielle Vermehrung aus. Das *hitzelabile* Botulinustoxin wird durch Kochen der Speisen denaturiert (wichtige Prophylaxe!).

Ungefähr 4–48 Stunden nach der Infektion treten Intoxikationserscheinungen auf. Der Patient klagt über Lähmungsanzeichen – Doppelsehen, Schluck- und Sprechbeschwerden – die sich bei völligem Bewußtsein des Patienten bis zur Lähmung der Atem- und Herzmuskulatur steigern.

Wichtigstes Laborverfahren ist auch hier der Tierversuch zum Toxinnachweis. Mageninhalt, Blutserum oder Speisereste werden Mäusen intraperitoneal appliziert. Die Tiere zeigen bei einer positiven Reaktion eine *„Wespentaille"* und entwickeln Paralysen. Der Tod tritt innerhalb von 1–5 Tagen ein.

Therapie: Bei Verdacht auf Botulismus sollte sofort **polyvalentes Antitoxin** gegeben werden, da nur freies, nicht zellgebundenes Toxin neutralisiert werden kann.

5.6.3   Clostridium perfringens

Clostridium perfringens ist neben Cl. novyi und Cl. septicum der wichtigste Erreger des **Gasbrands.** Diese Erkrankung wird in den meisten Fällen *von mehreren Clostridienarten gleichzeitig* verursacht. Cl. perfringens bildet außerdem Enterotoxine, die schwere Enteritiden hervorrufen können.

Der Gasbrand ist eine sehr aggressive, lebensgefährliche Infektion, von der hauptsächlich die Muskeln betroffen sind. Ins verletzte Muskelgewebe gelangen Clostridiensporen, aus denen sich toxinbildende Bakterien entwickeln. Die Krankheit beginnt plötzlich (ca. 6–72 Stunden nach der Verletzung). Das infizierte Gebiet ist ödematös geschwollen. Oft tritt dunkles, dünnflüssiges Exsudat aus der Wunde.

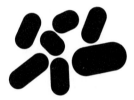

Abb. 18. Clostridium perfringens – kurze, abgerundete Stäbchen, Sporen nur selten sichtbar

Die Labordiagnose beruht auf mikroskopischen, kulturellen, biochemischen Verfahren und vor allem auf Tierversuchen (Meerschweinchen).

Therapie: Mit der *chirurgischen Wundtoilette* werden aerobe, also für den Erreger ungünstige Verhältnisse geschaffen. Zur Unterstützung dieser Maßnahmen können sowohl polyvalente Immunseren als auch Antibiotika (Penicilline, Tetracycline) gegeben werden.

5.6.4   Clostridium difficile

Cl. difficile ist Erreger einer **pseudomembranösen Kolitis,** die meist während oder kurz nach einer Antibiotikatherapie auftritt. Das klinische Bild wird durch Symptome wie Fieber, Diarrhoe und mitunter krampfartige Bauchschmerzen geprägt. Darüberhinaus muß mit Komplikationen wie Schock, Kolonperforationen und toxischem Megakolon gerechnet werden.

Das von Cl. difficile gebildete Toxin A wirkt als *Enterotoxin* (erhöhter Flüssigkeitsaustritt in den Darm), Toxin B ist ein *Zytotoxin.*

Antibiotische Therapie: *Vancomycin.*

5.7   Mykobakterien und Aktinomyzeten

5.7.1   Mycobacterium tuberculosis, Mycobacterium bovis

Mykobakterien sind aerophile bis mikroaerophile, unbewegliche und sporenlose Stäbchen. Ein wichtiges Charakteristikum ist ihre *Säurefestigkeit,* d. h. die Schwierigkeit, einmal angefärbte Keime mit einer Mischung aus Salzsäure und Alkohol zu entfärben.

Zu den sogenannten typischen Mykobakterien zählen Mycobacterium tuberculosis und Mycobacterium bovis. Ersteres ist beim Menschen der häufigste Erreger der **Tuberkulose.** Von dieser Infektion wird vornehmlich die *Lunge* befallen, sie kann aber auch andere Organe betreffen (z. B. Darm, Leber, Urogenitaltrakt, Meningen, Haut). Mycobacterium bovis ist in erster Linie Erreger der Rindertuberkulose. In seltenen Fällen führt es beim Menschen zu Erkrankungen, bei denen es sich meist um eine *Darmtuberkulose* handelt (Infektion durch rohe Milch). Mycobacterium-bovis-Infektionen gehören zu den Berufskrankheiten der Veterinäre, Metzger etc.

Den Verlauf der Tuberkulose teilt man in zwei Stadien ein:

● Primärstadium

● Reaktivierung

Im infizierten Organ bildet sich der **Primärkomplex** mit dem entzündlichen, exsudativen Herd sowie regionären Lymphknotenherden. Der Organismus reagiert auf die Infektion mit einer spezifischen Entzündung, bei der u. a. *Tuberkel* (Granulome) mit epitheloiden Zellen, Langhans-Riesenzellen, Makrophagen und Lymphozyten entstehen. Typisch für die Tuberkel ist eine zentrale, verkäsende Nekrose. Vielfach kommt es zu einer narbigen Abheilung, wobei allerdings oft virulente Erreger in den Narben erhalten bleiben. Es kann sich auch eine hämatogene Streuung an das Primärstadium anschließen. Besonders gefürchtet sind die Miliartuberkulose (generalisierte Tuberkulose), die Meningitis tuberculosa und die Sepsis tuberculosa.

Nach einem längeren Zeitabschnitt beobachtet man gelegentlich eine **Reaktivierung** der Tuberkulose, die auf einer Exazerbation alter Herde beruht. Eine Reaktivierung durch exogene Infektion ist seltener.

Eine abgelaufene Tuberkulose hinterläßt eine gewisse Resistenz, die jedoch nicht von den Antikörpern getragen wird, sondern von der **zellulären Immunabwehr.** Wahrscheinlich ist der Lipidreichtum der bakteriellen Zellwand die Ursache der Unempfindlichkeit gegenüber den Antikörpern. Bei der Abwehr der Tuberkelbazillen spielen vor allem *T-Lymphozyten* und aktivierte Makrophagen eine Rolle. Man spricht auch von einer Überempfindlichkeitsreaktion vom verzögerten Typ.

Die Überempfindlichkeitsreaktion kann mit dem **Tuberkulintest** nachgewiesen werden. Tuberkulin (Filtrat einer Mykobakterienkultur) wird intrakutan appliziert. Eine positive Hautreaktion läßt darauf schließen, daß die Person zu irgendeiner Zeit mit Tuberkulosebakterien infiziert wurde. Sie ist *kein Hinweis auf eine ablaufende Infektion.*

Zur Diagnose wendet man folgende Laborverfahren an:

- Mikroskopische Untersuchung nach Spezialfärbung **(Ziehl-Neelsen-Färbung)** des Testmaterials, z. B. Sputum, Magensaftaspirat, Liquor, Urin, Biopsiematerial
- Anlegen einer **Kultur,** um auch geringe Anzahlen von Bakterien nachweisen zu können; um besser zwischen pathogenen und apathogenen Formen zu unterscheiden und um gleich eine Sensibilitätsprüfung gegenüber Antibiotika anzuschließen, Dauer 4–6 Wochen
- Tierversuch mit Meerschweinchen

Therapie: Mittel der Wahl sind Isoniazid (INH), Rifampicin, Ethambutol und Streptomycin. Da Mykobakterien sehr leicht Resistenzen gegen diese Präparate entwickeln, ist man dazu übergegangen, **Kombinationstherapien** durchzuführen. In der Regel gibt man 2–3 Medikamente gleichzeitig. Die Dauer der Therapie beträgt mehrere Monate.
Eine aktive Schutzimpfung ist möglich.

5.7.2   Andere Mykobakterien

Andere Mykobakterien sind die bisher als atypische Mykobakterien bezeichneten Erreger. In der anglo-amerikanischen Literatur werden sie als **MOTT** (mycobacteria other than tuberculosis) geführt. Diese sind häufig kürzer und dicker als die Tuberkulosebakterien. Weiterhin unterscheiden sich die beiden Gruppen wesentlich in ihrem kulturellen und biochemischen Verhalten, in ihrer Resistenz gegen Chemotherapeutika sowie in ihrer Virulenz für Versuchstiere. So vermehren sich atypische Mykobakterien in der Regel schneller als Mycobacterium tuberculosis oder bovis und zeigen häufiger eine primäre Resistenz gegen Tuberkulostatika. Die durch menschenpathogene, atypische Mykobakterien verursachten Erkrankungen betreffen vor allem die Haut, Lunge und Halslymphknoten. Man bezeichnet diese Infektionen als Mykobakteriosen. Disseminierte Infektionen mit **Mycobacterium avium-intracellulare** treten typischerweise bei AIDS-Patienten auf.

5.7.3   Mycobacterium leprae

Mycobacterium leprae, Erreger der **Lepra,** ist sowohl morphologisch als auch nach den Färbeeigenschaften kaum von Mycobacterium tuberculosis zu unterscheiden.
Typisch für die Lepra sind ihr langsamer, chronischer Verlauf und ihre entstellenden und verstümmelnden Läsionen. Die Inkubationszeit beträgt zwischen wenigen Monaten bis zu 30 Jahren (im Durchschnitt ungefähr 3–5 Jahre). Lepra ist eine wenig kontagiöse Erkrankung, die nur durch engen Kontakt übertragen wird.

Die Infektion manifestiert sich an der *Haut* und an den *Nerven.* Man kennt zwei Formen der Lepra, den

- lepromatösen Typ   — die Läsionen enthalten viele Makrophagen mit charakteristischem, *schaumigem Zytoplasma (Leprazellen)* und intrazellulären Bakterien. Progressiver Verlauf mit schlechter Prognose.
- tuberkuloiden Typ   — *knötchenförmige Gewebsläsionen,* vielkernige Riesenzellen und Epitheloidzellen. Benigner Verlauf.

Zu der Erkrankung zählen ferner Erscheinungen wie Anaesthesie, Neuritis, trophische Ulzera und Knochenresorptionen.

Diagnostisch ist der *mikroskopische Erregernachweis* entscheidend. Auf synthetischen Medien wachsen Leprabakterien nicht, hingegen können einige Stämme auf der Fußsohle und im äußeren Ohr der Maus gezüchtet werden. Als Versuchstier eignet sich das *Gürteltier,* bei dem nach Infiltration von Erregern Bakterienvermehrung sowohl lokal als auch in Lymphknoten beobachtet werden kann.

Therapie: Langdauernde Behandlung mit Diaminodiphenylsulfon, Rifampicin oder Clofazimin.

Lepra war früher weltweit verbreitet. Heute tritt sie noch in Afrika, Asien sowie Mittel- und Südamerika auf.

5.7.4   Actinomyces israelii

Aktinomyzeten sind grampositive Fadenbakterien, die auf Grund ihres *myzelialen Wachstumsverhaltens* lange Zeit für Pilze gehalten wurden. In Kulturen benötigen sie anaerobe bis mikroaerophile Verhältnisse. Aktinomyzeten gehören zur normalen Flora der Mundhöhle.

Die **Aktinomykose** der Mundhöhle entsteht meist nach Verletzungen in diesem Bereich (z. B. Zertrümmerungsfrakturen des Kiefers, Bißwunden oder auch kariöse Zähne können die Eintrittspforte sein). Es handelt sich fast ausnahmslos um **Mischinfektionen,** an denen Streptokokken, Bacteroides, Fusobakterien u. a. beteiligt sind.

Die Aktinomykose imponiert als chronischer, destruktiver Abszeß des betroffenen Gewebes. Es kommt eventuell zur Fistelbildung. Bei ungehinderter Ausbreitung der Infektion besteht die Gefahr *hämatogener Metastasierung,* beispielsweise ins ZNS. Primäre Aktinomykosen treten noch in der Lunge und im Darm auf.

Der Erregernachweis erfolgt mikroskopisch durch Anwesenheit sogenannter **Drusen** (Konglomerat aus myzelialen Kolonien und Leukozyten) oder kulturell.

Therapie: Penicillin und chirurgische Maßnahmen.

5.8   Spirochäten

Spirochäten sind schraubenförmige, aktiv bewegliche Bakterien, die sich durch Querteilung vermehren. Innerhalb dieser Gruppe besitzen die Borrelien, Leptospiren und Treponemen medizinische Bedeutung.

5.8.1   Leptospiren

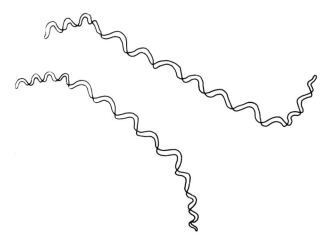

Abb. 19. Leptospiren

Es sind zahlreiche serologische Typen der obligat aeroben Leptospiren bekannt. Bei der von ihnen hervorgerufenen Erkrankung, der **Leptospirose,** handelt es sich um eine *Anthropozoonose.* Zu den Tieren, die das Reservoir der Leptospiren bilden, zählen u. a. Ratten, Mäuse und Hunde. Diese scheiden die Erreger mit dem Urin aus.

Die Leptospiren dringen durch Läsionen der Haut oder der Schleimhaut. Die Inkubationszeit beträgt 8–12 Tage. Dann kommt es zu einer *Bakteriämie,* die von hohem Fieber, das plötzlich einsetzt, begleitet ist. Diese Phase dauert ungefähr 3–8 Tage. Daran schließt sich die Phase der *Organmanifestation* mit Nierenschädigung, Leberbeteiligung und seröser Meningitis an, die jedoch bei den verschiedenen serologischen Typen der Leptospiren unterschiedlich verläuft.

Für den **Morbus Weil,** Erreger Leptospira icterohaemorrhagiae, sind ein schwerer Ikterus und eine haemorrhagische Diathese typisch. Die Letalität beträgt hier bis zu 25 %.

Als Untersuchungsmaterial für den Erregernachweis eignen sich in der ersten Woche Blut und Liquor, später dann Urin. Folgende Verfahren werden angewandt: Dunkelfeldmikroskopie, Kultur und Tierversuch. Antikörper werden in der Regel mit der Agglutinations-Lysis-Reaktion nachgewiesen.

Therapie: Penicillin und Tetracyclin. Die Chemotherapeutika sind nur dann wirkungsvoll, wenn sie in den ersten Tagen der Erkrankung eingesetzt werden.

Die Gefahr einer Leptospireninfektion besteht besonders bei Personen, die ständig mit Tieren Kontakt haben. Durch mit infektiösem Urin *verunreinigte Gewässer* kann es indirekt auch zu Infektionen kommen.

5.8.2   Treponemen

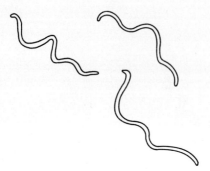

Abb. 20. Treponemen

Treponema pallidum ist Erreger der **Lues (auch: Syphilis),** einer weltweit verbreiteten Geschlechtskrankheit. Dieses Bakterium konnte bisher nicht in vitro kultiviert werden. Allerdings gelingt eine Anzüchtung im lebenden Organismus (Kaninchenhoden).

Abgesehen von der diaplazentaren Infektion, der Transfusionssyphilis und beruflichen Infektionen (Ärzte etc.) wird die Syphilis durch Geschlechtsverkehr übertragen. Die Erreger dringen durch *Hautläsionen* oder durch die *Schleimhaut* in den Wirtsorganismus ein. Unbehandelt verläuft die Erkrankung in 3 Stadien.

Primärstadium (L I)

- *Primäraffekt* (ca. 2–5 Wochen nach der Ansteckung), auch: harter Schanker; indolente, pfenniggroße Papeln, gerötet, *infektiös,* meist am Genital, seltener extragenital (z. B. Mundschleimhaut)
- Schwellung der regionären Lymphknoten

Sekundärstadium (L II)

- Eruptionsphase (ca. 7–12 Wochen post infectionem) mit *makulopapulösem Exanthem, infektiös*
- Condylomata lata – nässende Papeln, vorwiegend in der Genitalregion, *infektiös*
- Plaques muqueuses und Plaques opalines der Schleimhäute, *infektiös*
- Generalisierte Lymphknotenschwellung
- Diffuser Haarausfall u. a.
- *Verschwindet wie der Primäraffekt spontan* und geht in ein latentes Stadium über **(Lues latens)**

Tertiärstadium (L III)

- Die einzelnen Symptome der Spätsyphilis treten zu unterschiedlichen Zeitpunkten auf (ca. 3 bis über 35 Jahre nach der Infektion)
- Zerstörung des Gewebes und Narbenbildung (Syphilome oder *Gummen*); betroffen sind u. a. die Haut, die Knochen, der Magen und die Leber, *nicht infektiös*
- Kardiovaskuläre Syphilis mit Mesaortitis und *Aneurysma*
- Spätsyphilis des Zentralnervensystems mit progressiver Paralyse, *Tabes dorsalis* (Rükkenmark) u. a.

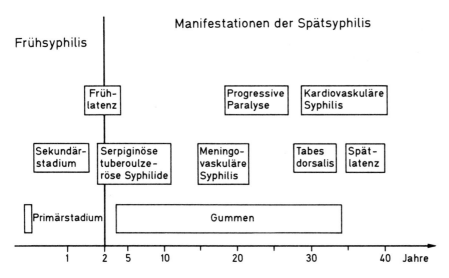

Abb. 21. Manifestationen der Spätsyphilis

Bei der **kongenitalen Syphilis** wird der Fetus diaplazentar infiziert. Wahrscheinlich ist eine Infektion schon vor dem 3. Schwangerschaftsmonat möglich, die größte Gefahr für das Kind besteht jedoch im letzten Trimenon. Auch intra partum kommt es zu Erregerübertragungen. In Abhängigkeit von dem Zeitpunkt, an dem die Kinder die ersten Symptome zeigen, spricht man von einer Syphilis congenita praecox bzw. tarda. Während einer aktiven Syphilis besteht *Immunität gegen eine Superinfektion,* die allerdings nach erfolgreicher Therapie wieder verschwindet. Die Person ist wieder voll empfänglich für eine Infektion.

Exsudat aus Primäraffekten kann im *Dunkelfeldmikroskop* oder mit Hilfe der *Immunfluoreszenz im Ultraviolettmikroskop* auf Erreger hin untersucht werden. Eine Kultivierung des Treponema pallidum in vitro ist noch nicht gelungen. Es konnte nur ein apathogener Treponemenstamm, die Reiterspirochäten, gezüchtet werden. Diese benutzt man bei den sogenannten unspezifischen *serologischen Verfahren zur Luesdiagnose.* Antikörper lassen sich ungefähr zwei Wochen nach der Infektion nachweisen. Die dabei zur Anwendung kommenden Verfahren sind in zwei Gruppen zu teilen:

● **Unspezifische, klassische Reaktionen**
  (Lipoidantigene oder Reiterspirochäten als Antigene)
  Komplementbindungsreaktion oder Wassermannsche Reaktion, Klärungsreaktionen, Mikroflockungstests, Flockungstests
● **Spezifische Reaktionen**
  (Treponema pallidum als Antigen)
  Treponema pallidum-Immobilisationstest nach Nelson (TPI)
  Fluoreszenz-Treponema-pallidum-Antikörper-Absorptions-Test (FTA-Abs-Test)
  Treponema-pallidum-Häm-Agglutinationstest (TPHA)

Der TPI-Test wird mit lebenden Treponemen durchgeführt, der FTA-Abs-Test und der TPHA-Test mit abgetöteten Treponemen. Da der TPI-Test nicht nur aufwendig ist, sondern auch Infektionsgefahr für das Laborpersonal besteht, ist er weitgehend von den anderen spezifischen Verfahren abgelöst worden. Dabei gilt der *TPHA-Test als Suchtest*. Die Flok-kungsreaktionen wie VDRL (Veneral-Disease-Research-Laboratory-Test) oder CMT (Cardiolipin-Mikroflockungstest) sind für die Beurteilung der Aktivität einer Syphilis nützlich.

Tabelle 5.2. Syphilis – Serodiagnostik, Befundbeurteilung

Test	Befund	Bewertung
Suchtest		
TPHA-Test	Nicht reaktiv	Keine weiteren Untersuchungen notwendig
TPHA-Test	Reaktiv	Weitere Tests erforderlich:
Bestätigungs-reaktion		↓
FTA-Abs-Test	Reaktiv	Eine frische bis ausgeheilte Syphilisinfektion ist gesichert. Bei Ausländern ist auch an andere Treponematosen zu denken Weitere Untersuchungen sind erforderlich:
Aktivitäts- und Erfolgsbeurteilung		↓
VDRL-Test	Titerangaben!	Titer bis 1 : 10 sind relativ häufig, entweder als syphilitische Resttiter oder unspezifisch bei anderen Erkrankungen
	Titer über 1 : 10	Sie sprechen weitgehend für eine aktive Syphilisinfektion. Wichtig ist die Beobachtung der Titerdynamik (Anstieg und Abfall) im Verlauf der Erkrankung
IgM-Tests	Reaktiv und Quantitativ	Persistenz der Erreger im Organismus ist höchstwahrscheinlich. Hinweis auf behandlungsbedürftige Infektion
	Nicht reaktiv	Spricht für ausreichend behandelte bzw. ausgeheilte Syphilis

Therapie: Mittel der Wahl ist Penicillin, bei Unverträglichkeit Tetracyclin oder Erythromy-cin. Mit einem Endotoxinschock läßt sich die *Jarisch-Herxheimer-Reaktion* vergleichen, die auftritt, wenn plötzlich viele Treponemen zerfallen.

5.8.3   Borrelien
Borrelia burgdorferi

Borreliosen unterscheidet man einerseits in epidemisches und endemisches Rückfallfieber (Erreger B. recurrentis bzw. B. duttonii), die auch für die jeweilige Infektion typische Vek-toren haben: Läuse übertragen das epidemische, Zecken das endemische Rückfallfieber. Andererseits wird die von *B. burgdorferi* hervorgerufene Lyme-Krankheit als von den vor-genannten Borreliosen zu unterscheidende Infektion betrachtet.

Auch die **Lyme-Borreliose** wird von Zecken übertragen. Kurze Zeit nach dem Zeckenbiß entwickelt sich um die Eintrittsstelle ein scharfrandiges und an Umfang zunehmendes Ery-them. Während sich dieses zurückbildet, können an anderen Körperstellen ebenfalls Ery-theme auftreten *(Erythema chronicum migrans)*. Wochen oder Monate nach der Infektion beobachtet man akut einsetzende *Arthritiden* mit Bevorzugung der großen Gelenke. *Neuro-logische Symptome* wie Enzephalitis, Meningitits zählen in manchen Fällen ebenso zum klinischen Bild wie *kardiale Manifestationen* (meist Überleitungsstörungen).

Problematisch für die klinische Diagnostik ist das sehr uneinheitliche Krankheitsbild der Lyme-Borreliose, denn alle o. g. Leitsymptome treten nicht immer auf. Die Symptomkombination wechselt von Fall zu Fall. Die mikrobiologische Diagnostik stützt sich auf die Bestimmung spezifischer Antikörper u. a. mittels indirekter Immunfluoreszenz oder ELISA-Test.

Therapie: Tetracycline, Penicillin oder Erythromycin.

Die hier als Vektor auftretende Zecke (Ixodes ricinus) ist in ganz Europa verbreitet, wobei waldreiche Gebiete im Vordergrund stehen. Hauptinfektionszeit sind Sommer und Herbst.

5.9   Mykoplasmen

Im Gegensatz zu Bakterien besitzen Mykoplasmen **keine Zellwand.** Die übrigen Eigenschaften dieser Mikroorganismen sind durchaus miteinander zu vergleichen. Da das Zytoplasma der Mykoplasmen nur von einer feinen Membran umgeben ist, weisen die Keime keine feste Gestalt auf. Sie können daher auch bakteriendichte Filter passieren. Auf Grund der fehlenden Zellwand lassen sich die Mykoplasmen mit den üblichen Färbemethoden nur schwer darstellen. Ebenso sind die an der Bakterienzellwand angreifenden Antibiotika unwirksam. Einige Mykoplasmenarten zählen zur *physiologischen Flora der Mundhöhle* und *des Genitalbereichs.*

5.9.1   Mycoplasma pneumoniae

Mycoplasma pneumoniae ist Erreger der **atypischen Pneumonie** sowie verschiedener Infekte des oberen Respirationstrakts und der Pleura. Die Übertragung erfolgt durch Tröpfchen. Die Verbreitung der Erreger von Mensch zu Mensch läuft nur langsam ab.

Mykoplasmen haften auf dem respiratorischen Epithel des Wirtsorganismus. Sie behindern die Bewegung der Zilien und zerstören die Zellen, wobei wahrscheinlich Peroxide eine Rolle spielen. Folge der Infektion kann eine *interstitielle Pneumonie* sein. Gelegentlich auftretende Komplikationen betreffen das ZNS (z. B. Guillain-Barré-Syndrom), das Herz oder auch andere Organe. Hier werden immunpathologische Vorgänge als Ursache diskutiert.

Untersuchungsmaterial für den Nachweis der Mykoplasmeninfektion ist in der Regel Sputum oder der Rachenabstrich. Daraus züchtet man den Erreger auf Agarmedien. Zur endgültigen Identifizierung dienen biochemische Verfahren und der *Wachstumshemmungstest mit Immunseren.*

Der Antikörpernachweis gelingt mit der Komplementbindungsreaktion oder der passiven Hämagglutination.

Mycoplasma hominis, ein fakultativ pathogener Keim, kann häufig als Teil der normalen Flora des Urogenitaltraktes nachgewiesen werden. Er tritt aber ebenso als Erreger von Infektionen in diesem Bereich – besonders bei Frauen – auf: neben Zystitis sind vor allem Bartholinitis, Salpingitis und Puerperalinfektionen zu nennen. Auch eine leichte Konjunktivitis Neugeborener kann von M. hominis hervorgerufen werden.

Der Erregernachweis gelingt wie bei M. pneumoniae durch Anlegen von Kulturen und biochemische sowie Wachstumshemmtests.

Therapie der Mykoplasmeninfektionen: Mittel der Wahl ist Tetracyclin. Zellwandsynthesehemmende Chemotherapeutika bleiben wie schon erläutert wirkungslos.

5.9.2   Ureaplasma urealyticum

Ebenso wie M. hominis zählt **U. urealyticum** zur physiologischen Flora des Urogenitaltraktes. Als fakultativ pathogener Keim kann er hier zu Infektionen führen wie unspezifische Urethritis und Prostatitis des Mannes. Ferner ist er auch an den im vorigen Kapitel aufgeführten Erkrankungen (Zystitis, Bartholinitis, Salpingitis, Puerperalinfektionen) gelegentlich beteiligt.

Wie die übrigen Mykoplasmen läßt er sich durch Anzüchtung auf Agarböden nachweisen, benötigt jedoch Hefeextrakt als Zusatz. Auch die antibiotische *Therapie* ist identisch (Tetracyclin).

Da Mykoplasmen – wie M. hominis und U. urealyticum – durch sexuellen Kontakt übertragen werden, sollte im Falle einer Infektion immer eine Partnerbehandlung durchgeführt werden.

5.10   Obligate Zellparasiten

Rickettsien und **Chlamydien** zählen zu den obligaten Zellparasiten. Damit unterscheiden sie sich fundamental von den normalen Bakterien. Darüber hinaus gibt es noch folgende Differenzierungsmerkmale:

Die obligaten Zellparasiten
- sind kleiner als Bakterien,
- haben ein kleineres Genom und produzieren weniger Enzyme,
- vermehren sich nur langsam,
- benötigen Energiezufuhr von außen zum Wachstum.

Man hielt Rickettsien und Chlamydien lange Zeit für Viren bzw. für eine Zwischenform zwischen Bakterien und Viren. Mittlerweile wurde nachgewiesen, daß sie *sowohl DNS als auch RNS* enthalten (bei den Viren gibt es nur ein „entweder – oder"), daß sie *empfindlich gegen Antibiotika* sind, daß sie sich durch Zweiteilung vermehren und typische Elemente der Prokaryontenzelle aufweisen.

5.10.1   Rickettsien, Coxiellen

Rickettsien sind kleine, unbewegliche, kokkoide Mikroorganismen. Sie lassen sich nach Giemsa färben und können nur in Zellkulturen gezüchtet werden. Innerhalb der Familie der Rickettsien existieren zahlreiche Arten, die einige gemeinsame Charakteristika haben (mit Ausnahme der Coxiellen). Dazu zählen folgende Erscheinungen:

- Für eine Infektion mit Rickettsien sind *ausgedehnte, periphere Gefäßläsionen* typisch.
- Bei akuten Infektionen treten Fieber, Kopfschmerzen und Exantheme auf.
- In der frühen Phase der Erkrankung sind Breitbandantibiotika gut wirksam.
- Normalerweise befallen Rickettsien *Säugetiere* und *Arthropoden* (Läuse, Flöhe, Zecken und Milben).
- Die Infektionen werden vor allem *von Arthropoden* auf Menschen übertragen.

Rickettsia prowazekii ist Erreger des klassischen (europäischen) **Fleckfiebers;** die *Kleiderlaus* überträgt die Bakterien auf den Menschen (natürlicher Wirt).

Die **Rocky-Mountain-spotted-fever-Gruppe** mit R. rickettsii, R. conorii, R. sibirica u. a. wird von Zecken übertragen **(Zeckenbißfieber).** Nage- und Beuteltiere sind die natürlichen Wirte dieser Erreger, die unterschiedliche geographische Verbreitung gefunden haben.

Ebenfalls zur Familie der Rickettsien zählt **Coxiella burnetii,** Erreger des **Q-Fiebers.** Coxiellen können auch extrazellulär existieren. Der Mensch infiziert sich durch *Inhalation infektiöser Partikel,* während die natürlichen Wirte (Rind, Ziege, Schafe u. a.) durch Arthropoden angesteckt werden. Die Erkrankung manifestiert sich beim Menschen hauptsächlich in der *Lunge* und verläuft ohne Exanthem. Das Q-Fieber ist weltweit verbreitet.

Die Rickettsien werden durch Anzüchtung im Dottersack des bebrüteten Hühnereies, in der *Zellkultur* oder im Versuchstier nachgewiesen. Als Untersuchungsmaterial verwendet man Blut. In der Routinediagnostik zieht man die serologischen Verfahren vor. Mit der Weil-Felix-Reaktion weist man heterogenetische Antikörper nach (nicht beim Q-Fieber). Dabei handelt es sich um eine Agglutinationsreaktion, bei der bestimmte Proteus-Stämme als Antigen dienen. Ein anderes übliches Verfahren, mit dem auch Coxielleninfektionen nachweisbar sind, ist die Komplementbindungsreaktion.

Therapie: Tetracycline und andere Breitspektrumantibiotika.

5.10.2   Chlamydien

Chlamydien sind kleine, runde bis ovoide, gramnegative Bakterien. Sie vermehren sich *intrazellulär* und bilden dabei typische *Einschlußkörperchen,* die sich mikroskopisch nachweisen lassen. Man unterscheidet **C. psittaci** und **C. trachomatis.** Letztere teilt man in mehrere Serotypen auf. Seit einiger Zeit wird diese Gruppe durch **C. pneumoniae** ergänzt.

C. psittaci, Erreger der **Ornithose,** wird von infizierten Vögeln mit dem Kot und anderen Sekreten ausgeschieden. Der Mensch atmet den erregerhaltigen Staub ein. Meist manifestiert sich die Infektion im Bereich der Bronchien und ruft eventuell die Symptome einer Pneumonie hervor. Die Ornithose ist eine weltweit verbreitete Erkrankung. Zu den besonders gefährdeten Personen zählen Zoohändler, Taubenzüchter und andere, die mit Vögeln zu tun haben.

Für den Erregernachweis wählt man Blut oder Sputum. Die Anzüchtung der Chlamydien ist in Eiern oder *Zellkulturen* möglich. Als serologisches Verfahren für den Antikörpernachweis bietet sich die Komplementbindungsreaktion an.

C. trachomatis ist Erreger des Trachoms, der Schwimmbadkonjunktivitis (im GK C. oculogenitalis) und des Lymphogranuloma inguinale (im GK C. lymphogranulomatosis).

Das **Trachom** ist weltweit verbreitet und tritt vor allem in tropischen und subtropischen Gebieten endemisch auf. Es ist die häufigste Einzelursache für Blindheit! Der Erreger wird durch Schmierinfektion oder durch Fliegen von Mensch zu Mensch übertragen. Es entwikkelt sich eine *chronische Keratokonjunktivitis* mit Pannus- und Narbenbildung. Nach einem längeren Zeitraum kann es zur **Erblindung** kommen.

Die **Schwimmbad- oder Einschlußkonjunktivitis** tritt bei Neugeborenen in einer eitrigen und bei Erwachsenen in einer follikulären Form auf. Das Erregerreservoir bilden die Urethra des Mannes bzw. die Zervix der Frau. Neugeborene infizieren sich intra partum, Erwachsene durch Schmierinfektion oder durch Wasser.

Trachom und Einschlußkonjunktivitis können durch den mikroskopischen Nachweis von Einschlußkörperchen diagnostiziert werden. Als serologisches Verfahren ist die Immunfluoreszenz gebräuchlich.

Therapie: Sulfonamide und Tetracycline.

Das **Lymphogranuloma inguinale** oder venereum ist eine Geschlechtskrankheit, von der das regionäre lymphatische System betroffen ist. Die Infektion beginnt mit einem *herpetiformen Primäreffekt,* der nach 7–12 Tagen auftritt. Er heilt ohne Narbenbildung ab. Eine Woche bis zwei Monate später kommt es zu schmerzhaften, meist einseitigen *Lymphknotenschwellungen* mit Gewebseinschmelzung und Fisteln. Vernarbungen des Lymphsystems führen zu Lymphstauungen und eventuell zur **Elephantiasis** von Skrotum, Penis, Vulva u. a.

Der Erreger kann im Eiter oder Biopsiematerial nachgewiesen werden. Als serologische Verfahren stehen die Komplementbindungsreaktion und ein Hauttest zur Verfügung (Frei-Test).

Therapie: Tetracycline.

C. pneumoniae konnte vor allem bei Jugendlichen und jungen Erwachsenen als Erreger leichter Pneumonien nachgewiesen werden. Schwere Krankheitsverläufe findet man bei immunschwachen Patienten und Kleinkindern.

Therapie: Tetracycline, Erythromycin.

6 Pilze

6.1 Allgemeine Mykologie

Pilze sind chlorphyllos und zur Photosynthese nicht befähigt. Sie unterscheiden sich von den Bakterien in zahlreichen Punkten.

Tabelle 6.1 Charakeristika der medizinisch bedeutsamen Pilze und Bakterien

Pilze	Bakterien
● Eukaryotisch	● Prokaryotisch
● Besitzen einen Zellkern	● Kernäquivalent, keine Kernmembran
● Vermehrung durch Mitose	● Einfache Zellteilung
● Mitochondrien	● Keine Mitochondrien, besitzen Mesosome
● Zellwand besteht aus Chitin, Zellulose	● Zellwand besteht aus Mukopolypeptiden
● Durchschnittlich 10 μm groß	● Durchschnittliche Größe 1 μm
● Sind gegen viele Antibiotika unempfindlich (z. B. Penicilline)	● Sind gegen Antibiotika gut empfindlich

Bei den Pilzen unterscheidet man verschiedene **Wachstumsformen:**

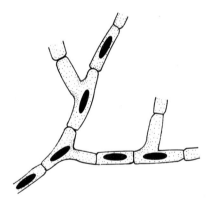

Abb. 22. Hyphe

● *Hyphenwachstum:*   Zuerst gerichtete Vergrößerung des Zellvolumens als Längenwachstum, dann Bildung von mehreren Kernen durch Kernteilung, danach erfolgt die Querwandbildung. Die gebildeten Hyphen werden in ihrer Gesamtheit als Myzel bezeichnet.

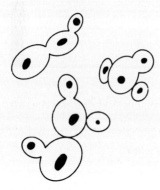

Abb. 23. Sprossung

● *Sprossung:*   (Hefeartige Vermehrung)
Zuerst Ausbildung einer mit Protoplasma gefüllten Aussackung, dann Auswanderung eines meist nicht sichtbaren Zellkerns. Danach Vergrößerung der Aussackung mit Abschnürung oder eventueller Ablösung von der Mutterzelle. Sproßzellen bezeichnet man auch als Blastosporen.

● *Dimorphe Pilze:*   Alle Pilze, die sich sowohl durch Hyphenbildung als auch durch Sprossung vermehren. Entsprechend den jeweiligen Wachstumsbedingungen entwickeln sich dann entweder nur Hyphenzellen oder nur Sproßzellen.

Pilze lassen sich mikroskopisch darstellen. Normalerweise verwendet man das Nativpräparat. Die organischen Anteile werden mit einer 10–20% KOH-Lösung aufgehellt. Eine Färbung mit Methylenblau oder nach Gram sowie Phasenkontrastdarstellungen sind ebenfalls gebräuchlich. Die meisten medizinisch bedeutsamen Pilze wachsen auf dem Sabouraud-Agar, dem Glukose und Peptone als Nährstoffe zugesetzt sind. Man gibt noch Antibiotika hinzu, um das (schnellere) Wachstum der Bakterien zu hemmen.

Unter Berücksichtigung medizinischer Belange teilt man die klinisch relevanten Pilze in folgende Gruppen ein:

1. **Sproßpilze oder Hefen**
   Wichtige Vertreter sind die Candida-Gruppe, Cryptococcus neoformans und Malassezia furfur.

2. **Schimmelpilze**
   Hierzu zählen Aspergillus fumigatus und niger, Mucor-Arten u. v. m.

3. **Dermatophyten**
   Trichophyton-Arten, Microsporum-Arten und Epidermophyton floccosum sind zu nennen.

4. **Dimorphe Pilze**
   Hierunter fallen Coccidioido immitis, Blastomyces dermatitidis, Histoplasma capsulatum u. a.

6.1.1 Dermatophyten

Dermatophyten gehören zu den Fadenpilzen. Als obligate Parasiten greifen sie Keratin an. Sie befallen die äußeren Schichten der Epidermis sowie Haare und Nägel. Dermatomykosen sind *kontagiöse Erkrankungen,* die von Mensch zu Mensch oder vom Tier auf den Menschen übertragen werden. Die Diagnose ergibt sich einerseits aus dem klinischen Bild, andererseits aus der mikroskopischen Untersuchung und der Anzucht des Erregers. Zur Therapie eignen sich antimykotisch wirkende Substanzen in Form von Tinkturen, Salben und Pudern. In schweren Fällen ist eine orale Applikation von Griseofulvin angezeigt.

- **Microsporum audouinii**
  Dieser Erreger ist vor allem bei Kindern weit verbreitet. Auf Grund seiner hohen Kontagiosität führt er in Schulen, Kinderheimen etc. auch zu Epidemien.
  Bei der Mikrosporie finden sich Sporen in großen Mengen auf dem Kopf. Sie legen sich in Form von Manschetten um das Haar. Die befallenen Haare brechen in einer Höhe von 6–7 mm ab, wachsen jedoch nach einer antimykotischen Therapie wieder nach.

- **Trichophytonarten**
  Trichophyten verursachen verschiedene Dermatosen. Sie befallen sowohl oberflächliche als auch tiefere Hautschichten. Es können auch Haare und Nägel von der Trichophytie betroffen sein.

- **Epidermophyten**
  Sie rufen vielfältige, meist oberflächliche Hauterkrankungen hervor. Seltener greift die Infektion auf die Nägel über.

6.1.2 Hefen (Sproßpilze)

Unter den medizinisch relevanten Hefen ragt die Candida-Gruppe, was die Verbreitung und Zahl der Infektionen betrifft, deutlich hervor. Wichtigster Vertreter ist Candida albicans.

Candida albicans ist ein dimorpher Pilz, der sowohl Sproßzellen als auch Myzele bilden kann. Beim Menschen zählt er zur normalen Flora der Haut und der Schleimhäute. Bei einer verstärkten Vermehrung der Pilze beobachtet man u. a. folgende Erscheinungen:

1) **Lokale Infektionen** der Haut und Schleimhäute
   - *Mundkandidosis (Soor)* — trifft Neugeborene, die sich intrapartal infizieren, und Patienten mit konsumierenden Erkrankungen im letzten Stadium.
   - Kandida-Kolpitis und -Vulvitis — findet man oft bei Diabetikerinnen, Schwangeren oder nach Einnahme von Kontrazeptiva und Antibiotika.
   - Ferner: Kandida- Balanitis, Paronchia und Onychia candidosa, Candidosis manuum und pedum etc.

2) **Organ-Kandidosis**
   - Kandidosis des Respirationstrakts
   - Kandidosis des Gastrointestinaltrakts

- Kandidosis des ZNS (durch hämatogene oder lymphogene Streuung oder iatrogen durch Lumbalpunktion)
- Sepsis candidosa mit diffuser Streuung der Erreger über den ganzen Körper; äußerst schlechte Prognose!

In vielen Fällen lassen sich die aufgezählten Infektionen mit schweren Grundleiden der Patienten oder mit bestimmten medikamentösen Therapien erklären. Man spricht auch von *Prädispositionsfaktoren.* Dazu zählen:

- Leukämie
- Lymphogranulomatose
- Neoplasmen
- Tuberkulose
- Schwerer Diabetes
- Antibiotikatherapie
- Immunsuppressive Therapie (Kortikosteroide, Zytostatika)
- Kontrazeptiva

Zur *Labordiagnose* einer Kandiosis wendet man mikroskopische und kulturelle Verfahren an. Serologische Tests sind bei systemischen Manifestationen wertvoll.

Die *Therapie* der Hautkandidosen beschränkt sich auf lokal anzuwendende Medikamente (z. B. Clotrimazol, Nystatin). Generalisierte Kandidosen (Organbefall) behandelt man mit Amphotericin B, das parenteral gegeben wird, und mit Ketoconazol, einem Imidazol-derivat.

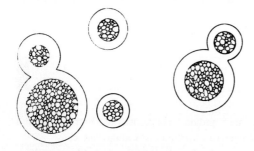

Abb. 24. Cryptococcus neoformans

Bei **Cryptococcus neoformans** handelt es sich um einen hefeartigen Pilz, der von einer Poly-saccharidkapsel umgeben ist. Er ist ubiquitär verbreitet (z. B. Erdboden, häufig in Vogel-kot).

In der Regel wird der Erreger aerogen aufgenommen, so daß es zu einer meist inapparent verlaufenden Lungeninfektion kommt. Eine hämatogene Streuung in andere Organe und das ZNS tritt besonders bei abwehrschwachen Patienten auf. Eine *Cryptococcen-Meningitis* zieht sich unter Umständen sehr lange hin, endet jedoch ohne Behandlung immer tödlich.

Zur *Diagnose* stehen folgende Laborverfahren zur Verfügung:

- Mikroskopie, Kultur, Tierversuch (Maus), Serologie (Latex-Agglutinationstest, Immun-elektrophorese).

Als Untersuchungsprobe entnimmt man Blut, Liquor, Eiter oder andere Exsudate.

Therapie: Amphotericin B und Flucytosin.

6.1.3   Schimmelpilze

Aspergillus fumigatus ist ein ubiquitär verbreiteter, hyphenbildender Fadenpilz. Liegen prädisponierende Faktoren (maligne Erkrankungen, Tuberkulose, Diabetes, Morbus Boeck sowie antibiotische oder immunsuppressive Therapie) vor, besteht die Gefahr, daß es zu einer Infektion, der Aspergillose, kommt. Daneben beobachtet man auch allergische Reaktionen – besonders bei berufsbedingter, intensiver Exposition (Landwirte, Bäcker u. a.) –, die in Form von Asthma, Rhinitis etc. auftreten können.

Je nach Organbefall unterscheidet man die Aspergillose der Lunge, der Nebenhöhlen, des äußeren Gehörganges, der Kornea und die generalisierte Aspergillose mit hämatogen entstandenen Metastasen.

Zwei Arten der *Lungenaspergillose* sind bekannt:

● Die akut-eitrige Form, bei der die Lunge ganz oder teilweise mit eitrigen Abszessen durchsetzt ist
● Die sogenannten Aspergillome (Pilzklumpen), die sich in Hohlräumen, beispielsweise in tuberkulösen Kavernen, bilden

Der Nachweis der Aspergillusinfektion kann mikroskopisch und durch Anzüchtung des Erregers erbracht werden. Die *Therapie* erfolgt mit *Amphotericin B*. Aspergillome werden chirurgisch entfernt.

Schimmelpilze produzieren Mykotoxine, zu denen auch die hochwirksamen Aflatoxine zählen. Sie rufen Vergiftungserscheinungen hervor mit Läsionen in Leber, Gallengängen, Nieren, mit ZNS-Schäden und anderen Reaktionen. Darüber hinaus haben sie eine karzinogene Wirkung (primäres Leberkarzinom). *Aflatoxin B_1 und M_1 gelten als die stärksten oral wirkenden Leberkarzinogene.*

6.1.4   Pneumocystis carinii

Eine endgültige Zuordnung von Pneumocystis carinii ist bisher nicht möglich. Einerseits wird er wegen bestimmter Charakteristika und der Empfindlichkeit gegenüber Antiparasitika als Protozoon, andererseits aufgrund seiner RNA-Sequenzen als Pilz betrachtet.

Pneumocystis carinii ist Erreger einer *interstitiellen Pneumonie.* Hierbei vermehren sich die Mikroorganismen in den Alveolen, in denen sich später auch Zysten nachweisen lassen. Im verdickten Interstitium befinden sich zahlreiche Zellen, unter ihnen vor allem Plasmazellen (Plasmazellpneumonie). Die Erkrankung tritt vornehmlich bei Säuglingen und abwehrschwachen Patienten auf. Als typische Infektion von *AIDS-Patienten* hat die Pneumocystis-carinii-Pneumonie in den letzten Jahren an Bedeutung gewonnen (80 % der AIDS-Infizierten erkranken ein- oder mehrmals).

Typische Symptome der Erkrankung sind Dyspnoe und Tachypnoe. Es besteht die Gefahr eines Spontanpneumothorax.

Unbehandelt endet die Infektion häufig letal.

Therapie: Cotrimoxazol, Pentamidin-Isothionat.

7   Grundlagen der antimikrobiellen Therapie

7.1   Grundbegriffe

Chemotherapeutika sind Substanzen, die in niedrigen Konzentrationen bestimmte Mikroorganismen wie Bakterien, Pilze, Protozoen und Viren, nicht aber den Makroorganismus schädigen. Sie wirken selektiv (Prinzip der selektiven Toxizität nach Ehrlich). Mittlerweile umfaßt der Begriff Chemotherapie auch die Behandlung von Wurmerkrankungen und von malignen Tumoren.

Früher unterschied man zwischen Chemotherapeutika (vom Chemiker synthetisierte Stoffe) und Antibiotika (Stoffwechselprodukte von Mikroorganismen). Heute bezeichnet man alle diese Substanzen als Chemotherapeutika. Nach ihrem Wirkspektrum lassen sie sich in 5 Gruppen einteilen:

Chemotherapeutika für die

● antibakterielle Therapie,
● antimykotische Therapie,
● Therapie der Protozoeninfektionen,
● anthelminthische Therapie (Wurmmittel),
● virostatische Therapie.

7.2   Wirkungsmechanismus, Wirkungsspektrum

Wirkmechanismen

Chemotherapeutika lassen sich nach Wirkort und Wirkmodus in vier Gruppen einteilen:

1) Hemmung der Zellwandsynthese (z. B. Penicillin, Cephalosporine)
2) Veränderung der Membranpermeabilität der Zelle (z. B. Polymyxine, Amphotericin B, Nystatin)
3) Hemmung der Proteinsynthese (z. B. Tetracycline, Aminoglykoside, Chloramphenicol)
4) Interferenz mit wichtigen Stoffwechselvorgängen (z. B. Sulfonamide, Trimethoprim)
   Substanzen, die Einfluß nehmen auf die Zellwandsynthese bzw. die Zellwandpermeabilität, haben bakterizide Wirkung. Substanzen, die die Proteinsynthese oder Stoffwechselvorgänge stören, haben bakteriostatische Wirkung.

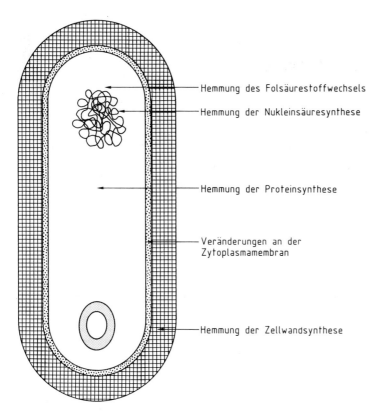

Abb. 25. Angriffspunkte der Antibiotika

Definitionen:

- Wirkungsspek-   bezeichnet die Gruppe von Mikroorganismen, auf die eine chemo-
  trum: therapeutische Substanz hemmend bzw. toxisch wirkt.
- MHK-Wert: (minimale Hemmstoffkonzentration)
                 bezeichnet die Konzentration eines Wirkstoffes in µg / ml Substrat,
                 bei der eine Hemmung der Keimvermehrung erreicht wird.
- MBK-Wert: (minimale bakterizide Konzentration)
                 beschreibt die Konzentration einer Wirksubstanz, bei der 99,9 % der
                 Keime abgetötet werden (in µg / ml).
- Bakteriostase: die Substanz verhindert die Vermehrung der Keime.
- Bakterizidie: die Substanz tötet die Keime ab.

Bakteriostase und Bakterizidie sind relative Begriffe, da ihre Wirkung in einem gewissen Umfang auch dosisabhängig ist. Sie beziehen sich auf *in vivo* erreichbare Konzentrationen.

Bei der Resistenz von Erregern gegen Chemotherapeutika unterscheidet man eine natürliche oder auch **konstitutive Resistenz,** die Eingang findet in das Wirkungsspektrum einer antibiotischen Substanz, und eine **erworbene Resistenz.** Die primär erworbene Resistenz entsteht durch genetische Änderung ohne Kontakt mit dem Chemotherapeutikum, bei der wesentlich häufigeren, sekundär erworbenen Resistenz ist dieser Kontakt Voraussetzung für die Mutation.

7.3   Pharmakokinetik (siehe auch GK Pharmakologie und Toxikologie)

Die Kenntnisse über die Pharmakokinetik, also Aufnahme, Verteilung, Speicherung, Biotransformation und Ausscheidung der zur Anwendung kommenden Chemotherapeutika, haben entscheidenden Einfluß auf den Erfolg der Therapie. Kennt man Resorption und Halbwertszeit, läßt sich die optimale Dosierung eines Medikaments bestimmen. Von den chemischen Eigenschaften der Substanzen hängt es ab, ob sich diese im Gewebe anreichern oder extrazellulär bleiben. So finden sich lipidlösliche Stoffe in Gewebe mit hohem Lipidgehalt. Abbau und Ausscheidung des Arzneistoffes müssen u. a. bei niereninsuffizienten Patienten beachtet werden. Die Dosierung muß in Abhängigkeit von der Befundkonstellation individuell gewählt werden.

7.4   Resistenz und Resistenzmechanismen

Man unterscheidet mehrere **Mechanismen,** die zur Ausprägung einer Resistenz führen:
● Bildung von Enzymen, die den Wirkstoff inaktivieren können (z. B. die Fähigkeit der Synthese von β-Laktamase, die Penicilline am β-Laktamring spaltet)
● Änderung der Membranpermeabilität oder Blockierung eines aktiven Transportmechanismus, der für die Aufnahme der Substanz notwendig ist (wird beispielsweise bei Isoxazolylpenicillin-resistenten, nicht Penicillinase-bildenden Staphylokokken diskutiert)
● Vermehrte Synthese von Antagonisten im Falle eines kompetitiven Wirkmechanismus einer Substanz
● Veränderung von Stoffwechselreaktionen, die durch eine Substanz blockiert wurden, z. B. durch Ausweichen auf andere Syntheseschritte
Ursachen der **Resistenzentstehung** sind neben Spontanmutationen Mechanismen, die zur übertragbaren oder infektiösen Resistenz führen. Diese entsteht durch Übertragung von genetischem Material *(extrachromosomal),* wobei folgende Abläufe möglich sind:
● Transduktion   – Gentransfer durch Bakteriophagen
● Konjugation   – interzelluläre Übertragung von Plasmiden
● Transformation   – Aufnahme von DNA einer Spenderzelle aus dem Extrazellulärraum
(näheres siehe auch Kapitel 2.3)
Plasmide, extrachromosomale genetische Elemente, können u. a. auch Resistenzgene enthalten (sogenannte R-Faktoren). Bei gramnegativen Bakterien werden sie durch Konjugation übertragen, bei grampositiven überwiegend durch Transduktion. Auf Plasmiden befindliche DNA-Abschnitte, die die Antibiotikaresistenz kodieren, nennt man **Transposons.** Manche Plasmide besitzen auch mehrere Transposons und bewirken dadurch im Wirtsbakterium Resistenzen gegen verschiedene Chemotherapeutika. Transposons sind auf Plasmide oder Bakteriophagen angewiesen, da sie sich nicht selbständig replizieren können. Finden sich im Verlauf einer Antibiotikatherapie Erreger mit enzymbedingter primärer (konstitutiver) oder sekundärer (induktiver) Resistenz, kann sich hieraus bei entsprechendem Selektionsdruck eine resistente Population entwickeln.

Unter **Kreuzresistenz** bzw. Parallelresistenz versteht man die aus einer Resistenzentwicklung gegenüber einem Chemotherapeutikum A resultierende gleichzeitige Resistenz gegen eine antibakterielle Substanz B, die mit Substanz A chemisch verwandt ist oder den gleichen Wirkungsmechanismus besitzt. Die Kreuzresistenz betrifft oft ganze Stoffklassen. Durch die chemische Ähnlichkeit vieler antibakteriell wirkender Substanzen und deren gleichartiger Wirkung können diese Substanzen meist über den gleichen Mechanismus inaktiviert werden.

Zur Vermeidung des Auftretens bzw. der Zunahme von resistenten Keimen sollten folgende Punkte beachtet werden:

- Kritische Antibiotikatherapie (möglichst keine Routineprophylaxe)
- Sorgfältige Indikationsstellung bei chronischen Infektionen (Erregernachweis und Antibiogramm)
- Optimale Dosierung (unterschwellige Dosierung und zu kurze Therapiedauer begünstigen die Resistenzentwicklung von Keimen)
- Gezielte Therapie (Bevorzugung der Antibiotika mit begrenztem spezifischem Wirkungsbereich, möglichst keine Breitspektrumantibiotika)
- Gegebenenfalls sinnvolle Kombinationstherapie (z. B. bei Infektionen mit mehreren verschiedenen Keimen, bei der Behandlung der TBC etc.)

7.5   Unerwünschte Wirkungen

Die typischen Nebenwirkungen der einzelnen Substanzgruppen werden im GK Pharmakologie abgehandelt.

Im allgemeinen unterscheidet man folgende Nebenwirkungen der Chemotherapie:

1. **Wirkungsimmanente Nebenwirkungen:**
   - Störungen des ökologischen Gleichgewichts (pseudomembranöse Kolitis)
   - Selektionierung resistenter Varianten, dadurch eventuell:
   - Erregerwechsel und Superinfektion
   - Toxische Reaktionen durch beschleunigten Zerfall der Erreger unter der Therapie (Endotoxin-Schock)
2. **Toxische Wirkungen:**
   Sie sind meist dosisabhängig und betreffen die unterschiedlichsten Organe bzw. Organsysteme.
3. **Allergische Reaktionen:**
   - Arzneimittel-bedingte Urtikaria
   - Photodermatosen
   - Allergische Hämopathien
   - Anaphylaktischer Schock

Allergische Reaktionen sind *dosisunabhängig,* d. h., sie können schon nach Gaben kleinster Mengen des entsprechenden Medikaments auftreten. Der Grad der Gefährdung hängt von der Substanz selbst, von der Applikationsform und der individuellen Disposition des Patienten ab.

7.6   Resistenzbestimmung

Die **Resistenzbestimmung** (Empfindlichkeitsprüfung) von Keimen dient der Feststellung des Wirkungsgrades eines Chemotherapeutikums auf einen oder mehrere Erreger in vitro. Eine Sensibilitätsprüfung ermöglicht:

- Auswahlmöglichkeit zwischen Chemotherapeutika zur Aufstellung eines optimalen Therapieplanes
- Epidemiologische Gesichtspunkte beispielsweise zur Erfassung von Resistenzentwicklungen im Krankenhaus (Hospitalismus)

Indikationen zur Erstellung eines Antibiogramms sind:

- Septische Erkrankungen, Meningitis, Endokarditis, Osteomyelitis u. a.
- Alle primären oder sekundären Infektionen, die während eines Krankenhausaufenthaltes auftreten (Hospitalismus)
- Alle chronischen bakteriellen Infektionen
- Versagen der antibakteriellen Therapie
- Rezidivierende bakterielle Infekte (Resistenzsteigerung bzw. Erregerwechsel!)

Zur Bestimmung der Sensibilität eines Keimes auf eine antibakterielle Substanz benutzt man das Verdünnungsverfahren und / oder das Diffusionsverfahren.

Reihenverdünnungstest

Er wird sowohl in flüssigen (Nährbouillon) als auch in festen Nährmedien durchgeführt. Dabei werden in einer geometrischen Verdünnungsreihe Chemotherapeutika so gelöst, daß die Bereiche in vivo erreichbarer Blut-, Gewebe-, Harn- oder Gallenkonzentrationsspiegel mit erfaßt werden. Danach beimpft man die Nährmedien mit den auszutestenden Keimen.

Nach einer Brutzeit von 24 Stunden läßt sich sowohl die *minimale Hemmkonzentration (MHK)* als auch die *minimale bakterizide Konzentration (MBK)* ermitteln.

Zur Bestimmung der MBK muß man Material von nicht bewachsener, Antibiotika enthaltender Bouillon auf wirkstofffreie Medien subkultivieren. Die niedrigste Konzentration, bei der nach Subkultivierung kein Wachstum mehr auftritt, also eine vollständige Abtötung der Keime erfolgte, wird als MBK bezeichnet.

Die Reihenverdünnungstests sind sehr aufwendig und werden deshalb zur klinisch bakteriologischen Routineuntersuchung kaum verwandt.

Hier bietet sich der Agardiffusionstest an.

Agardiffusionstest (Hemmhoftest)

Ein Agarnährboden wird vor der Bebrütung mit einem Testkeim so präpariert, daß von einem Stanzloch oder von einem chemotherapeutisch imprägnierten Filterpapierblättchen (Blättchentest) die Testsubstanz radial in den Nährboden diffundiert. Im Bereich der Diffusionszone bildet sich nach Bebrütung eine mehr oder minder große Aussparung im Kolonierasen aus (Hemmhöfe). Sie läßt einen Rückschluß auf die Empfindlichkeit des Erregers gegen die Testsubstanz zu.

Je nach Wirkungsstärke unterscheidet man „empfindlich" (meist mit zwei Plus (+ +) dargestellt), „mäßig empfindlich" (+) und „resistent" (–).

Fehler und dadurch bedingte Diskrepanzen zwischen in-vitro-Ergebnissen und klinischem Erfolg einer Therapie lassen sich einerseits durch Mängel bei der bakteriologischen Technik erklären (von der Entnahme über die Kultur bis zur Resistenzbestimmung); andererseits können bereits 10% resistente Keime zu einem Mißerfolg der antibiotischen Behandlung führen, kann eine reduzierte Abwehrlage des Patienten eine bakteriostatische Therapie scheitern lassen und sind gelegentlich nicht bestimmte Erreger einer Mischinfektion gegen das angewandte Chemotherapeutikum resistent. Darüberhinaus entwickelt sich in schlecht durchbluteten Geweben nicht immer die notwendige Wirkstoffkonzentration.

Gelegentlich findet man Diskrepanzen zwischen in vitro-Befunden und klinischem Ergebnis. Dies liegt u. a. an dem Einfluß pathologischer Zustände auf die Kinetik. So können verschiedene Phasen betroffen sein, wie Resorption (z. B. bei Störung der gastrointestinalen Durchblutung), Verteilung (z. B. bei Störung der Eiweißbindung), Metabolisierung (z. B. bei Lebererkrankungen) und Ausscheidung (z. B. bei Niereninsuffizienz).

Als Besonderheit bedarf die Resistenzprüfung der Mykobakterien eines erheblichen Zeitaufwandes. Nachdem bereits die Kultur 6–8 Wochen in Anspruch nimmt, benötigt man für das Antibiogramm weitere 6 Wochen. Das bedeutet, daß das in vitro-Ergebnis der aktuellen Resistenzlage nicht unbedingt entsprechen muß.

7.7   Therapieprinzipien

Die Unterscheidung in *Initialphase* und *Stabilisierungsphase* ist typisch für die Tuberkulosetherapie. Man beginnt mit einer Kombination von 3–4 Antituberkulotika und reduziert nach 3–4 Monaten auf zwei Wirkstoffe.

Bei antibiotischen Therapien empfiehlt sich ein vorheriger Erregernachweis, der eine gezielte Auswahl des geeigneten Medikamentes ermöglicht. Noch günstiger ist eine zusätzliche Resistenzbestimmung, um u. a. sekundär erworbene Resistenzen der Erreger nachzuweisen.

7.8   Antibiotikaprophylaxe

Erforderlich ist die Chemoprophylaxe u. a. in folgenden Fällen: Reisen in Malariagebiete, nach Kontakt mit Scharlacherkrankten, nach Meningokokkenexposition, bei Säuglingen zur Keuchhustenprophylaxe, als Rezidivprophylaxe bei akutem rheumatischem Fieber, bei Operationen in einem infizierten Gebiet. Abgesehen von den üblichen Nebenwirkungen der Chemotherapeutika besteht die Gefahr einer Verschleierung der Krankheitssymptome oder einer Sensibilisierung gegenüber der angewandten Substanz. Auch muß mit einer Resistenzentwicklung der Erreger gerechnet werden.

8   Antibakterielle Substanzen

8.1   β-Lactam-Antibiotika

Zu den b-Lactam-Antibiotika zählen **Penicilline, Cephalosporine, Carbapeneme** und **Monobactame**. Ihnen gemeinsam ist als Grundstruktur ein β-Lactamring.

In Tierversuchen konnte eine Teratogenität der Penicilline nachgewiesen werden, was sich bisher beim Menschen nicht bestätigt hat. Daher wird diese Substanzgruppe auch Schwangeren verabreicht.

8.1.1   Wirkungsmechanismus

β-Lactam-Antibiotika wirken *bakterizid* auf proliferierende Keime. Durch Hemmung der D-Alanin-Transpeptidase stören sie die Mureinsynthese. Die Glykanstränge der Zellwand werden nicht vernetzt, was deren Stabilität erniedrigt und die Permeabilität erhöht. Dadurch verliert die Zelle Inhibitoren autolytischer Enzyme, gleichzeitig nimmt die osmotische Labilität zu, was schließlich zum Zelltod führt.

Als Penicillin-bindende Proteine (PBP) bezeichnet man diejenigen Enzyme, die sich bei der Peptidoglykansynthese an β-Lactam-Antibiotika binden und auf diese Weise ihre Enzymaktivität verlieren.

Wichtigster Resistenzmechanismus ist die Bildung von β-*Lactamasen,* die durch Chromosome oder Resistenz-Plasmide gesteuert werden kann. β-Lactamasen werden nach Spezifität in Penicillinasen und Cephalosporinasen unterteilt. Daneben kennt man Breitspektrum-β-Lactamasen, die sowohl Penicilline als auch Cephalosphorine hydrolysieren. Durch Spaltung des β-Lactamringes verliert das Antibiotikum seine antibakterielle Wirkung.

8.1.2   Unerwünschte Wirkungen

Penicilline und Cephalosporine haben eine geringe Toxizität. Allergische Reaktionen stehen bei den Nebenwirkungen im Vordergrund. Durch Bindung an körpereigene Eiweißkörper wird aus dem *Halbantigen (Hapten)* ein Vollantigen, das allergische Reaktionen provozieren kann. Um eine unnötige Sensibilisierung zu vermeiden, muß auf lokale Anwendung verzichtet werden. Reagiert ein Patient auf eine Substanz der β-Lactamgruppe mit einer Allergie, muß dies auch für andere Antibiotika dieser Gruppe angenommen werden. Man spricht von Kreuzallergie.

Bei Penicillingaben in hohen Dosen und geschädigter Blut-Liquor-Schranke treten in manchen Fällen epileptiforme Krämpfe und Halluzinationen auf. Auch konnten Leukopenien und Thrombopenien (überwiegend reversibel) beobachtet werden.

Carbapeneme sind potentiell nephrotoxisch. Durch Beeinflussung des Vitamin-K-Stoffwechsels entstehen Blutgerinnungsstörungen, die bei schwerkranken und mit Cephalosporinen behandelten Patienten auftreten. Prophylaktische Vitamin K-Gaben können diese Nebenwirkungen verhindern.

Gleichzeitige Einnahme von Alkohol und Cephalosporinen führt in einigen Fällen zum sogenannten *Antabus-Effekt* (benannt nach einer Substanz zur Alkoholentwöhnung) mit Schwindel, Kopfschmerzen, Brechreiz, Angstgefühl und Blutdruckabfall.

8.1.3   Penicilline

Man unterscheidet nach den chemischen Strukturen verschiedene Penicillingruppen, die hier auch gesondert behandelt werden.

Penicillin G, das zuerst entdeckte, natürliche Penicillin, hat auch noch heute dank seiner guten Wirksamkeit und geringen Toxizität eine wichtige Stellung in der Antibiotikatherapie. Es muß parenteral gegeben werden. Die ursprünglich kurze Halbwertszeit (30-60 Minuten) konnte durch Salzbildung verlängert werden. **Penicillin V** ist in vielen Eigenschaften mit Penicillin G vergleichbar. Es wird aber nach oraler Gabe gut resorbiert.

Das Wirkungsspektrum der beiden Substanzen umfaßt grampositive und gramnegative Kokken (Penicillinase-negative Staphylokokken, Streptokokken, Pneumokokken, Gonokokken, Meningokokken), grampositive Stäbchen (Diphtheriebakterien, Milzbranderreger, Clostridien) und Spirochäten. Aufgrund der geringen Nebenwirkungsrate können diese Penicilline in hohen Dosen gegeben werden. Penicillin G, das i.m. oder i.v. appliziert wird, eignet sich bei Patienten mit schlechter Compliance.

Die Weiterentwicklung der Penicilline hat zu den Penicillinase-festen Substanzen **Oxacillin, Dicloxacillin** und **Flucloxacillin** geführt. Diese inaktivieren die β-Lactamasen, indem sie sich an sie binden. Sie sollten ausschließlich bei der Therapie von Infektionen mit Penicillinase-bildenden Staphylokokken eingesetzt werden, denn besonders diese Penicilline können die Penicillinase-Produktion in Bakterien induzieren.

Charakteristisch für **Aminopenicilline** (wichtigste Vertreter: Ampicillin, Amoxycillin) ist ihre Wirksamkeit gegenüber zahlreichen - auch gramnegativen - Erregern. Man spricht daher von Breitsprektrumpenicillinen. So sind Escherichia coli und Proteus mirabilis empfindliche Keime, während andere Enterobakterien (z. B. Pseudomonas, Klebsiella, Serratia, Citrobacter) Resistenzen zeigen. Ampicillin und Amoxycillin werden nach oraler Gabe resorbiert (Halbwertszeit 1-2 Stunden). Wie bei den anderen bisher aufgeführten Penicillinen erfolgt die Ausscheidung überwiegend renal. Aminopenicilline sind u.a. bei Infektionen der Atem-, Harn- und Gallenwege und bei Otitis media indiziert.

Die **Ureidopenicilline** (Azlo-, Mezlo- und Piperacillin) haben eine ähnliches Wirkungsspektrum wie Aminopenicilline. Darüber hinaus sind sie wirksam gegen Pseudomonas, Klebsiellen und Enterobacter. Die nicht Penicillinase-festen Ureidopenicilline können nur parenteral appliziert werden. Die Halbwertszeit beträgt ca. eine Stunde. Wichtigste Indikationen für diese Gruppe der Penicilline sind Infektionen der Harn- und Gallenwege und des Genitaltraktes. In Kombination mit Aminoglykosiden eignen sie sich zur Behandlung schwerer Allgemeininfektionen (Septikämie, Meningitis).

8.1.4   Cephalosporine

Der Ursprung der Cephalosporine ist die 7-Amino-Cephalosporansäure, die aus Kulturfil-traten von Cephalosporium acremonium gewonnen wird. Aus dieser Basissubstanz wurden durch chemische Veränderungen weitere Chephalosporine entwickelt. Man hat die einzel-nen Gruppen in sogenannte Generationen eingeteilt:

1. Generation   –   Cefalotin
                           Cefazolin
                           Cefazedon

2. Generation   –   Cefamandol
                           Cefuroxim
                           Cefotiam
                           Cefoxitin

3. Generation   –   Cefotaxim
                           Ceftriaxon
                           Ceftazidim
                           Cefumenoxim

Cephalosporine der ersten Generation sind in ihrem Wirkungsspektrum mit den Breitspek-trumpenicillinen vergleichbar. Zusätzlich wirken sie gegen Penicillinase-bildende Staphylo-kokken, wohingegen sie durch die β-Lactamase gramnegativer Erreger inaktiviert werden.
Die verstärkte Wirkung gegen gramnegative Stäbchen, hier besonders Haemophilus influ-enzae, zeichnet die Cephalosporine der zweiten Generation aus. Pseudomonas aeruginosa ist resistent. Cefoxitin weist eine Unempfindlichkeit gegenüber β-Lactamasen (auch der Anaerobier) auf. Damit wirkt es u. a. bei Infektionen mit Bacteroides-Arten.
Cephalosporine der dritten Generation sind Breitspektrumantibiotika mit guter Wirksam-keit gegen grampositive und gramnegative Bakterien. Allerdings wirken sie nur schwach gegen Staphylokokken. Deutliche Aktivität zeigen sie gegenüber Klebsiella pneumoniae und Proteus vulgaris. Von allen Cephalosporinen zeichnet sich Ceftazidim durch die beste Wirksamkeit gegen Pseudomonas aus. Breitspektrumcephalosporine können am ehesten bei Penicillinallergie gegeben werden, weil hier Kreuzallergien selten sind. Da die meisten Cephalosporine nach oraler Gabe nur schlecht resorbiert werden, ist die parenterale Applikation erforderlich. Die Plasmaeiweißbildung variiert zwischen 10 und 95 %. Mit ca. 8 Stunden weist Ceftriaxon eine hohe Halbwertszeit auf, die bei den übrigen Cephalospori-nen im Bereich von ein bis drei Stunden liegt. Die Ausscheidung erfolgt überwiegend über die Nieren (tubuläre Sekretion). Im Urin werden noch therapeutische Konzentrationen erreicht, so daß diese zur Behandlung von Infektionen der Nieren und Harnwege ausrei-chen. Die Cephalosporine, die zu einem großen Teil biliär ausgeschieden werden (Ceftria-xon, Cefoperazon), können die Darmflora beeinträchtigen und zu entsprechenden Neben-wirkungen führen.
Aufgrund ihrer guten Wirkung gegen Staphylokokken werden Cephalosporine der ersten Generation zur Therapie leichter Atemwegs- und Wundinfektionen und zur perioperativen Prophylaxe eingesetzt.

Cephalosporine der zweiten Generation sind indiziert bei Infektionen, deren Erreger sowohl Staphylokokken als auch gramnegative Bakterien sein können. Außerdem eignen sie sich zur Therapie von Haemophilus- und mit Einschränkung auch von Anaerobierinfektionen.

Breitspektrumcephalosporine (dritte Generation) sind hochwirksame Chemotherapeutika, die bei der Therapie schwerer Infektionen, insbesondere bei abwehrschwachen Patienten Anwendung finden. Sie eignen sich auch, wenn als Erreger multiresistente gramnegative Stäbchen vermutet werden. Zur gezielten Therapie schwerer Allgemein- und Organinfektionen sind sie ebenfalls indiziert.

Allen Cephalosporinen gemeinsam ist die Eigenschaft, daß sie die Blut-Liquor-Schranke nur schlecht passieren. Damit sind sie bei Meningitiden nicht wirksam.

8.1.5   Sonstige β-Lactam-Antibiotika

Monobactame, Peneme und β-**Lactamase-Inhibitoren** ergänzen die Gruppe der β-Lactam-Antibiotika. Ihnen gemeinsam ist eine unterschiedlich ausgeprägte Resistenz gegen β-Lactamasen.

Monobactame zeigen eine gute Wirksamkeit gegen fast alle gramnegativen Stäbchen einschließlich Serratia und Pseudomonas, allerdings nicht gegen Anaerobier und grampositive Bakterien.

Da Imipenem durch eine renale Dipeptidase rasch inaktiviert wird, kombiniert man es mit **Cilastatin,** um auf diese Weise das Enzym zu hemmen. Imipenem wirkt gegen grampositive und gramnegative Erreger, sowie Anaerobier, einschließlich Staphylococcus aureus und Pseudomonas. Schwere bakterielle Infektionen gelten als Indikation für dieses Kombinationspräparat.

Clavulansäure verfügt über eine nur schwache antibakterielle Aktivität, hemmt aber zahlreiche β-Lactamasen. Es wird daher mit nicht β-Lactamase-stabilen Substanzen wie Amoxycillin kombiniert. In dieser Verbindung sind die Antibiotika wirksam gegen Staphylococcus aureus, Haemophilus influenzae, Gonokokken, Escherichia coli, Klebsiella, Proteus und Bacteroides. Nicht empfindlich sind Pseudomonas, Serratia, Enterobacter. Als Indikationen gelten Infektionen der Atemwege und Harnwege.

8.2   Aminoglykoside

8.2.1   Typische Wirkstoffe

Vertreter der Aminoglykosid-Gruppe sind u. a. *Streptomycin, Kanamycin, Gentamicin, Netilmicin, Tobramycin und Amikacin.* Das Wirkungsspektrum umfaßt gramnegative Stäbchen, Staphylokokken und zum Teil Pseudomonas, wohingegen Streptokokken, Anaerobier und Haemophilus influenzae häufig resistent sind. Streptomycin wirkt gegen Mycobacterium tuberculosis und Francisella tularensis (Tularämie) und ist nur bei Infektionen mit diesen Erregern indiziert. Bei der Behandlung der Tuberkulose wird es wegen rascher Resistenzentwicklung immer mit anderen Antituberkulotika kombiniert. Im übrigen setzt man Aminoglykoside bei der Behandlung schwerer bakterieller Infektionen (insbesondere mit gramnegativen Erregern) ein, oft auch im Rahmen einer Kombinationstherapie.

8.2.2   Wirkungsmechanismus

Aminoglykoside binden sich in der Bakterienzelle irreversibel an die 3OS-Untereinheit der Ribosomen, wodurch die Proteinsynthese gestört wird. Daneben kommt es auch zur Bildung sogenannter *„Nonsens"-Proteine.* Es resultieren schwere Zellschäden bis zum Zelluntergang. Aminoglykoside wirken also bakterizid.

Es sind verschiedene Resistenzmechanismen bekannt. Durch Resistenzplasmide vermittelt, produzieren manche Bakterien Enzyme, die Aminoglykoside inaktivieren. Daneben beobachtet man Chromosomenmutationen, die eine verminderte Affinität der ribosomalen Bindungsstelle bzw. eine Änderung der Membranpermeabilität zur Folge haben.

8.2.3   Pharmakokinetik

Da Aminoglykoside nach oraler Gabe kaum resorbiert werden und nur lokal wirken, bedarf es einer parenteralen Applikation (Streptomycin nur intramuskulär). Sie wirken ausschließlich gegen extrazellulär gelegene Keime und weisen eine geringe Liquorgängigkeit auf. Aminoglykoside werden überwiegend renal ausgeschieden und müssen daher bei niereninsuffizienten Patienten individuell dosiert werden. Wegen der geringen therapeutischen Breite sollten in solchen Fällen die Serumspiegel kontrolliert werden.

8.2.4   Unerwünschte Wirkungen

Aminoglykoside können irreversible *Störungen des Hör- und Gleichgewichtsorganes* hervorrufen. Längerfristige Therapien machen daher regelmäßige Hörtests erforderlich. Auch sind diese Substanzen bei Schwangeren kontraindiziert, da fetale Schädigungen des VIII. Hirnnervs auftreten. Die Nephrotoxizität der Aminoglykoside manifestiert sich besonders bei Wirkstoffkumulation.

8.3 Chinolone

8.3.1 Typische Wirkstoffe

Chinolone – auch *Gyrasehemmer* genannt – der zweiten Generation werden durch Norfloxacin, Ciprofloxacin, Ofloxacin und Enoxacin vertreten. Sie wirken gegen grampositive und gramnegative Bakterien, darunter auch gegen Pseudomonas und Salmonella, sowie gegen Mykoplasmen, Chlamydien und Legionellen. Indiziert sind Gyrasehemmer u. a. bei Infektionen der Harnwege, Atemwege und des Bauchraumes. Aufgrund ihrer Wirksamkeit gegen Helicobacter pylori sind sie auch bei chronischer Gastritis und Ulcus duodeni angezeigt.

8.3.2 Wirkungsmechanismus

Chinolone hemmen die bakteriellen Topoisomerasen, die für Replikation, Transkription, Rekombination und Reparatur der DNA von Bedeutung sind. Dadurch wird die Nukleinsäuresynthese verhindert, Gyrasehemmer wirken bakterizid. Resistenzen basieren auf chromosomalen Mutationen. Die Organismen haben entweder eine DNA-Gyrase mit geringer Empfindlichkeit oder die Zellmembran weist eine verminderte Permeabilität für Chinolone auf.

8.3.3 Pharmakokinetik

Die Resorptionsquote der Chinolone variiert zwischen 40 und 95 %. Besonders gut wird Ofloxacin nach oraler Gabe resorbiert. Die Ausscheidung erfolgt überwiegend über die Niere. Die durchschnittliche Halbwertszeit beträgt 5 Stunden.

8.3.4 Unerwünschte Wirkungen

Neben allergischen Reaktionen sind gastrointestinale Beschwerden die häufigsten Nebenwirkungen. Ferner können zentralnervöse Störungen auftreten, die sich als Kopfschmerzen, Schwindel, Schlafstörungen, Erregungszustände, Depressionen etc. äußern. Auch kann das Reaktionsvermögen gemindert sein (Straßenverkehr). Kontraindikationen sind Schwangerschaft, Stillzeit, Epilepsie. Kinder und Jugendliche sollten ebenfalls nicht mit Chinolonen behandelt werden, da in Tierversuchen Knorpelschäden im Bereich der Epiphysenfugen und Gelenkschäden dokumentiert wurden.

8.4   Tetracycline

8.4.1   Wichtigste Wirkstoffe

Tetracyclin, Oxytetracyclin, Demeclocyclin, Doxycyclin, Minocyclin und Rolitetracyclin sind die Vertreter der Tetracyclingruppe. Es handelt sich um bakteriostatisch wirkende Breitbandantibiotika. Sie besitzen Aktivität gegen alle Penicillin-sensiblen Erreger, einige gramnegative Bakterien (nicht gegen Pseudomonas, Proteus, Serratia), Mykoplasmen, Leptospiren, Rickettsien und Chlamydien. Innerhalb der Tetracyclin-Gruppe besteht eine Kreuzresistenz.

Tetracycline sind indiziert bei chronischer Bronchitis, interstitieller Pneumonie, Hauterkrankungen wie Akne, nicht gonorrhoischer Urethritis etc. Da Tetracycline mit Kalzium nicht resorbierbare Komplexe bilden, sollten diese Antibiotika nicht gleichzeitig mit Kalzium-haltigen Nahrungsmittel eingenommen werden.

8.4.2   Wirkungsmechanismen

Tetracycline hemmen die ribosomale Proteinsynthese, indem sie die Bindung von Aminoacyl-t-RNA an die Rezeptorstellen der Ribosomen verhindern. Dadurch wird die Bildung von Peptidketten gestört. Resistenzplasmide codieren die genetische Information für eine Änderung der Permeabilität der bakteriellen Zellmembran. Dies führt zu einer nicht ausreichenden Konzentration der Tetracycline in der Bakterienzelle.

8.4.3   Pharmakokinetik

Nach oraler Gabe werden Tetracycline schnell, aber unvollständig resorbiert. Eine Ausnahme bilden die lipophilen Substanzen Doxycyclin und Minocyclin. Tetracycline verteilen sich im gesamten Organismus (außer Fettgewebe). Die Liquorgängigkeit ist gering. Im Knochen werden sie als Kalziumkomplexe gespeichert. Etwa 30 % der Tetracycline werden vor der Ausscheidung über Harn und Galle inaktiviert. Die Halbwertszeit beträgt 5–10 Stunden, bei Doxycyclin und Minocyclin 12–24 Stunden.

8.4.4   Unerwünschte Wirkungen

Zu den Nebenwirkungen der Tetracycline gehören gastrointestinale Beschwerden durch Störung der physiologischen Darmflora und Leberschäden bei hochdosierter Therapie. Allergische Reaktionen wurden selten beobachtet. Leber- und Nierenfunktionsstörungen gelten als Kontraindikationen. Wegen irreversibler Veränderungen der Zähne und eventueller Wachstumsstörungen sollen Tetracycline während der Schwangerschaft und Kindern bis acht Jahren nicht verabreicht werden.

8.5   Macrolide und Lincosamide

8.5.1   Wichtigste Wirkstoffe

Hauptvertreter der Macrolide und Lincosamide sind **Erythromycin** und **Clindamycin**. Sie wirken bakteriostatisch gegen grampositive Bakterien. Zu dem Wirkungsspektrum von Erythromycin gehören auch Bordetella pertussis, Legionellen, Campylobacter jejuni und Propionibacterium acnes. Clindamycin besitzt Aktivität gegen Staphylokokken, Anaerobier, Enterokokken, Haemophilus und Mykoplasmen.
Erythromycin ist indiziert bei akuten Infektionen der Atemwege durch grampositive Erreger, wenn die Bakterien Penicillin-resistent sind bzw. der Patient eine Penicillinallergie hat. Weitere Indikationen sind Erythrasma, Akne vulgaris, Legionellose, Trachom und Keuchhusten.
Da bei Clindamycin die Gefahr einer Enterokolitis besteht, ist die Anwendung auf Anaerobier- und Staphylokokkeninfektionen (bei Penicillinallergie) beschränkt.

8.5.2   Wirkungsmechanismus

Macrolide und Lincosamide binden reversibel an die 5OS-Untereinheit der Ribosomen. Sie beeinflussen so die Translokation und hemmen die bakterielle Proteinsynthese. Resistenzen treten rasch auf. Zwischen den beiden Substanzgruppen bestehen partielle Kreuzresistenzen.

8.5.3   Pharmakokinetik

Erythromycin wird nach oraler Gabe nur unvollständig, Clindamycin deutlich besser resorbiert. Beide Substanzen weisen eine gute Gewebepenetration auf. Sie werden im Körper weitgehend metabolisiert und überwiegend renal ausgeschieden.

8.5.4   Unerwünschte Wirkungen

Als Nebenwirkungen einer Makrolidtherapie treten gastrointestinale Störungen, allergische Reaktionen, eine intrahepatische Cholestase und bei hochdosierten Gaben auch ein reversibler Hörverlust auf. Für Lincosamide sind ebenfalls gastrointestinale Störungen bis hin zu einer pseudomembranösen Kolitis, die einen sofortigen Therapieabbruch erforderlich macht, typisch. Seltener werden Leukopenien und Leberschäden beobachtet.

8.6   Glykopeptid-Antibiotika

8.6.1   Wichtigste Wirkstoffe

Hauptvertreter der Glykopeptid-Antibiotika sind **Vancomycin** und **Teicoplanin,** die bakterizid auf aerobe und anaerobe grampositive Erreger wirken, besonders Staphylokokken und Clostridium difficile. Sie haben ihre Bedeutung als Reservetherapeutika bei schweren Staphylokokken- und Enterokokkeninfektionen. Vancomycin wird darüberhinaus bei *pseudomembranöser Kolitis* gegeben.

8.6.2   Wirkungsmechanismus

Glykopeptid-Antibiotika hemmen die Zellwandsynthese (Mureinsynthese). Die Elongation der Peptidoglykanketten und ihre Quervernetzung wird behindert. Kreuzresistenzen gegen Vancomycin und Teicoplanin sind bekannt.

8.6.3   Pharmakokinetik

Glykopeptid-Antibiotika werden nach oraler Aufnahme nicht resorbiert und müssen daher parenteral appliziert werden. Nur bei pseudomembranöser Kolitis gibt man Vancomycin oral. Die Ausscheidung erfolgt überwiegend renal, so daß bei niereninsuffizienten Patienten eine Dosisanpassung erforderlich ist. Die Halbwertszeit von Vancomycin beträgt 7 Stunden, von Teicoplanin 70 Stunden.

8.6.4   Unerwünschte Wirkungen

Als wichtigste Nebenwirkung der Glykopeptid-Antibiotika ist die Ototoxizität zu sehen. Ferner können allergische Reaktionen und Entzündungen am Injektionsort auftreten.

8.7 Chloramphenicol

8.7.1 Einsatz

Chloramphenicol wirkt bakteriostatisch auf grampositive und gramnegative Erreger (einschließlich Salmonellen, Rickettsien, Chlamydien, Mykoplasmen und Leptospiren). Wegen der Gefahr der *Knochenmarksschädigung* ist Chloramphenicol nur noch bei Rickettsiosen Mittel der ersten Wahl und muß im übrigen als Reservetherapeutikum betrachtet werden.

8.7.2 Wirkungsmechanismus

Chloramphenicol hemmt die Peptidyl-Transferase, wodurch die Elongation und damit die Proteinsynthese behindert werden. Bakterielle Chloramphenicol-Resistenz ist Plasmid-codiert und basiert meist auf einer Induktion der Acetyltransferasen, gelegentlich auch auf einer Permeabilitätsänderung der Zytoplasmamembran.

8.7.3 Unerwünschte Wirkungen

In seltenen Fällen kann es zu den gefürchteten Knochenmarksschädigungen kommen, wobei man zwischen einer dosisunabhängigen, meist irreversiblen *Panmyelopathie* und einer dosisabhängigen Störung der Erythropoese und der Leukopoese unterscheidet. Das bei Neugeborenen auftretende *Gray-Syndrom* (Atemstörung, Erbrechen, blasse Zyanose, Kreislaufkollaps) beruht darauf, daß die unreife Leber Chloramphenicol nicht in ausreichendem Maße an Glukuronsäure koppeln kann. Es resultiert eine Kumulation des Antibiotikums.

8.8 Sulfonamide

8.8.1 Wichtigste Wirkstoffe

Sulfonamide lassen sich in Kurzzeit- (Sulfacarbamid, Sulfisomidin), Mittelzeit- (Sulfadiazin, Sulfamethoxazol) und Ultralangzeitpräparate (Sulfalen) unterteilen. Sie werden häufig mit anderen Antibiotika kombiniert (z.B. Sulfamethoxazol und Trimethoprim). Eine Monotherapie mit Sulfonamiden ist beim Trachom indiziert. Kombinationspräparate kommen bei Harnwegs- und Atemwegsinfektionen, Toxoplasmose, Pneumocystis-Pneumonie, Nocardiose und Chloroquin-resistenter Malaria zur Anwendung.

8.8.2   Wirkungsmechanismus

Auf proliferierende Keime wirken Sulfonamide bakteriostatisch. Sie verdrängen kompetitiv die p-Aminobenzoesäure, die für den Aufbau der Dehydrofolsäure erforderlich ist. Resistenzen treten häufig auf, gelegentlich auch Multiresistenzen.

8.8.3   Unerwünschte Wirkungen

Im Vordergrund stehen gastrointestinale Störungen. Selten sind schwerwiegende Überempfindlichkeitsreaktionen wie das Stevens-Johnson- und das Lyell-Syndrom. Ferner können hämolytische Anämien, hämorrhagische Diathesen und cholestatische Hepatosen auftreten. Kontraindiziert sind Sulfonamide bei schweren Leber- und Nierenfunktionsstörungen und akuter Porphyrie. Auch während der Schwangerschaft und Stillperiode und Neugeborenen sollten sie nicht verordnet werden.

8.9   Nitroimidazole

Wichtigster Vertreter ist **Metronidazol,** das bakterizid gegen obligat anaerobe Keime und Protozoen wie Entamoeba histolytica, Trichomonas vaginalis und Giardia lamblia wirkt. Zerstörung der DNA und Blockade der DNA-Synthese sind die zentralen Wirkmechanismen dieser Substanz. Der Indikationsbereich für Metronidazol umfaßt Infektionen mit den aufgeführten Erregern und die perioperative Prophylaxe bei bestimmten gynäkologischen Eingriffen und Darmoperationen. An Nebenwirkungen wurden gastrointestinale Beschwerden, periphere Neuropathien, zentralnervöse Störungen und reversible Leukopenien beobachtet. Nitroimidazole sind in der Schwangerschaft kontraindiziert.

8.10   Antituberkulotika

8.10.1   Wichtigste Wirkstoffe

Basissubstanzen der Tuberkulosetherapie sind Isoniazid, Ethambutol, Rifampicin, Streptomycin und Pyrazinamid. Sie wirken mit Ausnahme von Ethambutol bakterizid. Daneben gibt es noch verschiedene sogenannte Reservestoffe, die im Falle von Unverträglichkeiten gegen die Basistherapeutika oder Erregerresistenzen zur Anwendung kommen.

8.10.2   Anwendungsprinzipien

Die wichtigsten Grundsätze der Tuberkulosetherapie heißen *Kombinationstherapie* und *Langzeittherapie*. Wegen sich schnell entwickelnder Resistenzen beginnt man in der Initialphase mit 3–4 Antituberkulotika, die über 2–3 Monate gegeben werden. In der sich anschließenden Stabilisierungsphase wird die Therapie mit zwei Substanzen (meist Isoniazid und Rifampicin) fortgeführt. Die Gesamtdauer der Tuberkulosebehandlung beträgt 6–12 Monate, nur bei fortgeschrittenen Krankheitsstadien oder Unverträglichkeiten gegen die Basissubstanzen erhöht sich die Therapiedauer.

Isoniazid wird nach oraler Gabe rasch resorbiert. Wegen seiner guten Liquorgängigkeit eignet es sich zur Prophylaxe und Therapie der tuberkulösen Meningitis. Es wird überwiegend in der Leber metabolisiert, während die Ausscheidung der Abbauprodukte renal erfolgt.

Ethambutol wird nach oraler Gabe zu ca. 90 % resorbiert. Die Plasmahalbwertszeit beträgt etwa 4 Stunden. Es wird zum größten Teil in unveränderter Form über die Nieren ausgeschieden.

Die Resorptionsquote von **Rifampicin** ist auch nach oraler Gabe ausreichend. In der Leber wird es desacetyliert. Der Metabolit ist ebenfalls gegen Mykobakterien wirksam. Die Plasmahalbwertszeit liegt zu Beginn der Therapie bei 2,5–5 Stunden, später – durch Enzyminduktion – bei 2–3 Stunden. Die Ausscheidung erfolgt biliär und renal.

Pyrazinamid wird ebenfalls nach oraler Gabe gut resorbiert. Es zeichnet sich wie Isoniazid durch Liquorgängigkeit aus. Die Plasmahalbwertszeit beträgt 6 Stunden. Pyrazinamid wird in erster Linie renal ausgeschieden.

Streptomycin (siehe Kapitel 8.2 Aminoglykoside)

8.10.3   Unerwünschte Wirkungen

Bei einer Therapie mit Isoniazid können Störungen des zentralen und peripheren Nervensystems auftreten wie Schwindel, Kopfschmerzen und Neuritiden. Gelegentlich kommt es zu gastrointestinalen Beschwerden, Leukopenien und schweren Leberschädigungen. Durch Gabe von Vitamin B6 wird die Neurotoxizität gemindert.

Isoniazid ist kontraindiziert bei Epilepsie, Psychosen, Neuritiden und akuten Hepatitiden.

Ethambutol kann zu reversiblen (nach langer Therapie auch irreversiblen) Sehschäden führen. Ferner werden Hyperurikämie, gastrointestinale Störungen und allergische Reaktionen beobachtet.

Für Rifampicin typische Nebenwirkungen sind Leberfunktionsstörungen, gastrointestinale Beschwerden und allergische Reaktionen. Bei schweren Leberfunktionsstörungen und während der Schwangerschaft ist Rifampicin kontraindiziert.

Pyrazinamid kann gastrointestinale Störungen, Hyperurikämie, Leberschäden und Photosensibilisierung verursachen, gelegentlich auch eine Störung der Hämatopoese. Kontraindikationen sind Schwangerschaft, Gicht, schwere Leberfunktionsstörungen.

8.11   Antimykotika

8.11.1   Wichtigste Wirkstoffe

Antimykotika werden zur Behandlung von Pilzinfektionen eingesetzt. Wichtige Gruppen sind Polyen-Antimykotika (Amphotericin B, Nystatin), Azole (Clotrimazol, Miconazol, Ketoconazol u. a.), Flucytosin und Griseofulvin.

Amphotericin B wirkt ggen Mykosen, die durch Sproßpilze hervorgerufen werden wie Blastomykosen, Kryptokokkosen, Kandidosen und gegen Aspergillosen. Es kann systemisch (nur intravenös) und lokal angewandt werden.

Nystatin zeigt vor allem gegen Candida albicans und andere Candida-Arten gute Wirksamkeit. Auch wird es zur lokalen Therapie der Dermatomykosen der Haut eingesetzt.

Azole wirken gegen alle human-pathogenen Pilze. Während sich Clotrimazol nur zur lokalen Anwendung eignet, werden mit Miconazol und Ketoconazol Systemmykosen behandelt. Als einzige Substanz der Azolgruppe wird Ketoconazol nach oraler Gabe ausreichend resorbiert.

Auch **Flucytosin,** das sich durch eine gute Liquorgängigkeit auszeichnet, kann oral gegeben werden. Die Halbwertszeit beträgt 3–6 Stunden. Indikationen sind Systemmykosen (Kandidosen, Kryptokokkosen).

Griseofulvin wirkt gegen Trichophyton-, Microsporon- und Epidermophytonarten. Insbesondere Nagelmykosen sind eine Indikation. Die Halbwertszeit beträgt nach der üblichen oralen Gabe 20 Stunden.

8.11.2   Wirkungsmechanismus

8.11.3   Unerwünschte Wirkungen

Polyen-Antimykotika wie Amphotericin B und Nystatin bilden Komplexe mit Sterolbausteinen der Zellwand, wodurch deren Permeabilität gesteigert wird. Zelltod ist die Folge. Amphotericin B wirkt bei parenteraler Gabe nephrotoxisch. Auch kann es zu Fieber, Schüttelfrost und Thrombophlebitis an der Injektionsstelle kommen. Seltener treten neurotoxische und allergische Störungen oder Leberparenchymschäden auf.

Azol-Antimykotika haben eine fungostatische Wirkung. Sie hemmen die Biosynthese von Ergosterol, einem wichtigen Baustein der Zellmembran der Pilze. Clotrimazol und Miconazol wirken durch Strukturveränderung der Zytoplasmamembran auch fungizid. An Nebenwirkungen von Miconazol sind bei parenteraler Gabe lokale Thrombophlebitiden, gastrointestinale Störungen, Fieber und allergische Reaktionen bekannt. Ketoconazol kann bei systemischer Gabe zu Leberschädigungen, Gynäkomastie, gastrointestinalen Beschwerden, Pruritus und Kopfschmerzen führen.

Flucytosin behindert die RNA- und DNA-Synthese. Bei 10 % der Candida-Arten besteht eine primäre Resistenz. Um die sich häufig während der Therapie entwickelnde sekundäre Resistenz zu verzögern, kombiniert man Flucytosin mit Amphotericin B. Nebenwirkungen sind gastrointestinale Beschwerden, Ekzeme sowie Leuko- und Thrombopenien.

Griseofulvin stört die Funktion der Mikrotubuli und hemmt damit die Mitose. Auch die Zellwandsynthese wird beeinträchtigt. Folgende Nebenwirkungen können auftreten: gastrointestinale und zentralnervöse Störungen, allergische Reaktionen, Leukopenie, selten Lupus erythematodes, Lyell- und Stevens-Johnson-Syndrom. Kontraindikationen sind Leberfunktionsstörungen, Porphyrie und Schwangerschaft.

9   Parasitologie

9.1   Protozoonosen (Flagellaten)

9.1.1   Trichomonas vaginalis

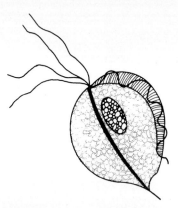

Abb. 26. Trichomonas vaginalis

Trichomonas vaginalis ist der Erreger einer Entzündung der Vagina (Kolpitis). In ca. 75 % der Fälle befallen die Trichomonaden auch die Urethra. Ein Vordringen in die Harnblase bzw. den Uterus wird nur selten beobachtet. Eine Infektion beim Mann verläuft meist symptomlos, führt jedoch zuweilen zu einer Urethritis, wobei Prostata und Samenblasen nur selten betroffen werden.

Die Infektion erfolgt in erster Linie durch Geschlechtsverkehr, da Trichomonaden nur eine geringe Tenazität (= Umweltresistenz) besitzen. Eine Übertragung ist in geringem Maße auch auf anderen Wegen möglich (Badebekleidung, Schwimmbäder). Trichomonadeninfektionen treten auch bei Neugeborenen und Kindern auf.

Der mikroskopische Erregernachweis im frischen Vaginal- bzw. Urethralabstrich ist das wichtigste Diagnoseverfahren. Eine Kultivierung des Erregers ist möglich, hat jedoch diagnostisch weniger Bedeutung.

Therapie: Metronidazol, Tinidazol und Ornidazol. Eine Mitbehandlung des Geschlechtspartners ist immer erforderlich!

9.1.2   Giardia lamblia

Es handelt sich um einen *Dünndarmparasiten,* der zu Entzündungserscheinungen und Resorptionsstörungen führen kann. In seltenen Fällen kommt es auch zur Infektion der Gallenblase. Infektionszeichen sind u. a. chronisch rezidivierende Durchfälle, Anzeichen von Malabsorption und Oberbauchschmerzen.

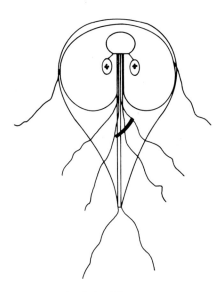

Abb. 27. Giardia lamblia

Die mit dem Stuhl ausgeschiedenen, *infektiösen Zysten* werden mit kontaminierter Nahrung bzw. Trinkwasser aufgenommen. Ein Nachweis der Trophozoiten (Proliferationsform) im Duodenalsaft bzw. der Trophozoiten und/oder Zysten im Stuhl ist möglich.
Therapie: Metronidazol, Tinidazol, Ornidazol und Mepacrin.

9.1.3   Trypanosomen

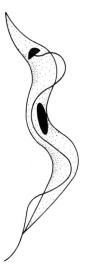

Abb. 28. Trypanosoma

Trypanosoma „gambiense" oder „rhodesiense" sind Erreger der nur in Afrika verbreiteten *Schlafkrankheit.* Trypanosoma „gambiense" tritt hauptsächlich in West- und Zentralafrika auf, Trypanosoma „rhodesiense" vorwiegend in Ostafrika. Die Übertragung erfolgt durch die blutsaugende *„Tsetse-Fliege",* in der die Trypanosomen einen Entwicklungszyklus durchlaufen. Erregerreservoir für Trypanosoma rhodesiense stellen Wild- und Haustiere dar; bei Trypanosoma gambiense ist der Mensch Haupterregerquelle.

Es werden zwei Krankheitsphasen unterschieden:

● Hämo-lymphatische Phase (Fieber, Exanthem, generalisierte Lymphknotenschwellungen)

● Meningoenzephalitische Phase (Meningoenzephalitis, Unruhe, Schlafstörungen)

Unbehandelt verläuft die Infektion häufig tödlich.

Die von **Trypanosoma cruzi** hervorgerufene **Chagaskrankheit** wird vor allem in Mittel- und Südamerika beobachtet. Überträger ist die *Raubwanze.* Sie nimmt die Erreger mit der Blutmahlzeit auf. In der Raubwanze verändern die Trypanosomen ihre Form und vermehren sich im Enddarm. Nach ca. einer Woche werden sie mit dem Kot ausgeschieden.

Gelangt der Kot auf die Haut des Menschen, so kann der Erreger über kleine Läsionen der Haut oder Schleimhaut in die Blutbahn eindringen.

Der Erreger vermehrt sich nicht im Blut, sondern in den Körperzellen, besonders in den Skelett- und Herzmuskelzellen. Das Krankheitsbild äußert sich in kontinuierlichem bzw. remittierendem Fieber, urtikariellen Hauterscheinungen, generalisierter Lymphadenitis sowie in schweren Organschädigungen.

9.1.4   Leishmania donovani

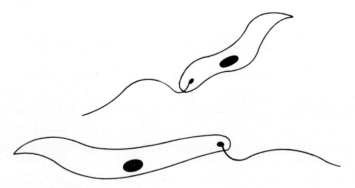

Abb. 29. Leishmania

Die Leishmanien werden durch die Weibchen der Sandmücke übertragen. Bei der viszeralen Leishmaniose **(Kalar-Azar)** wird **Leishmania donovani** über den Blutweg in einzelne Organe verschleppt. Am häufigsten betroffen werden Zellen des retikulohistiozytären Systems (Milz, Leber, Knochenmark, Lymphknoten etc.).

Wichtige klinische Symptome: Splenomegalie, oft auch Hepatomegalie. Im Verlauf der Krankheit entwickelt sich eine trockene, blasse Haut mit dunkler Pigmentierung (Kala = schwarz, Azar = Krankheit).

Verbreitung: Mittelmeergebiet, Afrika, Vorderer Orient, südlicher Teil der Sowjetunion bis nach Zentralasien, Indien, Burma und einige Gebiete Mittel- und Südamerikas.

Die kutane Leishmaniose oder **Orientbeule** wird von **Leishmania tropica** hervorgerufen. Die Vermehrung der Erreger erfolgt im Infektionsbereich der Haut. Bei der „Tropica major"-Form entwickeln sich im Laufe der Erkrankung Ulzerationen. Bei der „Tropica minor"-Form entstehen in der Regel trockene Läsionen.

Das Erregerreservoir bilden Nagetiere bzw. Hunde.

Verbreitung: Asien, gelegentlich Mittelmeerraum und Nordafrika.

9.2   Protozoonosen (Rhizopoden)

9.2.1   Entamoeba histolytica

Entamoeba histolytica ist Erreger der **Amöbenruhr,** einer ulzerierenden Darmerkrankung, bei der es auch zu hämatogenen Streuungen mit Abszeßbildungen in anderen Organen kommen kann.

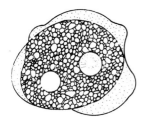

Abb. 30. Entamoeba histolytica, Trophozoit

Man unterscheidet drei Formen der E. histolytica:
- *Magna-Form* (20–60 μm) oder auch Gewebsform, sie verursacht Nekrosen in der Darmschleimhaut
- *Minuta-Form* (10–20 μm) entwickelt sich aus der Zyste und umgekehrt und dringt in die Darmschleimhaut ein
- *Kugelförmige Zyste* (10–16 μm), sie besitzt eine hohe Tenazität

Die Amöbenruhr wird durch *orale Aufnahme der Zysten* übertragen (kontaminierte Nahrungsmittel). Aus den Zysten entwickeln sich im Darm die Minuta-Formen, die entweder im Darmlumen bleiben (latente Infektion, keine Ruhr) oder in die Schleimhaut eindringen. Dort wandeln sie sich in Magna-Formen um, die mittels proteolytischer Fermente das Gewebe schädigen und zu Nekrosen und Ulzerationen führen.

Klinisch manifestieren sich diese Prozesse in krampfartigen Leibschmerzen und Durchfällen, die mit Blut und Schleim vermischt sind.

Eine schwere Komplikation bei hämatogener Streuung der Erreger ist die *Leberamöbiasis*. Es bilden sich Leberabszesse, die in das Peritoneum einbrechen können. In seltenen Fällen entstehen Abszesse in Lunge oder Gehirn.

Für den Erregernachweis stehen verschiedene Methoden zur Verfügung:

- Mikroskopische Stuhluntersuchung zum Nachweis von Magna-Formen
- Kulturelle Stuhluntersuchung
- Serologische Verfahren (vor allem bei extraintestinaler Amöbiasis) – indirekter Hämagglutinationstest, Ouchterlony-Doppeldiffusionstest, Latex-Agglutinationstest, Komplementbindungsreaktion.

9.3   Protozoonosen (Sporozoen)

9.3.1   Toxoplasma gondii

Toxoplasma gondii, ein intrazellulärer Gewebsparasit, ist der Erreger der **Toxoplasmose.** Er gehört biologisch zu den Sporozoa und ist weltweit verbreitet. Hauptwirte (Endwirte) sind Katzen und katzenartige Tiere, Nebenwirte (Zwischenwirte) viele Vertebraten und Säugetiere sowie der Mensch.

Die verschiedenen **Entwicklungsstufen** der Toxoplasmen lassen sich gliedern in die

- *enteroepitheliale Phase* (in der Katze) – geschlechtliche Entwicklung mit Ausbildung von Oozysten, die mit den Fäzes ins Freie gelangen;
- *exogene Phase* – durch Sporulation werden die Oozysten widerstandsfähig und infektionstüchtig;
- *extraintestinale Phase* – nach oraler Aufnahme von Oozysten oder Zysten folgt die ungeschlechtliche Vermehrung in kernhaltigen Zellen des Zwischenwirts.

In der extraintestinalen Phase dringen die Erreger durch die Darmwand (des Zwischenwirts) und streuen hämatogen oder lymphogen – meist in das retikuloendotheliale System, in die Muskulatur und in das ZNS. Die intrazelluläre Vermehrung der Toxoplasmen mit anschließender Zerstörung der Wirtszelle führt zu Nekrosen und Entzündungen. Außerdem bilden sich Zysten mit zahlreichen Zystozoiten (eventuell mehrere tausend).

Man unterscheidet **zwei Arten der Toxoplasmose:**

- *Pränatale Infektion* – bei Erst-Infektion einer Schwangeren können die Erreger entweder diaplazentar oder durch direktes Einwandern von der Uteruswand in den Fetus gelangen.
- *Postnatale Infektion* – durch Oozysten aus Katzenkot oder durch rohes, zystenhaltiges Fleisch; verläuft meist inapparent.

Die Schäden, die durch eine **pränatale Toxoplasmose** entstehen, hängen vor allem von dem *Zeitpunkt der Infektion* ab: Infektionen während des ersten Trimenon führen meist zum Abort, spätere haben Fetopathien zur Folge. **Symptome** der konnatalen Toxoplasmose sind beispielsweise Hepatosplenomegalie, interstitielle Pneumonie, Myokarditis, Hydrozephalus internus und intrazerebrale Verkalkungen. Zu klinisch manifesten, **postnatalen Infektionen**

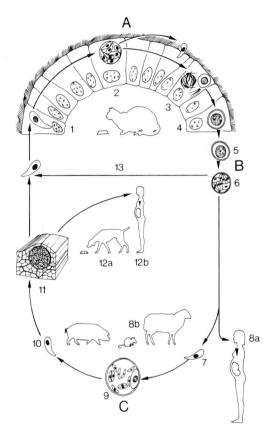

Abb. 31. Entwicklungszyklus von Toxoplasma gondii

A Entwicklung im Endwirt (Katze): Enteroepitheliale Phase mit Ausbildung von Geschlechtsformen
  1 In Epithelzelle des Dünndarms eingedrungenes *Toxoplasma*
  2 Ungeschlechtliches Vermehrungsstadium mit Endozoiten. Pfeil: Hinweis auf mehrere Genera-
     tionen dieser Vermehrung
  3 Ausbildung der Geschlechtsformen (Gametogonie) und Bildung der Zygote
  4 Oozyste

B Exogene Phase: Sporogonie
  5 Im Kot der Katze ausgeschiedene, unsporulierte Oozyste
  6 Sporulierte Oozyste mit 2 Sporozysten und je 4 Sporozoiten

C Entwicklung im Zwischenwirt (Säugetiere, Vögel, Mensch):
     Extraintestinale Phase, nur ungeschlechtliche Vermehrung des Parasiten
  7 Im Organismus freigewordener Sporozoit nach oraler Aufnahme von Oozysten
  8a Infektion des Menschen
  8b Infektion verschiedener Tierarten
  9 Ungeschlechtliche Vermehrungsstadien (Endozoiten) in einer Körperzelle
  10 Freier Endozoit
  11 Zyste mit Zystozoiten in der Muskulatur
  12a Infektion von Karnivoren mit Zysten im Fleisch von Tieren
  12b Infektion des Menschen mit *Toxoplasmazysten* im Fleisch
  13 Infektion der Katze mit Oozysten

Aus Wiesmann: Medizinische Mikrobiologie. Thieme Verlag 1982, mit freundlicher Genehmigung

zählen u. a. folgende Symptome: Lymphknotenschwellungen, Exantheme, interstitielle Pneumonie, Myokarditis, abdominelle Erscheinungen, Meningoenzephalitis und Erkrankungen des Auges.

Erregernachweis: Mikroskopische Untersuchung von Lymphknoten, Biopsiematerial oder Liquorpunktat nach Giemsa-Färbung; Tierversuch mit der Maus (intraperitoneale Injektion); Anzüchtung der Erreger auf der Chorioallantoismembran des Hühnereis oder in Gewebekulturen. Vorwiegend werden serologische Verfahren angewandt: Sabin-Feldman-Test, Komplementbindungsreaktionen, indirekter Hämagglutinationstest, indirekte Fluoreszenz-Antikörper-Reaktion.

Therapie: Sulfonamide in Kombination mit Pyrimethamin.

Prophylaxe: Besonders Schwangere sollten auf rohes Fleisch verzichten und den Kontakt mit Katzen meiden.

9.3.2   Plasmodium falciparum, Plasmodium vivax, Plasmodium malariae

Die Plasmodien sind Malariaerreger. Man kennt verschiedene Arten:
- Plasmodium vivax und ovale   – Malaria tertiana
- Plasmodium malariae   – Malaria quartana
- Plasmodium falciparum   – Malaria tropica (gefährlichste Form)

Die Anopheles-Mücke überträgt die *ungeschlechtlichen Formen (Sporozoiten)* bei der Blutmahlzeit. Es sind auch diaplazentare und artifizielle Übertragungen – z. B. durch Blutkonserven – möglich. Im Menschen findet nun eine ungeschlechtliche Vermehrung der Plasmodien statt *(Schizogenie).* Diese beginnt in den Parenchymzellen der Leber. Man spricht auch von einer **präerythrozytären Phase.** Freigesetzte *Merozoiten* dringen dann in die Erythrozyten ein, vermehren sich durch Schizogonie und gelangen beim Zerfall der Erythrozyten wieder ins Blut **(erythrozytäre Phase).** Der Befall der Erythrozyten kann sich mehrmals wiederholen. Dabei entwickeln sich auch Geschlechtsformen *(Gametozyen),* die einkernig sind. Werden Gametozyten von einer Anopheles-Mücke bei der Blutmahlzeit aufgenommen, folgt ein geschlechtlicher Vermehrungszyklus in der Mücke mit Bildung von Sporozoiten.

Der Zerfall der roten Blutkörperchen erfolgt rhythmisch und bedingt das Wechselfieber, welches für jede Plasmodienart typisch ist:
- Malaria tertiana – Fieberanfall alle 48 Stunden; Inkubationszeit 10–20 Tage
- Malaria quartana – Fieberanfall alle 72 Stunden; Inkubationszeit 21–40 Tage
- Malaria tropica   – unregelmäßiger Fieberverlauf; Inkubationszeit 8–20 Tage

Bei Malaria tertiana und quartana können *exoerythrozytäre Formen* der Plasmoiden in den Leberzellen bleiben und nach längerer Zeit – bei M. quartana eventuell nach Jahrzehnten – zu Spätrezidiven führen.

Solche Spätrezidive treten bei der Malaria tropica nicht auf, weil dort die exoerythrozytäre Phase fehlt. Die Infektion erlischt ungefähr nach einem Jahr. Allerdings hat die Malaria tropica einen wesentlich schwereren Verlauf und weist die meisten Todesfälle auf. Zu den Symptomen zählen Bronchitis, Bronchopneumonie, Durchfälle, Kreislaufschwäche, Leberfunktionsstörungen und enzephalitische Erscheinungen.

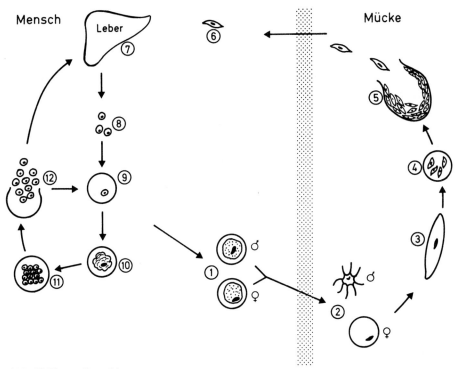

Abb. 32. Plasmodienzyklus

Von der Mücke werden Mikrogametozyten (♂) und Makrogameten (♀) ① aufgenommen. Aus den Mikrogametozyten entwickeln sich Mikrogameten, die die Makrogameten befruchten ②, ③. In der Darmwand der Mücke reifen Ookineten ④ zu Oozysten, die zahlreiche Sporozoiten enthalten.
Beim Stich der Mücke gelangen infektionstüchtige Sporozoiten ⑥ in das Blut des Menschen. Eine erste Vermehrung der Erreger findet in der Leber ⑦ statt (präerythrozytäre Phase). Die dabei entstehenden Merozoiten ⑧ befallen Erythrozyten ⑨, in denen es ebenfalls zu einer Vermehrung ⑩, ⑪ kommt (erythrozytäre Phase). Freigesetzte Merozoiten ⑫ beginnen den Vermehrungszyklus in anderen Erythrozyten. In manchen Fällen beobachtet man einen erneuten Befall der Leber (exoerythrozytärer Zyklus). Aus Merozoiten bilden sich auch die Geschlechtsformen ①

Eine gefürchtete Komplikation der **M. tropica** ist das *Schwarzwasserfieber,* das durch eine intravasale Hämolyse gekennzeichnet ist. Die Folgen sind ein hämolytischer Ikterus, Hämoglobinurie und degenerative Veränderungen von Nieren, Leber und Herz. Die Patienten scheiden dunkelroten bis schwarzbraunen Urin aus.
Die Ursache des häufig tödlich verlaufenden Schwarzwasserfiebers ist noch nicht geklärt. Es wird u. a. eine Autoimmunreaktion diskutiert, die mit Chiningaben in Zusammenhang stehen soll.
Erregernachweis: Blut, das während eines Fieberanfalls entnommen wird, untersucht man mikroskopisch. Dazu verwendet man den sogenannten „Dicken Tropfen", der nach Giemsa gefärbt wird. Dies erlaubt den Nachweis der Plasmodien auch bei leichter Infektion. Ein anschließender Blutabstrich dient zur Identifizierung der Spezies.

9.3.3   Cryptosporidium

Protozoen der Gattung *Cryptosporidium* stehen den Toxoplasmen nahe. Nach oraler Aufnahme verläuft die Infektion bei immunkompetenten Personen meist latent bzw. es tritt ein kurzfristiger Durchfall auf. Bei Patienten mit geschwächtem Immunsystem (z. B. *AIDS-Patienten*) können diese Erreger langdauernde oder auch intermittierende Durchfälle hervorrufen.

Cryptosporidium läßt sich in Stuhlproben mikroskopisch nachweisen.

9.4   Helminthosen (Trematoden)

9.4.1   Schistosoma haematobium

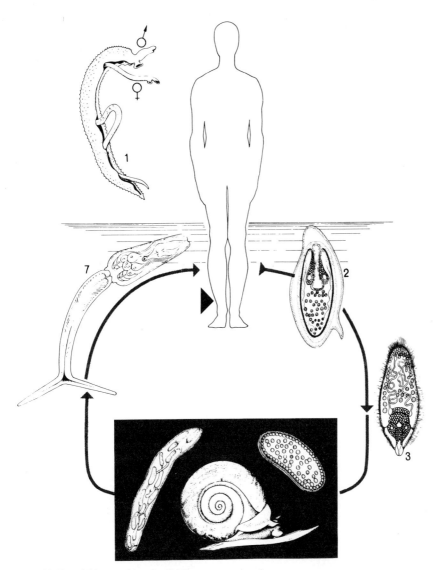

Abb. 33. Entwicklungszyklus von Schistosoma mansoni:

1 Männchen und Weibchen
2 Frisch ausgeschiedenes Ei mit Mirazidium
3 Freischwimmendes Mirazidium
4 Sporozyste im Zwischenwirt

5 Zwischenwirt (Biomphalaria glabrata)
6 Tochtersporozyste mit Zerkarien
7 Freie Gabelschwanzzerkarie
(Nach *Piekarski*, 1973)

Aus Wiesmann: Medizinische Mikrobiologie. Thieme Verlag 1982, mit freundlicher Genehmigung

Die Schistosomen sind getrenntgeschlechtliche Pärchenegel, die im Venensystem des Menschen leben und die **Bilharziose** (auch: Schistosomiasis) verursachen.

Schistosoma haematobium befällt das Venengeflecht des kleinen Beckens. Die Eier werden in den Gefäßen der Harnblase und der Harnwege abgelegt, von wo aus sie in das Blaseninnere und mit dem Urin ins Freie gelangen. Im warmen Süßwasser schlüpfen Wimperlarven (Mirazidien) aus den Eiern. Die anschließende Entwicklung erfolgt in der *Wasserschnecke (Zwischenwirt)*. Es bilden sich Zerkarien, die in das Wasser ausschwärmen. Bei der Infektion des Menschen dringen die Zerkarien aktiv durch die Haut oder sie werden mit dem Trinkwasser aufgenommen.

Schistosoma mansoni legt die Eier in der Leber und in den kleinen Dickdarmvenen ab. Die Eier werden mit den Fäzes ausgeschieden.

Schistosoma japonicum setzt die Eier allgemein im Blutgefäßsystem ab. Sie dringen durch die Darmwand und gelangen mit den Fäzes ins Freie.

Das aktive Einwandern der Zerkarien durch die menschliche Haut ruft makulopapulöse Exantheme und Juckreiz hervor (Zerkariendermatitis).

Typische Symptome der **Blasenbilharziose** (S. haematobium) sind eine hämorrhagische Zystitis, eventuell mit papillomartigen Wucherungen, und Blasenfisteln. Verbreitung: Afrika, mittlerer Osten.

Die **Darmbilharziose** (S. mansoni und japonicum) tritt mit einer Kolitis auf, die der Ruhr ähnelt. Weiterhin beobachtet man perirektale Abszesse, Polypen und Leberzirrhose. Verbreitung: S. mansoni – Afrika, Vorderer Orient, Südamerika, S. japonicum – Japan, Südostasien.

Diagnose: Es müssen Eier im Urin, Stuhl oder Rektalabstrich nachweisbar sein. Dabei ist zu beachten, daß die Zeitspanne zwischen Infektion und Eiausscheidung – je nach Erreger – 30–90 Tage betragen kann. Soll eine Diagnose vor Ablauf dieser Frist gestellt werden, bieten sich serologische Verfahren an: Komplementbindungsreaktion, indirekte Hämagglutination, Immunfluoreszenz und die Zerkarienhüllenreaktion. Letztere wird mit lebenden Schistosomenzerkarien und Patientenserum durchgeführt.

Therapie: Praziquantel; manche Komplikationen der Blasenbilharziose erfordern eine chirurgische Behandlung.

9.5   Helminthosen (Zestoden)

9.5.1   Taenia saginata, Taenia solium

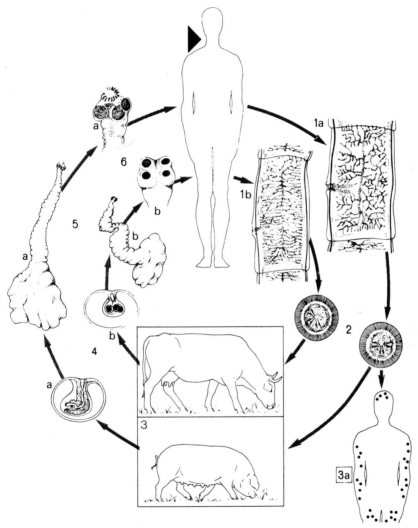

Abb. 34. Entwicklungszyklen von Taenia saginata und T. solium

1 a/b Eihaltiges (gravides) Glied von T. solium (a) und T. saginata (b)
2 Freie Taenia-Eier
3 Natürliche Zwischenwirte für T. saginata (Rind) und T. solium (Schwein)
3 a Der Mensch als akzidenteller Zwischenwirt für T. solium
4 a/b Infektionstüchtige Finnen von T. solium (a) und T. saginata (b)
5 a/b Gleiche Finnen mit ausgestülpter Kopfanlage
6 a/b „Bewaffneter Kopf" von T. solium (a) und „unbewaffneter" von T. saginata (b) aus dem Dünndarm des Menschen (Nach *Piekarski,* 1973)

Aus Wiesmann: Medizinische Mikrobiologie. Thieme Verlag 1982, mit freundlicher Genehmigung

Der **Rinderbandwurm** (Taenia saginata) ist ein 5 bis 10 m langer Dünndarmparasit. In seinen Endgliedern (Proglottiden) gelangen bis zu 100 000 Eier zur Reifung, die mit ihnen abgestoßen werden und dann im Darm oder der Außenwelt frei werden. Die Eier bleiben monatelang invasionsfähig. Sie werden vom *Rind (Zwischenwirt)* mit der Nahrung aufgenommen und entwickeln sich in dessen Dünndarm zu Onkosphären. Diese durchdringen die Darmwand und erreichen über den Blutstrom die quergestreifte Muskulatur (bevorzugt Zwerchfell- und Kaumuskulatur), in der sich die *Finnen* bilden. Der Mensch infiziert sich durch Genuß von rohem, finnenhaltigem Fleisch und wird Bandwurmträger (Endwirt).

Der **Schweinebandwurm** (Taenia solium) ist etwa 2–4 m lang. Außer durch seinen Zwischenwirt (Schwein) unterscheidet er sich in Bezug auf Entwicklung und Übertragungsmodus kaum von Taenia saginata. Allerdings ist im Gegensatz zu Taenia saginata eine Infektion des Menschen – in dem Fall Zwischenwirt – mit Eiern von Taenia solium möglich (z. B. durch Verzehr von fäkaliengedüngtem Gemüse). Es bilden sich Finnen, die häufig im Auge oder im Gehirn siedeln. Diese als **Zystizerkose** bezeichnete Erkrankung kann zu chronischer Meningitis, Krämpfen oder auch plötzlichem Tod durch Ventrikelverschluß führen.

Die Taeniose läßt sich relativ leicht durch Nachweis der abgehenden Proglottiden im Stuhl diagnostizieren. Taenia saginata und solium unterscheidet man an der Zahl der Uterusäste in den Endgliedern.

Die Zystizerkose weist man mit serologischen Methoden (Komplementbindungsreaktion) nach.

Therapie: Niclosamid, Cestodin. Die Zystizerkose bedarf chirurgischer Maßnahmen.

9.5.2   Echinococcus granulosus (Echinococcus multilocularis)

Hauptwirt der **Echinokokken (Hundebandwurm)** ist der Hund bzw. der Fuchs, der Proglottiden und damit die Eier ausscheidet. Diese können vom Menschen oral aufgenommen werden.

Im Dünndarm des Menschen (oder anderer, tierischer Zwischenwirte) entwickeln sich die Onkosphären, die die Darmwand durchdringen und auf dem Blutweg in die *Leber* oder auch andere Organe – beispielsweise die *Lunge* – gelangen. Aus den Onkosphären entstehen dort Finnen. Die Finne des **Echinococcus granulosus** bezeichnet man als **Hydatide** (hydatis = Wasserblase), in der es zur Bildung von Tochter- und Enkelzysten kommen kann. Die Größe des Hydatiden schwankt zwischen wenigen Millimetern und 30 cm. Die primäre Echinokokkose kann durch Ruptur der Hydatide zu einer Metastasierung (sekundäre Echinokokkose) führen. Außerdem besteht die Gefahr, daß ein allergischer Schock auftritt.

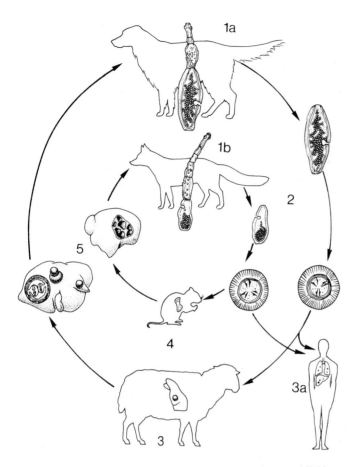

Abb. 35. Entwicklungszyklen von Echinococcus granulosus und Echinococcus multilocularis

1 a/b Adulte Parasiten in Endwirten: E. granulosus im Hund, E. multilocularis im Rotfuchs (selten in Hund und Katze)
2 Eihaltige, gravide Glieder
3 Echinococcus-Eier, Infekion natürlicher Zwischenwirte bzw. des Menschen (3a)
4 Natürliche Zwischenwirte, für E. granulosus: Schaf, Rind, Pferd u. a. Ungulaten, für E. multilocularis: Nagetiere
5 Finnen (Metazestoden) in der Leber der Zwischenwirte

Aus Wiesmann: Medizinische Mikrobiologie. Thieme Verlag 1982, mit freundlicher Genehmigung

Echinococcus multilocularis unterscheidet sich von E. granulosus vor allem durch den anderen Aufbau der Hydatide. Diese setzt sich aus zahlreichen, kleinen Bläschen zusammen, die maximal haselnußgroß sind. Für die Medizin ist das infiltrative, tumorartige Wachstum dieser Hydatiden von besonderer Bedeutung.

Zur Diagnose werden einerseits Verfahren wie Röntgen, Szintigraphie, Sonographie und Computertomographie, andererseits serologische Methoden (z. B. Komplementbindungsreaktion) angewendet.

Die *Therapie* sollte nach Möglichkeit in *operativen Maßnahmen* liegen. Inoperable Fälle behandelt man mit Mebendazol.

9.6   Helminthosen (Nematoden)

9.6.1   Enterobius vermicularis

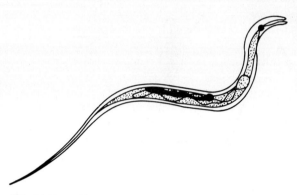

Abb. 36. Enterobius vermicularis

Der **Madenwurm,** Enterobius vermicularis, ist ein Dickdarmparasit und der Erreger der *Oxyuriasis,* einer häufig Kinder befallenden Erkrankung. Der Erreger lebt in der Mukosa des Dickdarms. Vor allem nachts wandern die Weibchen zur Eiablage aus dem Anus. Der dabei entstehende Juckreiz führt leicht zur *digitalen Reinfektion* – oft als indirekte Schmierinfektion über Gegenstände.

Aus den Eiern entwickeln sich nach oraler Aufnahme ohne Zwischenstadien die adulten Würmer. Bei massivem Befall treten viele lebende Würmer im Stuhl auf. Komplikationen können durch Einwandern der Weibchen in die Vagina entstehen (Fluor); eine Endometritis oder Salpingitis beobachtet man jedoch selten.

Die Diagnose wird durch mikroskopischen Nachweis der Eier auf der Analhaut gestellt (Klebestreifenmethode). Die sonst übliche Stuhluntersuchung genügt hier nicht.

9.6.2   Ascaris lumbricoides

Der **Spulwurm,** Ascaris lumbricoides, ist der *häufigste Dünndarmparasit* unter den Würmern. Seine Eier werden mit dem Stuhl ausgeschieden und besitzen eine hohe Tenazität. Bei günstigen Bedingungen entwickeln sich im Boden innerhalb von 3–6 Wochen infektionsfähige Larven, die auf oralem Wege in den Dünndarm gelangen. Es beginnt eine Wanderung vom Dünndarm über die Venen zunächst in die Leber und nach 1–7 Tagen über das Herz in die Lunge. Dort verlassen die Larven das Kapillarnetz und dringen in die Alveolen ein. Nach einer Häutung erreichen sie über die Trachea und den Pharynx den Verdauungskanal, wo sie sich zum adulten Wurm weiterentwickeln (trachealer Wanderweg).

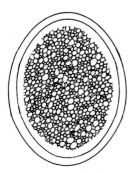

Abb. 37. Ascaris-Ei

Bei der Wanderung durch die Lunge kommt es zu einem flüchtigen eosinophilen Lungeninfiltrat und zur Pneumoniesymptomatik. Im übrigen sind uncharakteristische Abdominalbeschwerden vorherrschend. Die Eier der Askariden lassen sich im Stuhl nachweisen.

9.6.3   Trichinella spiralis

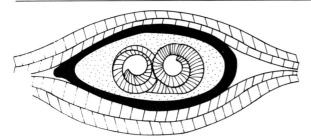

Abb. 38. Trichinella spiralis, larvenhaltige Kapsel in der Muskulatur

Die Entwicklung der **Trichinen** läuft in zwei Phasen ab: geschlechtsreife Tiere im Dünndarm und Larven in der Muskulatur. Eine Außenphase fehlt. Wirt der Trichinen ist normalerweise die Ratte, an der sich das Schwein infiziert. Durch Genuß von rohem, larvenhaltigem Schweinefleisch kommt es beim Menschen zur Infektion.

Im Darm entstehen aus den Larven geschlechtsreife Würmer. Die Weibchen setzen in der Darmschleimhaut lebende Larven ab, die sich in Lymph- und Blutgefäße einbohren und so Muskulatur, Myokard etc. erreichen. Dort wachsen die Larven heran und kapseln sich ab. Auch bei anschließender Verkalkung der Kapsel bleibt die Larve ca. 10–20 Jahre lebensfähig. Dieses Stadium der Larven in der Muskulatur ist mit starken Schmerzen verbunden.

Für die **Diagnose** ist eine massive Eosinophilie ein wichtiger Hinweis (Maximum 3.–5. Krankheitswoche). Ein Antikörpernachweis ist mit der Komplementbindungsreaktion möglich. Probeexzisionen lassen sich erst spät durchführen.

Thiabendazol ist das Mittel der Wahl bei Darmtrichinen.

Die *Therapie* der Muskeltrichinosen beschränkt sich in der Regel auf symptomatische Behandlungen.

Die *Prophylaxe* besteht in der Fleischbeschau, der Rattenbekämpfung und dem Verzicht auf rohes Schweinefleisch.

9.6.4   Ancylostoma duodenale

Der **Hakenwurm** ist ein Dünndarmparasit, dessen Eier mit den Fäzes ausgeschieden werden. Es entwickeln sich Larven, die im Wasser oder in feuchter Umgebung wochenlang lebensfähig bleiben. Die Larven dringen aktiv *perkutan* in den Menschen ein. Über die Lymph- und Gefäßbahnen erreichen sie die Lunge (Herz-Lungenpassage) und anschließend über die Trachea den Verdauungskanal. Im Dünndarm entwickeln sie sich zum adulten Wurm. Hakenwürmer setzen sich in der Darmschleimhaut fest und ernähren sich vom Blut des Wirts (häufig: Bergarbeiter).

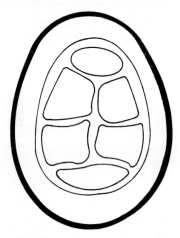

Abb. 39. Ancylostoma-Ei

Zu den *Symptomen* eines Befalls mit Ancylostoma zählt neben Hauterscheinungen die Eisenmangelanämie. Zur Diagnose eignet sich eine Stuhluntersuchung, die auf den Nachweis von Wurmeiern abzielt.

9.6.5   Filarien (Wuchereria bancrofti, Loa loa, Onchocerca volvulus)

Filarien sind fadenförmige Nematoden. Die Weibchen setzen embryonierte Eier oder lebende Larven (Mikrofilarien) ab, die dann im Blut oder in der Haut auftreten. Dabei unterscheidet man *nichtperiodische* Filarienarten, deren Mikrofilarien dauernd im Blut nachweisbar sind, und *periodische,* deren Mikrofilarien in tageszeitabhängigen Konzentrationen vorhanden sind. Diese werden von blutsaugenden Insekten aufgenommen und übertragen.

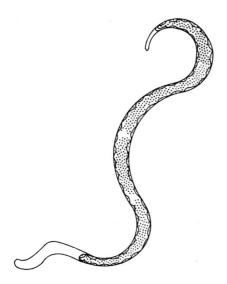

Abb. 40. Mikrofilarie (Wuchereria bancrofti)

Wuchereria bancrofti ist in tropischen und subtropischen Gebieten verbreitet. Die Infektion des Menschen erfolgt durch Stechmücken (Zwischenwirt). Die Mikrofilarien siedeln in Lymphgefäßen und Lymphknoten, wo sie geschlechtsreif werden.

Für das akute Stadium der Erkrankung sind allergisch-entzündliche Reaktionen typisch (Lymphangitis, Lymphadenitis). Im chronischen Stadium entwickelt sich das Bild der **Elephantiasis,** bei der auf Grund von Lymphabflußstörungen ödematöse Schwellungen auftreten.

Die Diagnose wird sowohl nach den klinischen Symptomen als auch durch Nachweis der Mikrofilarien im Blut gestellt. Entsprechend der Periodizität von Wuchereria bancrofti sollte die Blutprobe nachts entnommen werden.

Loa loa ist ein in den tropischen Waldgebieten Afrikas verbreiteter Parasit, der durch Stechfliegen übertragen wird. Die reifen Würmer wandern in der Subkutis, während die Mikrofilarien tagsüber im Blut erscheinen.

Zum klinischen Bild der Loiasis gehören vor allem Schwellungen und Juckreiz. Für die Diagnose ist der Nachweis von Mikrofilarien im tagsüber entnommenen Blut wichtig.

Onchocerca volvulus ist Erreger der *Onchozerkose,* für die u. a. Hautveränderungen, Lymphadenopathie und Augenschäden (eventuell Erblindung) charakteristisch sind. Er kommt in den Flußgebieten Afrikas, Arabiens und Mittel- und Südamerikas vor, da nur in diesen Zonen die Kriebelmücke (Zwischenwirt) existieren kann. Man bezeichnet daher auch die Erblindung durch Befall von Onchocerca volvulus als **Flußblindheit.**

Die adulten Filarien leben meist knäuelartig aufgewunden in der Subkutis, in der die Mikrofilarien wandern. Auf diese Weise erreichen sie das Auge. Mikrofilarien von Onchocerca volvulus treten nicht periodisch auf.

Die **Diagnose** beruht auf operativer Entfernung und Untersuchung von Hautknoten, auf dem Parasitennachweis in Hautstücken (Skin-Snip-Methode) und auf der Spaltlampenuntersuchung eines befallenen Auges.

10   Antiprotozoenmittel und Anthelminthika

10.1   Antiflagellaten- und Antirhizopodenmittel

10.1.1   Wichtige Wirkstoffe

Als Antiprotozoenmittel stehen u.a. **Nitroimidazole** (siehe Kapitel 8.9), **Pentamidin, Suramin** und **Antimonverbindungen** zur Verfügung. Zu den Nitroimidazolen zählen Metronidazol, Nimorazol und Tinidazol. Sie zerstören die DNA und blockieren bei Mikroorganismen die DNA-Synthese. Die Substanzen eignen sich zur Therapie von Infektionen mit anaeroben Bakterien, Trichomonaden, Giardia lamblia und Entamoeba histolytica. Bei der Amöbiasis können sie in jedem Krankheitsstadium eingesetzt werden.

Das Wirkungsspektrum von Pentamidin, einem aromatischem Diamidin, umfaßt Pneumocystis carinii, Trypanosomen, Leishmanien und vereinzelt auch Pilze. Als Wirkungsmechanismus nimmt man die Hemmung der oxidativen Phosphorylierung an. Pentamidin wird i. v. gegeben. Bei Trypanosomenerkrankung ist es – ebenso wie Suramin – zur Prophylaxe und Therapie des ersten Stadiums indiziert, bei Leishmaniosen gilt es als Reservetherapeutikum.

Mit Stibogluconat, einem fünfwertigen Antimon, behandelt man Leishmaniosen. Um eine Reizung der Darmschleimhaut zu vermeiden, ist eine parenterale Applikation erforderlich.

10.1.2   Unerwünschte Wirkungen

Zu den wichtigsten Nebenwirkungen der Nitroimidazole gehören gastrointestinale Störungen, Kopfschmerzen, Schwindel und Parästhesien. Nach parenteraler Gabe von Pentamidin können Hypo- und Hyperglykämien, Nierenschäden und Leukopenien auftreten. Typische Nebenwirkungen von Suramin sind Beeinträchtigungen des Gastrointestinaltraktes, des Zentralnervensystems und der Nieren. Stibogluconat stört das Herzkreislaufsystem.

10.2   Antisporozoenmittel

10.2.1   Wichtige Wirkstoffe

Wichtige Antisporozoenmittel sind Sulfonamide, das mit Trimethoprim verwandte Pyrimethamin und Spiramycin. Sie dienen der Toxoplasmosebehandlung, wobei meist Sulfonamide und Pyrimethamin in Kombination gegeben werden. Spiramycin wird hauptsächlich dann eingesetzt, wenn bei bestehender Schwangerschaft Sulfonamide kontraindiziert sind.

10.2.2 Unerwünschte Wirkungen

Zu den bekannten Nebenwirkungen der Sulfonamide gehören gastrointestinale Beschwerden, Überempfindlichkeitsreaktionen wie das Lyell-Syndrom und hämolytische Anämien. Bei Pyrimethamin ist mit gastrointestinalen Störungen und Neuropathien zu rechnen. Spiramycin, ein Macrolid-Antibiotikum, kann gastrointestinale Störungen, Überempfindlichkeitsreaktionen und einen reversiblen Hörverlust verursachen.

10.3 Antimalariamittel

10.3.1 Wichtige Wirkstoffe

Wichtige Elemente der Malariaprophylaxe und -therapie sind Chinin, Chloroquin, Mefloquin, Primaquin, Proguanil (in Deutschland noch nicht zugelassen) und Halofantrine. Chinin, das älteste Malariamittel, Chloroquin und Mefloquin hemmen nach oraler Gabe die Vermehrung der Plasmodien in den Erythrozyten. Primaquin hat gewebsschizontozide, hypnozoitozide und sporontozide Eigenschaften. Proguanil ist bei erythrozytären und extraerythrozytären Plasmodien wirksam.

10.3.2 Anwendung

Die Wahl des geeigneten Antimalariamittels hängt von den zu erwartenden Resistenzen und vom Entwicklungsstadium der Erreger ab. Neben allgemeinen Schutzmaßnahmen (Kleidung etc.) ist eine wirkungsvolle Prophylaxe mit **Chloroquin** (bei Aufenthalt in Gebieten ohne Chloroquin-resistente Stämme von Plasmodium falciparum), Chloroquin in Kombination mit **Proguanil** und **Mefloquin** möglich. Die Therapie der unkomplizierten Malaria wird mit Chloroquin durchgeführt. Bestehen Resistenzen gegen diese Substanz, sind **Halofantrine** und Mefloquin indiziert. Für die Nachbehandlung einer Malaria tertiana oder quartana steht **Primaquin** zur Verfügung, das auch gegen die Ruheform der Sporozoiten (sogenannte Hypnozoiten) wirksam ist. Damit dient es der *Rezidivprophylaxe*.
Um die Resistenzentwicklung nicht zu fördern, sollte insbesondere Mefloquin nur bei längeren Aufenthalten in Endemiegebieten mit hochgradig Chloroquin-resistenten oder multiresistenten Stämmen angewandt werden. Alternativ sind eine Prophylaxe mit Chloroquin und sofortige Halofantrine- oder Mefloquintherapie sinnvoll.

Die wichtigsten Nebenwirkungen und Kontraindikationen der Antimalariamittel in einer
Übersicht:

Chinin	Gastrointestin. Störungen
	Seh- und Hörstörungen
	Blutdruckabfall
	Allergische Reaktionen
	(selten mit intravasaler Hämolyse)
Chloroquin	Gastrointestin. Störungen
	Kopfschmerzen
	Hautreaktionen
Halofantrine	Leberstörung
	Gastrointestin. Störung
	Husten
	Unruhezustände
Mefloquin	Gastrointestin. Störungen
	Zentralnervöse Störungen
	Psychosen
	Kontraindikationen:
	Leberfunktionsstörungen
	Epilepsie
	Nierenfunktionsstörungen
Primaquin	Appetitlosigkeit
	Methämoglobinbildung
	Hämolye bei Glucose-6-phosphat-Dehydrogenase-Mangel
Proguanil	Gastrointestin. Störungen
	Schleimhautulzerationen i. Mund
	Alopezie
	Anämie bei Nierenkranken

10.4 Anthelminthika

10.4.1 Wichtige Wirkstoffe

Den weltweit sehr häufigen Wurminfektionen steht eine inzwischen breite Palette von wirksamen Anthelminthika gegenüber. Als Beispiele seien Praziquantel, Mebendazol, Piperazin
und Pyrantel aufgeführt. Prinzipiell unterscheidet man Bandwurm-, Nematoden und Tre-
matodenmittel, wobei es auch mehrfach wirksame Substanzen gibt.

10.4.2   Anwendung

Praziquantel führt nach oraler Gabe zu einer spastischen Lähmung der Bandwurmmuskulatur. Die Würmer werden dann mit dem Stuhl ausgeschieden. Darüber hinaus wirkt Praziquantel auch gegen alle Schistosoma-Arten. Nebenwirkungen: Gastrointestinale Beschwerden, Kopfschmerzen, Urtikaria.

Mebendazol, Mittel der Wahl bei Infektionen mit Peitschenwürmern, ist auch gegen andere Nematoden wirksam. Es behindert die Glucoseaufnahme der Parasiten. Nebenwirkungen: Gastrointestinale Störungen, Blutbildveränderungen.

Piperazin verursacht wie Praziquantel eine Lähmung der Wurmmuskulatur. Wichtige Indikationen sind Befall mit Askariden oder Oxyuren. Nebenwirkungen: Gastrointestinale Beschwerden, Beeinträchtigungen des ZNS und Ataxien bei zerebral geschädigten Patienten. Daher wird heute das vergleichbar wirkende Alternativpräparat Pyrantel bevorzugt.

11   Allgemeine Virologie

11.1   Virusstruktur

Als „kleinste infektiöse Einheiten" (ca. 20–300 nm Durchmesser), wie Viren häufig bezeichnet werden, müssen diese den Erfordernissen der Mikrobiologie entsprechend klassifiziert
und gegenüber anderen Mikroorganismen abgegrenzt werden (z. B. Chlamydien, Rickettsien). Folgende Charakteristika sind von Bedeutung:

- Viren besitzen jeweils nur einen Nukleinsäuretyp – entweder DNA oder RNA.
- Viren verfügen nicht über Zellorganellen wie beispielsweise Ribosomen und sind nicht
  zu Stoffwechselleistungen fähig.
- Viren können sich nicht selbständig vermehren, sondern benötigen hierzu die Syntheseleistung der Wirtszelle, die die einzelnen „Virusbausteine" produziert. Diese Bausteine
  fügen sich dann zum Virusteilchen **(Virion)** zusammen.

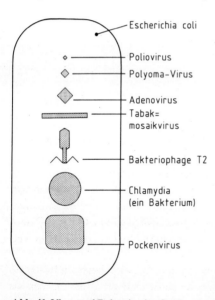

Abb. 41. Viren und Bakterien im Größenvergleich

Während mit dem Begriff Virion die Morphologie des Kleinstorganismus in seiner Gesamtheit gemeint ist, muß der Ausdruck Virus als Oberbegriff verstanden werden, mit dem nicht
nur die morphologischen Besonderheiten, sondern auch das infektiöse Prinzip bezeichnet
werden.

Strukturprinzipien

Viren bestehen aus wenigen Grundeinheiten, die sich z. T. vielfach wiederholen und zu
einem Ganzen fügen. Als **Nukleoid** bezeichnet man die virale Nukleinsäure – entweder
DNA oder RNA, die ein- oder doppelsträngig vorliegen kann.

Ein Proteinmantel, das **Kapsid,** dient als Umhüllung und Schutz. Es setzt sich aus zahlreichen identischen Untereinheiten, den **Kapsomeren,** zusammen. Typisch ist eine symmetrische Anordnung, die zu geometrischen Formen (Ikosaeder, helikale Struktur etc.) führt.

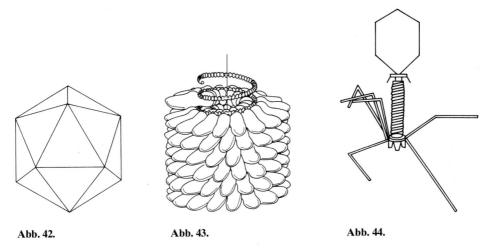

Abb. 42.   **Abb. 43.**   **Abb. 44.**

Abb. 42. Kubisches Virus in schematischer Darstellung
Abb. 43. Helikale Struktur des Tabakmosaikvirus
Abb. 44. T_2-Bakteriophage

Nukleoid und Kapsid bilden gemeinsam das **Nukleokapsid.** Dieses liegt je nach Virusart nackt oder von einer **Hülle** (Envelope) umgeben vor, die Proteine, Lipide und Kohlenhydrate in variabler Zusammensetzung enthält. Der teilweise hohe Lipidgehalt (bis 40%) der Außenhülle macht diese Viren empfindlich gegenüber Substanzen wie Äther.

Auf den meisten Envelopes findet man Glykoproteinfortsätze, bei denen es sich um sog. *Spikes* oder *Peplomere* handelt. Sie haben verschiedene Funktionen: Adsorption an und Penetration des Genoms in die Wirtszelle, Verursachung von Hämagglutination und Hämolyse u. a. Manche Viren besitzen auch Glykoproteine mit enzymatischer Aktivität wie beispielsweise Neuraminidase.

Defekte Viren treten gehäuft nach mehreren Zellpassagen auf. In der Regel enthalten sie die normalen viralen Proteine, haben allerdings ein kürzeres Genom. Daher können sie nicht selbständig einen Vermehrungszyklus induzieren, sondern benötigen sog. *Helfer-Viren,* mit denen sie gemeinsam eine Wirtszelle infizieren. Man spricht auch von defekten interferierenden Viruspartikeln **(DI-Partikel).**

Bestimmend für die Antigenität der Viren sind die viralen Proteine des Kapsids und – falls vorhanden – der Außenhülle. Spezifische Antigen-Antikörper-Reaktionen erlauben in der Immundiagnostik über die Identifizierung des Virus hinaus eine Einteilung in Serotypen.

11.2   Klassifikationsmerkmale
11.3   Überblick über die Virusfamilien

Die heute aktuelle Einteilung der animalen Viren beruht auf folgenden morphologischen Charakteristika:

● Nukleinsäure – DNA oder RNA
● Einzelstrang- oder Doppelstrang-Nukleinsäure
● Virus mit oder ohne Außenhülle

Während DNA zumeist doppelsträngig vorliegt, ist virale RNA in der Regel einsträngig. Ein weiteres Unterscheidungsmerkmal bei einsträngiger Nukleinsäure ist die Polarität, d. h. im Falle von RNA, ob diese *Messenger- oder Anti-Messenger-Qualität* besitzt. Im letzteren Fall wird eine virale oder in der Wirtszelle vorhandene Transkriptase zur Umwandlung in mRNA benötigt.

Die folgende Tabelle gibt einen Überblick über die wichtigen animalen Viren.

Tabelle 11.1. Übersicht über die animalen Virusfamilien

Nuklein-säure	Einzel- oder Doppelstrang	Virion nackt (N) oder umhüllt (H)	Durchmesser (nm)	Symmetrie-form	Virusfamilie
RNA	Einzelstrang	N	21– 30	kubisch	Picornaviridae
RNA	Einzelstrang	H	45	kubisch	Togaviridae
RNA	Einzelstrang	H	80–120	helikal	Orthomyxoviridae
RNA	Einzelstrang	H	125–300	helikal	Paramyxoviridae
RNA	Einzelstrang	H	70×130–300	helikal	Rhabdoviridae
RNA	Einzelstrang	H	80–160	helikal	Coronaviridae
RNA	Einzelstrang	H	110–130	helikal	Arenaviridae
RNA	Einzelstrang	H	90–100	helikal	Bunyaviridae
RNA	Einzelstrang	H	100	helikal	Retroviridae
RNA	Einzelstrang	H	45	unbekannt	Flaviviridae
RNA	Doppelstrang	N	75– 80	kubisch	Reoviridae
DNA	Doppelstrang	N	70– 90	kubisch	Adenoviridae
DNA	Doppelstrang	N	45– 55	kubisch	Papovaviridae
DNA	Doppelstrang	H	120–200	kubisch	Herpesviridae
DNA	Doppelstrang	H	200–250	komplex	Poxviridae
DNA	Doppelstrang	H	45	komplex	Hepadnaviridae
DNA	Einzelstrang	N	18– 22	kubisch	Parvoviridae

11.4 Molekularbiologische Mechanismen der Vermehrung von Viren

Als **obligate Zellparasiten** sind Viren von der Syntheseleistung einer Wirtszelle abhängig. Das Eindringen und die Vermehrung in einer solchen Zelle skizziert in Grundzügen folgende Zeichnung:

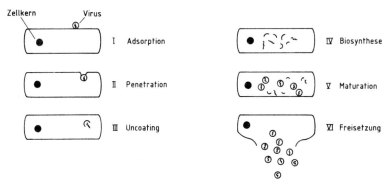

Abb. 45. Vermehrungszyklus animaler RNS-Viren ohne Hülle (Punkte I–V gelten für alle animalen Viren)

Am Beispiel des Poliovirus, des Influenza-A-Virus, des AIDS-Virus (HIV) und des Hepatitis-B-Virus sollen Besonderheiten der verschiedenen Virusgruppen verdeutlicht werden.

1. Poliovirus

Polioviren gelangen typischerweise durch Rezeptor-vermittelte *Endozytose* in die Wirtszelle. Da es sich bei dem freigesetzten Genom um Messenger-RNA handelt, ist die direkte Produktion eines riesigen viralen Proteins möglich, das dann in die einzelnen Abschnitte des Virusproteins unterteilt wird, ausgeführt von spezifischen viralen Enzymen. Gleichzeitig ist die *zelluläre Makromolekülsynthese abgeschaltet*.

Bei der Synthese des Genoms wird erst RNA mit Anti-Messenger-Qualität und anschließend ein komplementärer Strang gebildet. Die Entstehung der Kapside und ihre Verbindung mit dem Genom verlaufen parallel. Die Art der Freisetzung der Viren hängt nicht nur vom Virustyp, sondern auch von der Art der infizierten Zelle ab. In der Regel werden Polioviren sehr rasch freigesetzt (in vitro $1/2$ Stunde für 100 neugebildete Viren); damit verbunden ist der Untergang der betroffenen Zelle.

2. Influenza-A-Virus

Influenzaviren heften sich mittels *Spikes* an die Wirtszelle, und die virale Hülle fusioniert mit der Zellmembran. Ohne den Umweg über die Endozytose wird auf diese Weise das Genom direkt freigesetzt (Uncoating). Dieses Genom besteht aus 8 oder mehr RNA-Teilen von Anti-Messenger-Qualität, die durch eine virale Polymerase in RNA-Stücke transkribiert werden. Teile dieses Vorgangs laufen im Zellkern ab. Es schließt sich die Produktion viraler Proteine an und der Aufbau von Nukleokapsiden. Die Membranglykoproteine werden im endoplasmatischen Retikulum produziert, gelangen dann in den Golgi-Apparat, wo sie glykosyliert werden. Mittels Transport-Vesikel erreichen sie die Zellmembran. Matrixproteine (M-Proteine) verbinden die membranständige Hülle mit dem Nukleokapsid und lösen die Ausstülpung der virusspezifisch veränderten Membran aus. Dieser Vorgang, der als **„budding"** bezeichnet wird, führt zur Freisetzung des Virions. Die Zelloberfläche „gewinnt" hierbei Eigenschaften der Virushülle. Dadurch kann es zu Phänomenen wie **Hämadsorption** oder auch Bindung der Wirtszelle an die Rezeptoren einer nichtinfizierten Nachbarzelle kommen.

3. HIV

HIV *(Human Immunodeficiency Virus)* gehört zur Familie der Retroviren, die bei der Vermehrung eine Sonderstellung einnehmen. Sie besitzen eine Messenger-RNA, die im Zytoplasma von einer viralen DNA-Polymerase in DNA transkribiert wird. Es handelt sich um eine doppelsträngige DNA, die als **Provirus** bezeichnet wird und in den Zellkern gelangt, wo sie ins Wirtsgenom integriert. Es folgt die Transkription der RNA und erst dann die Produktion der viralen Bauelemente. Durch **Knospung** (budding) werden die Viren freigesetzt. Während dieses Prozesses läuft parallel der Zusammenbau der Nukleokapside.

4. Hepatitis-B-Viren

Hepatitis-B-Viren (HBV) besitzen eine zirkuläre Doppelstrang-DNA mit zwei offenen Strängen unterschiedlicher Größe, wobei der äußere Strang länger ist. Nach Penetration und Uncoating in der Wirtszelle gelangt das Virion in den Zellkern, wo es unter Verwendung einer viralen DNA-Polymerase eine komplette Doppelstrang-DNA mit zwei gleich langen Teilen bildet. Diese liegt dann spiralförmig vor. Von der Wirtszell-DNA abhängige RNA-Polymerase transkribiert die virale DNA in zahlreiche komplette 'RNA-Kopien' und in kürzere RNA-Abschnitte. Die RNA wird dann aus dem Zellkern heraus in das Zytoplasma transportiert. Dort wird sie von den rasch synthetisierten Kapsiden umhüllt. Mittels einer reversen Transkriptase entsteht der negative DNA-Strang wie ein Abdruck der RNA, von der ein kürzeres Segment bleibt. Dieses initiiert die Bildung des kürzeren DNA-Stranges.

Bei gleichzeitiger Infektion der Wirtszelle mit einem **Hepatitis-Delta-Virus** wird die Genom-Produktion des HBV eher unterdrückt. Die neu gebildete RNA des Delta-Virus wird vom HBs-Antigen umhüllt und auf diese Weise geschützt. Das HBs-Antigen verleiht dem Delta-Virus auch die Fähigkeit zur Adsorption an und Penetration in die Wirtszelle.

11.5   Genetik von Viren

Ebenso wie bei anderen Organismen treten auch bei Viren **Mutationen** auf als vererbbare Veränderungen des Genoms. Es gibt Punktmutationen und Mutationen größerer Genomteile. Man unterscheidet spontane und physikalisch oder chemisch induzierte Mutationen.

Bedingen solche Vorgänge eine Herabsetzung der viralen Virulenz spricht man von **Attenuierung.** Attenuierte Viren bilden die Grundlage der Lebendimpfstoffe. Im Falle von Polioviren führen mehrfache Infektionspassagen in Affennierenzellen zu einem Virulenzverlust für neurales Gewebe.

Unter **Rekombination** versteht man den Austausch von genetischem Material zwischen 2 Viren, die die gleiche Zelle infiziert haben. Meist handelt es sich um verwandte Viren. Es entstehen neue, *genotypisch* und *phänotypisch veränderte* Viren. Die Häufigkeit solcher Rekombinationen ist nicht bei allen Virusarten gleich. Vielmehr beobachtet man diesen Vorgang häufiger bei Viren mit doppelsträngiger DNA als bei solchen mit einsträngiger RNA. Liegt das Genom segmentiert vor, kann die Rekombinationsrate bis zu 20 % betragen. Man spricht bei Austausch segmentierter Genome auch von **Reassortment.** Ein Reassortment findet man beispielsweise bei Influenzaviren. Dabei wird zwischen **Antigendrift** (Influenzaviren A und B) und **Antigenshift** (Influenzavirus A) unterschieden. Während ein Antigendrift nur zu geringen Veränderungen führt, zeigen sich nach einem Antigenshift zum Teil erhebliche Änderungen der Viren mit immunologischen Auswirkungen. Ein Antigenshift resultiert auch aus Rekombination von Mensch- und Tier-Influenzaviren. Es ist die Ursache für die immer wieder auftretenden Pandemien.

Für die Erforschung der Virusgenetik ist eine neue Klasse sogenannter bedingt letaler Mutanten, den *Temperatur-sensitiven (ts) Mutanten,* von Bedeutung gewesen. Von dieser Mutation können verschiedene Elemente des Virions betroffen sein. Sie führt zu einer Temperaturempfindlichkeit, das heißt, ab einer bestimmten Temperatur werden Viren nicht mehr oder nur noch in geringem Maße produziert. Einige solcher Influenzamutanten dienen als Impfviren, weil sie weniger virulent, das heißt attenuiert sind.

Eine **Komplementation,** also eine Ergänzung, kann stattfinden, wenn beispielsweise 2 Temperatur-sensitive Mutanten eine Zelle infizieren. Werden sie dann einer höheren Temperatur ausgesetzt, kommt es zu mehr „erfolgreichen" Infektionen. Es ist auch eine sogenannte *asymmetrische Komplementation* des Poliovirus bekannt, wobei ein Mutant erst die Vermehrung des anderen ermöglicht, jedoch nicht umgekehrt.

Onkogene Viren

Bei der Erforschung onkogener Viren konnte gezeigt werden, daß die *meisten DNA-Viren* potentiell dazugehören. Als einzige der RNA-Gruppe wiesen auch *Retroviren* onkogene Aktivität auf. Eine Erklärung gab der Nachweis, daß die RNA der Retroviren über eine DNA-Polymerase zuerst in DNA und als sogenannter Provirus in das Wirtszellgenom integriert wird. Danach hatte man Grund zur Annahme, daß die Onkogenese in engem Verbund mit der viralen DNA stand. Inzwischen ist auch der Nachweis erbracht, daß alle onkogenen Viren Krebs und Zelltransformationen mittels Onkogenen induzieren, die sie selber transportieren oder aktivieren. Es ist also zu unterscheiden zwischen einem onkogenen Potential, das durch das virale Genom codiert wird und zellulären DNA-Sequenzen, die als **c-onc-Gene** (Provirus) bezeichnet werden und in Anwesenheit viraler DNA aktiviert werden können.

Aus der Familie der **Retroviren** gehört das *Rous-Sarkom-Virus* zu den Onkogene-enthaltenden Viren, da nach Beimpfung eines geeigneten Wirtstieres nach wenigen Monaten Tumorbildung zu beobachten ist. Die meisten Vertreter dieser Virusgruppe verfügen über ein oder zwei Onkogene an Stelle normaler Virus-DNA. Dieser Defekt ist die Ursache dafür, daß solche Viren sich nicht mehr selbständig vermehren können, sondern sogenannte Hilfsviren benötigen. Die Gruppe der Retroviren enthält sowohl Viren, die *endogene* c-onc-Gene aktivieren können, als auch solche wie das oben genannte Rous-Sarkom-Virus mit *exogener* onkogener Aktivität.

11.6   Pathogenese

Bakteriophagen sind Viren, die sich auf Bakterien als Wirtszellen spezialisiert haben. Nach Infektionen eines Bakteriums können 2 verschiedene Abläufe beobachtet werden.

1) **Phagenvermehrung** durch Freisetzung mit anschließender Lysis der Zelle.
2) Das Phagengenom integriert in die Wirtszell-DNA. Man spricht von einem **Prophagen.** Bakteriophagen, die als Prophagen in einem Bakterium existieren können, werden als temperente Phagen bezeichnet und der Vorgang als Lysogenisation.

Lysogene Bakterienstämme bilden – wie beispielsweise Diphtheriebakterien oder Staphylococcus-aureus-Stämme – Toxine, deren Produktion allein *von den Prophagen codiert* wird.

Die Hemmung der zellulären Proteinsynthese ist Voraussetzung für die Produktion viraler Elemente. Dies geschieht je nach Virustyp auf unterschiedliche Weise. Polioviren spalten mittels einer *Protease* das Protein, das für die Einleitung der Translation zellulärer Messenger benötigt wird. Virale Messenger werden dadurch nicht behindert.

Bei der Pathogenese einiger Virusinfektionen kommt dem Immunsystem eine entscheidende Bedeutung zu. Im Fall des **LCM-Virus** aus der Gruppe der Arena-Viren wurde dies in Versuchen mit Mäusen gezeigt. Das normalerweise nach intracerebraler Inokulation auftretende, schwere Krankheitsbild blieb aus, wenn das Immunsystem auf irgendeine Weise supprimiert wurde, obgleich eine deutliche Virusvermehrung zu beobachten war. *Gewebsveränderung* trat erst *nach Übertragung von Milzzellen* oder größeren Mengen Immunserums auf. Während Antigen-Antikörper-Komplexe bei der renalen Ausscheidung eine *Glomerulonephritis* provozieren konnten, wurde der Zelluntergang im Bereich verschiedener Organe von T-Lymphozyten hervorgerufen. Im Kontrast dazu stand die Beobachtung, daß ohne immunologische Reaktion trotz intensiver Virusvermehrung in der Regel nur harmlose inapparente Infektionen abliefen.

Ähnlich der Infektion mit dem LCM-Virus werden auch die Leberzellen bei der Hepatitis-B-Infektion weniger durch die Virusvermehrung zerstört, als insbesondere durch die zellgebundene Immunreaktion. Auslöser hierfür ist die Änderung der Oberflächenantigene der Zellen.

Die **onkogene Transformation** von mit Tumorviren infizierten Zellen läßt sich in vitro und in vivo beobachten. Typisch für solche Zellen ist die *rasche Vermehrung* und das *Fehlen einer Kontaktinhibition.* Außerdem gehört eine *gesteigerte DNA-Synthese-Rate* zu den Charakteristika (zu onkogenen Viren siehe auch Kapitel 11.5).

Die meisten Viren sind auf wenige Wirtszellen spezialisiert, an die sie sich mittels spezifischer **Rezeptoren der Zelloberfläche** anlagern. Bakteriophagen, also Viren, die Bakterien infizieren, sind häufig hochspezialisiert auf einen bestimmten Subtypus, so daß sich mit diesen Erregern Untergruppen genauer differenzieren lassen als mit anderen serologischen

Verfahren. Für Poliomyelitisviren sind Menschen das einzige natürliche Erregerreservoir. Im Labor konnten ebenfalls Affen und nach mehreren Passagen auch Mäuse, Baby-Hamster und Hühnerembryos infiziert werden. Der für Polioviren notwendige Rezeptor besteht aus *Lipiden* und *Glykoproteinen.* Darüberhinaus benötigt der Erreger für die Adsorption auch eine bestimmte Elektrolytkonzentration. Untersuchungen konnten zeigen, daß Polioviren nicht rein neurotrop sind, wie ursprünglich vermutet, sondern auch Schleimhautgewebe des Intestinaltraktes, lymphatisches Gewebe und anderes infizieren.

11.7   Diagnostik

In der Virusdiagnostik ist ein wichtiges Verfahren die Anzüchtung der Erreger auf Zellkulturen. Hierbei muß zwischen 3 Arten unterschieden werden:

1. **Primäre Zellkulturen:** Es handelt sich um eine Kultur, die unmittelbar von einem Organ (menschlichen oder tierischen Ursprungs, häufig Affennierenzellen, menschliche Amnionzellen) gewonnen wurde. Diese Zellen werden durch ein proteolytisches Enzym (Trypsin) aus dem Gewebsverband gelöst. Nach intensiver Weiterbehandlung wird eine Zellsuspension in ein geeignetes Gefäß gegeben. Dort wachsen die Zellen an und bilden durch Vermehrung schließlich eine bodenbedeckende Zellage *(Monolayer).*
2. **Diploide Zellstämme:** Dafür benötigt man Zellen eines einheitlichen Typs (menschliche embryonale Fibroblasten etc.). Diese bieten den Vorteil, daß sie *häufiger subkultiviert* werden können. Auch behalten sie ihre *Spezifität für bestimmte Virusarten.*
3. **Permanente Zellinien:** Sie stammen aus *Tumorgewebe* oder durch Onkoviren *transformierte Zellkulturen.* Bekannt geworden ist die sogenannte HeLa-Linie, die aus einem menschlichen Zervixkarzinom gewonnen wird.

Die Zellkulturen werden mit je nach Infektionsart geeignetem Untersuchungsmaterial beimpft. Durch virale Vermehrung kommt es zur typischen Veränderung der Kulturen.
An erster Stelle ist der sogenannte **zytopathische Effekt** zu nennen, der auf dem Absterben infizierter Zellen basiert. Hierbei treten unterschiedliche Veränderungen im Zellrasen auf, die sowohl durch die Zellart als auch durch die Viren bedingt sein können, und oft zur Identifizierung der Erreger ausreichen.
In einer Zellkultur sich vermehrende Viren können ferner mit dem **Immunfluoreszenzverfahren** dargestellt werden. Bei dieser serologischen Methode werden markierte Antikörper gegen die vermuteten Viren (Antigen) zu der Kultur gegeben. Nach einer Inkubationszeit wird die Kultur „gewaschen", so daß nur Antigen (Virus)-Antikörperkomplexe im Fluoreszenzmikroskop zu sehen sind.
Andere Verfahren in Zellkulturen in Stichworten:

– **Autoradiographie**
   Bausteine der Nukleinsäuresynthese werden radioaktiv markiert und zu einer infizierten Zellkultur gegeben. Ort und Umfang der Biosynthese können aufgrund der Verteilung der Radioaktivität bestimmt werden (Eher für Forschungszwecke).

– Nukleinsäure-Hybridisierung

Zur getrennten Doppelstrang-DNA wird radioaktiv markierte und spezifische Einzel-strang-DNA gegeben. Es folgt die Messung der nach Auswaschung noch bestehenden Radioaktivität, die Rückschlüsse auf die Identität der Viren zuläßt.

Eine wichtige diagnostische Methode – besonders bei Orthomyxoviren, Paramyxoviren und Togaviren – ist die *Hämadsorption*. Diese beruht darauf, daß beim Ausschleusen der Virus-partikel aus der Zelle einige virale Elemente wie Hämagglutinine in die Zellmembran mit eingebaut werden. Dies verleiht diesen Zellen die Fähigkeit, rote Blutkörperchen an der Oberfläche zu adsorbieren.

Neben den qualitativen Verfahren existieren auch quantitative, zum Beispiel die **quantita-tive Plaque-Methode,** bei der nach Spezialbehandlung der infizierten Zellkulturen die Plaques ausgezählt werden.

Außer der Erregerbestimmung ist auch die Diagnostik auf der Basis *spezifischer Antikörper* von großer Bedeutung. Hier gilt, daß in der Regel eine zweimalige Bestimmung erforder-lich ist, um den Titerverlauf beobachten zu können.

Eventuell kann das Vorliegen einer *frischen Infektion* durch den Nachweis virusspezifischer **IgM-Antikörper** gesichert werden. Folgende Testmethoden finden Anwendung: Komple-mentbindungsreaktion, Immunadhärenz, Hämagglutinationshemmtest, Neutralisationstest, indirekte Immunfluoreszenz, ELISA (Enzyme linked immuno sorbent assay), RIA (radio-immuno assay).

11.8   Infektionsverlauf

Die Kenntnis des Verlaufes einer viralen Infektion ist Voraussetzung dafür, daß die mikro-biologische Diagnostik gezielt vorbereitet werden kann, ob also Blut-, Urin- oder Gewebs-proben genommen werden müssen. Von zentraler Bedeutung ist neben der direkten Erre-gerbestimmung der Antikörpernachweis.

11.9   Antivirale Chemotherapie

Die Problematik der antiviralen Chemotherapie beruht darauf, daß die Virusvermehrung in den Wirtszellen abläuft und die Erreger inhibiert werden müssen, ohne die Wirtszelle zu schädigen.

Im folgenden werden einige Substanzen kurz in ihrer Wirkungsweise beschrieben:

Aciclovir wirkt gegen Herpes- und Varizellen-Zoster-Viren. Es ist ein Guanosin-Analogon, das als Triphosphat die virale DNA-Polymerase behindert und in die DNA integriert wird.
Vidarabin wird von zellulären Enzymen phosphoryliert und blockiert ebenfalls die DNA-Polymerase.
Empfindliche Viren: alle menschlichen Herpesviren und Vacciniavirus.

Amantadin hat eine antivirale Potenz in erster Linie gegenüber Influenzaviren der Gruppe A, abgeschwächt auch gegenüber Röteln- und Parainfluenzaviren. Es verhindert die Freisetzung des viralen Genoms in das Zytoplasma. Resistente Viren weisen eine Veränderung des Matrixproteins auf.

Amantadin wirkt vor allem bei *prophylaktischer Gabe,* während der Einsatz als Therapeutikum von geringem Effekt ist. Nebenwirkungen wie Ängste und Benommenheit verschwinden rasch nach Absetzen des Medikamentes.

Ein neu entwickeltes Derivat – **Rimantadin** – ist von vergleichbarer Wirksamkeit und dabei weniger toxisch.

Azidothymidin gehört mit einigen anderen Wirkstoffen zu den Chemotherapeutika, die die reverse Transkription (zum Beispiel der Retroviren und Hepadnaviren) behindern. Da die reverse Transkription keine Rolle für die Vermehrung oder Funktion der Wirtszellen spielt, wird mit Azidothymidin eine *hohe Selektivität* erreicht. Die Substanz wird in die transkribierte DNA des Virus eingebaut und blockiert die Verlängerung der Kette.

Derivate der **Deoxyuridine** beeinflussen als Nukleosidanaloga nach Einbau in die DNA die Proteinsynthese. Es werden veränderte Proteine produziert.

Das Wirkungsspektrum umfaßt Herpes- und Vacciniaviren.

Der Wirkungsmechanismus der **Trifluridine** läßt sich mit dem der Deoxyuridine vergleichen. Es handelt sich um eine Analogsubstanz, für die es allerdings nur eine Indikation gibt, und zwar *Herpes-simplex-Keratiden.*

Interferone, bei denen es sich um Proteine handelt, werden in α, β und γ-Interferone unterteilt. Während β-Interferon von prinzipiell allen Zellen produziert werden kann, entsteht α-Interferon hauptsächlich in Zellen des Knochenmarks, der Milz und in Makrophagen. Interferone besitzen *antivirale Aktivität, behindern Zellproliferation* und beeinflussen das Immunsystem, besonders durch Aktivierung von natural killer-Zellen (NK). γ-Interferon hat deutliche Wirkung auf Makrophagen. Die Interferone sind *häufig wirtsspezifisch* (Huhninterferon zeigt weniger als 0,1% seiner normalen Wirksamkeit in Mäusezellen). Allerdings findet man in der Aktivität von Interferonen aus Affennierenzellen nach Übertragung auf menschliche Zellen keinen Unterschied. Auch können Interferone des Menschen problemlos auf zahlreiche Säugetiere übertragen werden. *Spezifität gegenüber Viren besteht nicht.* Als unspezifisches Agens des Immunsystems, das rasch produziert wird, ist Interferon ein wichtiges Element des *frühen Abwehrsystems,* das die Phase bis zur Entwicklung einer wirkungsvollen spezifischen Reaktion überbrückt. Interferon wird von virusinfizierten Zellen gebildet – sobald die Virusreifung beginnt – und sezerniert. Die Menge des produzierten Interferons hängt vom Virustyp ab. Günstige Bedingungen liegen vor, wenn die Proteinsynthese durch das Virus nicht frühzeitig blockiert wird und/oder die Schädigung der Zelle nicht zu ausgeprägt ist. Die Bildung von Interferon kann ebenfalls von Bakterien, Rickettsien, bakteriellem Endotoxin u. a. induziert werden. Freigesetztes Interferon bindet sich mittels Rezeptoren an Zellen, regt diese zur Produktion eines antiviralen Proteins an und schützt sie auf diese Weise zwar nicht vor dem Eindringen des Virus, jedoch vor der intrazellulären Vermehrung.

Als *Therapeutikum* könnten die Interferone sehr wertvoll sein, wäre ihre Wirksamkeit nicht in verschiedener Hinsicht begrenzt: Die Effektivität der Interferone ist nur von kurzer Dauer, nicht zuletzt weil in bereits infizierten Zellen die Synthese viraler Proteine noch nicht begonnen haben darf. Ferner sind bei Verabreichung hoher Dosen *schwere Nebenwirkungen* zu beobachten.

12   Spezielle Virologie

12.1   Poxviridae

12.1.1   Vacciniavirus

Bei einer Größe von etwa 230 × 300 nm ist das **Pockenvirus** gerade noch *lichtmikroskopisch* erkennbar. Es handelt sich um ein quaderförmiges DNA-Virus mit einer lipoproteinhaltigen Hülle. Mit diesem weist das **Vacciniavirus,** dessen Ursprung nicht mehr nachzuverfolgen ist, eine weitgehende morphologische Übereinstimmung auf. Gemeinsam gehören sie zur Gruppe der Orthopoxviren. Beide vermehren sich vorzugsweise in epidermalen Zellen, und zwar im Zytoplasma. Hier bilden sie eosinophile Einschlußkörperchen *(Guarnieri-Körperchen).* Genetische Rekombinationen treten auf, allerdings nur zwischen Vertretern derselben immunologischen Gruppe.

Bis zur Abschaffung der Impfpflicht gegen Pocken im Jahre 1976 diente das Vacciniavirus als Impfvirus. 1980 wurde von der WHO die Ausrottung der Pocken bekannt gegeben.

12.2   Herpetoviridae

Die Gruppe der Herpesviren umfaßt zahlreiche Arten, denen die doppelsträngige DNA, ein kubisches Kapsid, ein Durchmesser von 150–160 nm und eine ätherempfindliche Hülle gemeinsam sind.

12.2.1   Herpes-simplex-Virus

Man unterscheidet:

● **Herpes-simplex-Virus Typ 1** (Herpes labialis)
● **Herpes-simplex-Virus Typ 2** (Herpes progenitalis)

Es treten Primär- und Sekundärinfektionen auf. Die *Primärinfektion* verläuft meist *inapparent,* anschließend persistieren die Viren in den Ganglien. Durch unspezifische Stimuli (Erkältung, Fieber, Menstruation, UV-Strahlen u. a.) können *Sekundärinfektionen* (rekurrierende Infektionen) ausgelöst werden. Diese werden von Serumantikörpern nicht verhindert, da sich die Viren von Zelle zu Zelle ausbreiten:

Infektionen mit **Herpes-simplex-Virus Typ 1:**

● *Gingivostomatitis* – häufig bei apparent verlaufender Primärinfektion besonders der Kleinkinder
● *Keratokonjunktivitis* – als Primär- und Sekundärinfektion, letztere auch in Form einer Keratitis dendritica, als Ulcus corneae oder als Bläschen am Augenlid
● *Eczema herpeticum* – Primärinfektion bei Patienten mit chronischem Ekzem; teilweise ausgedehnte Bläschenbildung mit hohem Fieber, selten letaler Ausgang

- *Meningoenzephalitis* – schwere Primärinfektion mit hoher Letalität, Überlebende weisen oft Dauerschäden auf
- *Herpes labialis, faciei* – typische Sekundärinfektion mit rasch ulzerierenden Bläschen im Mund- oder Gesichtsbereich, keine Narbenbildung

Infektionen mit **Herpes-simplex-Virus Typ 2:**

- *Herpes genitalis* – Bläschen und Ulzera in der Vagina, an der Zervix, der Vulva, dem Penis und dem Analbereich; Primär- und Sekundärinfektion
- *Herpes neonatalis* – durch Kontakt mit Herpesbläschen im Geburtskanal kann es bei den Neugeborenen zu einer Sepsis mit häufig letalem Ausgang kommen; Prophylaxe: Kaiserschnitt. Im Gegensatz zum GK, in dem auch pränatale Infektionen erwähnt werden, wird ein solcher Infektionsweg von Autoren mikrobiologischer Literatur abgelehnt.

Infektionen, die von **Herpes-simplex-Virus Typ 1 und 2** hervorgerufen werden:

- *Traumatischer Herpes* – Kontamination einer Wunde; oft bei Pflegepersonal und Zahnärzten
- *Akute herpetische Rhinitis* – primäre oder sekundäre Infektion der Nase

Die Primärinfektion mit Herpes-simplex-Virus Typ 1 findet meist im Kindesalter statt. Die Übertragung erfolgt durch Speichel, aber auch durch kontaminierte Gegenstände. 70–90 % der Erwachsenen besitzen Antikörper gegen Herpesvirus Typ 1.

Herpesvirus Typ 2 erwirbt man entweder bei der Geburt oder durch Geschlechtsverkehr.

Therapie: Es eignen sich Chemotherapeutika wie Desoxyuridin, Trifluorthymidin, Vidarabin und **Aciclovir.** In der Regel werden die Substanzen lokal aufgetragen. Generalisierte Infektionen behandelt man systemisch. Die Chemotherapie bietet leider nur einen eingeschränkten Erfolg. Gute Wirksamkeit zeigt hingegen die Prophylaxe mit Aciclovir. Nach Absetzen des Medikaments treten die Rezidive in unverminderter Intensität auf.

12.2.2 Varizella-Zoster-Virus

Das morphologisch mit dem Herpes-simplex-Virus identische Varizellen-Zoster-Virus ist sowohl Erreger der Varizellen (Windpocken) als auch des Zosters (Gürtelrose).

Varizellen (Windpocken)

Das Virus gelangt über die Schleimhäute des Nasen-Rachen-Raums in das Blut und von dort in die Haut. Hier bilden sich rötliche Papeln, die dann zu linsengroßen Bläschen werden. Die Inkubationszeit beträgt 14–21 Tage. Die Erkrankung hinterläßt eine lang andauernde *Immunität*.

Varizellen haben einen hohen Kontagionsindex, so daß viele Kinder sie bis zum Ablauf des 6. Lebensjahres durchgemacht haben. Die Übertragung erfolgt durch Tröpfchen.

Aufgrund des hohen Durchseuchungsgrades treten nur selten Variezellen während einer Schwangerschaft auf. Auch im Falle einer Erstinfektion scheinen die rasch gebildeten Antikörper dem Embryo bzw. Föten ausreichend Schutz zu gewähren, so daß nur *selten pränatale Infektionen* beobachtet werden. Hingegen ist die passive, von der Mutter erworbene Immunität nicht genügend, wenn eine Varizellen-Infektion der Mutter in die *perinatale Phase* (fünf Tage vor bis zwei Tage nach der Geburt) fällt. Dann droht eine schwere, unter

Umständen lebensbedrohliche Erkrankung des Kindes, die nur durch Gabe von Immunglobulinen positiv beeinflußt werden kann. Erkrankt die Schwangere an einem Herpes zoster, besteht keine Gefahr, da es sich hier um ein endogenes Rezidiv handelt (siehe auch Abschnitt Zoster), und auf jeden Fall spezifische Antikörper vorhanden sind.

Zoster (Gürtelrose)

Es handelt sich um eine entzündliche Reaktion der dorsalen Nervenwurzeln und Ganglien. Die Verteilung der Hautläsionen – sie ähneln morphologisch den Windpocken – folgt streng dem Innervationsgebiet der betroffenen Nervenwurzeln. Sonderfälle: Zoster ophthalmicus und Zoster opticus. Ursache des Zosters sind nach einer Varizelleninfektion in Spinalganglien persistierende Viren; man spricht von einem *endogenen Rezidiv.* Diese Zostererkrankung betrifft hauptsächlich Erwachsene. Kinder können sich bei einem erkrankten Erwachsenen anstecken und Windpocken bekommen.

Therapie: In schweren Fällen einer Varizellen-Infektion kann **Aciclovir** gegeben werden. Der Herpes zoster läßt sich bei frühzeitiger Gabe dieser Substanz in seinem Verlauf mildern. Abwehrschwache Patienten können mit spezifischen Immunglobulinen geschützt werden.

12.2.3   Zytomegalievirus

Auch das Zytomegalievirus ist morphologisch nicht vom Herpes-simplex-Virus zu unterscheiden.

Folgende Infektionen sind bekannt:

- *Pränatale Infektion* – die Erreger gelangen diaplazentar von der infizierten Mutter auf das Kind. Geschieht dies in den ersten 6 Monaten der Schwangerschaft, können schwere Schäden des Feten die Folge sein. Dazu gehören häufig Frühgeburten, Vergrößerung von Leber und Milz, Ikterus gravis, intrakranielle Verkalkungen (meist periventrikulär), Mikrozephalie, Skelettveränderungen, Hydrozephalus etc.
  Hohe Letalität!
- *Perinatale Infektion* – Ursache hierfür kann die Passage des Kindes durch einen infizierten Geburtskanal, erregerhaltige Muttermilch oder eine Austauschtransfusion sein. Neben in der Regel asymptomatischen Verläufen beobachtet man besonders bei Frühgeburten nach Austauschtransfusion schwere Krankheitsbilder
- *Postnatale Infektion* – sie ähnelt in den ersten Lebensjahren der pränatalen Form. Im Jugendlichen- und Erwachsenenalter beobachtet man das Zytomegalievirus häufig bei abwehrschwachen Personen. Bevorzugte Manifestationsorte sind die Leber (Hepatitis, Ikterus) und der Respirationstrakt (interstitielle Pneumonie). Spontan oder nach Infusion von infiziertem Frischblut treten oft mononukleoseähnliche Symptome auf

Als wesentliches Charakteristikum haben Zytomegalieviren mit anderen Herpesviren die **Viruspersistenz** im einmal befallenen Wirtsorganismus gemein. Vermutlich persistieren sie in Leukozyten oder Lymphozyten. Der Durchseuchungsgrad der Bevölkerung liegt zwischen 50 und 100 %. Die Viren werden über den Nasen-Rachen-Raum und den Urogenitaltrakt ausgeschieden. Häufigste Übertragungsweisen: diaplazentar, perinatal (Geburtskanal, Muttermilch, Austauschtransfusion), sexueller Kontakt und Bluttransfusion.

Für die virostatische Therapie von Zytomegalieinfektionen eignet sich Vidarabin.

12.2.4   Epstein-Barr-Virus

Morphologisch nicht von anderen Herpesviren zu unterscheiden, besitzt das Epstein-Barr-Virus jedoch eine andere Antigenität. Das Virus ist Erreger der **infektiösen Mononukleose** (Pfeiffer-Drüsenfieber), einer Erkrankung, die vor allem bei Kindern und jugendlichen Erwachsenen auftritt.

Die Inkubationszeit beträgt 5–12 Tage. Zum Krankheitsbild gehören ein fieberhafter Infekt (mit Angina oder katarrhalischer Pharyngitis), Lymphadenitis, Milzvergrößerung, Hepatitis und Blutbildveränderungen. Exanthem sowie Beteiligung der Lunge, des Herzens und des ZNS sind möglich.

Das Epstein-Barr-Virus kann nach abgelaufener Krankheit über viele Jahre in den Leukozyten persistieren.

Zum *Erregernachweis* verwendet man die **Paul-Bunnell-Reaktion.** Hierbei handelt es sich um eine sogenannte Kreuzreaktion, die darauf beruht, daß zwei Antigene verschiedener Arten gemeinsame Determinanten besitzen. Im Fall der Paul-Bunnell-Reaktion sind es das Epstein-Barr-Virus und Schafserythrozyten. Gibt man also zu Patientenserum, das Antikörper enthält, Schafserythrozyten, so kommt es zu einer Agglutination.

Das Pfeiffer-Drüsenfieber wird durch Tröpfchen oder Speichel übertragen („kissing disease"). Meist verläuft die Infektion inapparent. Die abgelaufene Erkrankung hinterläßt eine dauerhafte Immunität.

Darüber hinaus verfügt das Epstein-Barr-Virus über **onkogene Aktivität,** die – vermutlich begünstigt durch Malaria-tropica-Infektionen – zu dem *Burkitt-Lymphom* führt. Dies ist ein vom Jochbein ausgehender Tumor, der hauptsächlich bei Kindern und Jugendlichen auftritt und überwiegend in Zentralafrika verbreitet ist. Auch bei der Entstehung des *Nasopharynxkarzinoms* ist das Epstein-Barr-Virus von ätiologischer Bedeutung. Dieser Tumor findet sich typischerweise bei Bewohnern Südchinas, was in der Forschung die Hypothese begünstigender Umweltfaktoren bestärkt.

12.2.5   HHV-6

Das HHV-6 (Humanes Herpes-Virus-6) wurde 1986 als Erreger des **Exanthema subitum** oder Roseola infantum (schlicht: Drei-Tage-Fieber) entdeckt. Die Infektion ist in erster Linie bei Kleinkindern verbreitet und beginnt mit 3–4 Tage anhaltendem Fieber, das bei Auftreten des Exanthems abklingt. Gelegentlich findet man gleichzeitig leichte katarrhalische Erscheinungen. Die Erkrankung bildet sich ohne Dauerschäden wieder zurück. Wie für die Familie der Herpesviren typisch, persistiert auch HHV-6 lebenslang im Wirtsorganismus.

12.3   Hepadnaviridae

12.3.1   Hepatitis-B-Virus (einschließlich Delta-Virus)

Das Hepatitis-B-Virus kann keiner Kategorie zugeordnet werden. Man hat jedoch in den letzten Jahren ähnliche Viren in verschiedenen Tierarten nachgewiesen, die ebenfalls Hepatitiden hervorrufen. Unter der Bezeichnung Hepadna **(Hepatitis-assoziierte DNA-Viren)** werden diese Viren nun zusammengefaßt.

Das Hepatitis-B-Virus enthält als Nukleinsäure DNA, sein Durchmesser beträgt 42–45 nm. Die äußere Hülle (surface) des kugeligen Partikels, das nach seinem Entdecker **Dane-Partikel** genannt wird, enthält das Hepatitis-B-surface-Antigen = HB_sAg (früher auch Australia-Antigen). Im Innenkörper (core) ist das Kernantigen = HB_cAg lokalisiert. Eine Komponente davon bildet das HB_eAg.

Hepatitis-B-Infektionen entstehen in erster Linie durch **parenterale Übertragung** von Blut und Blutprodukten. Auch andere Körperflüssigkeiten (Speichel, Tränen, Samenflüssigkeit) müssen als potentiell infektiös angesehen werden. Typisch ist die lange Inkubationszeit, die ca. 60–160 Tage beträgt. Das klinische Bild wird durch ein *längeres Prodromalstadium* geprägt, zu dem gastrointestinale Symptome und Allgemeinerscheinungen zählen, woran sich die *ikterische Phase* mit Dunkelfärbung des Urins und Entfärbung des Stuhls anschließt. Es tritt eine Gelbfärbung der Skleren auf. Der Ikterus kann 30 Tage und länger dauern.

In 0,5–1% der Fälle findet man fulminante Verläufe mit letalem Ausgang *(Leberzerfallskoma)*. Bei etwa 10% aller Hepatitis-B-Infektionen treten *chronisch persistierende* oder *chronisch aggressive Hepatitiden* mit Viruspersistenz auf. Letztere können in eine **Leberzirrhose** übergehen. Alle Patienten mit chronischen Verlaufsformen sind ferner durch ein **primäres Leberzellkarzinom** gefährdet, wobei vermutlich die Hepatitis nicht alleinige Ursache ist, sondern das Zusammentreffen mehrerer Kofaktoren eine solche Entwicklung begünstigt.

Pränatale Hepatitis-B-Infektionen führen nicht zu Embryopathien. Erkrankt die Schwangere in den letzten Wochen vor der Entbindung an Hepatitis B, nimmt man heute die Möglichkeit einer intrauterinen Infektion an; diese ist jedoch nicht eindeutig bewiesen. Ungünstiger sind **perinatale Infektionen,** die immer zu Infektionen des Neugeborenen führen, wenngleich sie gelegentlich auch blande verlaufen. Die Säuglinge werden in jedem Fall nach der Geburt geimpft (Simultanimpfung). Unabhängig vom Verlauf muß nach der Neugeborenen-Hepatitis in höherem Maße als bei Erwachsenen mit der Entwicklung einer Zirrhose oder eines Leberzellkarzinoms gerechnet werden.

Da Hepatitis-B-Viren nicht in Zellkulturen vermehrt werden können, stützt sich die Labordiagnostik auf den Nachweis der Virusantigene HB_sAg, HB_cAg und HB_eAg und der korrespondierenden Antikörper. Die Konstellation der Antigene und Antikörper ist für die einzelnen Phasen des Krankheitsverlaufes typisch (siehe auch Abbildung 46). Hinzu kommt eine deutliche Erhöhung der Lebertransaminasen.

Das Persistieren von HB_sAg, HB_eAg und Anti-HB_c über einen längeren Zeitraum muß an eine **Viruspersistenz** und chronisch aktive Hepatitis denken lassen.

Folgende Laborverfahren sind von Bedeutung: **RIA, ELISA, Immunfluoreszenz** bei Leberbiopsieproben und **Hybridisierung.** Seitdem alle Blutspender routinemäßig auf HB_sAg

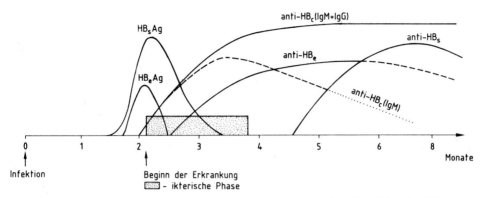

Abb. 46. Relative Konzentration von Antigenen und Antikörpern bei einer Hepatitis-B-Infektion

untersucht werden, ist das Hepatitis-B-Virus nur noch selten Ursache einer Posttransfusionshepatitis (unter 10 %). Gefährdet sind Dialyse-Patienten und solche, die häufig Blutprodukte erhalten ebenso wie medizinisches Personal, das regelmäßig Blutkontakt hat. Ferner sind Drogensüchtige und Angehörige von HB$_s$Ag-positiven Personen einem erhöhten Infektionsrisiko ausgesetzt. Übertragungen bei Akupunktur, Maniküre, Tätowierung etc. können beobachtet werden, wobei die Ursache hierfür in einer unzureichenden Desinfektion der jeweiligen Instrumente liegt.

Da eine spezifische Therapie bisher nicht möglich ist, steht die **Prophylaxe** im Vordergrund. Als wichtigste Maßnahme muß die Beachtung hygienischer Prinzipien gelten – besonders im Krankenhausbereich. Vorsicht beim Umgang mit Blut und anderen Körpersekreten von Patienten! Blut mit Einmalhandschuhen abnehmen!

Bei Verdacht auf eine Infektion kann eine passive Immunisierung mit Hepatitis-B-Immunglobulin durchgeführt werden, die spätestens 6 Stunden nach der Infektion erfolgen sollte. Günstig für gefährdete Personen ist die aktive Immunisierung. Ursprünglich wurde der Impfstoff aus dem Blut Hepatitis-B-Infizierter mit chronischer Verlaufsform gewonnen. Seit einigen Jahren stehen auch **gentechnisch hergestellte Impfstoffe** zur Verfügung. Eine erfolgreiche Grundimmunisierung gewährleistet einen nahezu 100 % Schutz.

Hepatitis Delta

Es handelt sich um ein RNA-Virus mit einem Kern aus RNA und Delta-Antigen sowie einer Außenhülle, die aus HB$_s$Ag gebildet wird. Die Ursache für diese Konstellation liegt darin, daß das Hepatitis-Delta-Virus **replikationsdefekt** ist und sich nur in Anwesenheit von Hepatitis-B-Viren oder anderen Hepadnaviren vermehren kann. Während die gleichzeitige Infektion mit Hepatitis-B-Virus und Hepatitis Delta bei normalem Verlauf keinen Einfluß auf die Entstehung einer chronischen Hepatitis hat, kann die Superinfektion eines HB$_s$Ag-Trägers mit Hepatitis Delta schwere, zum Teil tödliche Erkrankungen provozieren.

12.4   Adenoviridae

Adenoviren (Größe 70–90 nm) besitzen eine doppelsträngige DNA. Das kubische Kapsid besteht aus 252 Kapsomeren. Eine Lipoidhülle fehlt. 40 Serotypen der humanen Adenoviren sind bekannt, davon werden die Typen 1–8, 11, 14 und 21 am häufigsten bei Erkrankten isoliert.

Häufige Infektionen: akute Erkältungskrankheiten, Pharyngitis, Konjunktivitis, pharyngokonjunktivales Fieber, Pneumonie (hauptsächlich bei Kindern), mesenteriale Adenitis, Gastroenteritis, Exanthem, epidemische Keratokonjunktivitis.

Die meisten Infektionen mit Adenoviren verlaufen so leicht, daß Impfungen nicht notwendig sind. Im militärischen Bereich führt man sie allerdings gelegentlich durch. Die Therapie erfolgt symptomatisch, wobei immer an eine mögliche bakterielle Superinfektion zu denken ist.

12.5   Papovaviridae

Der Begriff Papovaviren ergibt sich aus der Aneinanderreihung der Anfangssilben der drei Hauptvertreter dieser Gruppe: Papilloma-, Polyoma- und Vacuolating-Virus. Die typische Form dieser *DNA-Viren* ist der Ikosaeder (Zwanzigflächner). Eine Hülle besitzen sie nicht.

Alle Papovaviren induzieren **benigne oder maligne Tumoren.**

Das SV 40-Virus, das natürlicherweise in Rhesusaffen vorkommt und bei diesen keine Krankheitserscheinungen hervorruft, führt nach Inokulation neugeborener Hamster zu Sarkomen und bei jugendlichen Hamstern zu Lymphomen. In Kulturen animaler und menschlicher Zellen zeigen sich nach Beimpfung mit dem SV 40-Virus Transformationen.

12.5.1   Papillomvirus

Es handelt sich um ein Spezies-spezifisches Virus, das bei Tieren und Menschen **Warzen** hervorruft (Verruca vulgaris, plana, plantare, genitale = Condyloma und Papillome). Diese benignen Epitheltumoren sind meist monoklonal (von einer Zelle ausgehend) mit Ausnahme der polyklonalen genitalen Warzen. Man findet Warzen des Papillomvirus überwiegend bei Kindern und Jugendlichen.

Darüberhinaus konnte das Papillomvirus in menschlichen **Zervixkarzinomen** nachgewiesen werden. Wie für dieses Virus typisch war es nicht in die zelluläre DNA integriert, sondern es fanden sich multiple zirkuläre Moleküle viraler DNA.

12.6 Parvoviridae

12.6.1 Parvovirus des Menschen

Parvoviren sind kleine Viren mit einem Durchmesser zwischen 18 und 28 nm. Die DNA liegt als Einzelstrang vor. Die Parvoviren des Menschen sind zwar nicht defekt, kommen also ohne Helferviren aus, benötigen jedoch sich teilende Zellen zur Vermehrung. Sie verursachen das besonders bei Kindern verbreitete **Erythema infectiosum** und bei Personen mit Hämoglobinopathien **aplastische Krisen.**

12.7 Reoviridae

12.7.1 Rotavirus

Aus der Familie der Reoviren sind Rotaviren die für den Menschen wichtigsten Vertreter. Die Partikelgröße beträgt ca. 65 nm. Ein doppelschaliges Kapsid von der Form eines Ikosaeders enthält doppelsträngige RNA. 4 serologische Typen sind bekannt.
Die Übertragung der Rotaviren erfolgt *fäkal-oral.* Im Dünndarmepithel vermehren sich die Erreger. Klinische Erscheinungen treten nach einer Inkubationszeit von 2–4 Tagen auf. Dabei stehen Erbrechen, Durchfall und Fieber im Vordergrund. Da der Patient durch die Exsikkose gefährdet ist, wie bei anderen Gastroenteritiden auch, muß die Flüssigkeits- und Elektrolytsubstitution gewährleistet sein.
Die Infektion hinterläßt keine sichere Immunität, was einerseits durch die Mehrzahl der Serotypen bedingt ist, andererseits wahrscheinlich durch das Nachlassen der Schleimhautimmunität.
Von Rotavirusinfektionen sind vor allem **Säuglinge** und **Kleinkinder** betroffen. Als Ansteckungsquelle dienen neben akut erkrankten Personen auch Keimträger ohne Krankheitssymptome. Eine jahreszeitliche Häufung der Erkrankung findet man in den Wintermonaten.

12.8 Togaviridae

Die Familie der Togaviren beinhaltet drei Gruppen: **Alphaviren, Rubiviren und Pestviren.** Die ursprünglich auch zu dieser Familie zählenden Flaviviren werden inzwischen als selbständige Gattung betrachtet. Im Gegenstandskatalog wird nur das Rubellavirus verlangt.

12.8.1   Rubellavirus (Rötelnvirus)

Das Rubellavirus besitzt ein helikales Nukleokapsid von einer Hülle mit Spikes umgeben (Durchmesser ca. 50–70 nm). Es enthält eine einsträngige RNA. Von dem Rubellavirus existiert nur ein Serotyp.

Bei einer Infektion gelangen die Viren in den Nasen-Rachen-Raum (Tröpfcheninfektion). Dort und in den zervikalen Lymphknoten vermehren sie sich. Die sich anschließende Virämie erlaubt eine weite Verbreitung der Viren im Organismus mit Vermehrung in verschiedenen Organen. Dadurch treten gelegentlich Komplikationen auf. Am Ende der Inkubationszeit (14–25 Tage) kommt es zum Ausbruch eines Exanthems.

Folgende **Komplikationen** sind bekannt:

● Arthralgie und Arthritis bei Frauen
● Leukopenie auf Grund der Virusvermehrung in Lymphozyten
● Thrombozytopenie
● Enzephalitis (selten)

Während eine postnatale Rötelninfektion zu den harmlosen Erkrankungen zählt, können **pränatale Infektionen** zu schweren **Embryopathien** führen. Die Gefahr, daß solche Schäden entstehen, ist vor allem dann gegeben, wenn eine nicht immune Frau sich in den ersten 16 Schwangerschaftswochen mit Röteln infiziert. Das Neugeborene kann u. a. folgende Schäden aufweisen:

● Taubheit
● Katarakt
● Mißbildungen des Herzens
● Mikrozephalie
● Hepatosplenomegalie
● Thrombozytopenie mit Purpura
● Anämie
● Niedriges Geburtsgewicht

Zum *Erregernachweis* kann man Viren, die sich in den ersten Tagen nach Ausbruch des Exanthems im Sekret des Nasen-Rachen-Raumes oder im Blut befinden, auf Zellkulturen züchten. Ein Antikörpernachweis läßt sich mit dem Neutralisationstest, der Komplementbindungsreaktion oder dem Hämagglutinationshemmungstest durchführen. Bei letzterer Methode verwendet man Küken- oder Gänseerythrozyten. Bei der pränatalen Infektion untersucht man das Blut des Neugeborenen auf IgM-Antikörper hin. Es besteht auch hier die Möglichkeit, Viren aus dem Rachensekret bzw. aus dem Urin zu isolieren.

50 % der postnatalen Rötelninfektionen verlaufen inapparent. Die *Immunität* ist in der Regel *lebenslang*. Für seronegative Mädchen und Frauen empfiehlt sich eine Schutzimpfung.

Die Antikörperbestimmung ist sehr wichtig im Rahmen der *Schwangerschaftsvorsorge*. Bei Gefahr der Rötelninfektion einer Schwangeren in den ersten Monaten sollte Humanglobulin gegeben werden. Eine *Impfung während der Schwangerschaft ist kontraindiziert*. Ist es zu einer Infektion in den ersten Monaten der Gravidität gekommen, so gilt dies als Indikation für einen Schwangerschaftsabbruch.

12.9   Flaviviridae

Flaviviren, die ursprünglich der Gruppe der Togaviren zugerechnet wurden, betrachtet man heute als selbständige Gruppe. Vertreter dieser Gruppe sind unter anderem Erreger von *Enzephalitis, hämorrhagischem Fieber, Hepatitis* und *systemischen Erkrankungen*.
Die Viren werden durch Vektoren übertragen.
Die Morphologie des Nukleokapsids der Flaviviren ist nicht vollständig geklärt. Man weiß jedoch, daß es sich um ein Virus mit Hülle von ca. 45 nm Durchmesser handelt. Die Hülle besitzt *Hämagglutinin-Spikes*. Das virale Genom wird von *Einzelstrang-RNA* gebildet.

12.9.1   Dengue-Virus

Dengue-Viren werden durch *Stechmücken* (Aëdes aegypti) übertragen. Nach einer Inkubationszeit von 5–8 Tagen treten Schüttelfrost, Kopfschmerzen, Gelenkschmerzen und ein Gesichtserythem auf. Man beobachtet nach wenigen Tagen Fieberschwankungen und im Anschluß daran ein Erythem des ganzen Körpers mit Ausnahme des Gesichts.
Bei unkompliziertem Dengue-Fieber kommt es nur selten zu tödlichen Verläufen. Biopsien aus den typischen Hautveränderungen zeigten ein Anschwellen des Endothels, perivaskuläres Ödem und mononukleäre Infiltration in und um kleine Blutgefäße. **Hämorrhagisches Dengue-Fieber,** charakterisiert durch hohes Fieber, hämorrhagische Manifestationen und Schock, findet sich häufig bei Kindern, die mehrfach innerhalb eines bestimmten Zeitraumes mit verschiedenen immunologischen Typen des Virus infiziert wurden. Man nimmt eine *Überempfindlichkeitsreaktion,* möglicherweise auch vom Immunkomplextyp an. Diese Hypothese wird durch den niedrigen Gehalt an Komplement unterstützt. Andererseits sind auch schwere Verläufe nach Erstinfektion berichtet worden. Die Letalität von hämorrhagischem Dengue-Fieber liegt bei 15%.
Dengue-Viren sind verbreitet in Europa (Mittelmeerraum), Nordafrika, Ostasien und Westindien. Ein Impfstoff konnte bisher noch nicht entwickelt werden.

12.9.2   Gelbfiebervirus

Auch hier sind *Stechmücken* (Aëdes aegypti) Vektoren der Infektion. Die Inkubationszeit beträgt 5–6 Tage. Das Krankheitsbild wird durch Symptome wie Glieder- und Kopfschmerzen, Hepatitis, gastrointestinale Störungen, Nephritis und hämorrhagische Diathesen geprägt. Die Letalität liegt bei 10%. Zur Prophylaxe steht ein Impfstoff mit *attenuierten Viren* zur Verfügung. Verbreitungsgebiet des Gelbfiebervirus: Afrika, Südamerika.

12.9.3   FSME-Virus

Das FSME-Virus ist Erreger der **Frühsommermeningoenzephalomyelitis,** das von *Zecken*
(Ixodes ricinus) übertragen wird. An die Inkubationszeit von ca. 7–14 Tagen schließt sich
die erste Erkrankungsphase mit Fieber, Kopf- und Gliederschmerzen, katarrhalischen
Erscheinungen der oberen Luftwege und eventuell auch Magen-Darm-Beschwerden an. Es
folgt ein fieberfreies Intervall von bis zu 20 Tagen. Danach kommt es zur zweiten Phase, die
durch Organmanifestation und entsprechende Symptome gekennzeichnet ist. Im Vordergrund stehen zentralnervöse Erscheinungen im Sinne von *Meningitis, Menigoenzephalitis*
oder *Meningoenzephalomyelitis*. Gegebenenfalls treten auch *Paresen* auf. Die Letalitätsrate
beträgt ca. 1–2%. Das FSME-Virus ist in Rußland, Balkan und Nordeuropa verbreitet. In
endemischen Gebieten steht zur Prophylaxe eine *Totvakzine* zur Verfügung.

12.9.4   Hepatitis-C-Virus

Das Hepatitis-C-Virus (HCV) gehört zu der Gruppe der *Flaviviren*. Es verursacht oft
schwer verlaufende Hepatitiden, von denen 40–50% in eine *chronische Hepatitis* übergehen. Daraus entwickelt sich bei 20% der Erkrankten eine Zirrhose. Der Hauptinfektions-
weg ist die Bluttransfusion, aber auch Übertragungen durch Geschlechtsverkehr und intrauterine Infektionen werden diskutiert.
Eine hohe Durchseuchung findet man in sogenannten Risikogruppen (z. B. Drogenabhängige). Daher bietet sich zur Prophylaxe ein Screening in diesen Gruppen und allgemein bei
Blutspendern an.

12.10   Paramyxoviridae

Paramyxoviren ähneln morphologisch den Orthomyxoviren. Sie besitzen ein helixförmiges
Nukleokapsid und eine lipidhaltige Hülle mit „Spikes". Die Größe der Viren variiert je
nach Typ. Alle Paramyxoviren enthalten RNA.

12.10.1   Parainfluenzaviren

Im Jahre 1957 erkannte man die Parainfluenzaviren als Ursache *akuter Infektionen des
Respirationstrakts.* Inzwischen kennt man 4 immunologische Typen.
Die Übertragung der Viren erfolgt durch Tröpfchen. Eintrittspforte und Ort der Vermehrung sind der obere Respirationstrakt. Bei Säuglingen und kleinen Kindern können allerdings auch Bronchien und Bronchioli und gelegentlich die Lungen beteiligt sein.

Die Parainfluenzaviren Typ 1 und 2 rufen bei Säuglingen und kleinen Kindern eine akute Laryngotracheobronchitis **(Krupp)** hervor; Typ 3 kann die Ursache einer *Bronchiolitis* oder einer *Pneumonie* sein. Bei Erwachsenen beobachtet man eher *inapparente Verläufe* und in manchen Fällen *milde Erkältungskrankheiten.* Parainfluenzavirus Typ 4 führt zwar nur selten zu klinisch manifesten Infektionen, aber 70–80% der zehnjährigen Kinder weisen Antikörper gegen diesen Virustyp auf.

Die Immunität nach Infektionen mit Parainfluenzaviren ist recht schwach. Dies liegt wahrscheinlich daran, daß die spezifischen IgA-Antikörper, die sich in den Sekretionen der Nase befinden, spätestens 6 Monate nach der Parainfluenzainfektion sehr vermindert sind. Die spezifischen IgG-Antikörper im Serum bleiben hingegen auf einem relativ hohen Niveau. Da der Nasen-Rachen-Raum die Eintrittspforte für die Viren darstellt, ist die geringe Anzahl an IgA-Antikörpern der entscheidende Faktor.

12.10.2 Mumpsvirus

Mumps (Parotitis epidemica) zählt zu den häufigen Krankheiten von Kindern und jungen Erwachsenen. Komplikationen findet man eher bei älteren Patienten als bei jungen.

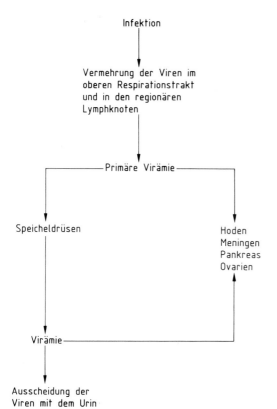

Abb. 47. Schematische Darstellung der Pathogenese der Mumpsinfektion

Über Tröpfcheninfektion gelangt das Virus in den oberen Respirationstrakt oder auf die Konjunktiven. Nach der ersten Virusvermehrung in der Schleimhaut des Respirationstrakts und in den zervikalen Lymphknoten kommt es zu einer Virämie mit Ansiedlung der Erreger in der Parotis. Die gelegentlich auftretenden Komplikationen lassen eine weitreichende Verbreitung der Viren im Organismus vermuten.

Auf eine Inkubationszeit von 16–18 Tagen und ein kurzes Prodromalstadium folgt die typische Schwellung der Parotis, die ein- oder beidseitig sein kann. Ein Übergreifen auf die anderen Speicheldrüsen ist möglich.

Die Viren lassen sich im Blut und im Speichel bis zu 5 Tage und im Urin bis ca. 10 Tage nach Beginn der Erkrankung nachweisen.

Pränatale Infektionen, die im ersten Trimester der Schwangerschaft auftreten, können zum *Abort* führen.

Eine recht *häufige Komplikation* bei Patienten nach der Pubertät ist die meist einseitige Orchitis mit sekundärer Atrophie. Seltenere Komplikationen sind:

● Meningitis oder Meningoenzephalitis
● Pankreatitis
● Oophoritis
● Nephritis
● Einseitige Ertaubung

Nach der Infektion bleibt eine *dauerhafte Immunität*. **Impfungen** werden mit **attenuierten Lebendimpfstoffen** durchgeführt.

12.10.3 Masernvirus

Der Durchmesser des **Masernvirus** beträgt ungefähr 140 nm. Die Hüllmembran enthält *Hämolysin* und *Hämagglutinin,* jedoch keine Neuraminidase.

Masern werden durch Tröpfchen übertragen. Der obere Respirationstrakt und in seltenen Fällen die Konjunktiven dienen als Einrittspforten. Während der Inkubationszeit von 9–12 Tagen gelangen die Viren von der Schleimhaut des Nasen-Rachen-Raums in die regionären Lymphknoten. Dann folgen eine erste Virämie und eine Vermehrungsphase, die hauptsächlich im lymphatischen Gewebe abläuft. Dort findet man vielkernige Riesenzellen.

Im Prodomalstadium treten katarrhalische Erscheinungen und Fieber auf. An der Wangenschleimhaut erkennt man die **Koplikschen Flecken** (kleine, kalkspritzerartige Exantheme), in denen sich auch Riesenzellen nachweisen lassen. Ungefähr wenn die Virämie ihren Höhepunkt erreicht, beobachtet man ein makulopapulöses Exanthem, das sich von kranial nach kaudal ausbreitet.

Nicht selten kommt es bei Masern zu **Komplikationen.** Dazu gehören folgende:

● Bakterielle Superinfektionen (Otitis media, Bronchitis, Bronchiopneumonie)
● Laryngitis
● Krupp
● Pneumonie
● Enzephalitis (Letalität 30–40 %)
● Aktivierung einer Lungentuberkulose

● Subakute sklerosierende Panenzephalitis (sehr selten, tritt meist Jahre später auf, Prognose infaust)

Das Masernvirus kann bis zu 2 Tagen nach Exanthemausbruch im Blut und bis zu 4 Tagen danach im Rachensekret oder in der Konjunktivalflüssigkeit nachgewiesen werden.

Die Masernerkrankung hat einen sehr hohen Kontagionsindex, d. h., es gibt kaum inapparente Verläufe. Nach abgelaufener Infektion bleibt eine *lebenslange Immunität*. **Masernimpfungen** werden heute **mit Lebendimpfstoff** durchgeführt.

12.10.4 Respiratory-Syncytial-Virus

Das Respiratory-Syncytial-Virus gilt als Hauptursache von *Infektionen des unteren Respirationstrakts,* die im Säuglingsalter auftreten. Die Bezeichnung „syncytial" weist auf die Fähigkeit des Virus hin, in Zellkulturen Riesenzellbildung zu induzieren. Nach aerogener Infektion vermehren sich die Viren im Nasen-Rachen-Raum. Bei Erwachsenen und Kindern ist in der Regel die Infektion damit beendet. Bei Säuglingen unter 8 Monaten breiten sich die Viren in 50 % der Fälle bis in die unteren Abschnitte des Respirationstrakts aus. So kann es bei diesen Kindern zu folgenden Erkrankungen kommen: Bronchitis, Bronchiolitis, Bronchopneumonie und Krupp.

12.11 Orthomyxoviridae

12.11.1 Influenzavirus A und B

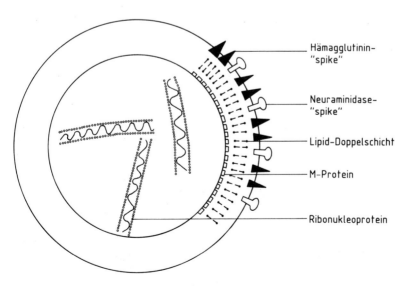

Abb. 48. Schematische Darstellung eines Influenzavirus

Das typische **Influenzavirus** (RNA) hat eine sphärische Form mit einem Durchmesser von 80–120 nm. Es ist von einer mit „Spikes" besetzten Hülle umgeben. Diese Spikes werden u. a. von *Hämagglutinin* und *Neuraminidase* gebildet.

Immunologisch teilt man das Influenzavirus in drei Typen (A, B und C) ein. Innerhalb der Gruppen A und B sind noch Subtypen bekannt.

Das Influenzavirus – *Erreger der Grippe* – wird durch Tröpfcheninfektion übertragen. Die Inkubationszeit beträgt 2–3 Tage. Als Eintrittspforte dient der obere Respirationstrakt, wo die Virusinfektion zu einer Schleimhautschwellung führt. Von dort breitet sich die Infektion auf die Bronchien aus. Entstandene Epithelnekrosen sind oft Basis für *bakterielle Super-infektionen.*

Häufige Komplikationen: Pneumonien (viral oder bakteriell), hämorrhagische Pneunomie, Bronchitis, Laryngo-Tracheo-Bronchitis, Pleuritis, Tonsillitis, Sinusitis, Otitis, Myoperikar-ditis, orthostatische Hypotonie.

Seltenere Komplikationen: Enzephalitis, Meningitis, Embryo- oder Fetopathien. Vor allem bei schweren Komplikationen sind Todesfälle nicht selten.

In den ersten Krankheitstagen gelingt der **Erregernachweis** aus Nasen- und Rachensekret durch Beimpfung empfindlicher Kulturen. Auch eine Schnelldiagnose durch Untersuchung infizierter Zellen aus dem Nasen- und Rachensekret ist möglich. Zur Anwendung kommt dabei die direkte oder indirekte Immunfluoreszenz. Antikörper gegen Influenzaviren wer-den mittels der Komplementbindungsreaktion oder dem Hämagglutinationshemmtest nach-gewiesen. Beweisend ist der **Titeranstieg.**

Bei Influenzaviren der Gruppe A beobachtet man radikale Veränderungen der Antigenität. Dieses Verhalten nennt man Antigenshift. Es ist die Ursache von großen Pandemien, die alle 10–15 Jahre auftreten.

Geringere Antigenänderungen bezeichnet man als Antigendrift. Dieses Phänomen ist typisch für das Influenza-B-Virus.

Chemoprophylaxe: Antivirale Substanzen haben nur einen geringen therapeutischen Wert bei Influenzainfektionen. Amantadin hat sich jedoch als Prophylaxe bei infektionsgefährde-ten Patienten bewährt. Die Impfung gegen Influenza ist in ihrer Wirksamkeit begrenzt, was an den häufigen Veränderungen des genetischen Materials dieser Viren liegt. Sie stellt aber einen guten Schutz gegen bereits bekannte Influenzaviren dar. Geimpft werden *inaktivierte Viren.*

12.12   Rhabdoviridae

12.12.1   Rabiesvirus

Tollwutviren besitzen als Genom RNA. Sie haben eine Stäbchenform mit einem Durchmes-ser von 70 nm und einer Länge von 210 nm. Das helikale Ribonukleokapsid ist von einer ätherempfindlichen Hülle umgeben.

Die Tollwut wird durch infektiösen Speichel übertragen. Die darin enthaltenen Viren drin-gen durch Hautläsionen (Bißwunde u. a.) oder durch die Schleimhaut ins Gewebe ein, um von dort entlang der Nervenbahnen bis zum Gehirn zu wandern. Es entwickelt sich eine Enzephalitis.

Die *Inkubationszeit* liegt durchschnittlich *zwischen 20 und 60 Tagen.* Dabei hängt die Dauer von der Lokalisation der Wunde (= Eintrittspforte der Viren) ab. Die lange Inkubationszeit wirkt sich günstig auf die Prognose aus, da so die Möglichkeit einer aktiven Immunisierung nach erfolgter Infektion besteht.

Zu den *Prodromalerscheinungen der Tollwut* gehören Kopfschmerzen, Fieber, Depressionen und Nervosität sowie zunehmende Empfindlichkeit der Bißstelle. In der folgenden Erregungsphase treten auf: starker Speichelfluß, Tremor, hochgradige Erregung, Atemstörungen und Krämpfe in der Schluckmuskulatur besonders beim Anblick von Flüssigkeit oder sogar beim Gedanken daran (Hydrophobie). Die mangelnde Flüssigkeitsaufnahme hat eine Exsikkose des Patienten zur Folge. Ungefähr 3–4 Tage nach Krankheitsbeginn tritt der Tod ein.

Wenn der Kranke die Erregungsphase überlebt, entstehen nach kurzer Zeit fortschreitende Lähmungen. Bei vollem Bewußtsein stirbt er an Atemlähmung.

Ein Tier, das einen Menschen gebissen hat und bei dem Verdacht auf Tollwut besteht, sollte nach Möglichkeit isoliert und beobachtet werden. Leidet es tatsächlich an Tollwut, so wird es innerhalb von 5 Tagen verenden. Erhärtet sich der Tollwutverdacht, sollte man im Hirngewebe des Tieres – besonders im Bereich des Ammonshorns – nach *Negri-Körperchen* (intrazytoplasmatische Einschlußkörperchen) suchen. Damit ist die Diagnose gesichert. Mit der Immunfluoreszenzmethode lassen sich virale Antigene im Gehirn, im Rückenmark und in der Haut nachweisen. Eine Isolierung des Virus aus Hirngewebe oder Speichel ist ein etwas unsicheres Verfahren.

Tierversuch: Nach intrazerebraler Inokkulation von Hirngewebe oder Speichel bei jungen Mäusen zeigen die Tiere Krämpfe und Paresen (Inkubationszeit 6–21 Tage).

Die einzig aussichtsreiche Maßnahme bei Tollwutverdacht ist die sofortige Impfung. Befinden sich die Bißwunden im Gesichts- und Halsbereich, sollte passiv immunisiert werden. Sonst ist eine aktive Immunisierung angezeigt.

Das *Wirtsspektrum* des Tollwutvirus umfaßt alle Warmblütler, besonders Füchse, Hunde, Katzen, Wölfe und Nagetiere sind betroffen. Wichtigste Prophylaxe ist daher die Bekämpfung der Tollwut bei diesen Tieren. Dazu gehört auch die Impfung von Hunden und Katzen. Seit einiger Zeit werden Füchse mit impfvirushaltigen Ködern peroral immunisiert.

12.13 Bunyaviridae

12.13.1 Hantaan-Virus

Es sind ca. 150 Serotypen der Bunyaviren bekannt, von denen jedoch nur einige klinische Bedeutung haben. Das Viruspartikel hat einen Durchmesser von 80–120 nm und enthält RNA. Das Nukleokapsid wird von einer Hülle umgeben.

Die Erreger werden von Moskitos oder anderen Vektoren übertragen. Infektionen mit dem Hantaan-Virus rufen *hämorrhagische* und *renale Symptome* hervor.

12.14   Arenaviridae

Arenaviren sind kugelig oder pleomorph und ihre Größe liegt zwischen 60 und 280 nm. Sie enthalten RNA als Einzelstrang und sind von einer Lipidhülle umgeben.

12.14.1   Lymphozytäre Choriomeningitis (LCM)

Der klinische Verlauf einer LCM variiert von asymptomatisch über grippeähnliche Erscheinungen bis zur *Meningitis* oder *Meningoenzephalitis.* Pränatale Infektionen können zu Fruchtschäden führen. Das LCM-Virus (natürliches Erregerreservoir: Hausmaus) ist in Europa und in Amerika verbreitet. Infizierte Tiere scheiden Viren mit dem Speichel, Urin und Fäzes aus. Durch Kontakt mit infektiösem Material kann sich der Mensch infizieren. (Zur Immunpathogenese siehe auch Kapitel 11.6)

12.15   Retroviridae

Die Familie der Retroviren enthält zahlreiche Gruppen, denen allen eine **onkogene Wirkung** gemeinsam ist. Als Wirt dienen verschiedene Warmblütler, darunter auch der Mensch. Man kennt zwei prinzipielle Mechanismen der viralen Krebserzeugung, wie bereits in Kapitel 11.5 beschrieben wurde. Aus der Familie der Retroviren werden im GK nur Kenntnisse über das AIDS-Virus verlangt.

12.15.1   HIV-1 und HIV-2

HIV *(Human Immunodeficiency Virus)* ist ein kugeliges *RNA-Virus* (Durchmesser ca. 100–140 nm). Es besitzt eine lipidhaltige Hülle. HIV infiziert vorzugsweise **T-Helferzellen,** aber auch B-Lymphozyten, Makrophagen, Megakaryozyten, Nervenzellen, Gliazellen, Endothelzellen der Gefäßwände, retikuläre dentritische Zellen der Lymphknoten und vermutlich noch andere Zelltypen.

HIV-1 tritt hauptsächlich in Afrika, USA und Europa auf, während HIV-2 überwiegend in Westafrika verbreitet ist. Vermutlich als Folge des Massentourismus verlieren allerdings diese regionalen Zuordnungen mehr und mehr an Bedeutung, die Erreger lassen sich überall in der Welt nachweisen.

Wesentlich für den Verlauf der Erkrankung sind der Befall und die Zerstörung der T-Helferzellen. Hier ist teilweise eine virusinduzierte Zellfusion zu beobachten. Daneben können Viren in den genannten T-Lymphozyten *persistieren,* ohne diese zu zerstören. Die Reduzierung der T-Helferzellen und anderer immunkompetenter Zellen hat eine ausgeprägte Schwächung des Immunsystems sowohl im *zellulären* als auch im *humoralen* (Antikörper) Bereich zur Folge. Dies begünstigt die Vermehrung des HIV ebenso wie das Auftreten opportunistischer Infektionskrankheiten.

Die Dauer der **Inkubationszeit** variiert außerordentlich (6 Monate bis 10 Jahre). Unabhängig davon ist der Infizierte schon nach kurzer Zeit kontagiös. Spezifische Antikörper sind ca. 4 Wochen nach der Infektion nachweisbar.

Klinisch unterscheidet man neben der **Latenzzeit** das **Lymphadenopathiesyndrom** (LAS) und das **acquired immune deficiency syndrom** (AIDS). Zum LAS gehört als Leitsymptom die Lymphknotenschwellung an mindestens zwei verschiedenen Körperstellen, die länger als drei Monate andauert und durch andere Erkrankungen (Infektionskrankheiten, maligne Lymphome etc.) nicht zu erklären ist. Daneben bestehen Allgemeinsymptome wie Nachtschweiß, gastrointestinale Beschwerden, Fieberschübe, Gewichtsverlust, Hauterscheinungen, Haarausfall und intraoraler Soor.

Der Übergang von LAS zu AIDS ist definiert durch das **Auftreten opportunistischer Infektionen** und / oder dem **Kaposi-Sarkom** beziehungsweise anderer Tumoren. Häufigste opportunistische Infektionen sind die orale Kandidiasis und die Pneumocystis-carinii-Pneumonie, die oft letal verläuft.

Über 95 % der HIV-Infizierten sterben innerhalb von 3 Jahren nach Auftreten opportunistischer Infektionen oder des Kaposi-Sarkoms. HIV-Infektionen haben pandemische Ausmaße angenommen. Asymptomatische Virusträger sind offensichtlich infektiöser als AIDS-Patienten. Übertragung durch Blut wird vor allem bei Drogenabhängigen, die dieselbe Injektionsnadel benutzen, Hämophiliepatienten, die Blutkonzentrate erhalten, und nach Bluttransfusionen im Verlauf von Operationen beobachtet. Erregerübertragung durch sexuellen Kontakt, in der Anfangsphase vorwiegend bei männlichen Homosexuellen aufgetreten, findet man nun auch bei heterosexuellem Geschlechtsverkehr. Die Infektion kann dabei sowohl vom Mann auf die Frau als auch umgekehrt übertragen werden. Ferner ist Ansteckung bei Prostituierten und Personen mit ausgeprägter Promiskuität besonders zu befürchten.

HIV-positive Schwangere können ihr Kind entweder **diaplazentar** oder **perinatal** durch Kontakt mit mütterlichem Blut infizieren.

Chemotherapeutische Interventionen zeigten bisher nur mäßigen Erfolg. In klinischer Erprobung sind Azidothymidin, Phosphonoformat und Dideoxycytidin. Ein geeigneter Impfstoff konnte bisher nicht gefunden werden.

Der Schwerpunkt aller Aktivitäten liegt daher auf der Verhinderung einer Infektion. Zu den wichtigsten **prophylaktischen Maßnahmen** zählen der Gebrauch von Kondomen, die HIV-Testung von Spenderblut und Blutkonzentraten und die Aufklärung von Drogenabhängigen. Im medizinischen Bereich kommt die Einhaltung hygienischer Prinzipien – besonders im Umgang mit Patientenblut – hinzu.

12.15.2 HTLV-1

Das Human-T-Zell-Leukämie-Virus 1 (HTLV-1) zählt wie HIV zu den *Retroviren*. Die Inkubationszeit nach Infektion mit HTLV-1 liegt zwischen 10 und 20 Jahren. Das Virus verursacht folgende Erkrankungen: **T-Zell-Leukämie** des Erwachsenen, **Lymphosarkom** mit begleitender T-Zell-Leukämie und kutane Formen der T-Zell-Lymphome. Ein Zusammenhang zwischen HTLV-1 und der Mycosis fungoides und dem Szezary-Syndrom wird angenommen. Übertragen werden die Erreger durch Geschlechtsverkehr, Muttermilch, Bluttransfusionen und möglicherweise Vektoren.

12.16 Picornaviridae

Der Name Picornaviren leitet sich von pico = klein und von RNA ab. Die Größe dieser Viren beträgt 20–30 nm. Wichtige Vertreter sind die Enteroviren (Poliomyelitis-, Coxsackie- und ECHO-Viren) und die Rhinoviren.

12.16.1 Polioviren

Das Nukleokapsid des Poliomyelitisvirus besteht aus 32 Kapsomeren. Es existieren drei Serotypen: Typ 1 („Brunhilde"), Typ 2 („Lansing") und Typ 3 („Leon"). Die verschiedenen Typen erzeugen keine Kreuzimmunität, d. h., eine Immunität gegen Typ 1 bedeutet nicht automatisch eine Immunität gegen Typ 2 oder Typ 3.

Die Viren vermehren sich nach oraler Infektion im Rachen und im Dünndarm. Durch die sich anschließende Virämie kann es zum Befall des Rückenmarks, des Gehirns, der Meningen, des Herzens und der Haut kommen. Eine Ausbreitung auf neurogenem Weg ist auch möglich. Unterschiedliche Schäden des ZNS können auftreten: beispielsweise an den motorischen Zellen der Vorder- und Seitenhörner, der Lenden- und Halsmarkschwellungen sowie der Medulla oblongata, ferner an den spinalen Ganglien, der motorischen Hirnrinde und den Hirnstammkernen. Die Folgen dieses Befalls sind u. a. irreversible schlaffe Lähmungen.

In 90–95 % der Fälle verläuft die Infektion *inapparent* (stille Feiung). Daneben unterscheidet man noch drei andere Verlaufsformen:

- **Abortive Poliomyelitis** (minor illness) – Fieber, allgemeines Krankheitsgefühl, Kopfschmerzen, Schwindel, Erbrechen und Obstipation
- **Nicht-paralytische Poliomyelitis** (abakterielle Meningitis) – zusätzlich zu den oben genannten Symptomen treten Nackensteifigkeit und in seltenen Fällen Lähmungen hinzu
- **Paralytische Poliomyelitis** (major illness) – zu den Symptomen der minor illness kommen noch schlaffe Lähmungen, Koordinationsstörungen, Krämpfe, Symptome je nach Lokalisation der Schädigungen (spinal, bulbär oder zerebral) hinzu (zum Teil hohe Letalität)

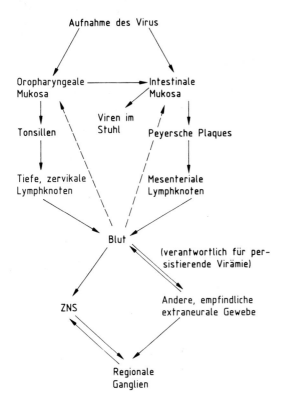

Abb. 49. Pathogenese der Poliomyelitits in schematischer Darstellung

Als *Erregerreservoir* dient nur *der Mensch.* Infizierte Personen scheiden auch bei inapparentem Verlauf die Erreger mit den Fäzes aus. Zur Übertragung kommt es durch Schmutz- und Schmierinfektionen.

Auf Grund der hohen Kontagiosität des Virus liegt der Durchseuchungsgrad der Bevölkerung im oberen Bereich. Seit der Einführung der Lebendimpfung ging die Zahl der Erkrankungsfälle stark zurück. Da auch die Impfung eine Erregerausscheidung bewirkt, werden virulenzabgeschwächte Viren verbreitet. Dies ist durchaus positiv zu bewerten. Die Immunität ist dauerhaft, allerdings typenspezifisch.

12.16.2   ECHO-Viren, Coxsackie-Viren

ECHO-Viren

Der Begriff „ECHO" ist eine Abkürzung für *„Enteric Cytopathogenic Human Orphan"*. Von den ubiquitär verbreiteten ECHO-Viren kennt man über 30 Serotypen.

Die Übertragung der Viren erfolgt durch Tröpfchen- oder Schmierinfektion. Meist verlaufen die Infektionen inapparent. ECHO-Viren verursachen recht unterschiedliche Krankheitsbilder:

- Lymphozytäre Meningitis
- Exantheme
- Sommerdiarrhoe
- Infektionen des oberen Respirationstrakts
- Lähmungen
- Enteritis

Coxsackie-Viren

Bekannt sind zwei Gruppen:

Coxsackie-A-Virus – 23 Serotypen
Coxsackie-B-Virus – 6 Serotypen

Wie bei der Poliomyelitis erfolgen Infektionen peroral. Folgende typische Erkrankungen treten auf:

Coxsackie-A-Virus

- *Herpangina* – akute Erkrankung mit plötzlich auftretendem Fieber, Halsschmerzen, Dysphagie und Appetitlosigkeit; in der Rachenschleimhaut sind kleine Papeln zu sehen, die sich zu Bläschen entwickeln

Coxsackie-B-Virus

- *Pleurodynie* (Myalgia epidemica, Bornholm-Erkrankung) – Fieber, allgemeines Unwohlsein, Thoraxschmerzen
- *Myokarditis der Neugeborenen* – gelegentlich mit diffuser Meningoenzephalitis
- *Interstitielle Myokarditis und Valvulitis bei Kindern*
- *Perikarditis*

Coxsackie-A und B-Viren

- *Abakterielle Meningitis* – eventuell passagere Lähmungen
- *Akute Infektionen der oberen Luftwege*
- *Undifferenzierte fieberhafte Erkrankungen*

Es wird vermutet, daß bei intrauterinen Infektionen Coxsackie-B-Viren auch kongenitale Herzfehler verursachen können.

12.16.3 Rhinoviren

Das ebenfalls zu den Picornaviren zählende Rhinovirus gilt als der **häufigste Schnupfen-erreger.** Es sind 113 Serotypen bekannt.

Auf eine Übertragung durch Tröpfchen folgt eine sehr kurze Inkubationszeit (oft weniger als 24 Stunden). Typische Symptome einer Infektion mit Rhinoviren sind: Schnupfen, Hals-schmerzen, Husten, Kopfschmerzen, eventuell Fieber. Bakterielle Superinfektionen treten gelegentlich auf.

Die postinfektiöse Immunität ist typenspezifisch. Wie lange diese Immunität anhält, ist noch nicht bekannt.

12.16.4 Hepatitis-A-Virus

Das Hepatitis-A-Virus hat eine kubische Form, bei einer Größe von 25–30 nm. Es ist Erre-ger der **epidemischen Hepatitis,** die fäkaloral übertragen wird.

Die Inkubationszeit beträgt 15–40 Tage im Durchschnitt. Längst nicht alle infizierten Perso-nen zeigen das Bild eines Ikterus.

Meist verläuft die Hepatitis A mild, von seltenen fulminanten Krankheitsverlaufsformen mit tödlichem Ausgang abgesehen. Auch die protrahierte Hepatitis A wird nur gelegentlich beobachtet, Übergänge in ein chronisches Stadium wie bei der Hepatitis B kommen nicht vor. Die Hepatitis A ist daher auch als „Leberschnupfen" bezeichnet worden. Sie hinterläßt in der Regel eine *lebenslange Immunität.*

Diagnostik

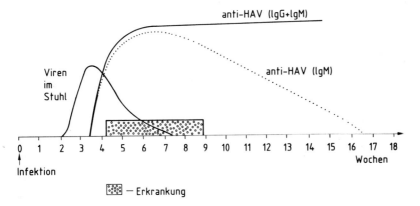

Abb. 50. Schema einer Infektion mit Hepatitis-A-Viren (HAV)

Hepatitis-A-Viren werden ca. 1–2 Wochen vor Krankheitsbeginn (auch bei anikterischer Verlaufsform) bis maximal zur 3. Krankheitswoche mit dem Stuhl ausgeschieden. Mittels immunelektronenmikroskopischer Untersuchung oder Radioimmunassay ist eine Identifizierung dieser Erreger möglich. Als Alternative können die Antikörper (IgM) im Serum bestimmt werden, die schon bei Beginn der akuten Erkrankung nachweisbar sind. Und last not least spielen Enzymwerte bei der Diagnose eine große Rolle.

Die Hepatitis A ist eine Schmierinfektion und wird hauptsächlich durch kontaminiertes Trinkwasser oder Lebensmittel übertragen. Epidemiologisch von Bedeutung ist, daß infizierte Personen die Erreger schon in der Inkubationszeit ausscheiden (siehe Grafik) und daß 40–60 % der Infektionen subklinisch verlaufen.

Tabelle 12.1. Wichtige Charakteristika der Hepatitis-A- und Hepatitis-B-Viren und der von ihnen hervorgerufenen Erkrankungen

	Hepatitis-A-Virus	Hepatitis-B-Virus
Morphologie	Kubische Form	Kern mit Außenhülle
Größe	25–30 nm	42–45 nm
Nukleinsäure	Einzelsträngige RNA	Doppelsträngige DNA
Hauptübertragungsmodus	Fäkal-oral	Parenteral
Typische Inkubationszeit	15–40 Tage	60–160 Tage
Viren im Stuhl	Inkubationszeit und akute Phase der Erkrankung	–
Viren im Blut	Inkubationszeit und akute Phase der Erkrankung	Inkubationszeit und akute Phase der Erkrankung; kann über Jahre persistieren

12.17   Calciviridae

12.17.1 Hepatitis-E-Virus

Das Hepatitis-E-Virus (HEV), ein RNA-Virus, wird *enteral übertragen*. Nach einer Inkubationszeit, die 18–64 Tage beträgt, treten Symptome wie Gelbsucht, Fieber, Erbrechen u. a. auf. Chronische Verläufe sind bisher nicht bekannt. Der Erreger ist in Asien, Afrika und Südamerika verbreitet.

12.18   Infektionen unklarer Ätiologie

12.18.1 Creutzfeldt-Jakob-Erkrankung

Die Jakob-Creutzfeldt- (auch Creutzfeldt-Jakob-)Erkrankung zählt zu den Slow-Virus-Infektionen. Es handelt sich um eine seltene, **progressive Gehirnerkrankung** mit zunehmender Demenz, Ataxie und Myoklonismen.

Frühsymptome sind Verhaltensauffälligkeiten und Sehstörungen. Danach kann eine rasche Verschlechterung des Zustandes beobachtet werden. Meist sterben die Patienten ein Jahr nach Auftreten der ersten Symptome.

Morphologisch finden sich Zeichen einer *spongiformen Enzephalopathie*. Das Virus konnte bisher nicht identifiziert werden, auch ist die Epidemiologie nicht eindeutig geklärt. Man hat allerdings festgestellt, daß Infektionen durch Hornhauttransplantationen, durch Gabe von Wachstumshormonen, die aus menschlichen Hypophysen stammten, und durch kontaminierte, stereotaktische Gehirnelektroden entstanden sind.

13   Schutzimpfungen

13.1   Passive Immunisierung

Überträgt man spezifische, gegen einen bestimmten Erreger gerichtete Antikörper auf einen Organismus gleicher oder anderer Art, so erwirbt dieser eine relative Immunität gegen den Erreger.

Die Antikörper werden dabei nicht vom Empfänger selbst produziert, sondern von einem Spenderorganismus vorgebildet; man spricht von **passiver Immunisierung.**

Die Übertragung der Antikörper erfolgt durch Immunseren, Immunglobulinfraktionen oder aber auch durch Vollblut.

Die passiv übertragenen Antikörpermoleküle werden vom Wirtsorganismus nach und nach eliminiert, ohne daß er gleichzeitig neue Antikörper nachbildet. Daraus resultiert eine kurze Wirkung, die in der Regel ca. 2–4 Wochen beträgt. Der Vorteil der passiven Immunisierung ist in dem sofortigen Eintreten der Wirkung zu sehen, es entsteht keine Latenzzeit. Dieser Vorteil wird besonders bei Infektionen mit Toxinbildnern ausgenutzt (z. B. Diphtherie, Botulismus und Tetanus).

Durch die Gabe von Antikörpern gegen das Toxin (Antitoxin) kann sofort eine große Menge des Toxins neutralisiert werden.

Bei bestimmten Viruserkrankungen (z. B. Masern) kann die Gabe von spezifischen Antikörpern (meist in Form von γ-Globulinen) in der Inkubationszeit den Krankheitsverlauf abschwächen oder sogar verhindern.

Als passive Immunisierung ist auch die diaplazentare Übertragung von Antikörpern auf den Feten zu werten. Die von der Mutter aktiv gebildeten Antikörper schützen das Neugeborene in den ersten Lebensmonaten vor einigen häufiger vorkommenden Infektionen. Durch die Muttermilch aufgenommene Antikörper verstärken diesen Effekt.

Die zur passiven Immunisierung verabreichten Antikörper können entweder *speziesheterolog* (z. B. vom Pferd) oder *spezieshomolog* sein. Letztere bieten im allgemeinen den Vorteil einer geringeren Sensibilisierungsgefahr und der längeren Verweildauer im Organismus.

Gebräuchliche spezieshomologe oder besser **humane Immunglobuline** sind

- *Polyvalente Immunglobulinpräparate* (Gamma-Globuline), die fast ausschließlich IgG enthalten (oder auch IgA bzw. IgM)
- *Hyperimmunglobulinpräparate,* die den im gegebenen Fall erforderlichen Antikörper in stark angereicherter Konzentration enthalten

Ausgangsmaterial für die Gewinnung **polyvalenter Immunglobulinpräparate** ist ein aus vielen Blutspenden gepooltes Blutplasma, die Präparate enthalten dadurch eine Vielzahl von antibakteriellen und antiviralen Antikörpern. Anwendung finden die polyvalenten Immunglobuline z. B. in der Hepatitis A-Prophylaxe, in der Rötelnprophylaxe bei Schwangeren sowie in der Therapie und Prophylaxe von bakteriellen und viralen Erkrankungen bei Patienten mit abgeschwächtem Immunsystem.

Die **Hyperimmunglobulinpräparate** werden aus Plasmen von Rekonvaleszenz oder aktiv geimpften Blutspendern gewonnen und enthalten den jeweilig gewünschten Antikörper in stark angereicherter Konzentration.

Ihre Anwendung ist normalerweise auf durch die entsprechende Krankheit besonders gefährdete Personengruppen beschränkt. Gebräuchliche Hyperimmunglobulinpräparate sind das Anti-Varizellen / Zoster-Immunglobulin, das Masern-, das Mumps-, das Pertussis-, das Röteln-, das Tetanus- und das Tollwut-Immunglobulin.

Nebenwirkungen der passiven Impfung mit speziesheterologen Seren

Wie bei jedem artfremden Stoff besteht bei speziesheterologen Impfseren die Gefahr einer allergischen Reaktion von der leichtesten bis zur schwersten Form.

Es bestehen deshalb Bestrebungen, die tierischen Sera (die bisher im allgemeinen vom Pferd oder vom Rind gewonnen werden) durch homologes Immunglobulin zu ersetzen.

Vor der Verabreichung eines speziesheterologen Serums muß der Patient ausdrücklich in bezug auf eine allergische Vorgeschichte (Zeitpunkt und Art früherer Seruminjektionen, Allergiker oder Allergikerfamilie) befragt werden.

Weiterhin ist darauf zu achten, daß die Applikation dieser Seren in der Regel **intramuskulär** und **nicht intravenös** zu erfolgen hat, da es bei intravenöser Applikation besonders bei Patienten mit Antikörpermangelsyndrom zu schockartigen Symptomen auf intravasale Gabe kommen kann.

Anwendungsbereiche der passiven Immunisierung

Wie bereits oben angeführt, kann die passive Impfung mit **polyvalenten Immunglobulinpräparaten** oder mit speziellen **Hyperimmunglobulinpräparaten** erfolgen.

Die jeweils gebräuchliche Art der passiven Impfung wird bei den jeweiligen Krankheiten beschrieben. Tabelle 13.1 gibt einen schematischen Überblick.

Hepatitis A

Die Impfung gegen die Hepatitis A war bis vor kurzem noch eine Domäne der passiven Immunisierung.

Da seit Ende 1992 aber auch in der Bundesrepublik Deutschland ein aktiver Impfstoff zugelassen ist (Beschreibung der aktiven Immunisierung in 13.2.5) wird die passive Impfung an Bedeutung verlieren und vorwiegend für „last minute" Impfungen bei nicht aktiv geimpften Personen z. B. vor Auslandsreisen in Frage kommen.

Die passive Immunisierung wird mit normalem menschlichen Immunglobulin in Form einer einmaligen Gabe von 5 ml Standard-Gammaglobulin bzw. von 0,05 ml/kg KG i. m. durchgeführt.

Der Schutz hält für ca. 3–4 Monate an.

Personen mit positivem anti-HAV-Titer benötigen keine Immunglobulingabe.

Hepatitis B

Die aktive Impfung wird in 13.2.5 beschrieben.

Die passive Impfung wird mit **Hepatitis-B-Immunglobulin (HBIG)** in einer Dosierung von 0,05 (–0,1) ml/kg KG i. m. oder 0,2 ml/kg KG i. v. durchgeführt.

Indikation zur Impfung mit HBIG

● Personen, die parenteral, über Schleimhäute oder oral Kontakt mit infektiösem Material hatten. Gabe des HBIG spätestens nach 12 Stunden, Wiederholung nach 4–6 und 8–12 Wochen

● Neugeborene HB-Ag-positiver Mütter, wenn die Mutter im letzten Schwangerschafts-drittel eine Virus-B-Hepatitis durchgemacht hat oder eine chronische Hepatitis bekannt ist

Varizellen

Die aktive Impfung wird in 13.2.5 beschrieben.

Die passive Impfung ist in geringerem Ausmaß mit Standard-Immunglobulin entschieden besser und sicherer jedoch mit Varizellen-Hyperimmunglobulin möglich.

Die Dosierung für ds Hyperimmunglobulin beträgt 25 E/kg KG und sollte so rasch wie möglich – spätestens aber nach 72 h – zum Einsatz kommen. Für die Verabreichung sind sowohl Präparate für die i. m.-Gabe als auch für die parenterale Gabe vorhanden. Die Dosierungen für die jeweiligen Präparate sind unterschiedlich und dem jeweiligen Beipack-zettel zu entnehmen.

Indikation

● Prophylaxe bei Risikokindern bzw. Risikopatienten (z. B. Patienten mit Leukämie, Lymphomen, Immundefekten, unter immunsuppressiver Therapie etc.)

● Neugeborene mit konnataler Varizelleninfektion, exponierte Schwangere ohne vorherige Infektion

Röteln

Die aktive Impfung wird in 13.2.5 beschrieben.

Die passsive Impfung kann mit Gammaglobulin (mindestens 20 ml) und / oder Röteln-Hyperimmunglobulin (0,2 ml/kg KG) durchgeführt werden.

Die Impfung sollte vor oder unmittelbar nach Röteln-Exposition erfolgen, liegt der Kontakt länger als 5 Tage zurück, so sollte Röteln-Hyperimmunglobulin (i. m.) mit einem i. v. an-wendbaren Gammaglobulinpräparat kombiniert werden.

Indikation

● Seronegative Schwangere im 1. Trimenon

FSME (Frühsommer-Meningo-Enzephalitis)

Die aktive Impfung wird in 13.2.5 beschrieben.

Die passive Impfung wird bei exponierten Personen prophylaktisch in einer Dosierung von 0,05 ml/kg KG mit FSME-Immunglobulin durchgeführt.

Die Dosierung nach Zeckenbiß ist vom Zeitpunkt der Impfung abhängig:

● Bis 48 Stunden nach Biß 0,1 ml/kg KG

● 2–4 Tage nach Biß 0,2 ml/kg KG

● 4–6 Tage nach Biß 0,3 ml/kg KG

Mumps

Die aktive Impfung wird in 13.2.5 beschrieben.
Die passive Impfung bei Mumps ist insgesamt unzuverlässig.
Sie wird mit Gammaglobulin (1 ml/kg KG) oder mit Mumps-Hyperimmunglobulin (0,3 ml/kg KG) versucht.

Indikation

Die passive Impfung bei Mumps wird zur Orchitisprophylaxe oder zur Krankheitsabschwächung bei abwehrschwachen Patienten durchgeführt.

Masern

Die aktive Impfung wird in 13.2.5 beschrieben.
Die passive Impfung kann mit Gammaglobulin in folgender Dosierung erfolgen:
    1.–7. Inkubationstag 0,2–0,4 ml/kg KG
    später 0,5–1,0 ml/kg KG
Damit kann eine Masernerkrankung verhindert oder im Verlauf deutlich abgeschwächt werden.
Sicherer als die Gabe von Gammaglobulin ist die Gabe von Masern-Hyperimmunglobulin in einer Dosierung von 0,25 ml/kg KG.

Indikation

- Kinder mit Immundefekt oder mit schweren fieberhaften Erkrankungen, besonders wenn eine zerebrale Beteiligung vorliegt
- Exponierte Personen unter Immunsuppressiva

Rabies (Tollwut)

Die aktive Impfung wird in 13.2.5 beschrieben.
Die passive Impfung erfolgt nur in der Kombination mit der aktiven Impfung. Es erfolgt die Gabe von Tollwut-Hyperimmunglobulin in einer Dosierung von 20 E/kg KG, wobei die eine Hälfte der Dosis i. m., die andere Hälfte um die Wunde herum gespritzt wird.

Indikation

- Bei allen Verletzungen durch tollwutkranke Tiere
- Berührungen von infektiösem Material durch offene Wunden

Diphtherie

Die aktive Impfung wird in 13.2.4 berschrieben.
Die passive Immunisierung wird bei ungeschützten Personen mit engem Kontakt zu Diphtheriekranken durch die Gabe von **Diphtherie-Antitoxin** vom Pferd in einer Dosierung von 3000 IE i. m. durchgeführt. Neues humanes Diphtherie-Hyperimmunglobulin ist in der Erprobung.

Botulismus

Eine aktive Impfung gegen Botulismus ist nicht möglich.
Die passive Immunisierung erfolgt durch die sofortige Gabe von **Botulismus-Antitoxin mit einer Initialdosis von 500 ml i. v.**

Indikation

● Verdacht auf Botulismus (Toxinnachweis im Patientenmaterial)

Keuchhusten

Die aktive Impfung wird in 13.2.4 beschrieben.
Die passive Impfung erfolgt durch die Gabe von Pertussis-Hyperimmunglobulin in einer Dosierung von 0,2 ml/kg KG, ein sicherer Schutz ist jedoch nicht 100 % gewährleistet. Bewährt hat sich deshalb die gleichzeitige Gabe von Erythromycin oder Amoxicillin.

Eine Übersicht über das Vorgehen bei der passiven Immunisierung soll die folgende Tabelle noch einmal geben:

Tabelle 13.1 Passive Immunisierung

Impfung gegen	Standard-Gammaglobulin	Hyperimmunglobulin (Dosierung in ml/kg KG)
Masern	0,2–0,4	0,25
Mumps	1,0	0,3
Varizellen	0,2–1,0	25 E/kg KG
Röteln	20 ml insgesamt, wenn Exposition > 5 Tage zurückliegend: 50 ml insgesamt	0,2
Hepatitis A	0,05	mindestens 15 ml –
Hepatitis B	–	0,05–0,1 (i.m.) 0,2 (i. v. Präparat)
Non-A-Non-B-Hepatitis	0,05	–
Tollwut	–	20 E/kg KG
Tetanus	–	250-500 E insgesamt
Pertussis	–	0,2

13.2   Aktive Immunisierung

13.2.1   Impfstoffe

Die Resistenz eines Wirtsorganismus, die nach einem wirksamen Kontakt mit Fremdantigen (z. B. Krankheitserreger) entsteht, wird durch die aktive Produktion von Antikörpern des betroffenen Organismus erzeugt. Es resultiert eine **aktive Immunität.**

Als Fremdantigen wirksam sind Mikroorganismen bzw. ihre Produkte und Zerfallsprodukte wie:

- Exotoxine
- Proteinhülle der Viren
- Zellwandbestandteile
- Proteine, Polysaccharide, Polypeptide

Kontaminiert man einen Organismus mit unschädlich gemachtem Antigen, so daß dieser mit der Bildung von spezifischen Antikörpern reagiert, spricht man von aktiver Immunisierung (wird meist mit Schutzimpfung gleichgesetzt).

Die aktive Bildung von Antikörpern beansprucht ca. 10–14 Tage, so daß eine Reaktion nicht sofort eintritt; sie bleibt aber dafür eine wesentlich längere Zeit erhalten als die passive Immunisierung. Die aktive Immunisierung dient der Prophylaxe vor Infektionen, und ihr Ziel ist die Ausrottung der Krankheit. Dieses Ziel kann nur dann erreicht werden, wenn sich das Erregerreservoir möglichst auf eine Zielgruppe beschränkt (z. B. Mensch) und mutagene Virulenzsteigerungen selten sind. Dies ist bisher nur bei den Pocken gelungen.

Zur aktiven Immunisierung können grundsätzlich zwei Gruppen von antigen wirksamen Substanzen verwendet werden:

- Lebendimpfstoffe
- Totimpfstoffe

Bei den **Lebendimpfstoffen** kann es sich handeln um

- vermehrungsfähige apathogene Mutanten von krankmachenden Erregern **(attenuierter Lebendimpfstoff)**
- vermehrungsfähige nicht abgewandelte Erreger (z. B. Erreger, bei denen die Erkrankung normalerweise keine Schäden hinterläßt, die aber in bestimmten Phasen wie z. B. der Schwangerschaft erhebliche Risiken in sich bergen (z. B. Zytomegalievirus)) **(nicht attenuierter Lebendimpfstoff)**
- **tierische Virusvarianten,** die beim Menschen zwar zur Immunität, nicht aber zur Erkrankung führen (z. B. wird ein Rota-Impfvirus vom Rhesusaffen stammend getestet)
- **rekombinate Erreger,** z. B. gentechnisch verändertes Vakzinavirus (d. h., daß in ein vermehrungsfähiges „Trägervirus" an geeigneter Stelle Gene für immunologisch relevante Proteine bestimmter Erreger „eingebaut" werden; im Körper des Geimpften vermehren sich dann diese rekombinanten Impfviren, antigen wirksam sind aber nicht die „Trägerviren" sondern die „eingebauten" Proteine) **(Subunitvakzine)**

Innerhalb der Totimpfstoffe sind eine Vielzahl von Varianten möglich wie z. B.

- **vollständige, inaktivierte Erreger** (z. B. Hepatitis A Impfstoff) **(Vollkeimimpfstoff)**
- **Spaltimpfstoffe,** d. h., der Impfstoff enthält nur die Proteinanteile eines Erregers, die immunologisch relevant sind, wobei die Anteile entweder
  - durch Spaltung und Reinigung (z. B. Influenza Impfstoff) **(Extraktimpfstoffe)** oder
  - gentechnisch (z. B. Hepatitis B Impfstoff) gewonnen werden
- denaturierte, entgiftete Toxine **(Toxoidimpfstoff),** z. B. Tetanus Impfstoff

Die weitaus beste Immunisierung erzielt man mit den avirulenten Mutanten von Bakterien oder Viren in Form der abgeschwächten Lebendimpfstoffe. Dabei sind die Erreger noch in der Lage, sich zu vermehren und die Wirtszelle zu infizieren, eine manifeste schwere Erkrankung können sie jedoch nicht mehr hervorrufen. Als Impfstoffe dienen durch Mutation und Selektion in geeigneten Wirtstieren abgeschwächte Virusstämme. Im Gegensatz zum inaktivierten Impfstoff müssen die Lebendimpfstoffe im allgemeinen nur einmal verabreicht werden.

Bakterienbestandteile, abgetötete Bakterien oder Viren und denaturierte Toxine kommen als *inaktive Impfstoffe* zur Anwendung, ihre Immunisierungskraft, aber auch ihre Nebenwirkungsrate ist insgesamt geringer als die der Lebendimpfstoffe.

Die *denaturierten, entgifteten Toxine* (Anatoxine, Toxoide) werden zur aktiven Immunisierung gegenüber denjenigen Infektionskrankheiten verwandt, bei denen das vom Erreger gebildete Stoffwechselprodukt (Exotoxin) den pathogenetisch entscheidenden Faktor darstellt (z. B. bei Tetanus, Botulismus, Diphtherie, Scharlach etc.). Da diese Exotoxine gute Immunogene sind und eine langdauernde Immunität hinterlassen, besteht der entsprechende Impfstoff aus dem Exotoxin, das – im allgemeinen durch Formaldehyd – inaktiviert wurde.

Erregerbestandteile

Zunehmende Erkenntnisse in der Immunologie lassen die Analysen darüber zu, welche Bestandteile eines Erregers für die Auslösung der Antigen-Antikörper-Reaktion relevant sind. Im Rahmen der Entwicklung neuer Impfstoffe wird deshalb nicht mehr der gesamte Erreger mit seiner Vielzahl von Proteinen und anderen potentiell toxischen oder ungewünschte Immunantworten hervorrufenden Substanzen, sondern nur noch der oder die Bestandteile isoliert bzw. gentechnisch hergestellt, die eine Immunantwort entsprechend der gewünschten Impfreaktion hervorrufen.

Bestes Beispiel für ein derartiges Verfahren ist die Hepatitis B Impfung, bei der der Impfstoff nicht aus dem kompletten Hepatitis B Virus sondern nur aus seinem Oberflächenantigen $HB_S Ag$ besteht, wobei dieses Antigen für die Immunreaktion gegen das gesamte Virus verantwortlich ist.

Selektion avirulenter Mutanten

Zur Herstellung von attenuierten Lebendimpfstoffen werden gut immunogene, genetisch stabile Stämme von Bakterien oder Viren verwendet, die bei erhaltener Infektiosität und Vermehrungsfähigkeit ihre ursprüngliche Virulenz beim Menschen verloren haben. Sie dürfen bei Weiterübertragung auf empfängliche Kontaktpersonen keine erneute Virulenzsteigerung erfahren.

Im Rahmen der Impfung induzieren die Lebendimpfstoffe symptomlos oder nur unter dem Bild einer leichten, natürlichen Infektion entsprechenden Krankheitssymptomen eine langanhaltende humorale und/oder zelluläre Immunität.

Die virulenzabgeschwächten Impfstämme können durch Tier- oder Gewebekulturpassagen, durch spontane oder induzierte Mutatuionen, durch Auswahl immunologisch verwandter, für den Menschen nicht oder kaum pathogener Stämme oder durch die Hybridisierung avirulenter Labor- mit virulenten Epidemiestämmen gewonnen werden.

War diese Auswahl früher eher dem Zufall überlassen, so werden heute mit Hilfe der Gentechniken bereits gezielte Mutationen zur Entwicklung neuer Impfstoffe verwendet.

Gentechnisch hergestellter Impfstoff

Mit Hilfe der Gentechnik gelingt auch die Herstellung von Impfstoffen. Als Paradebeispiel dafür kann der Hepatitis-B-Impfstoff gelten. Hierbei wird durch Hefezellen das Hepatitis-B-Oberflächen-Antigen (HB$_S$Ag) produziert.
Die Schritte einer gentechnischen Herstellung sollen untenstehend anhand des Beispiels der Hepatitis-B-Impfstoff Herstellung dargestellt werden:

1. Ausgangspunkt ist die Erbinformation des Hepatitis-B-Virus für die Bildung des Oberflächen-Antigens, das die Immunantwort auslöst.
2. Der entsprechende „Code", d. h. das einzelne Gen, wird aus dem DNA-Strang des Virus durch spezielle Enzyme herausgelöst.
3. Zum Einbau in die Erbinformation der Hefezelle wird das HB$_S$Ag-Gen in ein Vektor-DNA-Stück rekombiniert.
4. Das rekombinierte Vektor-DNA-Stück enthält jetzt die Erbinformation zur HB$_S$AG-Bildung.
5. Das rekombinierte Vektor-DNA-Stück wird in die Hefezelle eingebaut.
6. Die Hefezelle ist „umprogrammiert" – ihre neue Erbinformation veranlaßt sie ihrerseits zur Produktion von HB$_S$Ag.
7. Bei der Vermehrung der Hefezellen wird die neue gentechnische Information exakt weitergegeben und von den Zellen HB$_S$Ag gebildet.
8. Die Hefezellen werden aufgebrochen und das HB$_S$Ag extrahiert.
9. In mehreren Reinigungsverfahren werden restliche Hefezellbestandteile eliminiert, so daß als Endprodukt reines HB$_S$Ag verbleibt.

13.2.2   Wirksamkeitssteigerung

Ziel einer Impfung ist es, eine belastungsfähige Immunität im Organismus aufzubauen.
Am besten geschieht dieses durch die aktive Impfung mit den avirulenten Mutanten von Bakterien oder Viren, wobei im allgemeinen eine einmalige Impfung ausreichend ist (z. B. Masern, Mumps).

Wiederholte Applikation

Gelingt es durch eine einmalige Impfung nicht, ausreichend hohe Antikörpertiter aufzubauen, so hat sich die wiederholte Applikation zur Erhöhung der Antikörperzahl bewährt.
Die Höhe der erforderlichen Antikörpertiter ist ein Erfahrungswert, ebenso die daraus sich ergebenden Impfabstände.
Die entsprechenden Werte sind bei den jeweiligen Impfungen vermerkt und lassen sich (z. B. bei der Hepatitis-B-Impfung) individuell durch Titerbestimmungen variieren und kontrollieren.

Adjuvanzien

Adjuvanzien sind Substanzen, die Impfstoffen hinzugefügt werden, um die immunogene (sensibilisierende) Wirkung zu verstärken.
Insbesondere bei den Toxoidimpfstoffen (z. B. gegen Tetanus oder Diphterie) aber auch bei Impfungen mit inaktivierten Erregern (z. B. gegen Hepatitis A) oder Erregerbestandteilen kann die Immunogenität durch die Adsorbtion des Impfstoffes z.B. an Aluminiumhydroxid erheblich gesteigert werden.

Neben den Adjuvanzien enthalten die Impfstoffe in der Regel noch weitere *Hilfsstoffe,* die zur Konservierung, zur Erhaltung der Löslichkeit, zur Verhinderung der Vermehrung unerwünschter Bakterien u.a. dienen. Dabei kommen ihrer Aufgabe entsprechend echte Konservierungsmittel wie z. B. Formaldehyd oder Antibiotika wie z. B. Neomycin u. a. zur Verwendung.

Virusinterferenz

Wirtszellen, die mit einem Virus infiziert sind, können gegenüber der Infektion mit einem anderen zweiten Virus resistent werden.
Diesen Vorgang nennt man **Interferenz.**
Die Interferenz wird zum einen mit der **Produktion von Interferon** durch die Wirtszelle, zum anderen durch eine **direkte Beeinflussung durch die Aktivität des ersten Virus** erklärt (die Vermehrung des Virus verändert die Zelloberfläche der Wirtsfläche so, daß das zweite Virus nicht daran haften kann).
Das Phänomen der Interferenz ist nicht bei allen Viruskombinationen zu beobachten.

Die Interferenz kann in bezug auf die Impfung in zweierlei Hinsicht von Bedeutung sein:
1. *Sie kann den Impferfolg gefährden.*
   Beispiel:
   Liegt bei einer Person, bei der eine Schluckimpfung mit dem Poliomyelitis-Lebendimpfstoff durchgeführt werden soll, zum Zeitpunkt der Impfung eine virale gastrointestinale Infektion, insbesondere z. B. mit Enteroviren (ECHO-Viren, Coxsackie-Viren) vor, so kann es sein, daß über die Interferenz zu diesem Zeitpunkt eine Immunität gegenüber dem Impfvirus besteht und die Impfung „nicht angeht“.
2. *Sie kann dazu beitragen, daß Wildviren bestimmter Erkrankungen nicht zur Infektion führen.*
   Beispiel:
   Mit Hilfe der Schluckimpfung gegen Poliomyelitis werden gezielt die Impfstämme mit den drei Typen I, II und III verbreitet und eine Immunität gegen sie bewirkt. Durch die Interferenz entsteht nun aber auch gleichzeitig eine Immunität gegenüber den ebenfalls vorkommenden und pathogenen Wildvirusformen der Poliomyelitis.
   Dieses Phänomen macht man sich z. B. beim Auftreten von Wildvirusepidemien von Polio zu nutzen, indem man „in die Epidemie“ hereinimpft (Verdrängungsimpfung, Abriegelungsimpfung).

In bezug auf Krankheitsverläufe und Epidemiologie bei der Poliomyelitis ist die Interferenz insofern von Bedeutung, daß z. B. eine gleichzeitige Infektion mit den drei Poliostämmen I, II und III nicht stattfinden kann, und daß es durch die Interferenz mit anderen Enteroviren zu jahreszeitlichen Schwankungen in der Empfänglichkeit für die Poliomyelitis kommt.

Non-responder

Non-responder sind Impflinge, bei denen trotz einer korrekt ausgeführten Impfung keine Antikörperbildung gegen das zugeführte Antigen (d. h. gegen den Erreger) nachweisbar wird.

Der genaue Mechanismus dieser fehlenden Immunantwort bei ansonsten gesunden Menschen ist noch nicht bekannt, eine genetische Disposition wird vermutet.

Mit einer erhöhten Zahl von Non-respondern muß bei allen Personengruppen mit einem gestörten Immunsystem (z. B. HIV-Infizierte, bei denen die Erkrankung bereits zum Ausbruch gekommen ist, Patienten die immunsuppressive Medikamente erhalten, Dialysepatienten) gerechnet werden.

Bei Non-respondern kann ggfs. versucht werden, durch wiederholte Impfungen (z. B. in monatlichem Abstand) doch eine Serokonversion herbeizuführen.

13.2.3   Applikation

Darreichungsart

Die Art der Impfstoffapplikation (intrakutan, subkutan, intramuskulär, oral) ist für die einzelnen Impfverfahren unterschiedlich und wird für jeden Impfstoff im Beipackzettel genau angegeben.

Geeigneter Zeitpunkt

Der geeignete Zeitpunkt für eine Impfung hängt ab
– von der Art der Infektion, gegen die ein aktiver Schutz erzielt werden soll
– von allgemeinen und speziellen Kontraindikationen
– von der Notwendigkeit anderer, im gleichen Zeitraum erforderlichen Impfungen

Die fehlende Durchseuchung im mitteleuropäischen Raum macht eine Impfprophylaxe gegen eine Reihe von Erkrankungen *(Poliomyelitis, Tetanus, Diphtherie, Masern, Mumps, Röteln, Pertussis, Hämophilus B und Tuberkulose* (bei erhöhtem Infektionsrisiko)) bereits im Säuglings- oder Kleinkindesalter notwendig.

Der Zeitplan für diese Impfungen wird möglichst optimal auf die Art der Erkrankungen und der Impftechnik abgestimmt und in den Impfempfehlungen der Ständigen Impfkommission des Bundesgesundheitsamtes (Stiko) ständig aktualisiert.

Eine Übersicht in Form des aktuellen Impfkalenders findet sich in 13.2.6.

Für Impfungen im Erwachsenenalter gelten ebenfalls bestimmte Richtlinien, die in erster Linie vom bestehenden Impfstatus und von der Exposition gegenüber bestimmten Erregern abhängig gemacht werden.

Eine tabellarische Übersicht nach den Empfehlungen der Stiko findet sich ebenfalls in 13.2.6.

Allgemeine und spezielle Kontraindikationen gegen Impfungen

Eine Schutzimpfung ist keineswegs immer ungefährlich und unterliegt einer strengen Indikationsstellung.

Besondere Aufmerksamkeit benötigen dabei die Lebendimpfstoffe, da diese vermehrungsfähige Antigene zur Initiierung eines nicht beherrschbaren Infektionsprozesses führen können.

Einige generelle **Kontraindikationen** für aktive Impfung sind im folgenden aufgeführt:

Immunsuppression

Patienten mit angeborenem Immundefekt, mit immunsupprimierenden Krankheitsgeschehen (Tumoren, hämatopoetische Systemerkrankungen), unter immunsupprimierender Therapie (Zytostatika, Strahlentherapie, Kortisontherapie, nach Organtransplantationen) sollten, wenn immer möglich, nicht während der bestehenden Immunsuppression geimpft werden.

Zum einen besteht nämlich die Gefahr einer Ineffektivität der Impfung durch eine verminderte Antikörperproduktion, zum anderen besteht bei **Lebendimpfstoffen** die Gefahr einer Impfinfektion.

Schwangerschaft

Die Indikation zur Impfung in der Schwangerschaft ist mit besonderer Sorgfalt zu stellen. Eine Sonderstellung nimmt dabei noch einmal das erste Trimenon ein (Organogenese). Auch in der letzten Phase der Schwangerschaft (Mens IX und X) muß mit Impfungen sehr zurückhaltend umgegangen werden.

Grundsätzlich sind **Impfungen mit Lebendimpfstoffen** kontraindiziert. Die Ausnahmen sind: Polio oral. Gelbfieberimpfung bei unaufschiebbaren Reisen in Endemiegebiete.

Impfungen mit nicht vermehrungsfähigen Erregern oder Toxoiden sind bei bestehender Indikation im allgemeinen möglich.

Für die Tetanusimpfung, die Hepatitis-B-Impfung und die Tollwutimpfung mit HDC-Vaccine bedeutet die Schwangerschaft bei entsprechender Gefährdung durch die Krankheit keine Kontraindikation.

Zur Erinnerung sind in der folgenden Tabelle die Impfungen, die mit **Lebendimpfstoff** durchgeführt werden, aufgelistet:

Tabelle 13.2 Lebendimpfstoffe

Gelbfieberimpfung
Masernimpfung
Mumpsimpfung
Polioimpfung nach Sabin
Pockenimpfung
Rötelnimpfung
Tollwutimpfung (auch mit abgetöteten Viren möglich)
Tuberkulose-(BCG)-Impfung

Behinderte Kinder

Bei behinderten Kindern muß der Impfplan nach Umfang und Zeitplan individuell festgelegt werden. In der Regel sind ein späterer Beginn der ersten Impfung und größere Impf-
intervalle erforderlich.

Bestimmend ist die Art und das Ausmaß von **Zerebralleiden** (Krampfleiden, zentralen
Paresen, Zustände nach Meningitiden, Enzephalitiden).

Prinzipiell sind bei diesen Kindern folgende Impfungen zu vermeiden:

- Typhus (parenteral)
- Cholera
- Gelbfieber
- Pertussis

Ein Schutz gegen Tetanus, Diphtherie, Influenza, Polio ist ohne Probleme durchführbar.
Angestrebt werden sollte bei diesen Kindern auch eine Impfung gegen Masern, Mumps und
Röteln, da sie durch Wildvirusinfektionen stärker als die Impfviren gefährdet sind. In der
Regel sind die zu beachtenden Kontraindikationen bei den jeweiligen Impfstoffen aufge-
führt.

Auffrischimpfungen

Zum Erhalt der Grundimmunität (bzw. einer längeranhaltenden Immunität bei anderen
Impfungen) sind bestimmte Nachimpfungen erforderlich:

- Tetanus: spätestens 10 Jahre nach der letzten Impfung
- Diphtherie: alle 10 Jahre nach der letzten Impfung, bei Gefährdung sofort
- Poliomyelitits: 5–10 Jahre nach der letzten Impfung
- Virusgrippe: jährlich

Simultanimpfung

Die aktive Immunisierung beinhaltet eine sogenannte „Schutzlose Phase", die durch die
Zeit bis zur Bildung aktiver körpereigener Antikörper entsteht.

Zur Überbrückung dieser schutzlosen Phase nach aktiver Erstimpfung kann eine passive
Serumtherapie (passive Immunisierung) mit einer aktiven Schutzimpfung kombiniert werden. Dieses Vorgehen bezeichnet man als „Simultanimpfung". Dabei ist unbedingt darauf
zu achten, daß Serum und Aktivimpfstoff lokal getrennt appliziert werden, um eine gegen-
seitige Beeinflussung zu vermeiden.

Impfung nach erfolgter Infektion

Normalerweise stellt die aktive Impfung eine **prophylaktische Maßnahme** dar. Nur in Ausnahmefällen, d. h. bei sehr langer Inkubationszcit des Erregers ist eine aktive Impfung auch
nach erfolgter Infektion sinnvoll.

Beispiele sind die Tollwutimpfung oder die Tetanusimpfung, wobei die erste Phase des Im-
munschutzes durch Hyperimmunglobulinserum, die zweite Phase durch die aktive Immunprophylaxe übernommen wird.

Einen Überblick über die Impfmöglichkeit bei den verschiedenen Grundkrankheiten soll in der folgenden Tabelle gegeben werden:

Tabelle 13.3 Impfmöglichkeiten bei verschiedenen Grundkrankheiten

	BCG	Diphtherie	Pertussis	Tetanus	Masern, Mumps, Röteln	Varizellen	Polio-oral	Polio-Salk	Influenza	FSME	Tollwut	Pneumokokken	Gelbfieber	Typhus oral	Cholera	Hepatitis B	Hepatitis-A-Prophylaxe
Nur körperlich Behinderte	+	+	+	+	+	+	+	+	+	+	+	+	+	+	+	+	+
Zerebral Geschädigte	!	+	−	+	+	+	+	+	+	+	+	+	+	+	−	+	+
Epileptiker	+	+	−	+	+	+	+	+	+	+	+	+	+	+	+	+	+
Down-Syndrom	!	+	−	+	!	+	!	+	+	+	+	+	!	!	+	+	+
Immundefekt	!	+	+	+	!	+	!	+	+	+	+	+	!	!	+	+	+
Eingestellter Diabetes	+	+	+	+	+	+	+	+	+	+	+	+	+	+	+	+	+
Mukoviszidose	+	+	+	+	+	+	+	+	+	+	+	+	+	+	+	+	+
Nephrose	+	!	+	+	+	+	+	+	+	+	+	+	+	+	+	+	+
Hämolytisch-urämisches Syndrom	−	−	−	−	−	−	−	−	−	−	!	−	−	−	−	−	+
Herz- u. Gefäßanomalien	+	+	+	+	+	+	+	+	+	+	+	+	+	+	+	+	+
Ekzeme, Neurodermitis, Psoriasis	+	+	+	+	+	+	+	+	+	+	+	+	+	+	+	+	+
Allergien	+	+	+	+	+	+	+	+	+	+	+	+	+	+	+	+	+
Hämophilie	+	+	+	+	+	+	+	+	+	+	+	+	+	+	+	+	+
HIV-Infizierte mit Symptomen	−	+	+	+	−	−	−	+	+	+	+	+	−	−	+	+	+

++ = besonders empfohlen; + = empfohlen; − = kontraindiziert;
! = Indikation muß im Einzelfall abgewogen werden

Die **Indikationen für Impfungen, die nicht zur Grundimmunisierung gehören** sind primär von dem beabsichtigten Zweck der Impfung (z. B. Reiseimpfung, besondere Exposition in bestimmten Berufen etc.) abhängig und genauer bei der jeweiligen Erkrankung aufgeführt.

Zeitliche Abstände zwischen Impfungen

Zwischen Impfungen mit Totimpfstoffen sind keine Zeitabstände erforderlich.
Zwischen einzelnen Lebendimpfungen hingegen sind in der Regel Zeiträume von 3–4 Wochen erforderlich.
Die Einzelheiten für jeden Impfstoff sind auf dem entsprechenden Beipackzettel zu entnehmen, die folgende Tabelle soll einen Überblick ermöglichen.

Tabelle 13.4 Zeitabstände (Mindestabstände) zwischen Lebendimpfungen

Erste Impfung	Folgeimpfung	Mindestabstand
Gelbfieber	Polio	2 Wochen
	Typhus	kein Abstand
	Masern	2 Wochen
	BCG	2 Wochen
Polio	Gelbfieber	4 Wochen
	Typhus	2 Wochen
	Masern	4 Wochen oder gleichzeitig
	BCG	4 Wochen
Typhus	Gelbfieber	kein Abstand
	Polio	3 Tage nach letzter Kapsel
	BCG	kein Abstand
	Malariaprophylaxe	3 Tage nach letzter Kapsel
Masern	Gelbfieber	4 Wochen
	Polio	4 Wochen oder gleichzeitig
	Typhus	kein Abstand
	BCG	4 Wochen
BCG	Gelbfieber	4 Wochen
	Polio	4 Wochen
	Typhus	kein Abstand
	Masern	4 Wochen

13.2.4 Aktive Schutzimpfungen gegen bakterielle Infektionen

Cholera

Die Cholera ist besonders in südlichen Ländern Asiens und Afrikas endemisch. Epidemien treten vor allem im Zusammenhang mit der Wasserhygiene und dem Ernährungszustand in den gefährdeten Ländern auf. Die Ausscheidung der Erreger erfolgt ausschließlich fäkal durch den Menschen, weshalb eine Infektion durch kontaminierte Lebensmittel sowie Trinkwasser erfolgt.

Die Indikation zur Impfung betrifft deshalb besonders gefährdete Personen (Laborpersonal, Ärzte, Pflegepersonal etc.). Im internationalen Reiseverkehr wird die Immunprophylaxe durch die jeweiligen Einreisebestimmungen der einzelnen Länder geregelt.

Aktiv immunisiert wird durch zweimalige Injektion von 0,5 und 1,0 ml Suspension von abgetöteten Vibrionen der häufigsten Antigentypen, subkutan im Abstand von 4–6 Wochen. Es existiert auch ein Oralimpfstoff, bei dem jedoch wesentlich größere Dosen erforderlich sind. Der Impfschutz gilt für 6 Monate. Danach soll mit 0,5 ml aufgefrischt werden. Der Impfschutz wird nach 6 Tagen post injectionem erreicht.

Gegenanzeigen: Akut fiebrige Erkrankungen, aktive Tuberkulose, Hepatopathie, Nephropathie, entzündliche Nervenkrankheiten, nicht kompensiertes Herzleiden sowie die ersten drei Monate der Schwangerschaft.

Impfreaktionen: lokale Infiltrate an der Impfstelle für 1–2 Tage, Fieber, Abgeschlagenheit, Kopfschmerzen, Schüttelfrost.

Die aktive Choleraimmunisierung ist nicht befriedigend, weil sie keinen vollwertigen Schutz bietet. So werden z. B. keine Antikörper gegen die Enterotoxine gebildet, und auch eine Infektion ist trotz Impfung nicht auszuschließen. Im Krankheitsfalle wird jedoch der Krankheitsverlauf gemildert. Aus diesen Gründen sollte man sich bei Auslandsreisen auch durch andere Maßnahmen vor einer Infektion zu schützen suchen (Expositionsprophylaxe).

Zur Zeit wird die Gabe eines Choleratoxoids zur Immunisierung erprobt.

Diphtherie

Die Diphtherie ist besonders eine Erkrankung des Kindesalters (vor allem Kleinkinder), betrifft jedoch auch andere Altersgruppen. Deshalb sollten Kinder im ersten Lebensjahr, meist gemeinsam mit Bordetella pertussis- und Tetanusimpfstoff (Dreifachimpfstoff), erstimmunisiert werden und dann im Alter von drei bis vier Jahren und sechs bis acht Jahren eine Auffrischung (booster) erhalten.

In den höheren Altersgruppen ist die Häufigkeit von Überempfindlichkeitsreaktionen gegen Toxoide wesentlich höher, weshalb Impfungen bei älteren Personen besser unterbleiben sollten.

Der pathogenetische Faktor der Diphtherie besteht in der Bildung eines Toxins, weshalb bei der aktiven Immunisierung ein Anatoxin (Toxoid) verwandt wird. Hierbei stehen drei Formen zur Verfügung:

1. Flüssiges Toxoid:
   - Gewinnung durch Formaldehyd
   - 3 × 0,5–1,0 ml (z. B. ab dem 3. Lebensmonat im Abstand von 4–6 Wochen)
2. Alaunpräzipitiertes Toxoid:
   - Gewinnung durch Formaldehyd, dann Präzipitation mit 1–2 % Kaliumalaun
   - Besseres Antigen als flüssiges Toxoid
   - Deshalb nur zwei Injektionen zur Erstimmunisierung nötig
   - Nachteil: häufiger Überempfindlichkeitsreaktionen

3. Toxin – Antitoxingemische:
- Obsolet, da durch Dissoziation der neutralen Komplexe ernsthafte Komplikationen nicht auszuschließen sind

Die aktive Immunisierung gegen die Diphtherie erzeugt keine lebenslängliche und absolute Immunität. Die Erkrankungsrate und der Krankheitsverlauf werden jedoch signifikant beeinflußt.

Mit Hilfe des Schick-Testes (in Analogie zum Dick-Test bei Scharlach) läßt sich die individuelle Immunität gegen die Diphtherie erfassen.

Eine Auffrischimpfung ist nach ca. 5 Jahren (also normalerweise im 6. Lebensjahr) zu empfehlen.

Gegenanzeigen: Akute Erkrankungen, aktive Tuberkulose, eitrige Hautaffektionen, Krampfleiden, rheumatische Herzvitien und chronische Nierenerkrankungen.

Die aktive Impfung gegen Diphtherie wird üblicherweise mit dem **mit Formalin entgifteten Toxoid** durchgeführt.

Wie auf der vorherigen Seite beschrieben erfolgt dabei die Grundimmunnisierung meist in der Kombinaton mit anderen Antigenen (Tetanus, Keuchusten) z. B. als DT (= Diphtherie-Tetanus) oder DPT (= Diphtherie-Tetanus-Pertussis) Impfstoff.

Die Dosierung von Diphtherie-Impfstoff für Kinder beträgt
- Für Säuglinge ab 10. Lebenswoche und Kinder bis zum 6. Lebensjahr 0,5 ml
- Für Kinder vom 6. bis zum 8. Lebensjahr 0,3 ml

Ab dem **8. Lebensjahr wird die Grundimmunisierung mit einem Erwachsenenimpfstoff** durchgeführt, dessen Antigengehalt weit unter dem von Kindern liegt.

Die Auffrischimpfung erfolgt mit einem dem Alter entsprechenden Impfstoff (auch in der Kombination mit Tetanustoxoid [= Td-Impfstoff] möglich).

Eine **Übersicht über die Diphtherie-Impfung** im Kindesalter gibt das folgende Schema:
- Grundimmunisierung   3.–5. (7.) Lebensmonat   mit DT bzw. DPT
- Auffrischimpfung   6.–7. Lebensjahr   mit DT
- Auffrischimpfung   10.–12. Lebensjahr   mit Td
- Wiederholung   alle 10 Jahre   mit d (= Diptherie-Toxoid)

Haemophilus influenza b

Haemophilus-influenza-Bakterien des Kapsel-Serotyps B sind für mehr als 90 % der Haemophilus-influenza-Erkrankungen verantwortlich.

Die Infektionen betreffen in erster Linie Kinder, wobei die gefürchtesten Krankheitsbilder eine Meninigitis sowie eine Epiglottitis sind.

Diese Meninigitis, die bevorzugt bei Kleinkindern zwischen 3 Monaten und 2 Jahren auftritt, war der Anlaß, die Schutzimpfung gegen Haemophilus influenza b in die Impfempfehlungen aufzunehmen.

Impfstoff

In der Bundesrepublik ist derzeit nur ein aktiver Totimpfstoff gegen Haemophilus influenza zugelassen, dieser enthält 25 µg gereinigtes Kapselpolysaccharid, 18 µg gereinigtes Diphtherietoxoid und 0,05 mg Thiomseral als Konservierungsstoff.

Impfindikation

Die Impfung ist für alle Kinder ab dem 3. Lebensmonat empfohlen. Eine Erstimpfung nach dem 5. Lebensjahr ist nicht mehr sinnvoll und erforderlich.

Durchführung der Impfung

Die Grundimmunisierung wird durch dreimalige i.m. Injektion von 0,5 ml Impfstoff durchgeführt, wobei die 1. und 2. Impfdosis im Abstand von 6–8 Wochen und die 3. Impfdosis zu Beginn des 2. Lebensjahres gegeben wird.
Noch nicht gegen HIB geimpfte Kinder, die älter als 18 Monate sind, benötigen für den vollständigen Impfschutz nur eine einzige Dosis von 0,5 ml Impfstoff.

Impfschutz

Nach den zur Zeit vorliegenden Untersuchungen kann mit Hilfe der Impfung in ca. 90 % der Fälle eine gute Schutzwirkung aufgebaut werden.
Erste Statistiken zeigen in Korrelation zu der Einführung der Schutzimpfung einen deutlichen Abfall der Erkrankungshäufigkeit an Meningitiden bei Kleinkindern.

Nebenwirkungen

Die Impfung wird allgemein sehr gut vertragen.
Milde örtliche Reaktionen und selten grippeähnliche Allgemeinerscheinungen wurden gelegentlich beobachtet.

Keuchhusten (Pertussis)

Erreger

Bordetella pertussis und Bordetella parapertussis (selten). Die Erreger bilden mehrere Toxine.

Übertragungsmodus

Der Erreger ist ubiquitär, die Übertragung geschieht durch Tröpfcheninfektion.

Impstoff

Die aktive Impfung wird mit einem Vollkeimimpfstoff (d. h. mit vollständigen, inaktivierten Erregern) durchgeführt.
Neue Impfstoffe mit niedrigeren Komplikationsraten sind in Erprobung, sind in Deutschland aber noch nicht zugelassen.

Impfindikation

Der Keuchhusten stellt eine typische Erkrankung des Kindesalters dar, ca. 50% aller Keuchhustenkranker sind weniger als 4 Jahre alt.

Da der Keuchhusten insbesondere bei Säuglingen und Kleinkinder zu Komplikationen führen kann (Sterblichkeitsrate beim Auftreten von Pertussis im Säuglingsalter 25%!), ist es sinnvoll, die Immunisierung möglichst früh, d. h. innerhalb des 1. Lebensjahres durchzuführen.

Die aktuellen Empfehlungen der Impfkommission haben aufgrund des dramatischen Anstiegs der Erkrankungen in den Ländern, in denen die Impfung ausgesetzt worden war, die Pertussis-Schutzimpfung wieder in die öffentlich empfohlenen Impfungen aufgenommen.

Durchführung der Impfung

Grundimmunisierung: Die Impfung wird in aller Regel als Kombinationsimpfung (Impfstoff gegen Diphtherie, Tetanus und Pertussis, DPT-Impfstoff) durchgeführt. Beginn der Impfung nicht vor dem 3. Lebensmonat und nicht nach dem 1. Lebensjahr.

$3 \times 0,5$ ml Impfstoff i. m., Abstand 4–6 Wochen
$1 \times 0,5$ ml Impfstoff i. m. nach 1 Jahr

Impfschutz

Ein Impfschutz beginnt nach der 2. Injektion, erreicht einen Höhepunkt nach der 3. Injektion und fällt ohne Auffrischimpfung langsam wieder ab.

Die Schutzraten werden je nach Studie mit ca. 65-95% angegeben.

Zweitinfektionen im Kindesalter sind selten und verlaufen relativ harmlos, treten sie jedoch im Alter auf, so können sie zu schweren Komplikationen führen.

Nebenwirkungen

Lokale Nebenwirkungen sind relativ häufig (40-50%).

Zentralnervöse Kompliktionen (z. B. Krampfanfälle) im Sinne einer Enzephalopathie werden in einer Häufigkeit von 1:25 000 bis 1:100 000 beschrieben. Mit bleibenden Schäden oder sogar Todesfällen ist mit einer Rate von 1:300 000 zu rechnen (d. h. 1-3 Fälle auf 1 Millionen Impfungen).

Die Rate dieser Komplikationen liegt damit aber deutlich niedriger, als die Rate der Todesfälle und Kompliktionen, die durch die Erkrankung hervorgerufen werden!

Kontraindikationen

Jede akute Erkrankung, auch bei banalen Infekten oder Durchfallerkrankungen.

Alle Zustände, die mit einer allgemeinen Resistenzminderung einhergehen können (Unfälle, Operationen, immunsuppressive Behandlung).

Kinder mit angeborenen Hirnschäden, mit Erkrankungen des ZNS, Kinder nach Risikoschwangerschaften oder nach Risikogeburten sowie Frühgeburten sollen nicht geimpft werden.

Meningokokken A und C

Erreger

Neisseria meninigitidis (gramnegative Diplokokken).
Weltweit kommen 11 Serotypen vor.

Krankheitsbilder

Die Meningokokkenmeningitis ist die einzige bakterielle Meningitisform, die epidemisch auftreten kann.

Übertragungsmodus

Tröpfcheninfektion, wobei es viele gesunde Keimträger gibt.

Impfstoff

Die Impfstoffe enthalten gereinigte Polysaccharidantigene der Serotypen A und C bzw. auch noch der Serotypen W und Y.
Da in der Bundesrepublik aber die Serotypen A, B und C relevant sind, und insbesondere der Serotyp B für epidemisches Auftreten von Meningitiden verantwortlich gemacht wird, ist der Impfstoff „unvollständig". Ein Impfstoff gegen den Serotyp B ist derzeit aber noch nicht vorhanden.

Impfindikation

Eine generelle Indikation ist z. Zt. angesichts der noch unbefriedigenden Impfstoffsituation nicht gegeben.
Geimpft werden sollte aber zur Ergänzung einer Chemoprophylaxe in Epidemiegebieten, sowie bei Reisen in ein Epidemiegebiet.

Durchführung der Impfung

1 ×0,5 ml s. c.
Eine Impfung sollte nicht vor dem 18. Lebensmonat erfolgen.

Impfschutz

Der Impfschutz ist aufgrund der o. g. Umstände unbefriedigend, er soll gegen die erreichten Serotypen beim Erwachsenen für ca. 3-5 Jahre, bei Kleinkindern für ca. 2 Jahre anhalten.

Nebenwirkungen

Insgesamt gut verträgliche Impfstoffe, Lokalreaktionen sowie selten Allgemeinsymptome möglich.

Kontraindikationen

Bei der insgesamt eingeschränkten Indikation gibt es kaum weitere Kontraindikationen.

Pneumokokken

Erreger

Streptococcus pneumoniae (grampositive Kokken), eine Erregerart, von der weltweit mehr als 80 Typen bekannt sind. Ob ein bestimmter Subtyp obligat pathogen ist, kann nicht vorhergesagt werden, da sich das Erregerspektrum in Abhängigkeit von Alter, Region, Jahreszeit etc. ebenso wie die Pathogenität verändern kann.

Krankheitsbilder

Respiratorische Infektionen entweder als primäre Pneumokokken-Pneumonien oder als komplizierende sekundäre Pneumokokkeninfektionen z. B. bei primären Virusinfektionen der Atemwege.
Die Komplikationen betreffen meist ältere oder immungeschwächte Menschen, die Letalität von Patienten mit Pneumokokken-Bakteriämie kann bis zu 30 % betragen.

Übertragungsmodus

Tröpfcheninfektion von erkrankten Menschen oder von gesunden Keimträgern.

Impfstoff

Um möglichst viele Subtypen des Streptococcus pneumoniae zu erfassen, enthält der derzeit gängige Impfstoff gereinigte Kapselpolysaccharide von den 23 häufigsten Kapseltypen (polyvalenter Pneumokokken-Polysaccharid-Impfstoff).
Als Konservierungsmittel wird Phenol hinzugesetzt.

Impfindikation

Die derzeitigen Empfehlungen gehen dahin, alle Kinder und Erwachsene mit einer erhöhten Krankheitsanfälligkeit (z. B. Dialysepatienten, Organtransplantierte, Zn. n. Splenektomie, Pat. mit Sichelzellanämie, Pat. mit chron. Organerkrankungen, Heimbewohner etc.) zu impfen.

Durchführung der Impfung

$1 \times 0,5$ ml i. m. oder s. c.
Intradermale Injektion kann schwere Lokalreaktionen hervorrufen!
Grundsätzlich sollten Kinder erst ab dem 2. Lebensjahr geimpft werden, da die Immunantwort früher nicht befriedigend ist.
Trotzdem können besonders gefährdete Kinder ab dem 7. Lebensmonat eine zweimalige Impfung mit jeweils 0,25 ml im Abstand von 6 Monaten erhalten.
Auffrischimpfungen erfolgen normalerweise frühestens nach 5 Jahren, ausgenommen Patienten mit Immundefizit oder unter einer immunsuppressiven Therapie, die bereits nach 2-3 Jahren eine Auffrischimpfung benötigen.

Impfschutz

Die im Impfstoff repräsentierten Pneumokokkenstämme sind für ca. 80-90 % der schweren Pneumokokkeninfektionen verantwortlich.
Die Schutzrate der Impfung soll bei ca. 60 % liegen, die Schutzdauer etwa 3–5 Jahre.

Nebenwirkungen

Der Impfstoff ist insgesamt gut verträglich, harmlose Lokalreaktionen kommen jedoch bei ca. 30 % der Geimpften vor.
Allgemeinreaktionen sind selten.

Kontraindikationen

Kinder unter 6 Monaten. Personen, die innerhalb der letzten 5 Jahre eine Pneumokokkeninfektion oder eine Pneumokokkenimpfung hatten; Schwangere.

Tetanus

Erreger

Clostridium tetani, ein anaerober Exotoxinbildner, der ubiquitär vorkommt.

Krankheitsbilder

Nach einer Inkubationszeit von 3 Tagen bis zu 4 Wochen wird durch die vom Erreger produzierten Exotoxine das Krankheitsbild des Wundstarrkrampfes mit zunehmenden tonisch-klonischen Krämpfen bis hin zur Atemlähmung hervorgerufen.
Die Letalität liegt bei älteren Menschen mit nahezu 50 % immer noch sehr hoch.

Übertragungsmodus

Parenterale Übertragung des Erregers, besonders gefährlich sind tiefe, verschmutzte Wunden, Wunden mit Fremdkörpern, Verbrennungen und in den Entwicklungsländern Nabelschnurinfektionen.

Impfstoff

Adsorbatimpfstoff bestehend aus 40–75 IE Toxoid, das durch Formaldehyd inaktiviert wurde.
Darüberhinaus enthält der Impfstoff geringe Mengen an Aluminiumhydroxid und Konservierungsstoffen.

Impfindikationen

Nach Möglichkeit sollten alle Menschen bereits in der frühen Kindheit eine Tetanus-Grundimmunisierung erhalten.
Eine Grundimmunisierung ist aber auch in jedem anderen Alter möglich.

Durchführung der Impfung

Grundimmunisierung als Kombinationsimpfung:

Die Impfung wird in aller Regel in der frühen Kindheit in Kombination mit der Diphtherie- und Pertussis-Impfung durchgeführt. Beginn der Kombinationsimpfung nicht vor dem 3. Lebensmonat und nicht nach dem 1. Lebensjahr.

3 × 0,5 ml DPT-Impfstoff i. m., Abstand 4–6 Wochen

1 × 0,5 ml DPT-Impfstoff i. m. nach 1 Jahr

Grundimmunisierung unabhängig von anderen Impfungen:

2 × 0,5 ml Tetanus-Toxoid-Impfstoff i. m., Abstand 4–6 Wochen

1 × 0,5 ml Tetanus-Toxoid-Impfstoff i. m. nach 1 Jahr

Auffrischimpfungen sollten spätestens alle 10 Jahre durchgeführt werden.

Um bei nicht ausreichend immunisierten Personen mit offenen Verletzungen den Tetanus sicher zu vermeiden, wir im allgemeinen die **Tetanussimultanimpfung** durchgeführt. Sie besteht aus der gleichzeitigen Verabreichung von 250 I.E. Tetanus-Immunglobulin (passive Immunisierung) i. m. und 0,5 ml Tetanus-Adsorbat-Impfstoff (aktive Immunisierung) i. m. an getrennten Körperstellen.

Durch die ca. 30 Tage anhaltende Schutzwirkung des Tetanus-Immunglobulins wird somit ein nahtloser Schutz bis zum Wirken der aktiven Immunisierung (nach ca. 14 Tagen) erreicht.

Das Vorgehen im Verletzungsfall wird in Tabelle 13.5 dargestellt.

Impfschutz

Die Grundimmunisierung führt bei über 90 % der Geimpften zu einem Impfschutz, der 10–20 Jahre anhalten kann. Durch Bestimmung des Antitoxintiters und der Durchführung von ggfs. weiteren Impfungen bzw. früheren Auffrischimpfungen kann in 100 % ein Impfschutz erzielt werden.

Nebenwirkungen

Lokale Rötung, Schwellung, Induration, Anschwellen regionaler Lymphknoten (Impfreaktion insbesondere bei hyperimmunisierten Personen!).

Sehr selten grippeähnliche Allgemeinreaktionen, noch seltener Mono- oder Polyneuritiden.

Kontraindikationen

Akute Erkrankungen, im Verletzungsfall jedoch praktisch keine Kontraindikationen.

Tabelle 13.5 Impfschema Wundstarrkrampf

Vorhergehende aktive Impfung in regelrechten Abständen	Abstand zur letzten Injektion	Am Verletzungstag simultan i. m. (kontralateral)		Abstände zu weiteren Injektionen zur Vervollständigung des Schutzes (Tetanus-Toxoid)	
		passive Immunisierung (z. B. Tetagam 250 IE)	aktive Immunisierung (z. B. Tetanol 75 IE)	2–4 Wochen	6–12 Mon.
keine	–	●	●	●	●
1	bis 2 Wo.	●		●	●
1	2–8 Wochen	●	●		●
1	> 8 Wochen	●	●	●	●
2	bis 2 Wo.	●			●
2	2 Wochen– 6 Monate				●
2	6–12 Monate		●		
2	> 12 Monate	●	●		
3	bis 5 Jahre				
3	5–10 Jahre		●		
3	> 10 Jahre	●	●		

Grundsätzlich ist die Auffrischimpfung nach zehn Jahren indiziert!

Typhus und Paratyphus

Erreger

Salmonella typhi und Salmonella paratyphi (Typ A, B oder C)

Krankheitsbild

Nach einer Inkubationszeit von 3–60 Tagen (Mittel 10 Tage) Durchfallserkrankungen, die mit einer hohen Rate an Komplikationen (Darmbluten, Darmperforationen, toxisches Kreislaufversagen) einhergeht.

Übertragungsmodus

Fäkal-oral oder über infizierte Nahrungsmittel oder Trinkwasser.
Hauptreservoir für den weltweit vorkommenden Erreger sind (klinisch oft unauffällige) Dauerausscheider.

Impfstoff

Attenuierter Lebendimpfstoff bestehend aus nicht mehr pathogenen Keimen von Salmonella typhi (Ty 21a Berna). Die Erreger sind in magensaftresistenten Kapseln zur oralen Einnahme verpackt.
(Die früher erhältlichen Lebend- oder Totimpfstoffe zur parenteralen Anwendung werden in der Bundesrepublik nicht mehr empfohlen).

Impfindikationen

Reisen in Endemiegebiete, beruflicher Umgang mit Infizierten.

Durchführung der Impfung

Einnahme dreier Impfstoffkapseln an den Tagen 1, 3 und 5. Impfung ab dem 4. Lebensmonat möglich.

Die Kapseln sollen 1 Stunde vor der Mahlzeit (am besten vor dem Frühstück) mit reichlich Wasser eingenommen werden.

Die Impfung sollte 1 Woche vor Einreise in das Endemiegebiet abgeschlossen sein.

Der Abstand zu einer vorangehenden Polioimpfung sollte mindestens 2 Wochen betragen, umgekehrt soll eine Schluckimpfung gegen Polio erst 3 Tage nach Beendigung der Schutzimpfung gegen Typhus erfolgen.

Impfschutz

Die Schutzrate der Impfung wird mit 70-90 % angegeben, sie betrifft aber nicht die Paratyphusinfektionen.

Die Schutzdauer beträgt 1–3 Jahre, bei Reexposition ist eine jährliche Auffrischimpfung empfohlen.

Nebenwirkungen

Insgesamt sehr gut verträglicher Impfstoff, sehr selten gastrointestinale Begleiterscheinungen.

Kontraindikationen

Darminfektionen oder Antibiotikaeinnahme zum Zeitpunkt der Impfung.

Tuberkulose

(siehe auch Lerntext zu Mycobacterium tuberculosis)

Die Impfung gegen die Tuberkulose dient der Senkung der Morbiditätsrate. Hierzu benutzt man eine avirulente Mutante eines einst voll wirksamen bovinen Tuberkelstammes, des **BCG**-Stammes (**B**acille-**C**allmette-**G**uêrien).

Der noch vermehrungsfähige Lebendimpfstoff enthält pro ml 100 000–300 000 vermehrungsfähige Einheiten.

Durch die BCG-Impfung wird kein vollständiger Schutz vor der Erkrankung erreicht. Es wird vielmehr eine Art Allergie erzeugt, die die Wahrscheinlichkeit einer generalisierten hämatogenen Tuberkulose auf ein Zwanzigstel von Nichtgeimpften reduziert. Vor jeder Impfung sollte mittels der *Tuberkulinprobe* (siehe dort) eine vorhandene Immunität ausgeschlossen werden. Im allgemeinen werden besonders exponierte Personen (Labor- und Krankenhauspersonal) sowie Kleinkinder im ersten Lebensjahr immunisiert. Die Erfolgskontrolle wird ebenfalls durch die Tuberkulinprobe erbracht. Sie sollte frühestens drei

Wochen nach der Impfung durchgeführt werden. Ist sie negativ, muß nachgeimpft werden. Bei Neugeborenen und Säuglingen bis zur 6. Lebenswoche kann ohne vorhergehende Tuberkulinprobe geimpft werden.

Gegenanzeigen: Akut Erkrankte und als inkubiert geltende Personen, Immunschwäche und Resistenzminderung, immunsuppressive Therapie sowie entzündliche Hautreaktionen

Nebenwirkungen: An der Applikationsstelle entsteht innerhalb eines Monats ein etwa erbsengroßes livides Knötchen mit oder ohne zentrale Einschmelzung und Sektretion (normale Impfreaktion!).

Auch bei adäquater Impftechnik sind Ulzerationen nicht auszuschließen, sollten jedoch nach ca. 4 Monaten abgeheilt sein. Bei Defekten mit mehr als 10 mm im Durchmesser ist eine lokale tuberkulostatische Therapie empfehlenswert.

Bei Säuglingen wird häufig nach ein bis mehreren Monaten eine vorübergehende Schwellung der regionalen Lymphknoten beobachtet, die bei etwa 1% auch zur Einschmelzung führen kann.

Bei Lymphknotenschwellungen über Mandelgröße wird eine tuberkulostatische Allgemeinbehandlung empfohlen. Bei Abszedierung sollte eine chirurgische Sanierung durchgeführt werden. Mehrtägiges Fieber kann drei bis vier Wochen nach Applikation auftreten. Osteomyelitiden, Hauttuberkulide, Augenaffektionen sowie Generalisation sind nach BCG-Impfungen beschrieben worden.

Bei tuberkulostatischer Therapie – cave Corticosteroide.

Nach den Empfehlungen des Bundesgesundheitsamtes ist nach BCG-Impfung ein Mindestabstand von einem Monat zu Schutzimpfungen, die mit vermehrungsfähigen, abgeschwächten Erregern durchgeführt werden (Pocken, Poliomyelitis, Gelbfieber, Masern, Röteln, Mumps und solche Kombinationsimpfstoffe) einzuhalten. Zudem sollte die Impfreaktion vollständig abgeklungen und Komplikationen nicht beobachtet worden sein.

13.2.5   Aktive Schutzimpfung gegen Infektionen durch Viren

Hepatitis A

(Die aktive Impfung gegen Hepatitis A wird im Gegenstandskatalog noch nicht aufgeführt, da sie zum Zeitpunkt der Festlegung der Inhalte in Deutschland noch nicht zugelassen war)

Erreger

Hepatitis-A-Virus (HAV), ein RNA-Virus vom Typ der Picornaviren.

Krankheitsbild

Nach einer Inkubationszeit von ca. 30 Tagen Hepatitis unterschiedlichster Schweregrade (vom latenten Verlauf bis hin zu fulminanten Schüben). Prognose im allgemeinen gut (Letalitätsrate 0,15 bis 2 %), eine Chronifizierung ist (im Gegensatz zu den anderen Hepatitisformen) nicht möglich.

Die natürliche Durchseuchungsrate korreliert in Deutschland stark mit dem Alter und ist bei jüngeren Menschen deutlich rückläufig (50-60 % der über 50-jährigen, dagegen nur ca. 10 % der unter 30-jährigen weisen protektive Antikörpertiter gegen Hepatitis A auf).

Übertragungsmodus

Oral-fäkal (Verseuchung von Wasser und Nahrungsmitteln, enger zwischenmenschlicher Kontakt, oral-analer Sexualkontakt), oropharyngeal/parenteral (z. B. Zahnarztpraxis, HAV-verseuchte Blutkonserven).

Impfstoff

Inaktivierter Adsorbatimpfstoff bestehend aus Hepatitis-A-Virusprotein.

Impfindikation

Reise in Endemiegebiete.

Kontaktpersonen von Hepatitis-A-Erkrankten, anderen Personengruppen mit erhöhter Gefährdung (Mitarbeiter der Abwasserentsorgung, medizinisches Personal, Mitarbeiter in Heimen etc, Militärpersonen, Entwicklungshelfer).

Durchführung der Impfung

Zwei Impfungen (jeweils 1 ml i. m.) im Abstand von 1 Monat, dritte Impfung (1 ml i. m.) nach 6–12 Monaten.

Bei dringender Impfindikation kann die zweite Impfung bereits nach 14 Tagen erfolgen.

Impfschutz

Die Serokonversionsrate wird mit 95-99 % angegeben.

Die Dauer des Impfschutzes ist aufgrund mangelnder Erfahrung noch nicht genau bekannt, wahrscheinlich ist ein Schutz von 5–10 Jahren gewährleistet.

Nebenwirkungen

Lokale Reaktionen, selten Allgemeinreaktionen leichter Art.

Kontraindikationen

Schwere Infekte, in der Schwangerschaft und Stillzeit nur bei eindeutiger Indikation.

Hepatitis B

Erreger

Hepatitis-B-Virus (HBV, Dane-Partikel).

Krankheitsbild

Nach einer Inkubationszeit von 6 Wochen bis 6 Monaten, Hepatitis unterschiedlichster Verlaufsform; von einer asymptomatischen Infektion bis hin zur fuliminaten, letal endenden Erkrankung.
Ca. 10 % aller Infizierten werden zu chronischen Keimträgern, sie haben das Risiko einer chronischen Hepatitis, einer Leberzirrhose und der Entwicklung eines primären hepatozellulären Karzinoms (PHC).

Übertragungsmodus

Parenterale, sexuelle und perinatale Übertragungswege.

Impfstoff

Gentechnisch hergestellte Adsorbatimpfstoffe, die zwischen 5 und 40 µg Hepatitis-B-Oberflächen-Antigen (HB$_S$-Antigen) enthalten.

Impfindikation

Medizinisches Personal
Dialysepatienten
Patienten mit häufiger Übertragung von Blut oder Blutbestandteilen
Familienmitglieder und Sexualpartner von HB$_S$-Ag-positiven Personen
Drogenabhängige, länger einsitzende Strafgefangene
Homosexuelle
Tumorpatienten mit geschwächter Immunabwehr
Reisende in Hepatitis-B-Endemiegebiete, bei denen ein enger Kontakt zur einheimischen Bevölkerung zu erwarten ist

Durchführung der Impfung

Die Impfschemata umfassen 3-4 Impfungen, die jeweils in den M. deltoideus i. m. oder s. c. appliziert werden.

Standardschema
1. Dosis zu Beginn der Impfung
2. Dosis 1 Monat nach der ersten Impfung
3. Dosis 6 Monate nach der ersten Injektion
Auffrischimpfung nach 12 Monaten.

Der Impferfolg sollte durch die Bestimmung von Anti-HB$_S$ 4 Wochen nach der letzten Impfung kontrolliert werden.

Bei gesunden Kindern (< 9 Jahre) wird ein Impfstoff mit geringerem HB$_S$Ag-Gehalt (5 μg), bei Dialysepatienten ein Impfstoff mit besonders hohem HB$_S$-Ag-Gehalt (40 μg) verwendet.

Postexpositionelle Impfung

Nach Kontamination mit infektiösem Material, bei einem Neugeborenen einer HB$_S$-Ag-positiven Mutter oder anderen plötzlichen Expositionsrisiken muß simultan mit der aktiven Impfung eine passive Impfung mit Hyperimmunglobulin eingeleitet werden.

Impfschutz

Eine Standardimmunisierung führt bei über 90% gesunder Impflinge zur Serokonversion mit definitionsgemäß schützenden Antikörpertiter (> 10 IE/l Serum-Anti-HB$_S$).

Bei Immunsupprimierten und Dialysepatienten sind die Serokonversionsraten deutlich niedriger.

Die Dauer des Impfschutzes ist individuell unterschiedlich und kann daher nicht vorhergesagt werden.

Mit Hilfe einer Bestimmung des Anti-HB$_S$-Titers kann aber recht genau festgelegt werden, wann eine erneute Impfung oder eine erneute Titerbestimmung erforderlich ist.

Dabei gelten die folgenden Empfehlungen:

Anti-HB$_S$ (IE/l Serum)	Wiederimpfung / Nachtestung erforderlich
< 10	sofortige Impfung
11-100	nach 3-6 Monaten
101-1000	nach 1 Jahr
1001-10 000	nach 3,5 Jahren
> 10 000	nach 7 Jahren

Nebenwirkungen

Der Impfstoff ist insgesamt gut verträglich.

Lokale Reaktionen und Allgemeinreaktionen leichterer Art sind möglich.

Kontraindikationen

Keine

Frühsommermeningoenzephalitis (FSME)

Die FSME wird durch das FSME-Virus hervorgerufen.

Hauptwirte dieses Virus sind Wildtiere, vor allem Nager, und als **Überträger** fungieren in der Regel **Zecken**.

Während es in der Bundesrepublik nur kleinere, überschaubare Zonen mit infizierten Zekken gibt, sind große Teile Österreichs und anderer osteuropäischer Länder als **Endemiegebiete** zu betrachten.

Die aktive Impfung erfolgt durch die Applikation von formalin-inaktivierter Vakzine zu je 1 ml im Abstand von 4–12 Wochen sowie duch eine 3. Impfung nach 9–12 Monaten.

Eine Auffrischimpfung sollte alle 3 Jahre erfolgen.

Mit einem neueren Impfstoff besteht die Möglichkeit, auch noch 3 Wochen vor der Abreise in ein Endemiegebiet eine vollständige Grundimmunisierung durchzuführen. Dazu wird an den Tagen 0-7-21 die Vakzine injiziert.

Der Impfschutz hält bei dieser Schnellimmunisierung allerdings nur etwa 1 Jahr an.

Indikation

● Land- und Forstarbeiter
● Bewohner und Touristen in Endemiegebieten

Gelbfieber

Verwandt wird ein Lebendimpfstoff, der aus dem 17-D-Stamm gewonnen wird und als einziger von der WHO anerkannt ist. Er wird einmal subkutan injiziert (0,5 ml). Eine Impfindikation besteht für die Einreise in endemische Gelbfiebergebiete.

Der Impfschutz setzt nach 10 Tagen ein und ist für 10 Jahre gültig.

Die Verträglichkeit des Impfstoffs ist im allgemeinen gut. Gelegentlich werden zwischen dem fünften und achten Tag post injectionem Störungen wie leichtes Fieber, Mattigkeit, Kopfschmerzen oder grippeartige Beschwerden beobachtet.

Neben den allgemeinen Kontraindikationen für Lebendimpfstoffe sollten Kinder unter einem Jahr (Gefahr einer Impfenzephalitis) sowie Schwangere besonders während der ersten drei Monate (Embryopathie) nicht mit 17-D-Impfstoff immunisiert werden.

Weitere Gegenindikationen sind Leber- und Nierenerkrankungen.

Influenza epidemica

Die Influenza ist die letzte der weltweiten Seuchenerkrankungen. Einer Epidemie fallen in der BRD durchschnittlich 20 000–50 000 Menschen zum Opfer. Die großen Epidemien und Pandemien werden vor allem durch den *Influenzatyp A* verursacht (häufiger Antigenwechsel). *Typ B* bleibt meist lokalisiert und betrifft nur bestimmte Bevölkerungsgruppen. *Typ C* ist selten und hat einen gutartigen Verlauf.

Pandemien ereignen sich ca. alle 10 bis 15 Jahre, Epidemien ca. alle 2–3 Jahre.

Das Durchstehen einer Influenzaerkrankung hinterläßt aus bisher ungeklärten Gründen nur eine relativ kurzfristige Immunität.

Eine Impfung ist in Anbetracht der Komplikationsraten sowie der Mortalitätszahlen empfehlenswert. Besonders vordringlich ist die Schutzimpfung für folgende Personengruppen:

● Herz- und Kreislaufkranke
● Patienten mit chronischen Erkrankungen des Respirationstrakts
● Chronisch Nierenkranke

Personen jenseits des 60. Lebensjahres, Personen mit starker Infektionsgefährdung (z. B. Ärzte, Pflegepersonal, Lehrer etc.) und Diabetikern ist eine Schutzimpfung ebenfalls anzuraten.

Da Epidemien unerwartet und schnell auftreten, kommt die Impfung im Epidemiegebiet fast immer zu spät. Der Höhepunkt der Influenzawellen liegt in Mitteleuropa in den Monaten Dezember bis März / April. Deshalb sollte die Immunisierung vor Beginn der kalten Jahreszeit durchgeführt werden. Die Impfung soll im Abstand von einem Jahr wiederholt werden.

Der Impfschutz ist unvollständig, kann aber den Krankheitsverlauf positiv beeinflussen.

Geimpft wird am besten zweimal subkutan im Abstand von vier Wochen mit einem meist polyvalenten Impfstoff, in dem der Influenza-Subtyp quantitativ stark vertreten ist. Idealerweise sollte der akute Epidemietyp mit einbezogen sein, was aber oft wegen der großen Zeitspanne zur Reproduzierbarkeit frisch isolierter Virusstämme nicht mehr möglich ist.

Der Impfstoff wird meist durch Inaktivierung der Viren mit Formaldehyd gewonnen.

Die Impfung mit einem solchen Totimpfstoff führt nicht selten zu lokalen Nebenreaktionen und bei Kleinkindern häufig zum Fieber.

Als Kontraindikation gilt jede Form der Eiweißallergie, besonders gegen Hühnereiweiß, da der Erreger oft in embryonalen Zellkulturen von Hühnern gezüchtet wird.

Die **nasale** oder inhalative Gabe von vermehrungsfähigen, abgeschwächten Viren (Lebendimpfstoff) oder inaktivierten Viren ist mit gutem Erfolg erprobt worden. In der BRD sind Impfstoffe dieser Art noch nicht zugelassen.

Die prophylaktische, **passive** Immunisierung mittels γ-Globulin oder Hyperimmunseren ist wegen mangelnder Wirkungen nicht empfehlenswert.

Masern (Morbilli)

Die Maserninfektion hinterläßt eine lebenslängliche Immunität. Sie ist eine schwere Erkrankung meist des Kindesalters und beinhaltet viele Komplikationen, welche eine Immunprophylaxe indizieren.

Die gefürchtetste Masernkomplikation ist die *Masern-Enzephalitis* mit einer Letalität von ca. 30 % und Defektheilungen von ca. 20 %. Sie tritt bei ca. 0,1 % der Erkrankten auf.

Häufiger sind inapparente Vorgänge mit EEG-Veränderungen bei ca. 50 % der Patienten (!) mit „normalem" Masernverlauf. Psychische Störungen der weiteren Entwicklung können sich anschließen und sind mit 1 % Betroffener sehr ernstzunehmen. Sie werden als „mental retardation" zusammengefaßt.

Beziehungen zur genuinen Epilepsie werden vermutet.

Die Masern führen zur Resistenzminderung gegenüber vielen Infektionskrankheiten (z. B. Tuberkulose), alte Infekte können wieder aktiviert werden.

Ein direkter Zusammenhang der *subakuten sklerosierenden Panenzephalitis* (SSPE) mit den Masern gilt als sicher, weiterhin wird ein Zusammenhang zur Multiplen Sklerose im Modell der „slow virus infection" diskutiert. Aus den genannten Gründen sollte eine Immunisierung möglichst früh vorgenommen werden, jedoch nicht innerhalb der ersten sechs Lebensmonate, weil die Säuglinge dann noch über eine diaplazentare Immunität verfügen.

In der BRD steht ein Masern-Lebendimpfstoff zur Verfügung, der meist in Kombination mit Rötelnimpfstoff und/oder Mumpsimpfstoff appliziert wird.

Grundimmunisiert wird ab dem 13. besser 15. Lebensmonat mit 1 × Lebendimpfstoff. Der Schutz hält wahrscheinlich lebenslang an.

Nebenwirkungen:

Nach 5–12 Tagen kann sich ein flüchtiges Exanthem ausbilden, das von Fieber begleitet sein kann (sogenannte Impfmasern, nicht ansteckend!).

Nach Impfungen mit Masern-Lebendimpfstoff wurde äußerst selten von Enzephalitis-Fällen berichtet; ein kausaler Zusammenhang konnte jedoch bisher nicht erwiesen werden.

Kontraindikationen:

Allergie gegen Hühnereiweiß, fiebrige Erkrankungen, Steroidtherapie, Leukämie sowie Schwangerschaft.

Nach Masernexposition oder bei schwächlichen sowie konstituinell gefährdeten Kleinkindern kann auch **passiv** immunisiert werden. Nach Gabe von Immunglobulin sowie Blut oder Plasma muß man mindestens 6 Wochen mit der Masern-Lebendimpfung warten.

Bei zeitlich genau feststellbarer Masernexposition ist eine sogenannte Inkubationsimpfung mit Lebendimpfstoff am ersten Inkubationstag möglich.

Mumps (Parotitis epidemica)

Erreger

Mumpsvirus (Paramyxovirus)

Krankheitsbild

Neben dem an sich harmlosen Verlauf der Mumpserkrankung mit einer Schwellung der Parotiden kann es in bis zu 10 % der Fälle zu schwerwiegenden Komplikationen wie der Mumps-Meningitis (10-15 %), Mumps-Enzephalitis (ca. 3 %), Orchitis und Pankreatitis kommen. Als bleibende Folgeerkrankungen im Zusammenhang mit Mumps wurden juveniler Diabetes, Arthritiden, männliche Unfruchtbarkeiten und Gehörschäden beschrieben.

Übertragungsmodus

Tröpfcheninfektion, nur selten indirekt durch kontaminierte Gegenstände

Impfstoff

Lebende, attenuierte Impfviren.

In der Bundesrepublik ist als Impfvirus der praktisch apathogene Mumps-Stamm „Jeryl-Lynn", der auf Hühnerfibroblasten vermehrt wird, zugelassen.

Der Impfstoff ist als Monovakzine erhältlich, in der Regel erfolgt jedoch eine Kombinationsimpfung mit einem Maser-Mumps bzw. Masern-Mumps-Röteln-Kombinationsimpfstoff.

Impfindikation

Kinder ab dem 15. Lebensmonat, seronegative Jugendliche und Erwachsene.

Durchführung der Impfung

Einmalige Applikation von 0,5 ml Impfserum i. m. oder s. c.
Abstand zu anderen Lebendimpfungen, sofern nicht gleichzeitig durchgeführt, 4 Wochen.
Auffrischimpfungen sind nicht erforderlich.

Impfschutz

Die Impfung führt in ca. 90 % zu einer Serokonversion, der Impfschutz hält lebenslang an.

Nebenwirkungen

Insgesamt sehr selten.
Vereinzelt ist über zentralnervöse Komplikationen und über das Auftreten eines juvenilen
Diabetes im zeitlichen Zusammenhang mit der Mumps-Impfung berichtet worden.

Poliomyelitis (Kinderlähmung, HEINE-MEDIN-Krankheit)

Es existieren drei Typen von Polioviren mit so verschiedener Antigenität, daß keine Kreuzimmunität besteht. Die Entwicklung eines leistungsfähigen Impfstoffes wurde dadurch
erheblich erschwert.
Der erste für eine Massenimpfung geeignete Impfstoff wurde von **SALK** durch Formal-
dehydinaktivierung der Viren entwickelt. Er verhindert die Lähmungserscheinungen bei
Erkrankungen mit Polio in bis zu 90 % der Fälle.
Die heute übliche Schluckimpfung wird mit abgeschwächten vermehrungsfähigen Viren der
drei Serotypen nach **SABIN** durchgeführt. Die Lebendimpfung nach SABIN ist für polio-
myelitisgefährdete Personen unbedingt indiziert. Dies gilt besonders für Säuglinge, Kleinkinder und jugendliche Erwachsene.
Vordringlich ist auch eine Immunisierung für Ärzte, Pflegepersonal und Frauen im gebärfähigen Alter, da Schwangere durch eine Poliomyelitis besonders gefährdet sind. Vor Auslandsreisen ist eine Impfung empfehlenswert.
Die Poliomyelitis ist bisher dank umfangreicher Impfprophylaxe in der BRD zu einer seltenen Erkrankung geworden. Dieser Erfolg darf aber keinesfalls darüber hinwegtäuschen,
daß dieses Ergebnis nur dann aufrechterhalten werden kann, wenn keine Impflücken entstehen. Die Gefahr einer Epidemie ist durch die mögliche Einschleppung aus anderen Ländern dann wieder gegeben! Wegen der begrenzten Dauer des Impfschutzes muß deshalb in
regelmäßigen Abständen aufgefrischt werden. Zur Vermeidung von Impflücken ist deshalb
auf die Immunisierung sämtlicher nachgewachsener Kinder hinzudrängen. Dies gilt besonders im Hinblick auf den in letzter Zeit nachlassenden Impfwillen innerhalb der Bevölkerung!
Die Impfung wird oral durchgeführt. Zur *Grundimmunisierung* wird der Impfstoff zweimal
im Abstand von 6–8 Wochen und erneut nach ca. einem Jahr verabreicht.

Weitere *Auffrischimpfungen* sollten der persönlichen Exposition sowie der epidemiologischen Situation angepaßt sein. Sie sind im Abstand von 5–10 Jahren empfehlenswert.

Nach oraler Applikation vermehren sich die attenuierten Viren im Darmtrakt, ohne jedoch Krankheitserscheinungen zu erzeugen. Nach 7–10 Tagen setzt die Bildung von Antikörpern gegen alle drei Serotypen ein. Zusätzlich wird durch die kontrollierte Nachahmung des natürlichen Infektionsmodus eine lokale Immunität in der Darmschleimhaut erreicht, die auch die Infektion mit Polio-Wildviren erfaßt (wesentlichster Vorteil zur Impfung nach SALK)!

Nebenwirkungen:

Kurzdauernde Allgemeinreaktionen wie Fieber, Kopfschmerzen, Abgeschlagenheit, Gliederschmerzen und Durchfälle können vorkommen.

Spezifische Schädigungen in Form von Paresen bei Impflingen und Kontaktpersonen sind nach der Sabin-Impfung sehr selten.

Der Impfling kann mehrere Wochen lang Impfviren ausscheiden. Personen ohne Polio-Antikörper, die nicht an einer Schluckimpfung teilnehmen, sowie Personen mit Immundefekten, sollten eine Grundimmunisierung mit inaktivierter Poliomyelitisvaccine nach Salk erhalten, bevor sie Kontakt zu Impfviren-Ausscheidern haben.

Gegenanzeigen:

Fieber, Durchfälle, akute Infektionen, operative Eingriffe innerhalb von zwei Wochen vor und nach der Impfung sowie bei immunsuppressiver Therapie und Immundefekten. Eine Schwangerschaft stellt keine Kontraindikation dar, obwohl es sich um Lebendimpfstoff handelt, weil die Viren normalerweise nur in den Magendarmtrakt gelangen. Auch bereits infizierte Personen scheinen durch die Polio-Schluckimpfung nicht zusätzlich gefährdet.

Beim Bestehen von Kontraindikationen kann eine passive Immunisierung mit γ-Globulin versucht werden. Für diesen Zweck ist auch ein Gamma-A-Konzentrat indiziert (Schleimhautabwehr).

Tollwut

Die Tollwut wird meist durch Bißverletzungen vom Tier auf den Menschen übertragen.

Über eine Resistenz beim Menschen ist bisher nichts bekannt, jedoch ist er für eine Infektion nicht sehr empfänglich. Nur ca. 10–20 % der Bisse von infizierten Tieren führen beim Menschen zur Infektion, die jedoch fast ausnahmslos tödlich verläuft.

Deshalb ist bei jedem Verdacht auf eine Infektion eine *passive Immunisierung* (20 I.E. Tollwut Immunglobulin/kg KG) in Kombination mit einer *aktiven* indiziert. Die postexpositionelle, aktive Immunisierung nach tollwutverdächtiger Verletzung ist möglich, weil die Inkubationszeit normalerweise ungewöhnlich lang ist (ca. 30–90 Tage). Die Wirkung der Impfung kommt damit, sofern sie in der frühen Inkubationszeit durchgeführt wird, noch frühzeitig genug, um den Ausbruch der Erkrankung zu verhindern. Besonders exponierten Personen wie Forstpersonal, Tierärzten etc. ist eine Schutzimpfung gegen die Tollwut ebenfalls anzuraten.

Verschiedene Tollwut-Impfstoffe wurden erprobt, dabei handelt es sich ausnahmslos um inaktivierte Erregersuspensionen.

In der Bundesrepublik werden heute nur die neueren Impfstoffe empfohlen, die ein Impf-virus enthalten, das entweder auf humanen Diploid-Zellkuren **(HDC-Tollwut-Impfstoff)** oder auf Hühnerfibroblasten **(PCEC-Impfstoff)** gezüchtet und dann inaktiviert wird.

Der von menschlichen Zellkulturen gewonnene Impfstoff zeichnet sich durch eine beson-ders gute Verträglichkeit aus, der von Hühnerfibroblasten gewonnene Impfstoff scheint da-für eine noch bessere Interferoninduktion zu bewirken und damit einen Vorteil bei der postexpositionellen Impfung zu haben.

Durchführung der Impfung

Präexpositionelle Prophylaxe:
Dreimalige Injektion an den Tagen 0, 28 und 56 oder wenn eine noch raschere Immunisie-rung erforderlich ist viermalige Injektion an den Tagen 0, 7, 21, 56.

Postexpositionelle Prophylaxe:
Sechsmalige Injektion an den Tagen 0, 3, 7, 14, 28 und 90, (bzw. nach den neuesten Empfeh-lungen der WHO jeweils 2 Impfstoffdosen an den Tagen 0, 7 und 21) ggfs. verbunden mit einer simultanen passiven Immunisierung.

Das Impfschema bei der postexpositionellen Prophylaxe ist von der Art der Exposition und von dem vorhandenen Impfschutz abhängig.

Tabelle 13.6 Entscheidungsschema Tollwutimpfung

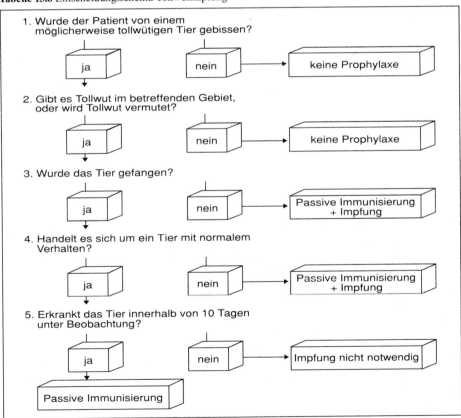

Impfschutz

Die Grundimmunisierung führt in praktisch 100 % zu einer Serokonversion, der Impfschutz scheint nach 3 Injektionen ausreichend aufgebaut zu sein.
Die Dauer des Impfschutzes nach einer Grundimmunisierung wird mit 2–5 Jahren angegeben, nach diesem Zeitraum ist eine Auffrischimpfung indiziert.

Röteln (Rubeola)

Die Röteln sind eine typische Erkrankung der Kinder und Jugendlichen. Die wichtigste Komplikation betrifft jedoch Schwangere, weil es zur diaplazentaren Übertragung der Erreger kommen kann, was zum Krankheitsbild der **Embryopathia rubeolosa** führen kann. Bei serologisch bestätigten frischen Rötelninfektionen innerhalb der ersten 3-4 Schwangerschaftsmonate wurden 90 % plazentare und in 25-90 % fetale Infektionen nachgewiesen. Die Gesamtmißbildungsrate wird für das erste Trimenon mit 25-35 % angegeben.
Am häufigsten sind die Augenlinsen betroffen, die meist zu einem beiderseitigen subtotalen Katarakt führen. Weiterhin werden kongenitale Herz- und Gefäßmißbildungen, kongenitale Taubheit, Schmelzdefekte und Hypoplasien der Milchzähne, Mikrozephalie, Retardierung der psychischen Entwicklung, Spina bifida und Kryptorchismus beschrieben.

Erreger

Rötelvirus (Togavirus)

Übertragungsmodus

Aerogen von Infizierten, ca. 2–3 Wochen lang mit einem Maximum an den Exanthemtagen.

Impfstoff

Attenuierter Lebendimpfstoff (Impfstamm RA 27/3) wobei der Impfvirus auf menschlichen Fibroblasten gezüchtet wird.

Impfindikation

1. Die aktive Schutzimpfung gegen Röteln soll bevorzugt als Kombinationsimpfung Masern-Mumps-Röteln bei allen Kindern ab dem 15. Lebensjahr durchgeführt werden (0,5 ml Impfserum i. m. oder s. c.). Da nach neueren Erkenntnissen der Impfschutz nicht sicher lebenslang anhält, wird von der STIKO eine Auffrischimpfung im 6. Lebensjahr empfohlen.
2. Nach den derzeitigen Impfempfehlungen sollten ebenso alle Mädchen vor der Pubertät, auch wenn sie als Kleinkinder geimpft worden sind und unabhängig vom Serostatus, geimpft werden.
3. Antikörpernegative Frauen im gebärfähigen Alter, wobei eine sichere Kontrazeption für weitere 2 Zyklen nach der Impfung gewährleistet sein muß.
4. Seronegative, auch stillende Frauen im Wochenbett.

Durchführung der Impfung

Eine Impfung mit 0,5 ml Impfserum i. m. oder s. c.
Mindestabstand zu anderen Impfungen mit Lebendimpfstoff 4 Wochen.

Impfschutz

Die Serokonversionsrate wird mit 95% angegeben. Die Impfimmunität hält nicht sicher lebenslang, in einzelnen Fällen konnte bereits 6 Jahre nach erfolgreicher Erstimpfung ein fehlender Antikörpertiter nachgewiesen werden. Deshalb werden eine Auffrischimpfung im 6. Lebensjahr sowie Antikörpertiterbestimmungen vor Schwangerschaften empfohlen.

Nebenwirkungen

Gelegentlich leichtes Fieber, Lymphknotenschwellungen, flüchtiges Exanthem, Arthralgien (Gelenkaffektionen nehmen mit zunehmendem Alter des Impflings zu).
Der Impfvirus wird von Geimpften 1–3 Tage lang in geringer Qualität aus dem Rachen ausgeschieden, wobei eine Kontaktinfektion nicht zu befürchten ist.

Kontraindikatioinen

Die Impfung einer Schwangeren ist kontraindiziert, da der Impfvirus auf das Kind übergehen kann. Auch wenn in den bisher beobachteten Fällen akzidenteller Impfungen in der Schwangerschaft noch keine kindlichen Schäden gesehen wurden, so gilt der Grundsatz, daß bei Frauen im gebärfähigen Alter nach einer Rötelnimpfung für mindestens zwei der Impfung nachfolgenden Zyklen eine sichere Kontrazeption bestehen sollte.

Varizellen

Die *aktive* Impfung gegen Varizellen erfolgt durch die Applikation einer **Lebendvakzine mit abgeschwächten Impfviren.** Sie wird nur für solche Menschen empfohlen, für die eine Varizelleninfektion ein hohes Risiko darstellen würde.
Die Vakzine wird einmalig subkutan (0,5 ml) gegeben, die Serokonversionsrate liegt bei > 90 %.
Die Dauer des **Impfschutzes** ist nicht genau bekannt, man geht aber von einer Immunität von mindestens *2 Jahren* aus.

Nebenwirkungen

- Lokale Impfreaktion
- Leichte Allgemeinsymptome
- Bei 25 % der Risikopatienten: Varizellen-ähnliches Exanthem

Indikationen

- Seronegative Frauen im gebärfähigen Alter (3 Monate Konzeptionsschutz!)
- Seronegative Personen mit Leukämie oder anderen Malignomerkrankungen unter immunsupressiver Therapie

13.2.6   Impfkalender

Die **Impfprophylaxe im Säuglings- und Kleinkindalter** ist durch die fehlende natürliche Durchseuchung in mitteleuropäischen Ländern besonders notwendig.
Selbstverständlich muß dabei auch die Dauer der zum Teil vorhandenen intrauterin erworbenen Immunität berücksichtigt werden.
Auf dem Boden bisheriger Erfahrungen wurde deshalb ein Impfplan zur **Grundimmunisierung** erstellt.

Grundimmunisierung im Kindesalter, Impfkalender

Gegen folgende Infektionskrankheiten wird im Kindesalter normalerweise eine Grundimmunisierung durchgeführt: Poliomyelitis, Tetanus, Diphtherie, Masern, Mumps, Röteln, Pertussis, Haemophilus B und Tuberkulose (bei erhöhtem Infektionsrisiko).

Der **Impfkalender** für Kinder und Jugendliche sollte folgendermaßen aussehen:

Lebensalter	Impfung gegen	Personenkreis
1. Lebenswoche	Tuberkulose-Schutzimpfung 0,1 ml BCG-Vaccine streng intrakutan	Neugeborene bei erhöhter Ansteckungsgefahr *)
ab 3. Lebensmonat	Diphtherie-Pertussis-Tetanus 3 × im Abstand von 4 Wochen	alle Säuglinge und Kleinkinder
	Hämophilus influenzae Typ b 2 Injektionen im Abstand von mindestens 6 Wochen oder mit der 1. und 3. DPT-Impfung (Die Injektion erfolgt kontralateral zur Injektion gegen DPT)	alle Säuglinge und Kleinkinder
	Poliomyelitis 2 × trivalente Schluckimpfung im Abstand von mindestens 6 Wochen, mit der 1. und 3. DPT-Impfung	alle Säuglinge und Kleinkinder
	oder Teilnahme an Impfaktionen der Gesundheitsämter im folgenden Winter (November / Januar)	
2. Lebensjahr (nicht vor dem 15. Lebensmonat)	Masern, Mumps und Röteln (Kombinationsimpfstoff)	alle Kleinkinder und Kinder
	Diphtherie-Pertussis-Tetanus 4. Injektion (Abschluß der Grundimmunisierung)	
	Haemophilus influenzae Typ b 3. Injektion ggf. in Verbindung mit der 4. DPT-Impfung (Die Injektion erfolgt kontralateral zur Injektion gegen DPT)	
	Poliomyelitis 3. trivalente Schluckimpfung	

Lebensalter	Impfung gegen	Personenkreis
ab 6. Lebensjahr	Masern, Mumps und Röteln (Wiederimpfung) Tetanus-Diphtherie (Auffrischimpfung, gegen Diphtherie d-Impfstoff für Erwachsene verwenden, zweckmäßigerweise als Kombination Td)	alle Kinder
	Nachhol-Impfungen (bisher versäumte Impfungen außer gegen Pertussis und Haemophilus influenzae b; bei Erstimpfung gegen Diphtherie d-Impfstoff für Erwachsene verwenden, zweckmäßigerweise als Kombinationsimpfung mit Td-Impfstoff)	alle Kinder
ab 10. Lebensjahr	Poliomyelitis (Wiederimpfung) trivalente Schluckimpfung	alle Kinder
11.-15. Lebensjahr	Röteln	alle Mädchen,, auch wenn im Kleinkindesalter bereits gegen Röteln geimpft
	Tetanus (Auffrischimpfung) Diphtherie (Auffrischimpfung mit d-Impfstoff für Erwachsene; zweckmäßig als Kombinationsimpfung mit Td-Impfstoff) Der Abstand zur letzten Auffrischimpfung sollte nicht kürzer als 5 Jahre sein	alle Kinder und Jugendliche

*) z. B. Tuberkulosekranke in der Umgebung, Neugeborene von Eltern aus Gebieten mit erhöhter Tuberkulose-Inzidenz des In- und Auslands.

* Impfempfehlungen der Ständigen Impfkommission des Bundesgesundheitsamtes (Stiko) – Stand Juli 1991: Bundesgesundheitsbl. 34,8 (1991) S. 384.

Die Impfempfehlungen * für Erwachsene sind in der folgenden Übersicht dargestellt:

Impfung gegen	Indikationen bzw. Reiseziele	Anwendung (Beipackzettel beachten)
Cholera	nur wenn Impfung vom Einreiseland verlangt wird (s. nächstes Kapitel)	1. Injektion: 0,5 ml 2. Injektion: 1,0 ml im Abstand von 1-4 Wochen
Diphtherie	bei Ausbrüchen oder regional erhöhter Morbidität zum Erhalt des Impfschutzes	Impfstoff für Erwachsene (5 I.E. = d) in Kombination mit Tetanusimpfstoff (Td)
FSME (Frühsommermeningoenzephalitis)	Naturherde vor allem in Österreich, Tschechoslowakei, Südosteuropa, Süddeutschland und Südschweden	Grundimmunisierung: 2 Injektionen im Abstand von 1-3 Monaten, 3. Injektion im Abstand von 9-12 Monaten; Auffrischimpfungen in dreijährigem Abstand
Gelbfieber	s. nächstes Kapitel	nur in hierfür staatlich zugelassenen Impfstellen; Wiederholung im Bedarfsfall in zehnjährigem Abstand
Hepatitis B	präexpositionell 1. HB-gefährdetes medizinisches und zahnmedizinisches Personal; Pflegepersonal in psychiatrischen Einrichtungen und andere Personen mit Infektionsrisiko durch Blutkontakte mit möglicherweise infizierten Personen wie Ersthelfer, Polizisten u. a. 2. Dialysepatienten, Patienten mit häufiger Übertragung von Blut oder Blutbestandteilen, vor ausgedehnten chirurgischen Eingriffen (z. B. Operationen unter Verwendung der Herz-Lungen-Maschine);	Hepatitis-B-Impfung nach den Vorschriften der jeweiligen Hersteller Kontrolle des Impferfolges dringend erforderlich Wiederimpfung entsprechend dem erreichten Antikörpertiter nach Abschluß der Grundimmunisierung, ansonsten 5 Jahre nach Abschluß der Grundimmunisierung

Impfung gegen	Indikationen bzw. Reiseziele	Anwendung (Beipackzettel beachten)
	3. Patienten in psychiatrischen Anstalten oder vergleichbaren Fürsorge-Einrichtungen für Zerebralgeschädigte oder Verhaltensgestörte; 4. Personen mit engem Kontakt mit HB$_S$AG-positiven Personen (z. B. Sexualpartner); 5. besondere Risikogruppen wie z. B. Prostituierte, Homosexuelle, Drogenabhängige, länger einsitzende Strafgefangene; 6. Reisende in HB-Endemiegebiete bei engem Kontakt zur einheimischen Bevölkerung (Sextourismus)	
	postexpositionell 1. medizinisches Personal, bei Verletzungen mit erregerhaltigen Gegenständen (z. B. Spritzen); 2. Neugeborene HB$_S$Ag-positiver Mütter	gleichzeitige passive Immunisierung mit Hepatitis B-Immunglobulin
Influenza	Personen über 60 Jahre und Personen mit bestimmten Grundleiden, infektionsgefährdetes Personal	jährliche Impfung im Spätsommer, Herbst mit einem Impfstoff mit aktueller Antigenkombination
	Medizinisches u. Pflegepersonal mit direktem Kontakt zu Risikopatienten	
	bei Pandemien durch Erregerwechsel größere Personenkreise	abhängig von der epidemischen Situation
Meningokokken-infektionen	exponierte Personen, z. B. Entwicklungshelfer im Meningitisgürtel Afrikas; Brasilien, Südhimalaja	Impfung gegen Serotyp A und C nach Angaben des Herstellers
Pneumokokken-infektionen	Risikofälle, z. B. bei chronischen Lungen- und Herzkrankheiten, Diabetes mellitus, Leberzirrhose, Krankheiten der Nieren, der Milz, der blutbildenden Organe, Splenektomie usw.	1 Injektion bei Kindern über 2 Jahren und Erwachsenen. Vor Vollendung des 2. Lebensjahres ist die Anw. nur in begründeten Ausnahmefällen angezeigt
Poliomyelitis	nach Grundimmunisierung im Kleinkindesalter und Wiederimpfung im 10. Lebensjahr. Reisende jeden Alters in warme Länder, wenn letzte Impfung länger als 10 Jahre zurückliegt; Riegelungsimpfung bei Ausbrüchen (Ärzte-Merkblatt des „Deutschen Grünen Kreuzes")	nach vollständiger Immunisierung grundsätzlich 1 Impfschluck
Röteln	nichtschwangere Frauen im gestationsfähigen Alter ohne Rötelnantikörper (Ärztemerkblatt des „Deutschen Grünen Kreuzes")	nach der Impfung ist eine Konzeptionsverhütung für 2 Zyklen empfohlen; Wochenbettimpfung; Impferfolgskontrolle erforderlich
Tetanus	alle Personen 10 Jahre nach der letzten Tetanusimpfung	bei früherer Grundimmunisierung jeweils 1 Injektion möglichst mit Td-Impfstoff bei ausreichender Grundimmunisierung aktive Auffrischimpfung, wenn letzte Tetanusimpfung länger als 10 Jahre zurückliegt Bei sauberen, geringfügigen Wunden, bei fehlender oder mangelhafter Grundimmunisierung Beginn und Vervollständigung der Grundimmunisierung durch aktive Immunisierung. Bei allen anderen Verletzungen simultan aktive und passive Immunisierung, wenn der Verletzte bisher weniger als zwei Injektionen erhalten hat oder bei bereits zwei durchgeführten Impfungen, wenn die Verletzung länger als 24 Stunden zurückliegt. In Abhängigkeit von Art und Ausmaß der Wundverunreinigung kann, auch bei ausreichender Grundimmunisierung und regelmäßigen Auffrischimpfungen, eine weitere Auffrischimpfung erforderlich sein
	Falls keine Verletzung vorliegt, gilt ein Abstand von 10 Jahren für Auffrischimpfungen als ausreichend	

Impfempfehlungen für Erwachsene (Forts.)

Impfung gegen	Indikation bzw. Reiseziele	Anwendung (Beipackzettel beachten)
Tollwut	präexpositionell bei Laboratoriumspersonal, Tierärzten, Jägern und ähnl. Risikogruppen	Dosierungsschema nach Angaben des Herstellers
	postexpositionell	gegebenenfalls gleichzeitige passive Immunisierung
Typhus	Indikationsimpfung bei Reisen in Endemiegebieten	nach Angaben des Herstellers
Tuberkulose	exponierte, tuberkulinnegative Personen einschließlich Neugeborene	BCG-Impfung (streng intracutan!)
Varizellen	Patienten, für die die Varizellen-Infektion eine besondere Gefährdung darstellt (Pat. mit immunsuppressiver Therapie, mit Immundefekten) Passive Immunprophylaxe: Bei Exposition nichtimmuner, gefährdeter Personen mit Varizella-Zoster-Immunglobulin (z. B. Neugeborene von Müttern, die 7 Tage vor bis 2 Tage nach der Geburt an Varizellen erkrankt sind)	1 Injektion Lagerhinweis des Herstellers beachten

* Impfempfehlungen der Ständigen Impfkommission des Bundesgesundheitsamtes (STIKO), Bundesgesundhbl. 34 (1991) S. 386-87.

14   Immunologie

14.1   Die Immunitätsreaktion des Organismus

14.1.1   Das Immunorgan

Wie auch andere Blutzellen so gehen die **Lymphozyten** aus pluripotenten Stammzellen hervor, die zuerst im Dottersack und später in der Leber des sich entwickelnden Embryos erscheinen. Nach der Geburt befinden sich die Stammzellen im Knochenmark. Sie erneuern sich immer wieder selbst, indem einige ihrer Tochterzellen Stammzellen bleiben, während andere sich zu Vorstufen bestimmter Blutzellen entwickeln.

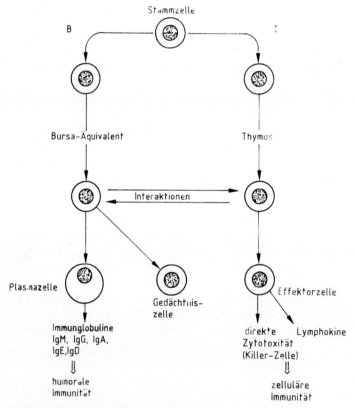

Abb. 14.1. Lymphozytendifferenzierung

Viele Stammzellen wandern in den *Thymus*, wo Proliferations- und Differenzierungsprozesse ablaufen. Es reifen Lymphozyten heran, die nach dem Prägungsort (Thymus) **T-Lymphozyten** genannt werden. Hämatogen erreichen sie lymphatische Organe wie Lymphknoten, Milz, Peyersche Plaques und Tonsillen. T-Lymphozyten sind für die *zelluläre Immunabwehr* verantwortlich und dienen als *Helferzellen* bei der Produktion von Antikörpern.

B-Zellen werden in der fetalen Leber, Milz und im reifen Knochenmark gebildet. Von den Vögeln weiß man, daß die Entwicklung der zweiten Lymphozytengruppe in der Bursa Fabrizii stattfindet. Aus diesem Grund spricht man von **B-Lymphozyten** – sowohl bei Vögeln als auch bei Menschen. B-Lymphozyten siedeln in lymphatischen Organen, und – Achtung wichtig! – sie können *Immunglobuline (Antikörper)* bilden.
Hier eine kleine Tabelle zum Vergleich von T- und B-Lymphozyten.

Tabelle 14.1. Vergleich von T- und B-Lymphozyten

	T-Zellen	B-Zellen
Häufigkeit im Blut	80%	20%
Häufigkeit in der Milz	60%	40%
Immunglobuline auf der Zelloberfläche	T-Zell-Rezeptur	ja, hauptsächlich IgD und IgM
Antikörperbildung	nein	ja
Zellvermittelte Immunität	ja	nein

Makrophagen phagozytieren Mikroorganismen und andere Antigene und können Mediatorstoffe abgeben (z. B. bei Entzündungen). Mit Antigen besetzte Makrophagen stimulieren Lymphozyten zu einer Immunantwort. Andererseits werden Makrophagen von T-Lymphozyten aktiviert. Beide Zelltypen spielen die Hauptrolle bei der *zellvermittelten Immunreaktion,* sind aber auch von Bedeutung bei der Induktion einer Immunantwort der B-Zellen.
In den letzten Jahren hat sich die Theorie der **klonalen Selektion** durchgesetzt. Danach befindet sich in unserem Organismus eine große Zahl unterschiedlicher immunkompetenter Lymphozyten, die jeweils nur mit einem Antigen (oder sehr ähnlichen) reagieren können. Der Kontakt mit dem spezifischen Antigen regt die Zelle zur Proliferation und zur Bildung klonaler Effektorzellen und Antikörper an. Außerdem entstehen *Gedächtniszellen.*

14.1.2   Die Immunreaktion

Nach dem ersten Kontakt des Organismus mit dem Antigen lassen sich wenige Tage später Antikörper nachweisen, die hauptsächlich zur Klasse der Immunglobuline M = *IgM* gehören **(Primärreaktion).** Die Produktion der Antikörper dauert einige Wochen an. Es bleiben Gedächtniszellen zurück, die bei erneutem Auftreten des Antigens die sogenannte **Sekundärantwort** tragen. Wichtige Merkmale der Sekundärantwort im Vergleich mit der primären Immunreaktion:

- Kürzerer Zeitabstand zwischen Eindringen des Antigens in den Körper und Auftreten der Antikörper
- Stärkere und länger anhaltende Antikörperproduktion
- Höherer Antikörpertiter auf dem Höhepunkt der Immunantwort
- Vorherrschen von *IgG*
- Stärkere Affinität der Antikörper zum Antigen als in der ersten Immunantwort.

Den quantitativen und qualitativen Unterschied zwischen primärer und sekundärer Immunantwort nennt man **Booster-Effekt.**

Verschiedene Substanzen – sogenannte **Adjuvanzien** – verstärken die Immunreaktion auf ein Antigen. Dazu zählen Aluminiumhydroxid, einige bakterielle Endo- und Exotoxine, Siliziumoxid, Berylliumsulfat und viele mehr. Beim Wirkungsmechanismus dieser Stoffe spielen wahrscheinlich mehrere Faktoren eine Rolle, wie Depotwirkung mit langsamer Abgabe des Antigens, Stimulation einzelner Zellpopulationen und Hervorrufen von Entzündungen mit Ansammlung von Makrophagen.

Immunität umfaßt all diejenigen Eigenschaften eines Wirtsorganismus, die zu einer spezifischen, gegen einen bestimmten Erreger gerichteten Resistenz führen. Die Resistenz kann in unterschiedlichem Maße ausgebildet sein. Es gibt eine *natürliche Immunität,* die von Faktoren wie Rasse und Alter sowie von hormonalen, metabolischen und genetischen Einflüssen abhängt. Dieser ist die aktiv bzw. passiv erworbene Immunität gegenüberzustellen.

Eine *passiv erworbene Immunität* erzielt man durch Verabreichung von Antikörpern. Im Organismus werden diese Antikörper nach und nach abgebaut, so daß der Schutz nur vorübergehend besteht (meist wenige Wochen). Anwendungsbereich der passiven Immunisierung sind beispielsweise Infektionen mit toxinbildenden Erregern (z. B. Diphtherie, Tetanus). Die Antikörper – in diesem Fall nennt man sie auch Antitoxin – neutralisieren das Toxin. Eine passive Immunität erhält auch der Fetus durch die plazentagängigen Antikörper (IgG) der Mutter, die nach der Geburt noch ungefähr 4–6 Monate im kindlichen Organismus nachweisbar sind.

Nach einem wirksamen Kontakt mit einem Antigen entwickelt der Wirtsorganismus die *aktive Immunität.* Dies geschieht über einen Zeitraum von mehreren Tagen. Die aktive Immunität hält häufig viele Jahre an.

Angeborene Immundefekte treten als Störungen des T-Zellsystems, des B-Zellsystems, als Kombination der beiden sowie als Störungen der Effektorsysteme (Komplement, Phagozytose) auf. Beispiel: Bei Defekten der B-Zellreihe treten *Agammaglobulinämien* mit vollständigem oder weitgehendem Antikörpermangel auf. Die Patienten leiden unter einer hohen Infektanfälligkeit.

Erworbene Immundefekte werden durch Krankheiten wie Leukosen, multiples Myelom, nephrotisches Syndrom u. a. verursacht. Auch hiervon sind die bei den angeborenen Immundefekten aufgeführten Systeme betroffen.

14.1.3   Stimulation des B-Zellsystems

Auf der Oberfläche der **B-Lymphozyten** befinden sich spezifische Antikörper, durch die korrespondierende Antigene an die Zelle gebunden werden. Dieser Vorgang hängt oft von einer Interaktion zwischen T- und B-Lymphozyten und auch Makrophagen ab. Die Antigen-Antikörper-Reaktion auf der Zelloberfläche des B-Lymphozyten induziert dessen *Transformation zum Lymphoblasten.* Die Zelle vergrößert sich und teilt sich mehrfach. Es entstehen:

1. **Antikörperproduzierende Plasmazellen** (Lebensdauer 2–3 Tage)
2. **Gedächtniszellen** (Träger des immunologischen Gedächtnisses)

Letztere sind verantwortlich für die verstärkte Reaktion bei der sekundären Immunantwort. **Plasmazellen synthetisieren Immunglobuline** (ca. 2000 Moleküle/Zelle/Minute). 1–10

Wochen nach dem ersten Auftreten eines Antigens erreicht die Antikörperkonzentration im Organismus ein Maximum.

Eine maligne Entartung der Plasmazellen stellt das *multiple Myelom* dar (auch: Plasmozytom). Die betroffenen Zellen können über das ganze Skelett verstreut sein, Hauptmanifestationspunkte sind jedoch der Schädel, Wirbel und Extremitätenknochen. Die von einem Klon stammenden Zellen produzieren spezifische Antikörper – meist IgG oder IgM – mit einheitlicher Struktur. Häufig besteht eine Hyperproteinämie, wobei die normalen Immunglobuline in der Regel vermindert sind. Daraus resultieren Störungen der Infektabwehr. Eine wichtige Methode zur Diagnose des multiplen Myeloms ist der Nachweis von sogenannten *Bence-Jones-Proteinen* (monoklonale Immunglobulinleichtketten) im Urin. Diese Proteine werden von 60 – 80% der Patienten ausgeschieden.

14.1.4   Stimulation des T-Zellsystems

T-Lymphozyten gehen aus pluripotenten Stammzellen hervor, die in den Thymus eingewandert sind. Sie tragen die zelluläre Immunität. T-Zellen erkennen Antigene mittels T-Zell-Rezeptoren, die sich auf der Plasmamembran befinden. Aufgabenbereich und Reaktionsmöglichkeiten nach einem Antigenkontakt sind bei den T-Lymphozyten sehr umfangreich. Darüber soll die folgende Liste einen Überblick verschaffen:

● *Überempfindlichkeitsreaktion* vom verzögerten Typ (z. B. gegen virale oder bakterielle Antigene)
● *Zytotoxische Wirkung* auf transplantierte Organe und Tumorzellen, in einigen Fällen auch auf eigene Zellen (Autoimmunreaktion)
● Bildung antigensensitiver Zellen mit hoher Lebensdauer, die zum *immunologischen Gedächtnis* zählen
● Kooperation mit B-Lymphozyten, die bei vielen Antigenen zur Anregung der Antikörperproduktion notwendig ist (*„T-Helferzellen"*)
● Hemmung der die Antikörper synthetisierenden B-Lymphozyten (*„T-Suppressorzellen"*). Dies ist im Rahmen der Immuntoleranz bzw. der Autoimmunphänomene von Bedeutung. Suppressorzellen können auch andere T-Lymphozyten blockieren.

Bei bestimmten T-Lymphozyten bewirken spezifische Reaktionen mit Antigenen eine Freisetzung von *Lymphokinen*. Diese löslichen Stoffe – bisher sind ungefähr 50 bekannt – haben unterschiedliche Effekte auf andere Zellen wie Makrophagen und Granulozyten. Als Beispiele seien hier genannt:

● Der Makrophageninhibitionsfaktor (MIF), der die Abwanderung der Makrophagen hemmt
● Der Makrophagenaktivierungsfaktor (MAF), der u. a. die metabolische Aktivität der Makrophagen fördert
● Chemotaktische Faktoren für Granulozyten

14.1.5   Immuntoleranz, Immunsuppression

Immuntoleranz bedeutet das spezifische Nichtreagieren des Organismus auf bestimmte Antigene. Die angeborene Immuntoleranz entwickelt sich in der Fetalperiode. Der Organismus lernt, zwischen körpereigenen und nicht körpereigenen Strukturen zu unterscheiden.

Auch bei einem immunologisch reifen Organismus läßt sich eine Immuntoleranz induzieren. Dies kann beispielsweise durch Antigengaben in bestimmten Dosen erreicht werden. Die Dauer dieser erworbenen Toleranz ist begrenzt, bleibt jedoch bei ständigem Kontakt mit dem Antigen lange erhalten.

Es besteht also die Möglichkeit, die Toleranz zu durchbrechen, indem man den Kontakt zwischen Antigen und Immunsystem beendet. Zu einer solchen *Toleranzdurchbrechung* kann es auch dann kommen, wenn ein fremdes Antigen in den Körper gelangt, das strukturell mit dem tolerierten Antigen verwandt ist. Es treten Kreuzreaktionen auf, d. h., die Antikörper reagieren mit beiden Antigenen.

Als **Immunsuppression** bezeichnet man die Beeinflussung der immunologischen Reaktivität. Im folgenden sind einige Methoden und ihre Wirkungen aufgezählt:

- *Gabe spezifischer Antikörper:* hemmt die Bildung korrespondierender Antikörper gegen ein bestimmtes Antigen (z. B. Anti-D-Prophylaxe bei rhesusnegativen Müttern, siehe Kapitel 14.5.3).
- *Zytostatika:* Alkylierende Substanzen: Behinderung der Zellteilung und Zerstörung von lymphozyten
  Antimetabolite: Schädigung sich teilender Zellen.
- *Kortikosteroide:* bei Gabe großer Mengen zerstören sie die kleinen Lymphozyten; in therapeutischen Dosen verhindern sie Entzündungsreaktionen.
- *Antilymphozytenserum:* Zerstörung zirkulierender Lymphozyten.
- *Ganzkörperbestrahlung* mit radioaktiven Strahlen: massiver Zerfall der Lymphozyten, Störung der Zellproliferation der Lymphozyten für ca. 3 – 4 Wochen, Beschädigung der Chromosomen mit ungünstiger Auswirkung auf sich teilende Zellen.

14.1.6   Effektorphase

Antikörper sind Bestandteil der *humoralen Immunabwehr*. Sie reagieren mit den im Körper akkumulierten Antigenen. Es entstehen Komplexe, die im retikuloendothelialen System phagozytiert und abgebaut werden. Antikörper fördern die Phagozytose der Antigene. Man bezeichnet dies als Opsonisierung.

Ebenfalls ein wichtiges Element der humoralen Abwehr ist das Komplementsystem, das aus Proteinen und anderen Faktoren besteht. Es kann auf verschiedene Arten aktiviert werden: auf dem klassischen Weg durch Antigen-Antikörper-Komplexe oder durch Antikörperaggregationen und auf dem sogenannten Nebenweg durch Bakterienpolysaccharide, IgA und viele andere Substanzen.

Wichtige **Wirkungen des Komplementsystems** in einer Übersicht:

- Freisetzung von chemotaktischen Faktoren: Anziehung von Leukozyten.

- Immunadhärenz und Opsonierung: Die Anlage von Antigen-Antikörper-Komplexen an Leukozyten, Erythrozyten und Thrombozyten sowie die Phagozytose von Mikroorganismen werden gefördert.
- Membranschädigung: Lysis von Erythrozyten und gramnegativen Bakterien; Beschädigung der Plasmamembran von kernhaltigen Zellen.
- Anaphylatoxinwirkung: Histaminfreisetzung aus Mastzellen. Histamin führt zu Vasodilatation und erhöhter Kapillarpermeabilität.

Faktoren der zellulären Immunität sind Lymphozyten, Leukozyten und Makrophagen. In der folgenden Liste sind die Bereiche der zellulären Immunreaktion und die sie auslösenden Antigene aufgeführt:

Infektabwehr

- Bakterien: fakultativ intrazellulär wachsende (z. B. Mykobakterien)
- Pilze: z. B. Candida albicans
- Protozoen: z. B. Toxoplasmen
- Viren: z. B. Mumps-, Röteln- und Herpesviren

Allergien vom verzögerten Typ

- Infektionsantigene, die zelluläre Immunität hervorrufen (siehe oben)
- Ekzemantigene (meist niedermolekulare Stoffe, die in der Haut an Trägereiweiße gekoppelt werden)

Transplantatabstoßung

Autoimmunität

- Gewebsspezifische Antigene von Schilddrüse, Hoden, Hirn, Augen u. a.

Tumorüberwachung

14.2   Antigen

14.2.1   Definition

Antigene sind Substanzen, die eine gegen sie gerichtete Immunreaktion hervorrufen.

14.2.2   Voraussetzungen der Antigenität

Nicht nur Krankheitserreger, sondern auch zahlreiche Substanzen wie Eiweiße, Kohlenhydrate und synthetische Stoffe können in einem Organismus als fremd betrachtet werden und eine Immunantwort auslösen. Besonders wirksame Antigene sind Proteine. Immunologische Bedeutung haben bei den antigen wirksamen Substanzen vor allem die *chemische Zusammensetzung,* die *Bindung* und die *Konfiguration.*

Um eine Immunantwort auszulösen, muß das Gewicht des Antigens über 5000 Dalton liegen. Im allgemeinen nimmt die immunogene Wirkung eines Stoffes mit seiner Größe zu. Ein weiterer wichtiger Faktor für die **Immunogenität** ist die Oberflächenstruktur des Antigens, d. h., es sollten möglichst viele *Determinanten* – kleine Bezirke aneinanderhängender Aminosäuren oder Zuckerreste – vorhanden sein (Determinanten werden im folgenden Kapitel behandelt).

Das Immunsystem reagiert auf ein Antigen, wenn es dies als körperfremd erkannt hat. Unter bestimmten Voraussetzungen kann auch körpereigenes Gewebe im Rahmen einer Immunreaktion zerstört werden; so lysieren T-Lymphozyten virusinfizierte Zellen. Bei manchen Defekten der Körperabwehr entstehen Autoaggressionskrankheiten, die mit der Zerstörung gewisser Zelltypen oder Organe durch das Immunsystem einhergehen.

14.2.3   Träger und Determinante

Ein Antigen läßt sich unterteilen in **Träger** und **Determinante.** Durch den Träger wird die notwendige *Molekülgröße* erreicht, von der abhängt, ob überhaupt eine Immunreaktion ausgelöst wird.

Die Determinante befindet sich auf dem Träger. Sie besteht in der Regel aus 6 oder 7 Aminosäuren oder Zuckerresten. Die Determinante ist der Teil des Antigens, mit dem die Antikörper reagieren. Von ihrer *stereochemischen Konfiguration* hängt also die Struktur der korrespondierenden Antikörper ab, sie bestimmt die **Spezifität.** Die meisten Antigene sind *multivalent*, d. h., sie tragen mehrere determinante Gruppen. Diese unterscheiden sich auch oft in ihrer Spezifität. Multivalenz ist eine wichtige Voraussetzung für die Immunogenität der antigenen Substanz.

14.2.4   Hapten

Als **Haptene** bezeichnet man Stoffe *niedrigen Molekulargewichts,* die zwar mit schon vorhandenen spezifischen Antikörpern reagieren, die jedoch keine Immunantwort induzieren. Eine Determinante ohne Träger ist ein Hapten. Erst durch Kopplung des Haptens an ein Protein entsteht ein *Vollantigen.* Als Beispiel ist hier das Penicillin (Hapten) zu nennen, das sich im menschlichen Organismus an Proteine binden kann. Dadurch wird in manchen Fällen eine Immunantwort mit eventuell lebensbedrohenden Antigen-Antikörper-Reaktionen ausgelöst.

14.2.5   Serologische Verwandtschaft (Kreuzreaktion), heterogenetische Antigene

Antigene, die in allen determinanten Gruppen übereinstimmen, nennt man *identisch. Teilidentische Antigene* besitzen entweder

● eine oder mehrere gemeinsame Determinanten oder
● eine oder mehrere chemisch verwandte Determinanten.

Nicht-identische Antigene erfüllen keine der aufgeführten Bedingungen.

Teilidentische Antigene können **Kreuzreaktionen** verursachen. Dabei reagieren die Antikörper, die gegen das erste Antigen gebildet wurden, auch mit den identischen bzw. chemisch eng verwandten Determinanten des zweiten Antigens. Kreuzreaktionen werden oft bei Polysacchariden beobachtet. Ein Beispiel für Teilidentität sind die *Salmonellen*. Aus einem Pool von Determinanten entwickeln sich viele Kombinationen. Diesen Kombinationen entsprechen die zahlreichen Salmonellenspezies, von denen bisher weit über 1000 serologisch identifiziert werden konnten. Eine Auflistung der Spezies stellt das Kauffmann-White-Schema dar, in dem die jeweiligen Antigenformeln der Serotypen aufgeführt sind.

Ähnlich verhält es sich mit den *Blutgruppeneigenschaften des ABO-Systems*. Der Antigenunterschied zwischen den Erythrozyten von A und B wird von der An- bzw. Abwesenheit bestimmter azetylierter Aminogruppen bestimmt, die sich an den endständigen Zuckern befinden. Die Determinanten sind nicht insgesamt, sondern nur in einem kleinen Teil unterschiedlich.

Als *heterogenetische (auch: heterophile) Antigene* bezeichnet man solche, die verschiedenen Tierarten und eventuell auch dem Menschen gemeinsam sind. Ein Beispiel dafür ist das Forssmann-Antigen, das in menschlichen Erythrozyten, in Hammelerythrozyten und in Meerschweinchennierenzellen gefunden wurde. Bei einem Kaninchen kann man mit diesen Antigenen die Bildung von Antikörpern induzieren, die Hammelerythrozyten lysieren.

Die im Serum vorhandenen Antikörper gegen nicht-körpereigene Erythrozytenantigene bezeichnet man als *Isohämagglutinine* (überwiegend IgM). Früher nannte man sie auch natürliche Antikörper, weil lange Zeit Unklarheit darüber bestand, welcher immunogene Reiz die Immunreaktion hervorgerufen hat. Es wurde die Möglichkeit einer Antikörperbildung ohne Antigenstimulation diskutiert. Heute gilt es als wahrscheinlich, daß Isohämagglutinine eine Immunantwort auf teilidentische Antigene sind, und zwar soll es sich dabei um Darmbakterien oder bestimmte Nahrungsmittel handeln. Für diese These spricht, daß die A- und B-Polysaccharide der Erythrozytendeterminanten weit verbreitet sind. Erythrozyten- bzw. Darmbakterienantigene wären dann heterogenetisch.

Für die *Paul-Bunnell-Reaktion*, einer Methode zum Nachweis der infektiösen Mononukleose, dienen heterogenetische Antigene als Basis. Dabei sind der Erreger, das Epstein-Barr-Virus, und Schaferythrozyten die Antigene mit gemeinsamen Determinanten. Die von einem Patienten gegen das Virus gebildeten Antikörper reagieren auch mit den Schaferythrozyten und hämolysieren diese.

14.2.6   Autoantigene

Im allgemeinen lernt der menschliche Organismus in der frühen Entwicklungsphase zwischen „*selbst*" und „*nicht selbst*" zu unterscheiden. Aus diesem Lernprozeß resultiert die Immuntoleranz. Mit gewissen Geweben des Organismus kommen jedoch die immunkompetenten Zellen nicht in Kontakt. Dazu zählen Linse und Uvealtrakt des Auges, Sperma, Thyreoglobin und ZNS-Gewebe. Gelangen diese Autoantigene (= körpereigenen Antigene) in den Kreislauf, so lösen sie eine (Auto-)Immunreaktion aus.

Unter bestimmten Voraussetzungen kann es auch zu **Autoimmunreaktionen** mit ursprünglich als „selbst" erkannten Körperantigenen kommen. Die folgende Liste gibt kurz die Mechanismen wieder:

● Wenn Antikörper gegen Antigene gebildet werden, die mit körpereigenen Antigenen teilidentisch sind, können Kreuzreaktionen ablaufen (z. B. bestimmte Streptokokkenantigene/Herzgewebe).

● Strukturveränderungen von Körpergewebe bzw. Anlagerung fremder Antigene an körpereigenes Material rufen unter Umständen Autoimmunreaktionen hervor.

● Man nimmt an, daß Suppressor-T-Zellen eine wichtige Rolle bei der Entwicklung der Immuntoleranz spielen. Die Bildung defekter Suppressor-Zellen oder deren Aktivitätsverlust könnte dann Autoimmunphänomene verursachen.

Die Autoimmunkrankheiten werden noch in Kapitel 14.6 besprochen.

14.2.7   Allogenetische Antigene (Iso-Antigene)

Antigene werden immer im Verhältnis zu einem Organismus bestimmt. Folgende Begriffe werden dabei angewandt (kursiv gedruckt die älteren, vom IMPP immer noch abgefragten Bezeichnungen):

● **Autolog:**   vom selben Individuum
● **Syngenetisch,** *isolog:*   von einem genetisch identischen Individuum
                                     (eineiiger Zwilling)

● **Allogenetisch,** *homolog:*   von einem genetisch differenten Individuum derselben Art
                                     (Menschen untereinander)

● **Xenogenetisch,** *heterolog:*   von einem Individuum einer anderen Art
                                     (Mensch im Verhältnis zum Regenwurm)

Antigene, die nur von einigen Vertretern einer Art produziert werden, nennt man *Alloantigene.* Als Beispiel seien die Blutgruppenantigene des ABO- und des Rhesus-Systems und die Histokompatibilitätsantigene aufgeführt. Letztere werden auch als Transplantationsantigene bezeichnet. Das *Histokompatibilitätssystem* ist – wie auch die Blutgruppeneigenschaften – genetisch determiniert. Die entsprechenden Gene können mehreren Genorten zugewiesen werden. Daraus ergibt sich ein Polymorphismus mit individualspezifischen Antigenkombinationen. Die Histokompatibilitätsantigene sitzen auf der Oberfläche fast aller kernhaltigen Zellen. Ihre Bestimmung erfolgt meist an Lymphozyten. Besondere Bedeutung kommt dem System bei der Abstoßung von Transplantaten zu. Eine möglichst weitgehende Übereinstimmung der Histokompatibilitätsantigene von Spender und Empfänger (des Transplantats) wirkt sich günstig auf die Prognose solcher Eingriffe aus.

14.3 Antikörper

14.3.1 Molekularstruktur des Antikörpers

Antikörper sind Glykoproteine, deren Kohlenwasserstoffanteil zwischen 4 und 18% beträgt. Sie machen ungefähr 20% der gesamten Plasmaproteine aus. Die Antikörper wandern bei der Elektrophorese hauptsächlich in der γ-*Globulinfraktion* und nur in geringer Zahl mit den α- *und* β-*Globulinen*.
Aufgrund der Zugehörigkeit zu den Globulinen nennt man die Antikörper auch **Immunglobuline** (Ig). Diese werden in verschiedene Klassen eingeteilt: **IgG, IgM, IgA, IgD** und **IgE.**

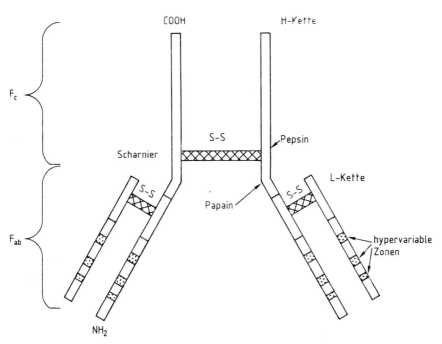

Abb. 14.2. Modell des IgG-Moleküls

Am Beispiel des IgG soll der Aufbau eines Antikörpers erläutert werden. Grundbestandteile sind *2 H-Ketten* (H = heavy = schwer) und *2 L-Ketten* (L = light = leicht). Sie bestehen aus Polypeptiden, die durch Disulfidbrücken miteinander verbunden werden. Jede Kette setzt sich aus einem variablen aminoterminalen und einem konstanten carboxylterminalen Teil zusammen. Unterschiede im konstanten Abschnitt der schweren Ketten haben zur Einteilung der Immunglobuline in 5 Klassen geführt.
Die Antigene werden am *variablen aminoterminalen Ende* gebunden und zwar je von einer L- und einer H-Kette. Es können folglich 2 Antigene aufgenommen werden, d. h., der Antikörper ist bivalent.

Die beiden H-Ketten sind ungefähr in der Mitte durch Disulfidbrücken verbunden. Dieses Gebiet wird auch als Scharnier bezeichnet, weil es recht flexibel ist und den antigenbindenden Anteilen erlaubt, sich voneinander fortzubewegen. Dadurch kann eine Anpassung an Größe und Konfiguration des Antigens erreicht werden.

Der Bereich um das Scharnier ist anfällig für enzymatische Spaltungen durch Papain und Pepsin. Es entstehen dabei Fragmente, die sich zur Analyse der Eigenschaften der Immunglobuline nutzen lassen. *Papain* spaltet das Molekül in 3 Teile, 2 Farb- und 1 Fc-Fragment (Fab = antigen-binding fragment; Fc = crystallizable fragment). Fab-Einheiten enthalten je eine L-Kette und die antigenbindenden Anteile; das Fc-Stück enthält das Ende der H-Kette. Letzteres bestimmt gewisse Eigenschaften der Immunglobuline wie etwa die Fähigkeit zur Komplementbindung.

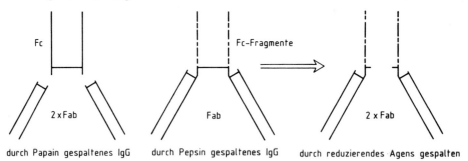

durch Papain gespaltenes IgG   durch Pepsin gespaltenes IgG   durch reduzierendes Agens gespalten

Abb. 14.3. Enzymatische Spaltung der Antikörper

Pepsin spaltet den Antikörper etwas weiter zum carboxylterminalen Teil hin. Man erhält ein einzelnes Fab-Fragment mit beiden L-Ketten und ein nicht zusammenhängendes Fc-Stück, das aus zahlreichen kleinen Peptiden besteht. Behandelt man das bivalente Fab-Fragment mit einem reduzierenden Agens, so wird die Disulfidverbindung aufgebrochen. Es resultieren 2 monovalente Fab-Teile.

L-Ketten unterteilt man nach der Beschaffenheit des konstanten Anteils in κ(kappa)- und λ(lambda)-Typen, wobei die κ-Typen wesentlich häufiger auftreten. Auf einem Antikörper gibt es immer nur einen L-Kettentyp.

Das **Fc-Stück** hat zahlreiche wichtige Funktionen. Dazu gehören:
● Die *Aktivierung des Komplementsystems* durch Bindung des C 1-Faktors. Nur bei IgG und IgM!
● *Zytotropie*, d. h. Antigen-Antikörper-Komplexe binden mit Hilfe des Fc-Fragments an Zellen mit entsprechenden Fc-Rezeptoren (z. B. Makrophagen, Granulozyten, Lymphozyten und Mastzellen).
● Fc-Teile sind wahrscheinlich verantwortlich für die *Plazentapassage* des IgG.
● Bindungsstelle für den *Rheumafaktor*. Es handelt sich um Autoantikörper (IgG oder IgM), die gegen das Fc-Fragment der IgG gerichtet sind. Sie treten bei der rheumatischen Arthritis auf.

Antikörper der Klasse **IgM** machen beim Menschen ungefähr 5–10% der Serumimmunglobuline aus. Das IgM-Molekül hat eine *pentamere Struktur,* d. h., es besteht aus 5 Untereinheiten (jede in Größe und Form ungefähr gleich einem IgG). Die Untereinheiten sind in der Nähe der Scharnierregion durch Disulfidbrücken miteinander verbunden. Neben den 10 H- und 10 L-Ketten gibt es beim IgM noch eine *J-Kette* (joining =

verbindend, sich anschließend). Diese Kette hat weder antigenbindende Elemente noch Aminosäurensequenzen mit den Immunglobulinen gemeinsam, ist jedoch ebenfalls durch Disulfidbrücken angeschlossen. J-Ketten treten nur in IgM-Molekülen und in polymeren Formen des IgA auf. Man vermutet, daß sie für die Verbindung der Untereinheiten von Bedeutung sind.

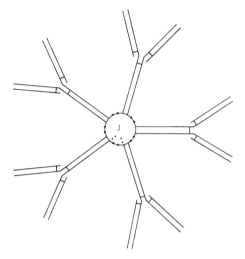

Abb. 14.4. Pentamere Struktur eines IgM

Da das IgM-Molekül 10 Fab-Fragmente besitzt, kann es maximal 10 Antigene binden. Es ist außerdem ein sehr wirkungsvoller Komplementaktivator: nur *ein* antigenbeladenes IgM-Molekül reicht aus, um die Komplementkaskade auszulösen.

Die hohe **Antikörperdiversität** entsteht durch mehrere Mechanismen, die untereinander kombinierbar sind und somit die Variationsbreite noch potenzieren. Erste Grundlage ist, daß die einzelnen Antikörperelemente (leichte und schwere Ketten) nicht jeweils in fester Reihenfolge genetisch codiert sind, sondern daß multiple Keimbahngene vorliegen. Hieraus ergibt sich die Möglichkeit unterschiedlicher Kombinationen der einzelnen genetischen Elemente, was als **Rearrangement** der DNA während der Differenzierung der lymphatischen Zellen stattfindet. „Ungenauigkeiten" bei der Kombination erhöhen die Vielfalt ebenso wie Punktmutationen. Schließlich erfolgt der Zusammenbau der leichten und schweren Ketten, wobei praktisch jede leichte mit jeder schweren Kette verbunden werden kann.

14.3.2   Immunglobulinklassen

Die Einteilung der Immunglobuline in 5 verschiedene Klassen richtet sich nach dem konstanten Teil der H-Ketten, der je nach Typ mit γ (IgG), μ (IgM), α (IgA), δ (IgD) oder ε (IgE) bezeichnet wird. Wichtige Charakteristika der Immunglobuline wie Kohlenhydratanteil, Gewicht etc. sind in der Tabelle aufgelistet.

Tabelle 14.2. Charakteristika der Immunglobulinklassen

	IgG	IgA	IgM	IgD	IgE
Durchschnittliche Serumkonzentration (mg/ml)	13,1	2,5	1	0,03	0,0003
Molekulargewicht ($x \cdot 10^3$)	150	150–160	900	170	190
Kohlenhydratanteil (%)	2,9	7,5	11,8	13	12
Subklassen	4	2	–	–	–
H-Ketten	γ	α	μ	δ	ε
L-Ketten	κ, λ	κ, λ	κ, λ	κ, λ	κ, λ
Plazentatransfer	ja	–	–	–	–
Komplementaktivierung über C 1 (klassischer Weg)	ja	–	ja	–	–
Halbwertszeit im Serum (Tage)	23	5,8	5,1	2,8	2,5

IgA, IgG und IgM sind vor allem für die mikrobielle Abwehr und die Toxinneutralisation zuständig. IgA ist das Hauptimmunglobulin in den exokrinen Sekreten der Parotis, Bronchien, Darmschleimhaut u. a., weil es die Fähigkeit besitzt, sich an einen Bestandteil dieser Sekrete zu binden. Damit dient diese Antikörpergruppe dem Schutz der Schleimhaut. Daneben findet sich IgA auch in relativ hohen Konzentrationen im Plasma.

IgM und IgG, die mit einem Antigen reagiert haben, können sich mit ihrem Fc-Stück an entsprechende Rezeptoren phagozytärer Zellen binden. Damit fördern sie die Aufnahme der Antigene durch diese Zellen (Opsonisierung).

Auf der Oberfläche von B-Lymphozyten befinden sich in erster Linie IgD und IgM, die für das Erkennen der spezifischen Antigene verantwortlich sind und den entsprechenden Reiz zur Proliferation an die Zelle geben.

Die wichtigsten Immunglobuline bei der **allergischen Reaktion** sind die **IgE**. Diese heften sich mit den Fc-Segmenten an Mastzellen und basophile Leukozyten. Bei dem Kontakt mit dem spezifischen Antigen (hier: Allergen) lösen sie die Freisetzung pharmakologisch aktiver Substanzen aus den Speichergranula der Zellen aus. Zu diesen Substanzen zählen:

- Histamin   – erhöht die Kapillarpermeabilität; Muskelkontraktion in den kleinen Bronchien und dem Intestinum; chemotaktische Anziehung von eosinophilen Granulozyten; Erhöhung der HCl-Sekretion des Magens
- Serotonin   – Erhöhung der Gefäßpermeabilität
- Heparin   – Antikoagulans

Nach der Aktivierung der Mastzellen und basophilen Granulozyten werden noch folgende Substanzen produziert:

- SRS-A (slow reacting substance) – Kontraktion der Bronchiolen; Erhöhung der Kapillarpermeabilität
- Bradykinin – Kontraktion der Bronchiolen; Vasodilatation; Hypotension.

Zytophile Antikörper binden sich an Zellen (Lymphozyten, Makrophagen u. a.), ohne vorher mit Antigen Komplexe gebildet zu haben. Ob diese Bindung von bestimmten (Fc-)Rezeptoren der Zelle abhängt, ist bisher noch ungeklärt.

Mit **monoklonalen Antikörpern** bezeichnet man die Immunglobuline, die nach entsprechender Stimulation des B-Lymphozyten und anschließender Proliferation zur Plasmazelle von diesem Zellklon gebildet werden. Da normalerweise mehrere B-Zellen stimuliert werden, findet man im Serum polyklonale Immunglobuline. Eine Plasmazelle produziert Immunglobuline mit derselben L-Kette und demselben variablen Teil der H-Kette. Sie kann allerdings die Produktion beispielsweise von IgM auf IgG umstellen, d. h., das konstante Segment des Antikörpers ändern.

Noch einmal die Aufgaben der Immunglobulinklassen im Überblick:

- **IgG** – antimikrobielle Abwehr, Toxinneutralisation, Agglutination, Opsonisierung, Komplementaktivierung, Bakteriolyse mit Hilfe des Komplements
- **IgM** – antimikrobielle Abwehr, Toxinneutralisation, Agglutination, Opsonierung, Komplementaktivierung, Bakteriolyse mit Hilfe des Komplements, befinden sich u. a. auf B-Lymphozyten und dienen dem Erkennen spezifischer Antigene
- **IgA** – antimikrobielle Abwehr, Toxinneutralisation, Agglutination
- **IgD** – Erkennen der spezifischen Antigene (von B-Lymphozyten aus)
- **IgE** – allergische Reaktionen.

14.3.3   Spezifität des Antikörpers

Antigen-Antikörper-Reaktionen sind spezifisch. Das Antigen reagiert nur mit einem Antikörper, dessen Bildung durch ein Antigen derselben Art oder durch ein strukturell verwandtes induziert wurde (Kreuzreaktion). Man kann hier auch das beliebte Schlüssel-Schloß-Bild bemühen, um das komplementäre Verhalten der beiden Reaktionspartner zu verdeutlichen. Der Bart des Schlüssels (Fab-Fragment des Antikörpers) ist das Gegenstück zu dem Innern des Schlosses (Determinante des Antigens).

Mit der Spezifität wächst die *Affinität* des Antikörpers zu dem Antigen, die Bindung wird stärker. Entscheidend ist auch, ob Antikörper und Antigen an mehreren Stellen miteinander reagieren oder ob verschiedene Antigene gleichzeitig gebunden werden. Letzteres führt schneller zur Dissoziation. Je nach Struktur des Antigenmoleküls liegt die Ursache hierfür in einer sterischen Hinderung oder in einer Schwächung der auf jeden Fall *reversiblen Verbindung.*

Einige Aminosäuren im variablen Abschnitt der H- und L-Ketten bestimmen die Spezifität des Immunglobulins. Sie liegen in jeweils 3 sogenannten **hypervariablen Zonen,** die aus ca. 5 Aminosäuren bestehen und die eigentlichen Bindungsstellen für Antigene sind. Das ergibt für einen variablen Kettenabschnitt mindestens 15 Aminosäuren. Da das Antigen von einer H- und einer L-Kette gemeinsam gebunden wird, stehen also 30 Aminosäuren dafür zur Verfügung. Wenn man nun davon ausgeht, daß 12 Aminosäuren diese Positionen in den hypervariablen Zonen besetzen können, kommt man auf 12^{30} Variationsmöglichkeiten. Dies macht deutlich, weshalb eine fast unbegrenzte Zahl an Kombinationstypen für die Spezifität in den Immunglobulinen vorhanden ist, obwohl diese Moleküle im übrigen ziemlich einheitlich gestaltet sind.

Patienten mit multiplem Myelom produzieren Immunglobuline, die sich weder im konstanten noch im variablen Teil unterscheiden, da sie alle von einem einzigen, antikörperproduzierenden Zellklon stammen. Myelompatienten scheiden häufig sogenannte Bence-Jones-Proteine mit dem Urin aus. Dabei handelt es sich um freie, monoklonale L-Ketten, die entweder zur Kappa- oder zur Lambda-Gruppe gehören. Die bei solchen Erkrankungen in großer Zahl gebildeten Antikörper haben eine wichtige Rolle bei der Erforschung der Struktur der Immunglobuline gespielt.

14.3.4   Antikörperanaloge Stoffe

Antikörperanaloge Stoffe sind
● das **C-reaktive Protein (CRP)** und
● der **Rheumafaktor.**
Das C-reaktive Protein ist ein β-Globulin, das mit der C-Substanz der Pneumokokken in vitro reagiert. Es handelt sich nicht um einen Antikörper. Es werden Reaktionen des CRP mit phosphorylierten Stoffen, mit bakteriellen Kapselpolysacchariden und mit Sphingomyelin beobachtet. Solche Komplexe können den Nebenweg des Komplementsystems aktivieren. Durch Bestimmung der Serumkonzentration des CRP sind Aussagen über entzündliche Prozesse (z. B. rheumatisches Fieber) möglich.
Zum Rheumafaktor siehe Kapitel 14.3.1.

14.4   Antigen-Antikörper-Reaktion – serologische Methoden

14.4.1   Bindung von Antigen und Antikörper

Antigene und Antikörper reagieren spezifisch miteinander, d. h., die Reaktionspartner sind komplementär. Es kommen aber auch Kreuzreaktionen zustande, bei denen das Antigen mit dem ursprünglich auslösenden strukturell verwandt ist (zu Kreuzreaktionen siehe auch Kapitel 14.2.5).
Durch Molekülaggregation – wie sie im Laufe einer Antigen-Antikörper-Reaktion entsteht – ändert sich bei dem IgG die Konformation in einem Abschnitt des Fc-Stücks. Dadurch kann Komplement gebunden und aktiviert werden. Solche Konformationsveränderungen fördern wahrscheinlich auch die Reaktion des Rheumafaktors – zumindest von IgM – mit IgG.

14.4.2   Immunpräzipitation

Die **Präzipitationsreaktion** beruht darauf, daß lösliche Antigene mit den homologen und ebenfalls löslichen Antikörpern einen unlöslichen Niederschlag erzeugen. Man erklärt das damit, daß die polyvalenten Reaktionspartner ein Netzwerk bilden (daher *Netzwerktheorie!*), wobei jeder Antikörper und jedes Antigen sich mit mehr als einem anderen Molekül verbinden. Monovalente Haptene/Antigene hemmen die Reaktion.
Legt man eine Reihe mit gleichbleibender Antikörperkonzentration an, zu der man das spezifische Antigen in aufsteigender Menge gibt, so läßt sich in bezug auf die Präzipitatbildung folgendes beobachten:
● Zu Beginn *(Antikörperüberschuß)* zunehmend mehr Präzipitate entsprechend der zunehmenden Antigenkonzentration.
● Bei einem bestimmten Verhältnis der Reaktionspartner *(Äquivalenzzone)* sind alle Antikörper und Antigene gebunden.

● Eine weitere Zunahme der Antigene läßt die Präzipitate abnehmen bei gleichzeitigem Auftreten von löslichen Antigen-Antikörper-Komplexen *(Antigenüberschuß)*. Der Grenzwert für die Präzipitatbildung liegt ungefähr bei einem Molekülverhältnis von Antikörpern und Antigenen von 1. Bei darunterliegenden Werten treten Präzipitate nicht mehr auf.

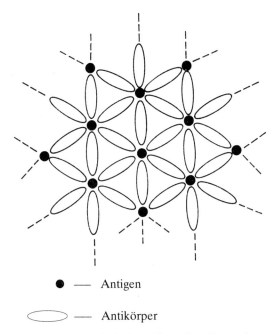

● — Antigen

⬭ — Antikörper

Abb. 14.5. Schematische Darstellung eines Netzwerks aus Antigenen und Antikörpern

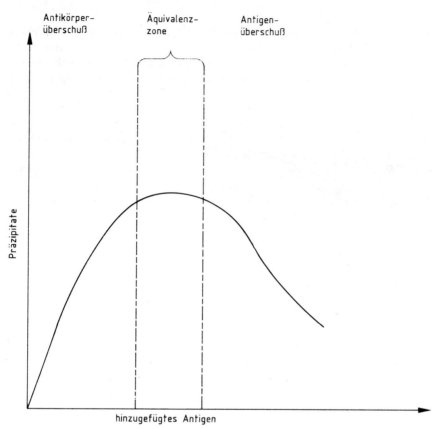

Abb. 14.6. Präzipitationskurve

Bei welchem Molekülverhältnis die Äquivalenzzone erreicht wird hängt von der Valenz der Antigene ab; denn ein Antigen mit vielen Determinanten bindet mehr Antikörper, und folglich enthält das Netzwerk weniger Antigene.

Beispiele für Präzipitationstests:

● Agardiffusion
● Geldiffusion bei der Elektrophorese

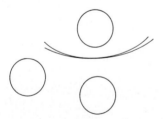

Abb. 14.7. Agardiffusion nach Ouchterlony. Antigen und Antiserum werden getrennt voneinander aufgetragen. Im Agar diffundieren sie aufeinander zu. Beim Erreichen der Äquivalenzzone bilden sich Präzipitate, die als Linien sichtbar werden

14.4.3   Agglutination

Bakterien und andere Zellen in Suspension agglutinieren in der Regel, wenn man sie mit ihren Antiseren vermischt. Ist eines der Reagentien bekannt, ermöglicht die Agglutinationsreaktion die Identifizierung des entsprechenden anderen Reaktionspartners. Dieses Verfahren diente als Grundlage bei der Aufstellung des *Kauffmann-White-Schemas* zur Einteilung der Salmonellen (nach Körper- und Geißelantigenen).

Mit Hilfe der **Hämagglutinationsreaktion** lassen sich die Blutgruppen bestimmen. Man inkubiert Erythrozyten, die die Träger der Blutgruppeneigenschaften sind, mit Antiseren. Agglutinieren Erythrozyten beispielsweise nur mit Anti-A-Serum, so liegt die Blutgruppe A vor.

Im Gegensatz zum AB0-System erweist sich die Bestimmung der Rhesus-Antikörper als schwierig, da es sich bei diesen häufig um sogenannte *inkomplette Antikörper* handelt. Nachdem man früher annahm, diese seien univalent, kann man heute davon ausgehen, daß hier bivalente Antikörper vorliegen, die sich an ein einziges Antigenmolekül anlagern. (Blutgruppensysteme etc. werden in Kapitel 14.5 besprochen).

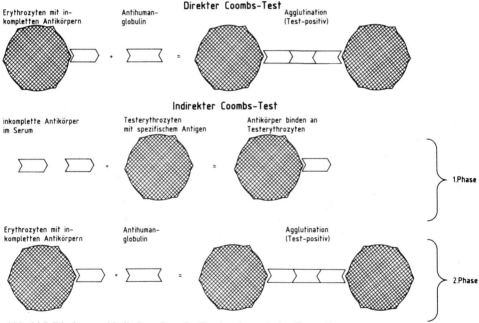

Abb. 14.8. Direkter und indirekter Coombs-Test in schematischer Darstellung

Direkter und indirekter Coombs-Test

Mit dem Coombs-Test lassen sich „imkomplette" Antikörper (z. B. Rhesusantikörper) nachweisen. Dazu verwendet man gegen menschliches γ-Globulin gerichtetes Antiserum (Coombs-Serum). Das Verfahren wird auch als *Antiglobulintest* bezeichnet. Man unterscheidet den direkten und den indirekten Coombs-Test.

● Direkter Coombs-Test   — man vermischt gewaschene Erythrozyten des Patienten mit Antiglobulin. Wenn sich *inkomplette Antikörper auf den Erythrozyten* befinden, reagieren diese mit dem Antiserum. Die Antiglobuline bilden „Brücken" zwischen den antikörperbeladenen Erythrozyten, es kommt zur Agglutination.

● Indirekter Coombs-Test   — mit diesem Verfahren weist man *inkomplette Antikörper im Serum* nach. Der Test verläuft in 2 Phasen. In der ersten fügt man zum Patientenserum Testerythrozyten mit spezifischem Antigen, so daß die Antikörper sich anlagern. Die 2. Phase entspricht dem direkten Coombs-Test.

Die Reaktion wird günstig beeinflußt, wenn man die Erythrozyten mit einer *Rinderalbuminlösung* versetzt bzw. mit *proteolytischen Enzymen* (z. B. Trypsin, Papain) vorbehandelt. Diese Verfahren wirken sich positiv auf die Agglutinationsbereitschaft aus.

> **Merke:** Direkter Coombs-Test – Patientenerythrozyten und Antiglobulin
> Indirekter Coombs-Test – Patientenserum, Testerythrozyten und Antiglobulin

Bei Verdacht auf Rhesusunverträglichkeit:

- ● *Säugling – direkter Coombs-Test*
- ● *Mutter – indirekter Coombs-Test*

Für die **passive Hämagglutination** werden menschliche oder tierische Erythrozyten mit bestimmten Antigenen beladen. Fügt man die spezifischen Antikörper hinzu, kommt es zur Agglutination. Die Erythrozyten behandelt man vor der Anlagerung von Antigenen mit *Tanninsäure,* Formaldehyd oder Glutaraldehyd.

Der **Treponema-pallidum-Hämagglutinationstest (TPHA)** beruht auf dem Prinzip der passiven Hämagglutination. Erythrozyten werden mit Extrakten aus Treponema pallidum beladen und mit Patientenserum inkubiert. Mit einem positiven Ergebnis (Agglutination) ist nicht vor 2 Wochen nach der Infektion zu rechnen; es ist aber auch nicht unbedingt ein Hinweis auf eine akute Infektion, da Antikörper unter Umständen Jahre nach der Therapie noch vorhanden sind.

Bei anderen Verfahren der Luesdiagnostik benutzt man als Antigen das gereinigte Kardiolipin aus Rinderherz, ein Diphosphatidylglycerin, das mit dem *syphilitischen Reagin* reagiert. Es handelt sich um *nicht-spezifische* serologische Methoden zum Luesnachweis, weil die Reagine (ein Gemisch aus IgM und IgA) nicht gegen die Treponemen selbst gerichtet sind. Diese Antikörper sind aber typisch für den Verlauf der Syphilis, und so wurden die Tests früher sehr häufig, inzwischen seltener bzw. bei gewissen Fragestellungen angewandt.

Reagine weist man in **Flockungstesten** nach (z. B. VDRL = Veneral Disease Research Laboratories, Meinicke-Klärungsreaktion oder CMT = Kardiolipin-Mikroflockungstest). Lipidantigene werden durch Mischen mit dem Reagin sichtbar. Lues-Flockungsteste fallen bei verschiedenen Erkrankungen wie Malaria, Lupus erythematodes, Lepra u. a. falsch positiv aus.

Bei einigen Agglutinationsreaktionen ersetzt man die Trägererythrozyten durch **Latex-Partikel.** Diese werden mit Antigen beladen und verklumpen bei Reaktion mit dem spezifischen Antikörper. Mit dieser Methode weist man den *Rheumafaktor,* das *C-reaktive Protein* und gewisse Mikroorganismen nach. Latex-Tests sind im Vergleich zu anderen Verfahren relativ unempfindlich.

14.4.4   Radio-Immun-Test, Immun-Enzym-Test

Radio-Immun-Test (Radioimmunoassay = RIA) und **Immun-Enzym-Test (Enzyme linked immunosorbent assay = ELISA)** sind hochempfindliche Verfahren zum Nachweis von Antigen oder Antikörpern, selbst im Nanogrammbereich.
Beim Radio-Immun-Test wird einer der beiden Reaktionspartner mit einem Isotop (meist ^{125}Jod), beim Immun-Enzym-Test mit einem Enzym (alkalische Phosphatase, Peroxidase u. a.) gekoppelt. Nach Ablauf der Reaktion wird die Konzentration der markierten und gebundenen Partikel mit einem Gammazähler bzw. einer Enzym-Substrat-Reaktion bestimmt.

14.4.5   Toxin-Neutralisation

Mit der Toxin-Neutralisation prüft man die Fähigkeit von Antikörpern, die schädliche Wirkung von Toxinen auf lebende Organismen aufzuheben. Klassische Verfahren sind die **Toxin-Antitoxin-Tierversuche** mit Nachweis bakterieller Gifte aus menschlichem Untersuchungsmaterial (Tetanus-, Botulinustoxin) bzw. zur Standardisierung therapeutischer Antitoxine (Diphtherie-Antitoxin).
Auch den **Antistreptolysintest** kann man zu den Toxin-Neutralisationsverfahren zählen. β-hämolysierende Streptokokken bilden Streptolysin O, ein *hämolytisches Protein.* Antistreptolysin O ist der korrespondierende Antikörper, der im Serum infizierter Personen nachweisbar ist. Dieser Antikörper hemmt die Hämolyse. Ein positiver Antistreptolysintest läßt einerseits auf eine Streptokokkeninfektion schließen, andererseits deutet ein anhaltend hoher Titer auf die Gefahr einer rheumatischen Erkrankung hin. Beim Antistreptolysintest inkubiert man Patientenserum, Streptolysin und eine Erythrozytensuspension. Man beobachtet, ob eine Hämolyse stattfindet (negatives Ergebnis) und bestimmt den Titer.

14.4.6   Virus-Neutralisation und Hämagglutinationshemmung

Mit dem **Neutralisationstest** identifiziert man Viren oder bestimmt gegen Viren gerichtete Antikörper. Mit einer Virussuspension vermischtes Serum gibt man auf eine empfindliche Zellkultur. Werden die Viren durch die Antikörper blockiert, kann man keinen *zytopathischen Effekt* in den Zellkulturen beobachten (virusbedingten Zellschädigung oder -zerstörung = zytopathischer Effekt).

Es ist auch möglich, Virus-Antiserum-Gemische in empfängliche Versuchstiere oder embryonierte Hühnereier zu verimpfen. Auch hier spricht das Ausbleiben pathologischer Erscheinungen für das Vorliegen homologer Antikörper.

Der **Hämagglutinationshemmtest** (auch: Hirst-Test) basiert darauf, daß einige Viren rote Blutkörperchen agglutinieren können. Diese Fähigkeit wird durch korrespondierende Antikörper aufgehoben. Patientenserum wird einige Zeit mit standardisierter Virussuspension inkubiert. Anschließend fügt man eine standardisierte Erythrozytensuspension hinzu. Bleibt eine Agglutination aus, so liegen spezifische Antikörper vor. Dieses Verfahren wird u. a. bei Verdacht auf eine Infektion mit Influenza-Viren durchgeführt.

14.4.7   Immobilisation und Membranschädigung

Der **Treponemen-Immobilisationstest nach Nelson (TPI)** ist ein für Treponema pallidum *spezifisches Verfahren,* bei dem Antikörper im Patientenserum nachgewiesen werden. Aus infizierten Tieren (Kaninchen) gewonnene, lebende Treponemen mischt man mit verdünntem Patientenserum unter Zusatz von Komplement. Das Gemisch beobachtet man unter dem Dunkelfeldmikroskop. Die normale aktive Beweglichkeit der Erreger wird durch die spezifischen Antikörper blockiert (Immobilisationstest). Der TPI ist nicht mehr sehr gebräuchlich, u. a. auch wegen der Infektionsgefahr für das Laborpersonal. Dennoch wird er gerne im Examen abgefragt.

Der **Sabin-Feldmann-Test** eignet sich ausschließlich zum Nachweis von *Toxoplasmaantikörpern* im Serum. Während sich lebende Toxoplasmen normalerweise mit Methylenblau anfärben lassen, ist dies in Anwesenheit der korrespondierenden Antikörper nicht mehr möglich. Ursache sind zytoplasmatische Veränderungen, die von den Antikörpern hervorgerufen werden.

14.4.8   Fluoreszenz-Serologie

Bestimmte fluoreszierende Farbstoffe (z. B. Rhodamin) binden kovalent an Globulinmoleküle, so daß diese unter UV-Licht sichtbar gemacht werden können. Mit markierten Antikörpern, die sich an die entsprechenden Antigene anlagern, identifiziert man Viren, Bakterien und andere Antigene. Man bezeichnet diese Methode als **direkte Immunfluoreszenz.**

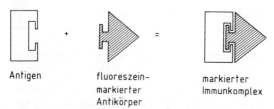

Antigen   fluoreszein-   markierter
                 markierter   Immunkomplex
                 Antikörper

Abb. 14.9. Direkte Immunfluoreszenz

Für den **indirekten Immunfluoreszenztest** inkubiert man Antigen mit Patientenserum, wäscht die ungebundenen Anteile wieder heraus und setzt dann fluoreszeinmarkiertes Antihumanglobulin hinzu. Ist es zu einer Antigen-Antikörper-Reaktion in der ersten Phase gekommen, so lagert sich das Antihumanglobulin nun an die Immunglobuline an. Die Komplexe leuchten bei mikroskopischer Betrachtung mit UV-Licht hell auf.

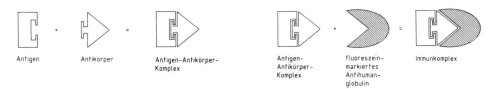

Abb. 14.10. Indirekte Immunfluoreszenz

Das Prinzip des indirekten Fluoreszenztests dient u. a. als Grundlage für den **FTA-Abs-Test (Fluoreszenz-Treponema-Antikörper-Absorptions-Test),** der in der Luesserologie als *spezifischer Test* angewandt wird. Er wird schon frühzeitig positiv. Um falsch positive Ergebnisse zu vermeiden, die auf dem Vorhandensein von Gruppenantigenen apathogener und pathogener Treponemenstämme beruhen, absorbiert man das Patientenserum zuerst mit den sogenannten Reiterspirochäten. Es handelt sich um einen avirulenten Treponemenstamm, der mit den virulenten Spezies ein Gruppenantigen gemeinsam hat. Dieses Absorptionsverfahren macht den FTA-Abs-Test zu einem sehr zuverlässigen, spezifischen Test.

14.4.9 Komplement und Komplementbindungsreaktion (KBR)

Das Komplementsystem gehört zur humoralen, unspezifischen Abwehr. Es besteht aus zahlreichen Plasmaproteinen, die – sobald das System angeregt wird – in einer bestimmten Reihenfolge miteinander reagieren. Auslösende Faktoren können beispielsweise Antigen-Antikörper-Komplexe sein. Handelt es sich bei dem Antigen um einen Erythrozyten, so wird dessen Zellmembran durch das aktivierte Komplement beschädigt. Daraus resultiert die Lyse des Erythrozyten. Es existieren 2 Möglichkeiten der Komplementaktivierung, der klassische Weg und der sogenannte Nebenweg, für dessen Aktivierung das Properdinsystem Voraussetzung ist. Beim Ablauf der Komplementreaktionsfolge werden auch Entzündungsmediatoren freigesetzt: Anaphylatoxin (erhöht die Kapillarpermeabilität und bewirkt bei Mastzellen eine Degranulation von Histamin); chemotaktische und chemokinetische Faktoren (ziehen polymorphe Leukozyten und Makrophagen an und steigern deren Beweglichkeit).

Komplementbindungsreaktion (KBR)

Mit der Komplementbindungsreaktion lassen sich sowohl Antikörper als auch Antigene bestimmen. Zur Durchführung des Tests benötigt man einen „immunologischen Zoo": Schaferythrozyten, Kaninchenantikörper gegen Schaferythrozyten (auch Hämolysine genannt) und Meerschweinchenserum. Die KBR läuft in 2 Phasen ab, wobei die zweite Phase als *Indikatorsystem* dient.

1. Phase: Antigen, Antikörper und eine bestimmte Menge Komplement (Meerschweinchenserum) werden inkubiert. Findet eine Antigen-Antikörper-Reaktion statt, wird Komplement verbraucht.

2. Phase: Man fügt Schaferythrozyten und die korrespondierenden Kaninchenantikörper zum Testansatz hinzu. Ist in Phase 1 kein Komplement gebunden worden (keine Antigen-Antikörper-Reaktion), kann es jetzt die antikörperbeladenen Erythrozyten lysieren. Ist doch eine Reaktion abgelaufen, bei der das Komplement fixiert wurde, tritt keine Hämolyse auf.

Keine Hämolyse — **Test positiv** (je nach Fragestellung handelt es sich um das vermutete Antigen oder der Patient hat die gesuchten Antikörper)

Hämolyse — **Test negativ** (Antigen und Antikörper aus Phase 1 sind nicht spezifisch füreinander)

Bei exakter Arbeitsweise ist die KBR eine sehr empfindliche Methode und wird daher bei vielen Infektionskrankheiten eingesetzt (Bakterien, Pilze, Viren u. a.). Sucht man nach Antikörpern im Patientenserum, so muß vor Beginn des Tests das darin enthaltene Komplement inaktiviert werden.

Nach dem Prinzip der KBR wird bei dem **Wassermann-Test** zum Nachweis der Syphilis verfahren: Patientenserum untersucht man auf die sogenannten Reagine (siehe Flockungsreaktion Kapitel 14.4.3) hin.

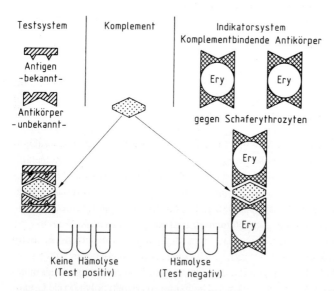

Abb. 14.11. Bei der Komplementbindungsreaktion können folgende Reaktionen auftreten:

A) Die zu untersuchenden Antigene und Antikörper reagieren spezifisch miteinander. Dabei wird Komplement verbraucht und steht folglich nicht mehr für das Indikatorsystem (Schaferythrozyten, korrespondierende Kaninchenantikörper) zur Verfügung. Eine Hämolyse der Schaferythrozyten ist daher nicht zu beobachten.

B) Es handelt sich nicht um korrespondierende Antigene und Antikörper, so daß im Testansatz kein Komplement verbraucht wird. Das Komplement wird dann von Indikatorsystem gebunden. Es resultiert eine sichtbare Hämolyse der Schaferythrozyten.

14.5   Blutgruppenserologie

14.5.1   Allgemeines

Blutgruppeneigenschaften sind genetisch festgelegt und werden nach den Mendel-Regeln ververbt. Das Gen des **AB0-Systems** besitzt beispielsweise 3 Allele, A, B und 0, wobei A und B dominant sind. Da der Mensch einen diploiden Chromosomensatz hat, ergeben sich bei 3 möglichen Allelen 6 Genotypen (siehe Tabelle). Den 6 Genotypen entsprechen 4 Phänotypen.

Tabelle 14.3. Das AB0-System

Genotyp	Phänotyp (Blutgruppe)	Isohämagglutinine im Serum
AA A0	A	anti-B
BB B0	B	anti-A
00	0	anti-A + anti-B
AB	AB	–

Blutgruppen bestimmt man nach den antigenen Eigenschaften der Erythrozyten. Im Serum befinden sich die sogenannten **Isohämagglutinine,** die gegen Erythrozytenantigene der nicht körpereigenen Blutgruppe gerichtet sind. Isohämagglutinine gehören überwiegend zur Antikörperklasse *IgM.* Sie entstehen wahrscheinlich nach Kontakt mit Antigenen wie Darmbakterien oder Nahrungsmitteln. Es ist anzunehmen, daß zwischen diesen und den Erythrozytenantigenen eine Teilidentität besteht. Für diese These spricht, daß die Polysaccharide der Erythrozytendeterminanten weit verbreitet sind.

Zur *Bestimmung der Blutgruppe* inkubiert man die Erythrozyten mit bekannten Testseren (anti-A_1, anti-A_2, anti-B und anti-AB). Mit der Einführung von anti-A_1, anti-A_2 entspricht man den Beobachtungen, daß vom Antigen A Varianten existieren.

Zur *Bestimmung der Isohämagglutinine* wird Patientenserum mit Testerythrozyten versetzt, deren Antigenität bekannt ist. Die Isohämagglutinine, die – abgesehen von Blutgruppe AB – immer im Blut vorhanden sind, nennt man auch **reguläre Antikörper.** Im Gegensatz dazu befinden sich Antikörper gegen Rhesusantigene nicht normalerweise im Blut, sondern werden erst bei entsprechender Sensibilisierung (Geburt, Transfusion) gebildet. Man bezeichnet sie als **irreguläre Antikörper.**

Eine weitere Gruppe stellen erythrozytäre Autoantikörper dar, zu denen Kälte- und Wärmeantikörper zählen. Diese können autoimmunhämolytische Anämien verursachen. Nach dem Reaktionsmodus unterscheidet man bei den **Kälteantikörpern** 2 Typen: monothermische Kälteagglutinine und bithermische Donath-Landsteiner-Antikörper. Donath-Landsteiner-Antikörper absorbieren an Erythrozyten unterhalb von 15 °C. Es findet keine nennenswerte Agglutination statt. Bei Wiedererwärmen auf mehr als 25 °C tritt unter Beteiligung des Komplementsystems die Lyse der Erythrozyten ein. Aufgrund des zweiphasigen Verhaltens bei verschiedenen Temperaturstufen spricht man von bithermischen Antikörpern.

Monothermische Antikörper kommen physiologischerweise im Blut vor (Titer 1:128). Bei der pathologischen Kälteagglutininkrankheit sind diese Antikörper sowohl quantitativ als auch qualitativ verändert (Titer 1:1 000 000 und Verbreiterung der Temperaturempfindlichkeit).

Die inkompletten **Wärmeautoantikörper** binden sich schon bei normalen Körpertemperaturen an Erythrozyten. Es folgt die Hämolyse in der Milz bzw. in der Leber.

Wärmeautohämolysine sind im Gegensatz zu den Kältehämolysinen sehr selten. Hämolysine lassen sich durch einen modifizierten Coombs-Test (Beachtung der Temperaturen!) nachweisen.

Im Rahmen der gesetzlichen Schwangerschaftsvorsorge bestimmt man Blutgruppe und Rhesusfaktor der Schwangeren und führt einen Antikörpersuchtest (z. B. gegen Röteln) durch. Bei Rhesusantigenen handelt es sich um Erythrozytenantigene (siehe auch Kapitel 14.5.3). Von Bedeutung sind sie vor allem in der Schwangerschaft, wenn eine rhesusnegative Mutter ein rhesuspositives Kind erwartet. Ist die Mutter beispielsweise durch frühere Schwangerschaft sensibilisiert, können die fetalen Erythrozyten durch mütterliche Antikörper zerstört werden.

Solche Erscheinungen sind bei gleichzeitiger AB0-Inkompatibilität (Unverträglichkeit) zwischen Mutter und Kind seltener. Isohämagglutinine (IgM) sind nicht plazentagängig und schädigen daher nicht das Kind in utero. Während der Geburt in den mütterlichen Kreislauf übertretende Erythrozyten des Kindes werden meist durch die Isohämagglutinine so schnell eliminiert, daß es gar nicht erst zur Bildung von Anti-D-Antikörpern kommt. Unter diesen Umständen besteht keine Gefahr bei erneuter Schwangerschaft.

14.5.2   AB0-System

Wichtige Grundlagen des AB0-Systems wurden schon im Kapitel 14.5.1 beschrieben. Hier noch einmal eine stichwortartige Zusammenfassung.

● Die blutgruppenbestimmenden Antigene befinden sich auf den Erythrozyten.
● Bei den antigenen Determinanten der Erythrozyten handelt es sich um Polysaccharide.
● Antikörper gegen körperfremde Blutgruppenantigene sind im Serum (Isohämagglutinine).
● Isohämagglutinine sind reguläre Antikörper.
● Isohämagglutinine gehören hauptsächlich zur Gruppe der IgM und sind folglich nicht plazentagängig.

Blutgruppenantikörper, die auf Erythrozytenübertragung hin produziert werden (z. B. Transfusion), gehören überwiegend zu den IgG und sind demnach plazentagängig. Das bedeutet für eine durch Transfusion oder frühere Geburt sensibilisierte Frau, daß bei erneuter Schwangerschaft unter Umständen Gefahr für das Kind besteht. Die Erscheinungen, die bei einem durch Blutgruppenunverträglichkeit geschädigten Kind auftreten, bezeichnet man als **Erythroblastose** (auch bei Rhesusinkompatibilität). Erythroblastosen treten bei Erwachsenen als Transfusionsschäden auf. Besitzt der Empfänger der Transfusion Antikörper gegen die Spendererythrozyten, führt das zu einem schweren Zwischenfall *(Major-Reaktion)* mit Agglutination der übertragenen Erythrozyten. Bei einer *Minor-Reaktion* reagieren die Isohämagglutinine des Spenderbluts mit den Erythrozyten des Empfängers. Dies ist weniger schwerwiegend, weil die übertragenen Antikörper recht schnell im Empfängerblut verdünnt werden und so nur geringfügige

Agglutinationen verursachen. Zur Vermeidung von Transfusionszwischenfällen muß die **Kreuzprobe** durchgeführt werden. Als Basisverfahren mischt man dazu das Serum des Empfängers mit den Spendererythrozyten und umgekehrt.

14.5.3   Rh-System

Das **Rhesus-System** umfaßt mehrere Erythrozytenantigene. Die Bezeichnung Rhesus weist darauf hin, daß diese Antigene zuerst bei Rhesusaffen beobachtet wurden.

Die meisten Antigene des Rhesussystems sind nur schwach immunogen. Es existieren 3 Antigenpaare: C,c – D,d – E,e. Daraus ergeben sich 8 verschiedene Kombinationen (Haplotypen). Die Eigenschaft Rh-positiv wird durch die Anwesenheit des *Antigens D* determiniert. Fehlt dies, spricht man von rh-negativ. D ist dominant. Um den Unterschied der Rhesuseigenschaften auch von der Schrift her deutlich zu machen, hat sich folgende Schreibweise eingebürgert: Rh-positiv oder Rh^+ und rh-negativ oder rh^-. Normalerweise finden sich gegen die Antigene des Rh-Systems keine Antikörper im Blut. Bei entsprechender Sensibilisierung werden jedoch sogenannte irreguläre Antikörper gebildet. Die Ursache dafür kann beispielsweise eine Bluttransfusion sein. Aus Sicherheitsgründen gilt heute nur Spenderblut mit der formel *ddccee als rh-negativ*.

Wenn eine rh-negative Mutter ein Rh-positives Kind zur Welt bringt, tritt häufig während der Geburt kindliches Blut in den mütterlichen Kreislauf über und induziert eine Antikörperbildung. Bei diesen Antikörpern handelt es sich um plazentagängige IgG, die im Falle einer erneuten Schwangerschaft die Hämolyse fetaler Erythrozyten bewirken können. Voraussetzung ist, daß auch dieses Kind die antigene Eigenschaft Rh-positiv hat. Es kommt zum Bild der fetalen Erythroblastose *(Morbus haemolyticus neonatorum)*, die je nach Schweregrad mit Anämie, Hepatosplenomegalie, Hydrops und Ikterus einhergeht. Als Folge der Bilirubinakkumulation entstehen Gewebsschäden, wobei besonders der das Gehirn betreffende *Kernikterus* gefürchtet ist. Dieser kann zum Tode des Kindes führen: Überlebende zeigen häufig Schwachsinn, Schwerhörigkeit u. a.

Die Diagnose der fetalen Erythroblastose ergibt sich aus der Anamnese der Mutter, dem Nachweis Rh-positiver Erythrozyten und hoher Bilirubinwerte im Blut des Kindes (während der Schwangerschaft durch Amniozentese = Punktion von Amnionflüssigkeit oder fetalem Blut). Die sogenannten inkompletten Antikörper lassen sich mit dem *Coombs-Test* nachweisen.

Die Therapie besteht in einer *Austauschtransfusion* für das Kind in utero (es werden rh-negative Erythrozyten gegeben). Außerdem wird je nach Schweregrad die Geburt zu einem Zeitpunkt eingeleitet, der vor dem errechneten Termin liegt. Auch nach der Geburt erfolgen Austauschtransfusionen und Maßnahmen, die zur Senkung der Bilirubinkonzentrationen dienen.

Zur Vermeidung einer Sensibilisierung der Mutter während der Geburt führt man heute die **Anti-D-Prophylaxe** durch. Dazu injiziert man der rh-negativen Mutter nach der Geburt eines Rh-positiven Kindes Anti-D-Immunglobuline, die die kindlichen Erythrozyten im Kreislauf der Mutter zerstören und damit eine aktive Immunantwort hemmen. Die Immunglobuline stammen von Spendern mit hohen Anti-D-Titern.

14.5.4   Sogenannte „seltene" Blutgruppenmerkmale

Neben AB0 und Rhesus existieren noch einige andere Antigensysteme, die teilweise auch Transfusionsschäden, seltener fetale Erythroblastosen hervorrufen. In der Tabelle sind die wichtigsten aufgeführt.

Tabelle 14.4. Einige „seltene" Blutgruppenmerkmale

Systeme	Häufige Antigene oder Gruppen
Duffy	Fy^a, Fy^b
Kell	K, k
Kidd	Jk^a, Jk^b
Lewis	Le^a, Le^b
Lutheran	Lu^a, Lu^b
MNSs	M, N, S, s
P	P_1, P_2

Insgesamt induzieren diese Antigensysteme nur in wenigen Fällen die Bildung irregulärer Antikörper nach Schwangerschaften oder Transfusionen. Am ehesten kommt dafür das Kell-System in Frage, seltener das Duffy-System.

Von größerem Interesse sind die „seltenen" Blutgruppenmerkmale für die forensische Medizin (z. B. Vaterschaftsnachweis) und für die Anthropologie.

14.5.5   Kreuzprobe

Die Kreuzprobe ist eine wichtige Methode zur Verhinderung von Transfusionszwischenfällen. Sie steht als *letzte Kontrolle vor der Transfusion*. Nach Bestimmung der Blutgruppe des Empfängers prüft man in der Kreuzprobe die Verträglichkeit von Spender- und Empfängerblut direkt. Der Test verläuft in 3 Schritten:

1. In Kochsalzlösung und bei Zimmertemperatur mischt man Spendererythrozyten und Empfängerserum **(Major-Probe)** bzw. Spenderserum und Empfängererythrozyten **(Minor-Probe).** Kann man keine Agglutination oder Hämolyse beobachten, folgt der nächste Testabschnitt.
2. Major- und Minor-Probe in 20%iger *Albuminlösung* bei 37 °C.
3. Indirekter Coombs-Test (günstig bei enzymatischer Vorbehandlung der Testerythrozyten mit *Papain oder Trypsin);* Abschnitte 2 und 3 dienen zur Erfassung inkompletter Antikörper.

Ein Major-Zwischenfall bei einer Transfusion tritt auf, wenn Empfängerisohämagglutinine mit Spendererythrozyten reagieren. Beim Minor-Zwischenfall kommt es zur Reaktion zwischen Spenderisohämagglutininen und Empfängererythrozyten.

Rh-negative Personen – vor allem Frauen – dürfen nur rh-negatives Blut mit der Formel ddccee erhalten.

Kälteagglutinine weist man nach, indem eine Mischung von Patientenserum und Testery-throzyten bei verschiedenen Temperaturen (4 °, 16 °, 22 ° und 37 °C) inkubiert wird. Anschließend wird auf Agglutination hin untersucht.

14.5.6 Transfusionsschäden

Man unterscheidet zwischen hämolytischen und nicht-hämolytischen Transfusionsschäden.
Hämolytische Unverträglichkeitsreaktionen treten auf:
● als Major- oder Minor-Zwischenfall mit Schocksymptomatik; Früh-Hämolyse bei AB0-Inkompatibilität, Späthämolyse bei Inkompatibilität der Rhesusantigene oder der selteneren Blutgruppenmerkmale.
Nicht-hämolytische Unverträglichkeitsreaktionen treten auf:
● als Zytopenie, verursacht durch Spenderantikörper, die mit korrespondierenden zellulären Antigenen des Empfängers reagieren;
● als allergische Reaktion des Empfängers auf Proteine im Spenderblut;
● als Transfusionshämosiderose bei wiederholten Bluttransfusionen.
Nach mehrfachen Bluttransfusionen oder Schwangerschaften werden gelegentlich vom Organismus *Antikörper gegen Histokompatibilitätsantigene* (HLA-Antigene) auf Leukozyten oder Thrombozyten gebildet. Diese Antikörper können ernste Transfusionsreaktionen verursachen, für die hohes Fieber (bei Beteiligung der Leukozyten) oder Purpura (bei Beteiligung der Thrombozyten) typisch sind.
Eine weitere Gefahr bei Transfusionen stellt die mögliche *Übertragung von Krankheitserregern* dar, die entweder primär im Blut vorhanden sind (z. B. Hepatitis-B-Viren, Treponema pallidum, Malariaplasmodien u. a.) oder sekundär durch Kontamination dort hingelangen (z. B. Eitererreger, Kolibakterien). Inzwischen weiß man, daß AIDS (erworbenes Immunmangelsyndrom) u. a. durch Bluttransfusionen übertragen wird.
Zur Prophylaxe der beschriebenen Transfusionsschäden gehören sowohl die sorgfältige Anamnese wie auch serologische Verfahren (z. B. Bestimmung des Hepatitis B-Antigens – HB$_s$Ag –, Kreuzprobe, Coombs-Test).

14.6   Pathogene Wirkung von Immunreaktionen

14.6.1   Grundbegriffe, Einteilungskriterien

In den vorigen Abschnitten wurden hauptsächlich solche Immunreaktionen beschrieben, die den Organismus schützen – sei es vor mikrobiellen oder anderen körperfremden Substanzen. Es gibt aber auch für den Körper schädliche Immunantworten; man spricht dann von allergischer oder **Überempfindlichkeitsreaktion.** Wichtig ist, daß es sich um verschiedene Auswirkungen ein und desselben Systems handelt. Während einerseits eine Infektion die Ausbildung des immunologischen Gedächtnisses und folglich die Immunität induzieren kann, lösen Antigene in manchen Fällen bei wiederholtem Kontakt eine Überempfindlichkeitsreaktion aus. Der erste Kontakt hat den Organismus für das Antigen sensibilisiert. Bei der *Sensibilisierung* handelt es sich im Normalfall um ein aktives Geschehen; es besteht jedoch die Möglichkeit, passiv durch Übertragung von Serum sensibilisiert zu werden, wenn Antikörper diesen Prozeß tragen.

Weiterhin unterscheidet man zwischen *allgemeiner* (systemischer, generalisierter) und *örtlicher* (lokaler) Sensibilisierung. Erstere erreicht man durch Injektion eines Antigens, letztere beispielsweise durch Auftragen des Antigens auf die Haut. Analog zur Art der Sensibilisierung verläuft auch die Überempfindlichkeitsreaktion, also systemisch oder lokal.

Eine generalisierte Überempfindlichkeitsreaktion kann zu einem *Schock* führen. Die lokale Form entwickelt sich nach Kontakt zwischen Antigen und Zielorgan.

Antigene, die solche Reaktionen auslösen können, gehören zu den unterschiedlichsten Stoffgruppen (z. B. Nahrungsmittel, Proteine, Mikroorganismen, Staub und Arzneimittel). Es sind sowohl *körperfremde* als auch, seltener, *körpereigene* Substanzen.

Allergische Reaktionen wurden schon früh nach dem Zeitintervall, das zwischen Antigenkontakt und Auftreten der Symptome liegt, in 2 Typen eingeteilt: Die **Sofortreaktion** und die **verzögerte Reaktion.** Heute kennt man die wichtigen Unterschiede, die zwischen den beiden Typen bestehen. Während die Sofortreaktion von Antikörpern verursacht wird, ist die Reaktion vom verzögerten Typ (Spät-Typ) zellgebunden.

Zu den Überempfindlichkeitsreaktionen vom Sofort-Typ zählen auch solche pathologischen Erscheinungen, die von Antigen-Antikörper-Komplexen hervorgerufen werden und eigentlich eher langsam auftreten.

14.6.2   Systematik

Allergie ist eine von einem Antigen hervorgerufene *Zustandsveränderung,* die pathologische Reaktionen auf dieses Antigen bzw. strukturell verwandte Antigene zur Folge hat.

Im folgenden sollen die insgesamt 4 Typen – 3 antikörpergetragene und 1 zellvermittelter – der Überempfindlichkeitsreaktion vorgestellt werden. Man kennzeichnet sie u. a. mit römischen Ziffern.

Typ I – anaphylaktische Reaktion

Zur generalisierten oder lokalen Anaphylaxie kommt es wenige Minuten, nachdem ein sensibilisierter Organismus erneut Kontakt mit dem betreffenden Antigen hatte. Die Reaktion des Antigens mit dem korrespondierenden Antikörper *(zytotrope IgE)* veranlaßt Mastzellen und basophile Leukozyten zur Freisetzung verschiedener Mediatorstoffe. Diese Substanzen verursachen die Symptome der Anaphylaxie. Beispiele für Typ I: *Heuschnupfen, Asthma, Urtikaria, Nahrungsmittelunverträglichkeiten, lokale Haut- und Schleimhautreaktionen und Schock.*

Typ II – zytotoxische Reaktion

Zytotoxische Reaktionen entstehen, wenn *Gewebsantigene mit Antikörpern* binden. Dabei kann es sich um die natürlichen Antigene des Gewebes oder auch um fremde Antigene handeln, die nur vorübergehend angelagert sind. Solche Anlagerungen fremder Antigene an körpereigene Zellen führen im Rahmen der Immunreaktion zu Zellzerstörung. Gewebsläsionen verursacht das an die Immunkomplexe gebundene Komplement. *Transfusionszwischenfälle,* die aus Inkompatibilität des AB0-Systems resultieren, sind Beispiele für zytotoxische Reaktionen. Ebenfalls zu Typ II gehören Reaktionen auf *Wärme-* bzw. *Kälteagglutinine,* die sich in hämolytischen Anämien manifestieren.

Typ III – Immunkomplextyp

Auch Typ III der Überempfindlichkeitsreaktionen wird durch Antikörper verursacht. Hierbei bilden sich Antigen-Antikörper-Komplexe aus, die *Komplement* binden. Leukozyten werden chemotaktisch angelockt. Die freigesetzten Enzyme der Leukozyten schädigen das Gewebe, d. h., es entstehen Nekrosen. Solche Vorgänge können sowohl lokal begrenzt als auch generalisiert ablaufen und rufen u. a. folgende Erscheinungen hervor: *Arthritis, Arteriitis* (Vaskulitis), *Nephritis* und *Serumkrankheit.*

Typ IV – verzögerte Reaktion

Die *zellvermittelten* Überempfindlichkeitsreaktionen vom verzögerten (Spät-)Typ treten ungefähr 12–24 Stunden, eventuell auch später, nach Antigenkontakt auf. Für das Erkennen des Antigens sind nicht die üblichen Antikörpermoleküle, sondern spezielle Rezeptoren auf den T-Lymphozyten verantwortlich. Beispiele für die zellvermittelte Überempfindlichkeit sind die *Tuberkulinreaktion,* die *Kontaktdermatitis, autoallergische Erkrankungen* und die *zelluläre Transplantatablösung.*

14.6.3 Pathogenese

Häufig ist der sensibilisierende Erstkontakt eines Antigens mit dem Organismus Voraussetzung für die allergische Reaktion. Die Antigene können zu den unterschiedlichsten (nieder- und hochmolekularen) Stoffgruppen zählen. Aus der unendlich langen Liste sollen hier noch einmal einige Beispiele genannt werden: Pollen, Hausstaub, Tierhaare, Federn, Nahrungsmittel, Medikamente, Farbstoffe, Wolle, Kosmetika, Metalle, Desinfektionsmittel u. a. Es gibt mehrere **Eintrittspforten** für die Antigene:
- Haut
- Schleimhäute (z. B. Gastrointestinaltrakt, Respirationstrakt)
- Gefäßsystem bei Infusionen

Beim *Sensibilisierungsprozeß,* der einer späteren anaphylaktischen Reaktion (Typ I) vorausgeht, werden spezifische Antikörper der Klasse IgE gegen das entsprechende Antigen gebildet. Die zytotropen IgE lagern sich anschließend an Mastzellen und basophile Leukozyten an. Gelangt das Antigen erneut in den Organismus und reagiert mit den IgE, so löst dieser Kontakt die Freisetzung von Mediatorstoffen aus der Granula der Mastzellen und basophilen Leukozyten aus. Die Mediatoren wurden schon in Kapitel 14.3.2 behandelt. Hier soll nur eine Tabelle einen Überblick über Folgereaktionen der Anaphylaxie verschaffen.

Tabelle 14.5. Folgereaktionen der Anaphylaxie

Organsysteme	Folgereaktionen
Haut	Urtikaria, Angioödem
Auge	Konjunktivitis
Respirationssystem	Rhinitis, Nasenschleimhaut- und Larynxödem, Bronchospasmus, Tachypnoe, Asthma bronchiale
Kardiovaskuläres System	Hypotonie, Rhythmusstörungen
Gastrointestinalsystem	Brechreiz, Durchfälle, abdominelle Spasmen und Koliken

Mit der **Desensibilisierung** ist es möglich, Patienten gegen das Antigen, gegen das sie allergisch reagieren, indifferent werden zu lassen. Allerdings hat diese Methode nicht bei allen Allergikern Erfolg. Bei der Desensibilisierung gibt man wiederholt kleine Antigenmengen, die man zunehmend erhöht. Diese Therapie induziert sogenannte *blockierende Antikörper (IgG)*, die mit einem Teil des Antigens reagieren und so die Bindung an IgE verhindern. Die blockierenden Antikörper lagern sich nicht an Mastzellen oder basophile Leukozyten und lösen daher auch nicht die Freisetzung der Mediatoren aus. Es kommt nicht zur Symptomatik der Anaphylaxie.

Zytotoxische Reaktionen, wie sie bei Transfusionszwischenfällen üblich sind, wurden schon in Kapitel 14.5 behandelt.

Wichtige Beispiele für die Reaktion vom Immunkomplextyp sind die Arthus-Reaktion und die Serumkrankheit. Zwischen diesen beiden besteht eine gewisse Verwandtschaft. Die **Arthus-Reaktion** kann in fast allen Geweben ablaufen, in die Antigen gelangt. Voraussetzung ist, daß sich *Immunkomplexe* bilden, die *Komplement* binden. Bestimmte Komplementfaktoren (z. B. C5a) ziehen chemotaktisch neutrophile Granulozyten an, die beim Abbau der Antigen-Antikörper-Komplexe lysosomale Enzyme freisetzen. Dadurch wird das Gewebe geschädigt. Charakteristisch ist auch eine *Entzündung* der kleinen Blutgefäße. Jede Antikörperklasse kann an dieser Reaktion beteiligt sein, sofern sie Komplement bindet. Versuche haben gezeigt, daß die Komplementfaktoren und die neutrophilen Granulozyten für die Entzündungsreaktionen verantwortlich sind.

Weitere Erscheinungen der Arthus-Reaktion:

● Bildung von Thromben in kleinen Gefäßen aus zahlreichen Thrombozyten und Leukozyten.

● Lokalisierte Nekrosen in den betroffenen Blutgefäßen.

Die **Serumkrankheit** wurde erstmals nach Therapie mit heterologen Antiseren beobachtet und erhielt daher ihren Namen. Sie tritt meist 1–2 Wochen nach Gabe des Antigens mit Fieber, Hauterscheinungen, Lymphknotenschwellungen u. a. auf.

Die *Pathogenese* verläuft in folgenden Schritten:

● Antigen-Antikörper-Komplexe binden Komplement und es entwickeln sich Komplementfaktoren, die Mastzellen, basophile Leukozyten und Thrombozyten zur Freisetzung von Histamin und Serotonin anregen.

● Permeabilität des Gefäßendothels wird erhöht.

● Antigen-Antikörper-Komplexe dringen in die Gefäßwände ein bzw. bilden sich dort; chemotaktische Wirkung des Komplements auf neutrophile Leukozyten.

● Neutrophile Leukozyten dringen in die Gefäßwände ein und bauen die Immunkomplexe ab; dabei werden lysosomale Enzyme frei.

● Die Enzyme schädigen die Nachbarzellen und umliegendes Gewebe, was wiederum zu einer Verstärkung der Entzündungsreaktion führt.

Bilden sich Immunkomplexe nur in einer kurzen Zeitphase, verläuft die Serumkrankheit wesentlich milder als bei immer wieder neu auftretenden Komplexen. Im letzteren Fall können sich disseminierte chronische Entzündungen der Gefäße und Glomeruli entwickeln.

In den Bereich der **zellvermittelten Immunantwort** fallen u. a.

● Lyse virusinfizierter Zellen

● Lyse von Tumorzellen

● Transplantatabstoßung

● Überempfindlichkeitsreaktion vom verzögerten Typ

2 Arten von T-Lymphozyten sind hier von besonderer Bedeutung, der *T-Lymphozyt der verzögerten Überempfindlichkeitsreaktion* und der *zytotoxische T-Lymphozyt.* Ersterer reagiert mit Antigenen (Mikroorganismen, Proteinen u. a.) und setzt dann Lymphokine frei. Diese Substanzen ziehen Makrophagen an – manchmal auch andere Leukozyten – und aktivieren sie. Die Makrophagen werden größer, haben mehr Lysosomen und mehr lysosomale Enzyme und sezernieren Enzyme (z. B. Kollagenasen, Plasminogenaktivatoren), wodurch sie zur entzündlichen Reaktion beitragen. Als unspezifische Abwehrzelle phagozytieren sie die Antigene.

Zytotoxische T-Zellen spielen bei Virusinfektionen, Tumorabwehr und Transplantatabstoßung eine Rolle. Dies gilt wahrscheinlich auch für die Kontaktdermatitis. Die T-Lymphozyten werden durch Zellen aktiviert, die ein *neues Oberflächenantigen* tragen (z. B. virusinfizierte Zellen). Die Zelle, die lysiert werden soll, nennt man *Target* (Zielscheibe)-Zelle. Der Lyse geht ein Kontakt zwischen Targetzelle und dem zytotoxischen T-Lymphozyten voraus. Der genaue Vorgang ist unbekannt. Während Antikörper und Komplement die Zellmembran beschädigen und dadurch die Zelle allmählich untergeht, bleiben nach Kontakt mit dem T-Lymphozyten nur Zelltrümmer übrig.

Die **Tuberkulinreaktion,** eine geradezu klassische allergische Reaktion vom Spät-Typ, kommt zustande, wenn man sensibilisierte Personen intra- oder perkutan Antigen gezüchteter Tuberkelbakterien appliziert (Tuberkulin = Filtrat einer Mykobakterienkultur). An der betreffenden Stelle beobachtet man eine Rötung und Schwellung, die nach 2–3 Tagen ihre maximale Größe erreicht. Die Verabreichung größerer Mengen Tuberkulin kann bei sensibilisierten Personen schwere Reaktionen bis hin zum Schock zur Folge haben (systemische Tuberkulinreaktion).

Ebenfalls zu den zellvermittelten Immunreaktionen zählt die **Kontaktdermatitis.** Sie wird von niedermolekularen Substanzen (z. B. Pflanzen, Medikamente, Farbstoffe, Kosmetika) hervorgerufen, die auf die Haut gelangen. Zwar sind die Stoffe für sich nicht immunogen, sie können sich jedoch mit Gewebsproteinen zu Vollantigenen verbinden. Oft genügt ein einmaliger Kontakt zur Sensibilisierung. Ungefähr 10–12 Stunden nach erneutem Kontakt entwickeln sich ein Erythem und eine Schwellung mit intradermalen Bläschen. Bei sehr heftigen Reaktionen beobachtet man auch Nekrosen.

14.6.4   Diagnose

Atopiker sind Personen mit hoher Bereitschaft, gegen Umweltsubstanzen (z. B. Pollen) eine Allergie zu entwickeln. Bei ihnen lassen sich IgE-Konzentrationen nachweisen, die unter Umständen mehr als das Doppelte des Durchschnittswertes betragen. Ein empfindliches Nachweisverfahren für IgE ist der Radioimmunoassay. Hohe IgE-Konzentrationen sind allerdings nicht Voraussetzung für allergische Reaktionen. Eine wichtige Rolle spielt die *Affinität des Fc-Stücks* der IgE zu den Rezeptoren der Mastzellen und basophilen Leukozyten.

Will man einen Patienten, der anaphylaktische Reaktionen zeigt, auf auslösende Allergene hin untersuchen, bieten sich folgende Verfahren an (in abnehmender Empfindlichkeit):

- Intrakutantest – man injiziert Antigenextrakt (0,1–0,2 ml) intrakutan.
- Pricktest – Antigen wird als Extrakttropfen auf die Haut gebracht; mit einer Lanzette sticht man durch den Tropfen in die Haut ein. Wesentlich geringere Antigendosis!
- Scratch-Test – Haut wird angeritzt und anschließend das Antigen aufgebracht.
- Reibtest – Antigenkonzentrat oder das natürliche Antigen wird in die Haut eingerieben.

Ist der Patient mit dem getesteten Antigen sensibilisiert, lassen sich *Hautreaktionen* mit Quaddel und Erythem erzeugen. Für welchen Test man sich entscheidet, sollte man von dem zu erwartenden Sensibilisierungsgrad abhängig machen. Bei hochgradig sensibilisierten Personen ist der Intrakutantest zu vermeiden, da sonst die Gefahr einer systemischen Anaphylaxie besteht.

Die Freisetzung der Mediarstoffe aus den Speichergranula der Mastzellen und basophilen Leukozyten läßt sich auch in vitro durch den entsprechenden Antigen-Antikörper-Kontakt stimulieren. Bei gefärbten Präparaten ist eine mikroskopische Beobachtung der Abläufe möglich.

14.6.5   Klinische Bedeutung der Autoaggression

In Kapitel 14.2.6 wurde schon auf die Autoantigene eingegangen. Hier sollen noch einige **Autoimmunkrankheiten** beschrieben werden.

An der Autoaggression können alle Teile des Immunsystems, die allergische Reaktionen verursachen, beteiligt sein. Dazu zählen also Antikörper (mit oder ohne Komplement), Antigen-Antikörper-Komplexe und T-Lymphozyten. Autoimmunreaktionen verlaufen je nach Erkrankung *organspezifisch* (z. B. perniziöse Anämie) oder *disseminiert* (z. B. Lupus erythematodes). Bei der *intermediären* Form sind mehrere Organe betroffen (z. B. Goodpasture Syndrom).

Bei einem Patienten mit einer Autoimmunkrankheit ist die Wahrscheinlichkeit, daß er an einer zweiten erkrankt, relativ groß (im Vergleich zur Normalbevölkerung). Beispiel: 10% der Patienten mit einer Thyreoiditis Hashimoto haben auch eine perniziöse Anämie, wohingegen diese Anämie nur bei 0,2% der Durchschnittsbevölkerung auftritt.

Systemischer Lupus erythematodes

Im Verlauf des systemischen Lupus erythematodes (auch: LE) werden Antikörper gegen die *verschiedensten Autoantigene* gebildet, so z. B. gegen nukleäre Antigene (Nukleoproteide, native DNS, RNS u. a.), gegen zytoplasmatische Anteile der Leukozyten (Mitochondrien etc.), gegen das Häm der Erythrozyten sowie gegen Thrombozyten.
Daraus resultieren hämolytische Anämien, Leukopenie, thrombozytopenische Purpura und Blutungsneigung. Weiterhin treten Arthus-Reaktionen auf, die auch die Nieren betreffen können. Dort verursachen sie Glomerulonephritis und Nierenversagen. Die Serumkonzentration der Immunglobuline zeigt hohe Werte. Im Gegensatz dazu ist die Komplementkonzentration eher gering, da Komplement von den Immunkomplexen gebunden wird.

Perniziöse Anämie

Die betroffenen Personen haben eine atrophische Gastritis. Der für die Absorption von Vitamin B_{12} notwendige Intrinsic-Faktor wird kaum noch oder nicht mehr von den Belegzellen produziert. Bei den meisten Patienten mit perniziöser Anämie sind Antikörper gegen die *Belegzellen* nachweisbar. Auch Antikörper gegen den *Intrinsic-Faktor* selbst sind häufig vorhanden. Der Mangel an Vitamin B_{12} führt zu einem Defekt in der Erythropoese, woraus die Anämie resultiert.

Thyreoiditis Hashimoto

Bei der Thyreoiditis Hashimoto (auch: chronisch lymphomatöse Thyreoiditis) handelt es sich um eine chronische Entzündung der Schilddrüse, die von einer Zerstörung der sekretorischen Zellen und Verlust der Schilddrüsenfunktion begleitet wird. Im Serum der Patienten lassen sich Antikörper gegen *Thyreoglobulin* und andere Schilddrüsenbestandteile nachweisen. Lymphozytäre Infiltrate treten in der Schilddrüse auf.

Orchitis

In Tierversuchen konnte gezeigt werden, daß nach Injektion allogener Spermiensuspensionen Antikörper gebildet werden, die auch Autoimmunreaktionen verursachen (Orchitisläsionen). Man beobachtet Zellinfiltrate, die vorwiegend aus Lymphozyten und Makrophagen bestehen.
Die Orchitis, die beim Menschen gelegentlich nach einer Mumpsinfektion auftritt, hat histologisch große Ähnlichkeit mit der experimentellen Orchitis. Typisch sind eine diffuse Degeneration, besonders des Epithels der Tubuli seminiferi, Ödeme, serofibrinöses Exsudat sowie punktförmige Hämorrhagien. Auch hier spielen weniger Antikörper als *zelluläre Teile* der Immunabwehr eine Rolle.

Tabelle 14.6. Einige Autoimmunerkrankungen des Menschen

Erkrankung	Organ/Gewebe	Antigen
Thyreoiditis (Hashimoto)	Schilddrüse	Thyreoglobulin, Oberfläche und Zytoplasma der Schilddrüsenzellen
Perniziöse Anämie	Mukosa des Magens	Belegzellen, Intrinsic-Faktor
Addison-Krankheit	Nebennieren	Zellen der Nebennieren
Pemphigus vulgaris	Haut	Epidermale Zellen
Pemphigoid	Haut	Basalmembran zwischen Epidermis und Dermis
Goodpasture-Syndrom	Nierenglomeruli, Lunge	Basalmembran
Autoimmunhämolytische Anämie	Erythrozyten	Oberfläche der Erythrozyten
Myasthenia gravis	Skelett- und Herzmuskel	Muskelzellen und myoide Zellen des Thymus
Unfruchtbarkeit des Mannes	Spermatozoen	Spermatozoen
Rheumatoide Arthritis	Synoviale Membranen etc.	Fc-Stück des IgG
Systemischer Lupus erythematodes	Systemisch	Zahlreiche: DNS, DNS-Proteine, Mitochondrien etc.

14.6.6   Immunreaktion bei der Transplantation und bei Tumoren

Die Immunreaktion gegen ein Transplantat hängt wesentlich davon ab, inwieweit eine genetische oder Artverwandtschaft zwischen Empfänger und Spender besteht. Zur Beschreibung dieser Verhältnisse dienen die folgenden Begriffe:

● Autotransplantat – bei einem Individuum wird Gewebe von einem Körperbereich in einen anderen transplantiert.
● Isotransplantat oder syngenetisches Transplantat – ein Transplantat wird von einem Individuum auf ein anderes, genetisch identisches Individuum übertragen (z. B. eineiige Zwillinge).
● Allotransplantat – es handelt sich um Transplantate, die von einer Person auf eine genetisch nicht identische Person derselben Spezies übertragen werden.
● Xenotransplantat – Transplantate von einer Spezies zur anderen (z. B. Mücke/Elefant).

Auto- und Isotransplantate werden angenommen, Allo- und Xenotransplantate hingegen abgestoßen. Die jeweilige Reaktion hängt vor allem davon ab, ob die *Histokompatibilitätsantigene* (Gewebsantigene) bei Empfänger und Spender übereinstimmen.

Die Abstoßung eines Allotransplantats wird hauptsächlich von **zytotoxischen T-Lymphozyten** getragen, die chemotaktisch noch andere Leukozyten anziehen. Antikörper sind in geringerem Maße beteiligt. Die Zerstörung des Transplantats erfolgt zwischen dem 9. und 12. Tag. Man spricht von einer *First-set-Reaktion*.

Wird bei demselben Empfänger erneut eine Transplantation mit einem Hautstück oder einem Organ desselben Spenders vorgenommen, kommt es viel schneller zu einer Abstoßung (5–6 Tage, auch innerhalb von Minuten bis Stunden). Dies nennt man *Second-set-Reaktion*. Sie beruht auf zytotoxischen T-Lymphozyten und Antikörpern, die beim ersten Kontakt mit Spenderantigen gebildet wurden. Die Sensibilisierung durch Injektion von Spenderzellen ist auch möglich.

Hyperakute Abstoßungsreaktionen (Minuten bis Stunden nach der Übertragung des Organs) beobachtet man vor allem bei Xenotransplantaten. Man spricht auch von „Whitegraft-Reaktion" (graft = Transplantat), da es zu keiner Vaskularisierung des Transplantats kommt. An dieser Reaktion sind hauptsächlich Antikörper und Komplement beteiligt. Therapeutisch versucht man, durch Gabe von *immunsuppressiven Medikamenten* (z. B. Kortikosteroide, Azathioprin, Cyclosporin A) die Transplantatabstoßung zu verhindern.

Graft-versus-host-Reaktion

Hierbei reagieren immunkompetente Spenderzellen mit Antigenen des Empfängers, dessen Immunreaktivität in einem gewissen Maß gestört sein muß. Die Gefahr einer solchen Reaktion ist am ehesten bei *Knochenmarktransplantationen* gegeben. Von der Graft-versus-host-Reaktion sind besonders die Epidermis, das Epithel des Darmtrakts und die Leberzellen betroffen.

Histokompatibilitätssystem des Menschen

Bei einer Transplantatabstoßung verläuft die Immunantwort analog zum Grad der Histoinkompatibilität zwischen Spender und Empfänger. Diese hängt vor allem vom AB0-System (die Antigene finden sich nicht nur auf den Erythrozyten), vom HLA-System (human leucocyte antigen) und vom MLC-System (mixed lymphocyte culture) ab. Diese drei stellen die Haupthistokompatibilitätssysteme dar, die genetisch festgelegt sind. Die HLA-Gene können mehreren Genorten (Loci) zugeordnet werden und für die Loci sind zahlreiche Allele bekannt. Daraus folgt eine enorme Vielfalt des HLA-Systems. Dies erklärt, warum es so problematisch ist, Personen mit übereinstimmenden Histokompatibilitätsantigenen zu finden.

Darüber hinaus wurde auch eine Beziehung zwischen HLA-Antigenen und bestimmten Erkrankungen entdeckt (z. B. Morbus Bechterew, Reiter-Syndrom, Psoriasis vulgaris, Zöliakie).

Tumorzellen unterscheiden sich nicht nur in Aussehen und Verhalten von normalen Körperzellen, sondern sie haben auch andere Antigene. Sie provozieren Immunreaktionen, an denen fast alle Antikörperklassen und Typen der T-Lymphozyten beteiligt sind. Folgende Bestandteile der Immunabwehr können Tumorzellen zerstören:
● Antikörper mit Komplement
● Antikörperabhängige, komplementunabhängige zellvermittelte Zytotoxizität
● Zytotoxische T-Lymphozyten
● Makrophagen (durch Lymphokine aktiviert)
Insgesamt ist die Effektivität des Immunsystems gegenüber Tumoren nicht sehr groß. Die Ursachen dafür sind nicht geklärt. Wichtige Faktoren können die *Aktivierung von Suppressorzellen* durch Tumorantigene und eine schwache Immunogenität sein. Außerdem wird der Tumor eventuell durch sogenannte *blockierende Antikörper,* die mit dem Tumorantigen reagieren, aber kein Komplement binden, vor zytotoxischen Angriffen anderer Immunglobuline oder T-Lymphozyten geschützt. Dadurch, daß die antigenen Determinanten von den blockierenden Antikörpern besetzt sind, wird eine weitere Immunantwort verhindert.

Tabellarische Lernhilfen

Tabelle 1. Einteilung und Übersicht der wichtigsten Bakterien

Gramnegativ	Grampositiv	Spezialfärbungen
Kokken	**Kokken**	
Gonokokken	Staphylokokken	Mykobakterien (Ziehl-Neelsen)
Meningokokken	Streptokokken	Spirochäten (Giemsa)
	Pneumokokken	Mykoplasmen (Dienes)
Stäbchen	**Stäbchen**	
Salmonellen	Corynebakterium	Rickettsien (Giemsa, Macchiavelli)
Shigellen	Listerien	
Enterobakterien	Bacillus anthracis	Chlamydien (Giemsa, Macchiavelli)
− Escherichia coli	Aktinomyzeten	
− Klebsiellen		
− Proteus		
− Serratia		
Pseudomonas		
Brucellen		
Yersinia		
Hämophilus-Gruppe		
Vibrionen		
Bacteroides-Gruppe		
Fusobakterien		
Legionella		
Bordetella		
Campylobacter		
Heliobacter		

Tabelle 2. Systematik der Bakterien (nach Bergey's Manual, 8. Auflage 1974)

Familie	Gattung	Artvertreter
Spriochäten		
Spirochaetaceae	Treponema	Tr. pallidum
	Borrelia	B. recurrentis
		B. duttonii
	Leptospira	L. interrogans
Gramnegative aerobe Stäbchen		
Pseudomonadaceae	Pseudomonas	Ps. aeruginosa
		Ps. fluorescens
	Brucell	B. melitensis
		B. abortus
	Bordetella	B. pertussis
		B. parapertussis
	Francisella	F. tularensis
Gramnegative fakultativ anaerobe Stäbchen		
Enterobacteriaceae	Escherichia	E. coli
	Citrobacter	C. freundii
	Salmonella	S. typhi
		S. paratyphi-A
		S. schottmuelleri
		S. typhimurium
		S. enteritidis
	Shigella	Sh. dysenteriae
		Sh. flexneri
		Sh. sonnei

(Fortsetzung Tabelle 2)

Familie	Gattung	Artvertreter
	Klebsiella	K. pneumoniae
	Enterobacter	E. cloacae
		E. aerogenes
	Serratia	S. marcescens
	Proteus	P. vulgaris
		P. mirabilis
		P. morganii
		P. rettgeri
	Yersinia	Y. pestis
		Y. pseudotuberculosis
Vibrionaceae	Vibrio	V. cholerae
	Aeromonas	A. hydrophila
	Haemophilus	H. influenzae
		H. parainfluenzae
		H. vaginalis
	Streptobacillus	S. moniliformis

Gramnegative anaerobe Bakterien

Bacteroidaceae	Bacteroides	B. fragilis
		B. thetaiotaomicron
		B. vulgatus
		B. distasonis
		B. splanchnicus
		B. melaninogenicus
		B. asaccharolyticus
		B. oralis
	Fusobacterium	F. fusiforme
	Sphaerophorus	Sph. necrophorus

Gramnegative Kokken und kokkoide Stäbchen

Neisseriaceae	Neisseria	N. gonorrhoeae
		N. meningitidis
	Moraxella	M. lacunata, M. catarrhalis

Grampositive Kokken

Micrococcaceae	Staphylococcus	S. aureus
		S. epidermis
Streptococcaceae	Streptococcus	S. pyogenes
		S. pneumoniae
		S. agalactiae
		S. salivarius
		S. faecalis
Peptococcaceae	Peptococcus	P. variabilis
		P. asaccharolyticus
		P. prevotii
	Peptostreptococc.	P. anaerobius

Sporenbildende Stäbchen und Kokken

Bacillaceae	Bacillus	B. anthracis
	Clostridium	Cl. botulinum
		Cl. histolyticum
		Cl. novyi
		Cl. perfringens
		Cl. tetani

Grampositive nichtsporenbildende stäbchenähnliche Bakterien

Lactobacillaceae	Lactobacillus	L. acidophilus
		L. salivarius
	Listeria	L. monocytogenes
	Erysipelothrix	E. rhusiopathiae

(Fortsetzung Tabelle 2)

Familie	Gattung	Artvertreter
Aktinomyzeten und verwandte Organismen		
Corynebacteriaceae	Corynebacterium	C. diphtheriae
		C. pseudotuberculosis
		C. xerosis
Actinomycetaceae	Bifidobacterium	B. bifidum
Mycobacteriaceae	Mycobacterium	M. tuberculosis
		M. bovis
		M. leprae
Norcardiaceae	Nocardia	N. asteroides
Streptomycetaceae	Streptomyces	S. species
Rickettsien		
Rickettsiaceae	Rickettsia	R. prowazekii
	Coxiella	C. burnetii
Chlamydiaceae	Chlamydia	C. psittaci
Mykoplasmen		
Mycoplasmataceae	Mycoplasma	M. pneumoniae
		M. hominis
		M. fermentans
	Ureaplasma	U. urealyticum

Tabelle 3. Die normale Bakterienflora des Menschen

Haut:	Staphylococcus epidermis
	Staphylococcus saprophyticus
	Micrococcus luteus
	Enterokokken
	Streptokokken
	diphtheroide Bakterien
	Pneumokokken
Mundhöhle:	Streptokokken (besonders Strep. viridans)
	Laktobazillen
	Staphylokokken
	apathogene Neisserien
	diphtheroide Stäbchen
	anaerobe Spirochäten
	Bacteroides
	Fusobakterien
	Aktinomyzeten
	Pilze (Candida-Arten)
Intestinaltrakt:	Laktobazillus im oberen Dünndarm
	Enterokokken
	Anaerobier (Bacteroides, Laktobazillusarten, Clostridien)
	Aerobier (E. coli, Proteus, Klebsiella, Enterokokken u. a.)
Urethra:	Staphylokokken
	Enterokokken
Vagina:	aerobe Laktobazillen (Döderlein-Stäbchen)
	Clostridien
	Streptokokken
	Listerien
	Bacteroides

Tabelle 3a. Die häufigsten Erreger in der Gram-Färbung

Material*	Grampositive		Gramnegative	
	Kokken	Stäbchen	Kokken	Stäbchen
Liquor	Str. pneumoniae	Listerien	N. meningitis	Haemophilus influenzae
Sputum	Str. pneumoniae		Moraxella catarrhalis	Haemophilus influenzae Klebsiella pneumoniae
Pleuraerguß	Str. pneumoniae Staph. aureus Anaerobe Streptokokken			Haemophilus influenzae Enterobacteriaceae
Aszites	Str. pneumoniae			E. coli
Leberabszeß	Streptokokken			E. coli Klebsiella pneumoniae Bacteroides
Intraabdomineller Abszeß	Anaerobe Streptokokken Enterokokken			Enterobacteriaceae Bacteroides

*Merke: In Punktaten, die physiologischerweise steril sind (z. B. Liquor), ist jeder Keimnachweis pathologisch. Im Sputum dagegen ist der Keimnachweis im Gram-Präparat nur relevant, wenn reichlich Keime **und** Leukozyten nachgewiesen werden. Bei Verdacht auf Tbc ist eine Ziehl-Neelsen-Färbung nötig.

Tabelle 4. Erkrankungen und deren **häufigste** bakterielle Erreger (in alphabetischer Reihenfolge)

Erkrankung	häufigste bakterielle Erreger
Angina	A-Streptokokken
Angina Plaut-Vincent	Fusobakt. fusiforme + Borrelia vincentii
Arthritis	Staph. aureus (bei septischer Streuung können die meisten Erreger eine Arthritis hervorrufen)
Botulismus	Clostridium botulinum
Bronchitis, akute	(meist Viren)
–, chronische	Pneumokokken, Streptokokken, Haem. influenzae
Cholangitis	E. coli, Salmonellen, Brucellen, Klebsiellen
Cholera	Vibrio cholerae
Cholezystitis	Enterokokken, Pseudomonas, Salmonellen, Clostr. perfringens, Brucellen
Diphtherie	Corynebacterium diphtheriae
Endokarditis	Staph. aureus, Staph. epidermis, Pneumokokken, Strept. viridans, A-Streptokokken, Enterokokken
Epididymitis	Gonokokken, Chlamydien, Mycobacterium tuberculosis
Fleckfieber	Rickettsien
Furunkel	Staphylokokken
Gasbrand	Clostr. perfringens
Gastroenteritis	Salmonellen, Shigellen, E. coli, Staph. aureus (Viren, Lamblien)
Gonorrhö	Gonokokken
Harnwegsinfektionen	E. coli, Enterokokken, Proteus, Klebsiella, Serratia, Enterobacter
Keuchhusten	Bordetella pertussis
Konjunktivitis, eitrige	Staph. aureus, Strept. viridans, Pneumokokken, Haem. influenzae, Chlamydien
Lepra	Mycobacterium leprae
Lymphogranuloma venerum	Chlamydien
Maltafieber	Brucella melitensis
Mastitis	Staph. aureus
Mastoiditis, akute	Pneumokokken, A-Streptokokken, Haem. influenzae, gramneg. Keime,
–, chronische	Pseudomonas aeruginosa
Meningitis	Pseudomonas aeruginosa, Staph. aureus, Pneumokokken, A-Streptokokken, Haem. influenzae, Meningokokken
Milzbrand	Bazillus anthracis
Ornithose	Chlamydia psittaci
Osteomyelitis	Staph. aureus, A-Streptokokken, Pseudomonas
Otitis media, akute	Haem. influenzae, Streptokokken, Staph. aureus, Pneumokokken
–, chronische	Pseudomonas
Peritonitis	E. coli, Enterokokken, Proteus, Bacteroides
Pest	Yersinia pestis
Pneumonie	Pneumokokken, A-Streptokokken, Chlamydien, Pseudomonas, Klebsiella, Staph. aureus, Haem. influenzae
Pyelonephritis, akute	E. coli
–, chronische	E. coli, Proteus, Klebsiella, Staph. epidermis, Enterokokken
Ruhr	Shigellen
Scharlach	Streptokokken
Sinusitis, akute	Pneumokokken, A-Streptokokken, Staph. aureus, Haem. influenzae
–, chronische	Bacteroides, Peptostreptok., Fusobakt., Staph. aureus, Haem. influenzae
Syphilis	Treponema pallidum
Tetanus	Clostridium tetani
Tonsillitis	Streptokokken, Staphylokokken, Pseudomonas, Chlamydien
Trachom	Chlamydien
Tuberkulose	Mycobacterium tuberculosis
Typhus	Salmonellen
Ulcus molle	Haemophilus ducreyi
Urethritis	Chlamydien, Mycoplasmen
Vaginitis	(Trichomoonaden, Candida albicans, Haemophilus) Streptokokken, Neisseria gonorrhoe, Chlamydien

Tabelle 5. Übersicht über die charakteristischen Merkmale der verschiedenen Bakterienarten

Mikroorganismus	Gramverhalten Sporen + /– Geißeln + /– aerob/anaerob	Enzyme Toxine	Typische Erkrankungen	Nachweis Differenzierung	Therapie
5.1.1 **Staphylokokken** Staph. epidermis Staph. aureus	grampositiv sporenlos unbegeißelt	α-, β-, γ-Hämolysine (Exotoxin) Leukozidin Hyaluronidase Enterotoxin Staphylokinase Koagulase u. a.	normale Haut- und Rachenflora Furunkel, Karbunkel Follikulitis Mastitis Enteritis, Impetigo, Pemphigus Panaritium Osteomyelitis Urogenitalinfekte Endokarditis	Kultur Mikroskop Bunte Reihe: Laktose + Mannit + Lysotypie	Penicilline Resistenzprüfung! (2. Wahl: Cephalosporine, Clindamycin, Erythromycin)
5.1.2 **Streptokokken** 16 serolog. Einzelgruppen A–Q diese werden weiter unterteilt, z. B. Gruppe A in 52 Einzeltypen	grampositiv sporenlos unbegeißelt fakult. anaerob	α-Hämolyse (Strep. viridans) β-Hämolyse (z. B. Strep. pyogenes) γ-Hämolyse (es findet keine Hämolyse statt) Hyaluronidase Streptokinase Streptolysine $\big\langle{}^{\text{S}}_{\text{O}}$	**Strep. pyogenes (Gr. A):** Erysipel, Phlegmone Puerperalfieber Angina, Scharlach Otitis, Sepsis, Impetigo **Strep. agalactiae (Gr. B):** normale Flora Meningitis, Sepsis beim Säugling **Strep. faecalis (Gr. D):** normale Darmflora, Harnwegsinfekte, Cholangitis, Sepsis, Appendizitis, Endokarditis lenta	Kultur Mikroskop serolog. Tests Hämolyseverhalten	Penicillin G/V Erythromycin, Cephalosporine **Folgekrankheiten:** rheumatisches Fieber, Herzklappenfehler, Glomerulonephritis
5.1.2 **Streptokokken**			**Strep. viridans** normale Rachenflora Endokarditis lenta		
5.1.3 **Pneumokokken** ca. 90 Typen	grampositiv sporenlos unbegeißelt bekapselt fakultat. aerob	Kapselantigen	normale Atemwegsflora Lobärpneumonie akute, chron. Bronchitis, Sinusitis, Peritonitis, Meningitis, Otitis media	Kultur Mikroskop Bunte Reihe: Laktose + Mannit +	Penicillin Sulfonamide (2. Wahl: Erythromycin, Cephalosporine)

Mikroorganismus	Gramverhalten Sporen + /− Geißeln + /− aerob/anaerob	Enzyme Toxine	Typische Erkrankungen	Nachweis Differenzierung	Therapie
5.2.1 **Gonokokken** (Neisseria gonorrhoeae)	gramnegativ sporenlos unbegeißelt unbekapselt aerob intrazelluläres Wachstum		Gonorrhoe und Folgeerkrankungen Salpingitis Peritonitis Vaginitis Konjunktivitis Iritis	Kultur Mikroskop Bunte Reihe: Laktose + Mannit −	Penicillin, Cephalosporine 3. Gen, Tetracyclin, Gyrasehemmer beim Neugeborenen Crede-Prophylaxe (Silbernitrattropfen in den Konjunktivalsack)
5.2.2 **Meningokokken** (Neisseria meningitidis) serolog. 9 Typen	gramnegativ sporenlos unbegeißelt bekapselt teilweise intrazelluläres Wachstum	Endotoxin	normale Nasen-, Rachenflora Pharyngitis Meningitis epidemica Sepsis, Waterhouse-Friderichsen-Syndrom	Kultur Mikroskop serolog. Tests	Penicillin Cefotaxim Chloramphenicol
5.3.1 **Salmonellen** S. typhi S. paratyphi S. typhimurium S. enteritidis	gramnegativ sporenlos zum Teil begeißelt	Lipopolysaccharide der Zellwände = Endotoxin	Typhus (S. typhi, S. paratyphi B) Gastroenteritis (S. typhimurium, S. enteritidis u. a.)	im Blut, Stuhl, Urin **Kauffmann-White-Schema:** 3 Hauptantigene H = Geißelantigene O = Zellwandantig. Vi-Antigene = Kapselantigene Kultur Bunte Reihe: Laktose − Glukose + Mannit + Harnstoff − Indol − Widal-Reaktion Agglutinationstest	Trimethoprim-Sulfamethoxazol Amoxicillin, Ampicillin Chloramphenicol, Gyrasehemmer symptomatisch Salmonellendiagnostik:

Salmonellendiagnostik:

Erreger	1.	2.	3. Woche
im Blut	+	+	(+)
im Stuhl,	−	+	+
Urin			

Mikroorganismus	Gramverhalten Sporen + /- Geißeln + /- aerob/anaerob	Enzyme Toxine	Typische Erkrankungen	Nachweis Differenzierung	Therapie
5.3.2 Shigellen Sh. dysenteriae (10 Typen) Sh. flexneri (6) Sh. boydii (15) Sh. sonnei (1)	gramnegativ sporenlos unbeweglich fakult. anaerob	Endotoxine Exotoxin (Sh. dysenteriae) Enterotoxin (Sh. dysenteriae)	Bakterienruhr	Stuhlkultur (vom 1. Tag an möglich) Bunte Reihe: Laktose – Glukose + Mannit + Harnstoff – Indol –	Ampicillin Trimethoprim-Sulfamethoxazol Gyrasehemmer Chloramphenicol
5.3.3 **E. coli**	gramnegativ beweglich fakult. anaerob	Enterotoxine	normale Darmflora Urogenitalinfekte Peritonitis Säuglingsenteritis Meningitis, Pneumonie Reisediarrhoe	Kultur Kauffmann-White-Schema, Bunte Reihe: Laktose + Glukose + Mannit + Harnstoff – Indol +	Sulfonamide Ampicillin Cephalosporine Tetra cycline Aminoglykoside
5.3.4 Yersinia Y. pestis Y. pseudotuberculosis Y. enterocolitica	gramnegativ sporenlos Y. pestis: unbegeißelt Y. pseudotub.: 2 Geißeln Y. enterocol.: je nach Temp. beweglich	Hüllenantigene = Endotoxine	Pest (Y. pestis) = Zoonose, durch Mäuse, Ratten, Zecken etc. übertragen Pseudotuberkulose (Y. pseudotub.) bes. bei Katzen, Vögeln, Nagern; Enteritis (Y. enteroc.)	Y. pestis: Punktat, Sputum, Blut – Kultur Mikroskop Tierversuch: hochpathogen für Maus und Kaninchen Y. pseudotuberc.: Kultur, Serologie	Y. pestis: Streptomycin Chloramphenicol Tetracycline Y. pseudotuberculosis: Ampicillin Tetracycline

5.3.5 Sonstige Enterobacteriaceen

Mikroorganismus	Gramverhalten	Enzyme Toxine	Typische Erkrankungen	Nachweis Differenzierung	Therapie
Klebsiella K. pneumoniae K. ozaenae K. rhinoscleromatis	gramnegativ bekapselt fakult. anaerob		normale Darmflora Hospitalkeim Pneumonie Meningitis Mastoiditis Wundinfekte Atemwegsinfekte Gallen-, Harnwegsinf. Sepsis	Kultur hochpathogen für Mäuse Bunte Reihe: Laktose + Glukose + Mannit + Harnstoff – Indol – KCN-Medium +	Cephalosporine Ampicillin Aminoglykoside Gyrasehemmer Trimethoprim-Sulfamethoxazol

Mikroorganismus	Gramverhalten Sporen +/− Geißeln +/− aerob/anaerob	Enzyme Toxine	Typische Erkrankungen	Nachweis Differenzierung	Therapie
Enterobacter	gramnegativ sporenlos begeißelt		Hospitalkeim Harnwegsinfekte	Kultur Bunte Reihe: Laktose +	Aminoglykoside Chloramphenicol Carbenicillin
Proteus P. vulgaris P. mirabilis P. morganii P. rettgeri	gramnegativ sporenlos begeißelt fakult. anaerob		normale Darmflora Harnwegsinfekte Meningitis Otitis media Atemwegsinfekte	Kultur Bunte Reihe: Laktose − Glukose + Mannit − Harnstoff + Indol (+) KCN-Medium +	Ampicillin Cephalosporine Nalidixinsäure Trimethoprim- Sulfamethoxazol
Serratia	gramnegativ sporenlos begeißelt fakult. anaerob		Hospitalkeim		Aminoglykoside Cephalosporine
5.3.6 Pseudomonas (ca. 150 Arten) Ps. aeruginosa Ps. pseudomallei	gramnegativ sporenlos begeißelt aerob	hitzelabiles Exotoxin Farbstoffe: Pyocyanin Fluorescin	z. Teil normale Darm-Hautflora Hospitalkeim Meningitis Otitis media, -externa Atemwegs-, Gastroenteral-, Harnwegsinfekte Infektionen von Verbrennungswunden	Kultur Farbstoffbildner Widal-Reaktion	Azlocillin Aminoglykoside Carbenicillin Ureidopenicilline Polymyxine
5.3.7 Brucella B. abortus B. melitensis B. suris B. ovis	grammnegativ sporenlos unbegeißelt aerob		Morbus Bang (B. abortus) Maltafieber (B. melitensis) Schweinebrucellose: (B. suis), Schafbrucellose: (B. ovis) ausschließlich durch Tiere übertragen (Anthropozoonose)	Kultur (erhöhte CO_2-Spannung) Widal-Reaktion Coombs-Test	Tetracyclin + Streptomycin Trimethoprim- Sulfamethoxazol

Mikroorganismus	Gramverhalten Sporen + /- Geißeln + /- aerob/anaerob	Enzyme Toxine	Typische Erkrankungen	Nachweis Differenzierung	Therapie
5.3.8 Legionella L. pneumophila	gramnegativ aerob polare Begeißelung		Legionärskrankheit (atypische Pneumonie)	Blutkultur Antigennachweis	Erythromycin
5.3.12 Campylobacter C. fetus ssp. retus C. jejuni	gramnegativ uni-/bipolar begeißelt	Enterotoxin Zytotoxin	Allgemeininfektion (bei immunschwachen Pat.) Enteritiden Enterokolitiden	selektiv Nährmedien AK-Nachweis Blut-/Eiterkultur	Erythromycin Aminoglukoside Ampicillin
5.3.13 Heliobacter	gramnegativ Stäbchen mikroaerophil	Urease	Wegbereiter (?) für Gastritiden, Ulcera	Biopsiematerial Ureaseaktivität	Ampicillin Metronidazol Wismutpräparate
Francisella tularensis	gramnegativ sporenlos unbegeißelt		Tularämie (pneumonieähnliche Erkrankung) Granulombildung menschen- und tierpathogen	schwer kultivierbar (Spezialnährböden)	Streptomycin Tetracycline Chloramphenicol
5.3.9 Haemophilus influenzae	gramnegativ sporenlos unbegeißelt fakult. anaerob z. Teil bekapselt	Körper-, Kapselantigene	normale Respirationsflora chron. Infekte der Atemwege Sinusitis, Pharyngitis Bronchitis Otitis, Meningitis Epiglottitis	Kultur mit Wuchsstoffen aus Vollblut X-Faktor (Hämin) V-Faktor (Coenzym I) Ammenphänomen: wächst in der Umgebung von Staphylokokken schneller	Ampicillin Tetracyclin
Haemophilus ducreyi	s.o. aerob, anaerob	hitzestabiles Endotoxin	Ulcus molle		Sulfonamide Tetracyclin
5.3.10 Bordetella pertussis (Haemophilus pertussis)	gramnegativ sporenlos unbegeißelt bekapselt		Keuchhusten Pneumonie Otitis media Enzephalitis	Kultur auf Spezialnährböden	Erythromycin Ampicillin Tetracyclin Impfung möglich!

Mikroorganismus	Gramverhalten Sporen + /– Geißeln + /– aerob/anaerob	Enzyme Toxine	Typische Erkrankungen	Nachweis Differenzierung	Therapie
5.3.11 Vibrio cholerae **Vibrio El Tor**	gramnegativ sporenlos 1 polare Geißel aerob	Endotoxine = O-Antigene Exotoxine = Choleraenterotoxin	Cholera asiatica	Kultur aus Stuhl, Erbrochenem Bunte Reihe: Vibrio / chol. El Tor Lakt. – + Mannit + + Indol + +	symptomatisch Tetracycline Erythromycin Impfung möglich!
5.3.14 **Bacteroides-Gruppe**	gramnegativ sporenlos obligat anaerob		normale Haut- u. Schleimhautflora Peritonitis Abszesse Adnexitis	Mikroskop Kultur	Clindamycin Chloramphenicol Penicillin G
Fusobakterien F. fusiforme	gramnegativ sporenlos anaerob		normale Mundflora F: fusiforme + Borrelia vincentii = Angina Plaut-Vincent		β-Lactam-Antibiotika Chloramphenicol Clindamycin
5.4.1 Corynebakterien C. pyogenes C. diphtheroides C. diphtheriae	grampositiv sporenlos unbeweglich				
nicht pathogen: C. pseudodipht. C. xerosis C. acnes	fakult. anaerob	Exotoxin	Diphtherie Organschäden	Abstriche Kultur (Blutagar + Zystein, Löfflerserum, Telluritmedium) Neisserfärbung Elek-Test	Antitoxin Penicillin Erythromycin Tetracycline aktive Immunisierung möglich!
5.4.2 Listerien L. monocytogenes 14 serol. Typen	grampositiv sporenlos peritrich begeißelt aerob/anaerob		Zoonose akute und chron. septische Erkrank. Meningitis, Enzephalitis, Konjunktivitis Granulombildung Schwangerschaftslisteriose Neugeborenenlister.	Mikroskop: bei 20 ° beweglich bei 37 ° unbewegl. Kultur Serologie Gruber-Widal-Reaktion	Penicillin Tetracycline Erythromycin

Mikroorganismus	Gramverhalten Sporen + /– Geißeln + /– aerob/anaerob	Enzyme Toxine	Typische Erkrankungen	Nachweis Differenzierung	Therapie
5.5.1 Bacillus anthracis	grampositiv sporenbildend unbeweglich aerob/fakult. anaerob bekapselt	Körper-, Kapselantigene	Zoonose Milzbrand (Haut-, Lungen-, Darmmilzbrand) Lymphangitis	Mikroskop Tierversuch	Penicillin Tetracyclin
5.6 Clostridien	grampositiv sporenbilden peritrich begeißelt (außer C. perfringens) anaerob	Exotoxine speziesspezif. Typ A–E Hämolysine	Gasbrand Tetanus Botulismus	Mikroskop Kultur Tierversuch Klinik	Penillin G (2. Wahl: Metronidazol Tetrazykline)
5.6.1 Clostr. tetani	s.o.	Exotoxin (Tetanospasmin)	Wundstarrkrampf (4–60 Tage Inkubat.)	s.o. Tierversuch mit Mäusen	Antitoxin Penicillin symptomatisch aktive Immunisierung!
5.6.2 Clostr. botulinum Typ A–G A, B, E pathogen	s.o.	Exotoxin (hitzelabil)	Botulismus (4–18 Stunden Inkub.)	s.o. Toxinnachweis Tierversuch Mäuse	polyvalentes Antitoxin Prophylaxe: Kochen der Speisen
5.6.3 Clostr. perfringens Clostr. novyi Clostr. septicum	s.o. unbeweglich	Exotoxine (Proteinase, Kollagenase, Lecithinase, DNA-Nuklease)	Gasbrand (4–72 Stunden Inkub.)	s.o. Tiervers. Meerschwein	polyvalentes Antitoxin chirurg. Sanierung Penicilline, Tetracyclin
5.6.4 Clostr. difficile	s.o.	Enterotoxin (Toxin A) Zytotoxin (Toxin B)	pseudomembranöse Kolitis (unter Antibiotikatherapie)	s.o.	Vancomycin
5.7 Mykobakterien und Aktinomyzeten					
5.7.1 Mycob. tuberculosis Mycob. bovis	grampositiv sporenlos unbeweglich aerob		Tuberkulose (Lungen-, Urogenital-, Haut-, Meningen-TBC)	Ziehl-Neelsen-Färbung (säurefest) Tuberkulintest Kultur (4–6 Wochen) Tierversuch mit Meerschwein	Kombinationstherapie! Isoniazid Rifampicin Ethambutol Streptomycin aktive Schutzimpfung (BCG-Impfung)

Mikroorganismus	Gramverhalten Sporen + /– Geißeln + /– aerob/anaerob	Enzyme Toxine	Typische Erkrankungen	Nachweis Differenzierung	Therapie
5.7.3 Mycob. leprae	s.o.		Lepra (3–5 Jahre Inkubationszeit!)	Ziehl-Neelsen-Färbung Kultur nicht möglich! evtl. Tierversuch mit Maus	Diaminodiphenylsulfon
5.7.4 Actinomyces israelii	grampositiv anaerob		normale Mundflora Aktinomykose (Mischinfektion)	Mikroskop (Drusen) Kultur (myzeliales Wachstum)	Penicillin chirurgische Sanierung
5.8 Spirochäten	gramnegativ sporenlos aktiv beweglich schraubenförmig				
5.8.1 Leptospiren	s.o. aerob		Leptospirose (Anthropozoonose) Fieber, Organschäden (Leber, Nieren, ZNS) Morbus Weil (Leptospirose icterohaemorrhagicae)	Dunkelfeldmikroskop Kultur Tierversuch serolog. Tests	Penicillin Tetracyclin
5.8.2 Treponemen	s.o.		Syphilis (T. pallidum)	Kultur nicht möglich Dunkelfeldmikroskop Immunfluoreszenz **Antikörpernachweis:** Komplementbindungsreaktion (Wassermann-Reaktion) Treponema pallidum Immobilisationstest (TPI) FTA-Abs-Test TPHA	Penicillin Tetracyclin Erythromycin
5.8.3 Borrelien	s.o.		Rückfallfieber	Dunkelfeldmikroskop	
5.9 **Mykoplasmen**	aufgrund fehlender Zellwand nur schwer anfärbbar		physiolog. Mund-, Genitalflora		

Mikroorganismus	Gramverhalten Sporen +/- Geißeln +/- aerob/anaerob	Enzyme Toxine	Typische Erkrankungen	Nachweis Differenzierung	Therapie
5.9.1 Mycopl. pneumoniae	aerob/anaerob	Hämolysine	atypische Pneumonie Infekte, Komplikationen an ZNS, Herz	Dunkelfeldmikroskopie Kultur Wachstumshemmungstest	Tetracyclin Erythromycin
5.9.2 Ureaplasma urealyticum	s.o.		Urethritis, Prostatitis Salpingitis	Agarböden mit Hefeextraktzusatz	Tetracyclin
5.10.1 Rickettsien	Giemsafärbung	Exotoxine	Fleckfieber Q-Fieber Zeckenbißfieber	Kultur (nur intrazelluläres Wachstum) Anzüchtung im Dottersack Tierversuch Weil-Felix-Reakt.	Tetracycline Chloramphenicol Chinolone
5.10.2 **Chlamydien**	gramnegativ Giemsafärbung			Kultur (nur intrazelluläres Wachstum) Mikroskop (Einschlußkörper)	
Chlamydia psittaci			Ornithose (Papageienkrankheit, pneumonieähnlich)	Kultur Antikörper Komplementbindungsreaktion (KBR)	Tetracyclin Chinolone (bei Kindern: Erythromycin)
Chlamydia trachomatis			Trachom (chron. Keratokonjunktivitis)	Immunfluoreszenz	Sulfonamide Tetracycline
Chl. lymphogranulomatosis			Lymphogranuloma inguinale		Tetracyclin Erythromycin
Chl. oculogenitalis			Schwimmbad- oder Einschlußkonjunktivis		
Chl. pneumoniae			Pneumonien	s.o.	Tetracyclin Erythromycin

Tabelle 7. Bakterien und ihre zur Kultivierung verwandten Nährmedien

Erreger	Nährmedium
Staphylokokken	fast alle gebräuchlichen Nährmedien
Streptokokken	verbesserte Nährmedien (Blut-, Serum- oder Glucosezusatz) vorteilhaft
Pneumokokken	verbesserte Nährmedien (Blut-, Serum-, Aszitesflüssigkeit) erforderlich
Neisserien	Nährmedien, die mit menschlichem Eiweiß angereichert sind, 10% CO_2 begünstigt Wachstum
Corynebact. diphtheriae	spezielle Nährmedien erforderlich: **Löffler-Serum:** Rinderserum + 2% Glucose **Teluritmedium:** Tellurit, Zystein, Glucose, Serum (Selektivmedium!)
Mykobakterien	spezielle Nährmedien erforderlich: Eiernährböden nach Löwenstein, Hohn, Petragnani synthetische Medien
Enterobakterien	gebräuchliche Nährmedien, leicht kultivierbar, Differenzierung erfolgt durch die Bunte Reihe
Pseudomonas aeruginosa	gebräuchliche Nährmedien
Vibrio cholerae, V. el Tor	gebräuchliche Nährmedien, besonders gut im alkalischen Milieu (pH 8,5–9,0)
Yersinia pestis	gebräuchliche Nährmedien
Francisella tularensis	Spezialnährböden, die Blut, Zystein, Glucose enthalten
Brucella	gebräuchliche Nährmedien, bei erhöhter CO_2-Spannung
Haemophilus influenz.	vollbluthaltige Nährmedien mit den Wuchsstoffen X und V
Bordetella pertussis	Spezialnährböden: **Bordet-Gengou-Medium** (15–20% Vollblut, Stärke, Glyzerin)
Bacillus anthracis	übliche Nährmedien
Listerien	übliche Nährmedien
Clostridien	übliche Nährböden möglich, verbessertes Wachstum auf Medien, die Glukose, Organbestandteile oder Blut enthalten. Strikt anaerob!
Bacteroides	verbesserte Nährmedien (+ tierisches Eiweiß) strikt anaerob!
Fusobakterium	verbesserte Nährmedien, erhöhte CO_2-Spannung strikt anaerob!
Aktinomyces	gewöhnliche Nährmedien, strikt anaerob!
Rickettsien	Züchtung im Dottersack des Hühnerembryos
Chlamydien	Züchtung im Dottersack des Hühnerembryos
Mykoplasmen	Nährmedien mit viel Eiweiß (ca. 30%), pH-Optimum 7,8–8,0
Spirochäten	Treponemen bisher nicht kultivierbar Borrelien nur sehr schwer auf eiweißhaltigen Medien kultivierbar Leptospiren auf Spezialmedien gut kultivierbar

Tabelle 8. Einige Bakterien und die zu ihrem Nachweis bevorzugten Tierversuche

Erreger	im Tierversuch bevorzugt verwandte Tiere
Pneumokokken	Mäuse (intraperitoneale Injektion, in 18–48 h letal)
Klebsiellen	Mäuse (hochpathogen)
Yersinia pestis	Mäuse, Kaninchen (für beide Tiere hochpathogen)
Corynebact. diphtheriae	Meerschweinchen (intraperitoneale Injektion, nach 4 Tagen letal)
Clostridium tetani	Mäuse
Clostridium botulinum	Mäuse
Clostridium perfringens	Meerschweinchen
Mycobact. tuberculosis	Meerschweinchen, Kaninchen (nur empfindlich gegen Typ Bovinus)
Rickettsien	Meerschweinchen, Läuse, Zecken
Brucellen	Meerschweinchen
Leptospiren	Meerschweinchen
Bacillus anthracis	Mäuse

In der bakteriologischen Diagnostik wird der Tierversuch nur noch wenig verwandt, wichtiger ist er in der Virus-diagnostik, wobei die am häufigsten gebrauchten Versuchstiere der Hühnerembryo und die weiße Maus sind.

Tabelle 9. Infektionen und ihr Erregerreservoir

Krankheit	Erreger	Erregerreservoir (außer Mensch)
Bakterien		
Listeriose	L. monocytogenes	Zahlreiche Wild- und Haustiere
Leptospirose	Leptospiren	Ratten und andere Tiere
Psittakose	Chlamydia psittaci	Vögel
Tularämie	Francisella tularensis	Nagetiere
Brucellose	B. melitensis, B. abortus	Rind, Ziege, Schwein, Schaf
Pest	Yersinia pestis	Nagetiere
Fleckfieber	Rickettsien	Läuse, Flöhe, Zecken, Milben
Q-Fieber	Rickettsien	Rind, Ziege, Schafe, Nager
Salmonellose	Salmonellen	Vögel, Fische, Muscheln, Schweine, Rinder, Schafe
Milzbrand	Bacillus anthracis	Schafe, Rinder, Pferde u. a.
Parasiten		
Toxoplasmose	Toxoplasma gondii	Katzen, zahlreiche Säugetiere (Rind)
Malaria	Plasmodien	Anophelesmücke (Zwischenwirt und Überträger)
Schlafkrankheit	Trypanosomen	Antilopen, Rind
Überträger: Tsetsefliege		
Leishmaniose	L. donovani	Nagetiere, Katze, Hund u. a.
Überträger: Sandmücke		
Chagas-Krankheit	Trypanosomen	Haustiere, Gürteltiere
Trichinellose	Trichinella	Ratte, Schwein, Haustiere
Viren		
Tollwut	Rabiesvirus	Fuchs, Dachs, Hund, Katze
Gelbfieber	Gelbfiebervirus	Affen

Tabelle 10. Malaria

Erreger	Plasmodium vivax	Pl. ovale	Pl. malariae	Pl. falciparum
Krankheit	Malaria tertiana		Malaria quartana	Malaria tropica
Inkubationszeit (Tage)	14, bis mehrere Monate	15 (10–28)	27 (18–45) bis Monate	11 (6–25)
Fiebertyp	alle 48 h Fieber, 1 Tag fieberfrei		alle 72 h Fieber, 2 Tage fieberfrei	arhythmisch
Beginn	Fieber, Schüttelfrost, Gliederschmerzen	Fieber	Fieber, Schüttelfrost	uncharakteristisch: grippaler Infekt
Verlauf	gutartig	milde	milde	meist schwer
Rezidive Häufigkeit bis zu	ausgeprägt 2 Jahren	weniger ausgeprägt 2 Jahren	ausgeprägt jahrelange Intervalle 4 Jahren u. länger	ausgeprägt ¹/₂ Jahr, selten länger
Komplikationen	selten	sehr selten	selten	häufig
Letalität	niedrig	niedrig fast nur bei Kleinkindern und Säuglingen	niedrig	hoch bei Nichtimmunen bis 50%

Fieberkurven:

Tertiana: °C 41, 40, 39, 38, 37, 36, 35 — Krankheitstage 1 2 3 4 5 6 7 8

Quartana: °C 41, 40, 39, 38, 37, 36, 35 — Krankheitstage 1 2 3 4 5 6 7 8 9 10 11 12 13 14

Tropica: °C 41, 40, 39, 38, 37, 36, 35 — Krankheitstage 1 2 3 4 5 6 7 8 9 10

Tabelle 11. Afrikanische und amerikanische Trypanosomiasen

Krankheits-bezeichnung	Schlafkrankheit (westafrikanisch)	Schlafkrankheit (ostafrikanisch)	Chagas-Krankheit
Erreger	Trypanosoma brucei gambiense nos. gambiense	Trypanosoma brucei rhodesiense nos. rhodesiense	Trypanosoma cruzi
Natürl. Reservoir	Mensch (Kaltblüter?)	Mensch, Antilopen, Rind?	Mensch, Haustier, Wild, Opossum, Gürteltier
Geographische Verbreitung	West- und Zentralafrika, Kongo, Ostafrika (Uganda), Südafrika, Südwestäthiopien	Ost- und Südostafrika (Uganda, Kenia, Tansania, Ruanda, Burundi, Malawi, Sambia, Rhodesien)	Süd- und Mittelamerika
Überträger	Tsetsefliege (Glossinen): G.-palpalis-Gruppe	Tsetsefliege (Glossinen): G.-morsitans-Gruppe	Raubwanzen (Reduviiden)
Herd- und Nistgebiet	Fluß-, Seeufer (kurze Flugdistanz)	Savanne (lange Flugstrecken) und G. p. fuscipes	Haus, Stallungen, unter unhygienischen Wohnverhältnissen
Pathologie	Reaktionen des Wirtsorganismus auf den Parasiten führt zu schubweiser Freisetzung von Toxinen aus abgetöteten Parasiten: perivaskuläre Infiltrate, Polyadenitis, Meningoenzephalitis, Myokarditis		„Megabildung"
Erreger im Menschen	in Blut und Liquor (trypomastigote Form)		intrazellulär (amastigote Form), glatte Muskelzellen, nur vorübergehend im Blut (tryptomastigote Form)
Inkubation	2–3 Wochen	2–3 Wochen	1–2 Wochen
Klin. Bild	schwache Primärläsion, schleichende Meningoenzephalitis, Kachexie, Sekundärinfektionen, Parasiten anfangs spärlich im Blut, in Lymphknoten, sehr spät im Liquor	kräftige Primärläsion, akuter Beginn, Fieber, Myokarditis, Parasiten im Blut	akute Phase: Primärläsion (Chagom), lokale Schwellung und regionale Lymphknotenschwellung, Myokarditis, Enzephalitis, Meningitis; chronische Phase: Myopathie (Megaösophagus, -kolon, -sigma, Herzdilatation) Enzephalo-Myelopathie
Verlauf	schleichender Beginn, chron. Verlauf (Dauer 3/4-3 Jahre)	akuter Beginn, kurze Dauer (3–9 Monate)	chronischer Verlauf (Jahre)
Diagnose	Klinisch, Lymphknoten- und Liquorpunktion, Erregernachweis, Anstieg des IgM	Klinisch, Erreger in Primärschanker und Blut, erst spät im Liquor, Anstieg des IgM	Klinisch, Romaña-Zeichen, KBR, Chagom-Punktat, Erregernachweis durch Xenodiagnose
Chemotherapie	1. Frühstadium (Parasitämie): (Germanin, Suramin, Antrypol) Pentamidin (Lomidine); 2. Spätstadium (ZNS-Beteiligung, pos. Liquor): Bayer 205, gefolgt von Tryparsamide, Mel B (Mel W) Friedheim (Melarsenoxyd B.A.L.)		Lampit, nur in der akuten Phase, andere Chemotherapeutika wirkungslos
Chemoprophylaxe	Pentamidin: alle 6 Mon. (Suppression), problematisch		

Tabelle 12. Leishmaniasen

	viszerale Leishmaniase	kutane Leishmaniase	mukokutane u. kutane Leishmaniase
Krankheitsbezeichnung u. Synonyma	Kala-Azar	„Orientbeule" a) rurale Form b) urbane Form	Lateinamerikanische L. a) Espundia – mukokutane L. b) Uta-kutane L. c) Chiclero's disease-kutane L.
Erreger	Leishmania-donovani-Komplex	Leishmania-tropica-Komplex	Leishmania-iliensis-Komplex
Natürl. Reservoir	Mensch, Hund, Fuchs, Katze, Nagetiere (regional unterschiedlich)	Mensch, Nagetiere, Hunde, Katzen, Affen	Mensch, Katze, Hund, Nagetiere
Vorkommen, geogr. Verbreitung	Indien, Pakistan, China, Sudan, Äthiopien, West- und Ostafrika, Vorderer Orient, Mittelmeerbecken, Süd- und Zentralafrika (feucht-heiße Zone)	Nordafrika, Vorderer Orient, Arabische Halbinsel, Asien, Äthiopien, Südeuropa (trocken-heiße Zone)	Süd- und Mittelamerika a), c) feucht-heiße Zonen b) trockene Höhenzonen
Überträger		Phlebotomen (Sandmücken)	
Sitz des Erregers intrazellulär	RES der Milz, Leber, Knochenmark	Makrophagen an der Hautläsion	a) b) Makrophagen an der Hautläsion c)
Inkubationszeit	4 Wochen bis 1 Jahr	2–6 Monate bis 2–6 Jahre	10–25 Tage
Pathologie Klinik	Hepatosplenomegalie remittierendes Fieber, Anämie, Kachexie	meist solitäres Hautulkus, a) trockene, b) feuchte Läsion vorwiegend an Gesicht, Hals, Armen, Händen, Spontanheilung, Dauerimmunität	papulös-ulzerierende Läsionen a) Haut-Schleimhautgrenze des Gesichts b) Haut des Gesichts c) Ohrläppchen
Diagnose	Klinisch u. Erregernachweis in Milz- und Knochenmarkpunktat; serologisch: KBR, IIFT, PHA	Erregernachweis: Punktat der Läsion (Geschwürsrand), Quetschpräparat	Erregernachweis: Punktat der Läsion an der Grenze zum gesunden Gewebe
Therapie	Pentostam (= Solustibosan)	Spontanheilung, wenn keine Sekundärinfektionen, Pentostam Pentamidin	Pentostam, Pentamidin, jedoch wenig wirksam
Prophylaxe	Impfung wird entwickelt	von alters her Inokulation an verdeckter Stelle bei Mädchen	Ø

Tabelle 13. Übersicht über die wichtigsten Viren und die von ihnen verursachten Erkrankungen

Virus	Erkrankung
Adenoviren (über 40 Serotypen)	Infektionen der oberen Luftwege, gastrointest. Infektionen, epidem. Keratokonjunktivitis
Herpesviren	(s. Tab. 13a)
Pockenviren Variola-Virus	klassische Pocken (Variola major), atypische Pocken (Variolois), Variola minor
Molluscum contagiosum-Virus	Infektionen der Haut

Papovaviren
  humanes Papillom Virus (HPV)
  (ca. 70 Arten), SV40-Virus
	plane, vulgäre Warzen, Dornwarzen, onkogene Potenz

Arboviren (ca. 300)
  Dengue-Virus
  Gelbfieber-Virus
	hämorrhagisches Fieber (Gelbfieber, Dengue-Fieber), allgem. fieberhafte Erkrankungen, Enzephalitiden (europäische Zeckenenzephalitis)

Myxoviren Influenza-Virus Typ A, B, C	Atemwegsinfekte, Krupp, Meningoenzephalitis
Paramyxovirus, Röteln-Virus Masernvirus	Masern + Komplikationen (Pneumonie, Otitis media, Enzephalitis)
Mumpsvirus	Mumps + Komplikationen (Pankreatitis, Orchitis, Mastitis, Arthritis, ZNS-Befall)
Parainfluenza-Virus 4 Typen	Atemwegsinfekte, bei Säuglingen akute Laryngo-Tracheo-Bronchitis
Respiratory-Syncytial-Virus	bei Kleinkindern schwere Atemwegsinfekte
Röteln-Virus	Embryopathie, Röteln

Picornaviren
  Poliomyelitis-Virus
  Typ 1–3
	Poliomyelitis, aparalytisch oder paralytisch

Coxsackie-Viren Gruppe
  A (23 Typen)
  Gruppe B (6 Typen)
  Echo-Viren (31 Typen)
	Herpangina, Bornholm-Krankheit, Meningitis
	Myokarditis, Sommergrippe
	hauptsächlich inapparente Infektionen, Meningitis, Exantheme

Rhinoviren über 100 Typen	Schnupfen, Sinusitis, Bronchitis
Rhabdoviren Tollwut-Virus	Tollwut
Hepatitis-Viren	(s. Tab. 13b)

Retroviren
  HIV 1-, HIV 2-Virus
  Human T-lymphotropic
  Virus Typ I u. Typ II
	AIDS
	T-Zell-Leukämie (Typ I)
	Haarzell-Leukämie (Typ II)

Slow-Viren	Creutzfeldt-Jakob-Erkrankung

Tabelle 13a. Medizinisch wichtige Herpesviren

Virus	Erkrankungen
Herpes-simplex-Virus Typ 1 (HSV 1)	überwiegend orofaziale Läsionen: Primärinfektion meist inapparent, selten Gingivo-Stomatitis (Mundfäule), Pharyngitis, endogene Rezidive als **Herpes labialis, Herpes-Keratitis** (Keratitis dendritica), **Herpes-Enzephalitis**
Herpes-simplex-Virus Typ 2 (HSV 2)	überwiegend genitale Läsionen: **Herpes genitalis** als Primär- und Sekundärinfektion, Herpes neonatorum, neonatale Herpes-Enzephalitis, Herpes-Meningitis beim Erwachsenen, endogene Rezidive am Genitale und am unteren Stamm
Varizella-Zoster-Virus (VZV)	Varizellen (**Windpocken,** Wasserpocken, chickenpox), **Zoster** (Gürtelrose, Herpes zoster) zumeist endogenes Rezidiv einer früheren Infketion mit VZV
Zytomegalie-virus (CMV)	Postnatal erworbene Infektionen: meist symptomlos, aber auch Fieber, mononukleoseartige Erkrankung, interstitielle Pneumonie, Hepatitis (Immunsupprimierte!), intrauterine Infektionen (primäre Infektion der Mutter!): Hepatosplenomegalie, Ikterus, Thrombozytopenie, Purpura, zerebrale Verkalkungen, Mikrozephalie, Chorioretinitis
Epstein-Barr-Virus (EBV)	meist subklinische Infektion, infektiöse Mononukleose (**Pfeiffer-Drüsenfieber**) chronisch-aktive Epstein-Barr-Virus-Infektionen, B-Zell-lymphoproliferatives Syndrom Burkitt-Lymphom (?), Nasopharynx-Karzinom (?)
Herpes-virus-6 (HHV6)	**Exanthema subitum** (Roseola infantum, Dreitagefieber, 6. Krankheit), chronische mononukleoseartige Erkrankung (?), für Immunsupprimierte u. U. pathogen (interstitielle Pneumonie)

Tabelle 13b. Übersicht über die Hepatitistypen und ihre wichtigsten Merkmale

Hepatitistyp Synonyme	A Infektiöse „Short-incubation-Hepatitis"	B „Long-incubation-Hepatitis"	C „NANB"-Posttransfusions-hepatitis	D „Delta"-Hepatitis, nur mit HBV-assoziiert	E „Enterale NAND"
Abkürzung	HAV	HBV	HCV	HDV	HEV
Inkubationszeit	15–45 Tage	90–180 Tage	6–12 Wo.	3–15 Wo.	≈ 6 Wo.
Virus	RNA-, Picornavirus	Hepadna-Virus DNA-Virus	RNA-, C-Virus	defektes RNA-Virus, Delta-Virus	E-Virus, RNA-Virus
Übertragungsweg	Fäkal-oral	Parenteral Sexuell Perinatal	Parenteral	Parenteral Sexuell Perinatal	Fäkal-oral
Serologie	Anti-HAV-IgM Anti-HAV-IgG	HBs-Ag/AK Hbc-Ag/AK HBe-Ag/AK HBV-DNA HBV-DNA-Polymerase	Anti-HCV HCV-RNA	Anti-HDV-IgM HBs-Ag/AK HD-Ag HDV-RNA	Anti-HEV in Entwicklung
Verlauf	Ausheilung	HBV-Träger	HCV-Träger		
Fulminant	0,1–0,2%	1–3%	2%	HBV + HDV > 2%	Bei Schwangeren ↑
Chronizität	Nein	Ja, ~ 6%	Ja, ~ 50%	Ja	Nein

Tab. 17. (Fortsetzung)

	Hepatitis A	Hepatitis B
Schematischer Verlauf	Infektion	

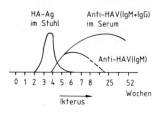

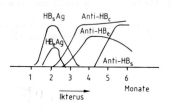

| Immunität | Lebenslang, Rezidive sehr selten, kein Übergang in eine chronische Hepatitis | Lebenslang, ca. 5–10% Übergang in chronische Hepatitis |

Die Non-A-Non-B-Hepatitis macht ca. 50% aller Hepatitiden aus, die Erreger sind noch nicht identifiziert. Inkubationszeit ca. 2–24 Wochen, Übertragung vorwiegend parenteral, Übergang in chronische Hepatitis möglich

Tabelle 17a. Schematischer Verlauf der serologischen Marker bei Hepatitis D (HDV) und Hepatitis C (HCV)

HDV

HCV

Tabelle 18. Vereinfachte Zusammenstellung der wichtigsten Nebenwirkungen von Chemotherapeutika

Chemotherapeutikum	Nebenwirkungen
Penicilline	Allergie, anaphylaktischer Schock neurotoxische Reaktionen besonders bei Höchstdosierung (cave bei Säuglingen und Kleinkindern!)
Cephalosporine	wie Penicillin, Cephaloridin zusätzlich Nephrotoxizität
Aminoglykoside	Nephrotoxizität Neurotoxizität besonders Hirnnerv VIII.
Tetracycline	gastrointestinale Störungen Ablagerung in wachsenden Knochen und Zähnen (Gelbfärbung und Fluoreszenz der Zähne)
Chloramphenicol	Irreversible Knochenmarkaplasie, Grey-Syndrom bei Früh- und Neugeborenen
Sulfonamide	allergische Reaktionen, Hautreaktionen, Nephrotoxizität durch Auskristallisierung Hyperbilirubinämie bei Früh- und Neugeborenen
Cotrimoxazol	reversible Granulozytopenie und Thrombozytopenie gastrointestinale Störungen allergische Reaktionen
Nalidixinsäure	gastrointestinale Störungen allergische Reaktionen reversible Leukopenien
Nitrofurane	gastrointestinale Störungen periphere Polyneuropathien pleuropulmonale Reaktionen
Vancomycin	Thrombophlebitis allergische Reaktionen Nephrotoxizität Ototoxizität
Polymyxin B, Colistin	Nephrotoxizität Neurotoxizität
Lincomycine	gastrointestinale Störungen allergische Reaktionen pseudomembranöse Enterocolitis
Makrolide	leichte gastrointestinale Störungen cholestatischer Ikterus allergische Reaktionen
Fusidinsäure	gastrointestinale Störungen

Tabelle 19. Allg. Pharmakologie von Antibiotika

Substanz	Wirkungsmechanismus	Indikationen	Nebenwirkungen	Kontraindikationen	Bemerkungen
Chemotherapeutika (40) **Penicilline**	– Hemmung der bakterienspezifischen Zellwandsynthese durch Blockierung der Mureintranspeptidase – Wirktyp: bakterizid	– Bakterielle Infektionen	– Allergie (bis 10%) bes. bei lokaler Applikation – Bei hoher Dosis: epileptische Krämpfe, Halluzinationen – Selten: interstitielle Nephritis	– Epilepsie – Allergie	– Schlecht liquorgängig – Schlecht in Knochen – Elimination: unverändert durch die Niere – Probenecid verlängert die Verweildauer – Kreuzallergie mit Cephalosporinen
– Penicillin G	– Keine Säurestabilität – Keine Penicillinaseresistenz	– Grampositive Bakterien	– S.o.	– S.o.	– Appl.: i.v., i.m. – Wirkdauer: 4–6 h
– Procain-Pen. G – Chemizol-Pen. G – Benzathin-Pen. G	– Wie Penicillin G – Depotformen	– Grampositive Bakterien	– S.o.	– S.o.	– Appl.: i.m.
– Penicillin V (Isocillin, Ospen)	– Säurefest – Keine Penicillinaseresistenz	– Grampositive Bakterien	– S.o.	– S.o.	– Appl.: oral – Wd.: 6–8 h
– Propicillin (Baycillin)	– Säurefest – Bedingt Penicillinaseresistent	– Grampositive Bakterien	– S.o.	– S.o.	– Appl.: oral – Wd.: 6–8 h
– Azidocillin (Nalpen)	– Säurefest – Keine Penicillinaseresistenz	– Grampositive Bakterien	– S.o.	– S.o.	– Appl.: oral – Wd.: 6–8 h
– Oxacillin (Stapenor) – Dicloxacillin (Dichlor-Stapenor) – Flucloxacillin (Staphylex)	– Säurefest – Penicillinaseresistent	– Grampositive Bakterien	– S.o.	– S.o.	– Appl.: oral – Wd.: 4–6 h

Substanz	Wirkungsmechanismus	Indikationen	Nebenwirkungen	Kontraindikationen	Bemerkungen

– Ampicillin (Binotal)	– Säurefest
	– Keine Pen.-resist.
		– Grampositive +
		  gramnegative
		  Bakterien, bes.
		  Enterokokken.
		  Hämophilus infl.,
		  E. coli, Initialbehandlg.
		  bei Meningitis u. a.
			– Gastroint. Störungen
			– S.o.
			– allerg. Reaktion in
			  Form eines
			  makulösen
			  Exanthems
				– S.o.	– Appl.: oral, besser i.v.
					– Wd.: 6–8 h

– Amoxicillin
  (Amoxypen,
  Clamoxyl)
	– s. Ampicillin	– s. Ampicillin	– s. Ampicillin	– S.o.	– Appl.: oral
					– Wd.: 4–6 h

– Amoxicillin +
  Clavurnasäure
  (Augmentan)
	– s. Ampicillin +
	  zusätzlich gegen
	  β-Lactamase-positive
	  Stämme
		– s. Ampicillin +
		  β-Lactamase Bildner
		  (Klebsiellen etc.)
			– s. Ampicillin	– S.o.	– Appl.: oral, i.v.
					– Wd.: 6–8 h

– Azlocillin
  (Securopen)
– Mezlocillin (Baypen)
– Piperacillin (Pipril)
	– Keine Säurestabilität
	– Keine Pen.-resist.
		– Azlocillin:
		  Pseudomonas
		  aeruginosa
		– Mezlocillin u.
		  Piperacillin →
		  granmeg. Bakt.:
		  E. coli, Proteus,
		  Klebsiella,
		  Serratia,Providentia
			– allerg. Reaktion
			  Hemmung der
			  Thrombozyten-
			  Aggregat.
			  Granulozytopenie
			  Thrombozytopenie
				– S.o.	– Appl.: i.v.
					– Wd.: 4–6 h
					– Konzentration in der
					  Galle hoch

– Ticarcillin		– Ticarcillin:
		  Pseudomonas
		  a eruginosa proteus			

Substanz	Wirkungsmechanismus	Indikationen	Nebenwirkungen	Kontraindikationen	Bemerkungen
Cephalosporine	– Wie Penicilline: Blockierung d. bakterienspezifischen Mureintranspeptidase (Zellwandsynthese) – Wirktyp: bakterizid – Säurefest		– Allergien (Kreuzallergie mit Pen. bei 10%) – Nierentoxizität, bes. bei Komb. m. Fuorsemid o. Aminoglykosiden – Reversible Leuko- u. Thrombopenie – Erbrechen, Diarrhö – Thrombophlebitis bei i.v. Appl.	– Allergie	
– Cefoxitin (Mefoxitin)	– Keine Säurestabilität – Cephalosporinasefest	– Bes. gramnegativ: Providentia, Serratia, Proteus vulgaris, Anaerobier	– S.o.	– S.o.	– Appl.: parenteral
– Cefotaxim (Claforan) u. a.	– Keine Säurestabilität – Cephalosporinasefest	– Bes. gramnegativ	– S.o.	– S.o.	– Appl.: parenteral
– Cefalozin (Gramaxin)		Staphylokokken Streptokokken Enterobacteriaceae	– S.o.	– S.o.	– Appl.: i.v. – Wd.: 8 h
– Cefuroxim (Zinacef)		wie Cefalozin + H. influenza	– S.o.	– S.o.	– Appl.: i.v. – Wd.: 8 h
– Cefoxitin (Mefoxitin)		wie Cefuroxim + Bacteroides fragiles	– S.o.	– S.o.	– Appl.: i.v. – Wd.: 8 h
– Cefadroxil (Bidocef)		wie Cefalozin	– S.o.	– S.o.	– Appl.: oral – Wd.: 12 h
– Cefuroxim, Axetil (Zinnat, Elobact)		wie Cefalozin	– S.o.	– S.o.	– Appl.: oral – Wd.: 8–12 h

Substanz	Wirkungsmechanismus	Indikationen	Nebenwirkungen	Kontraindikationen	Bemerkungen
Tetrazykline – Tetrazyklin (Supramycin) – Rolitetrazyklin (Reverin) – Doxyzyklin (Vibramycin) u. a.	– Hemmung der Proteinbiosynthese (30 S-Ribosomeneinheit) – Wirktyp: bakteriostatisch – Proteinkatabolismus	– Breitspektrum-antibiotikum	– Komplexbildung mit Ca^{2+}: Einlagerung i. Knochen u. Zähne – Gastrointestinale Störungen – Allergische Reaktionen – Photosensibilisierung – Leberschädigung – Neg. Stickstoffbilanz – Potenzierung der Wirkung von Antikoagulanzien	– Gravidität – Säuglinge u. Kleinkinder – Niereninsuffizienz (Kumulationsgefahr)	– Appl.: oral – Resorption wird durch Ca^{2+}, z. B. in Milch, gehemmt – Elimination über Niere u. Galle (30fache Konz.) – Enterohepatischer Kreislauf – Ent. Resorption u. PEB bei Doxyzyklin am höchsten
Chloramphenicol – Leukomycin	– Hemmung d. Proteinbiosynthese (50 S-Ribosomeneinheit) – Wirktyp: bakteriostatisch	– Typhus abdominalis – Andere schwere Infektionen, bei denen andere Mittel versagen, z. B. Meningitis	– Panmyelopathie (dosisunabhängig) – Reversible Agranulozytose, Thrombozytopenie, Leukopenie, Erythropenie – Herxheimer-Reaktion: Endotoxinschock bei Beginn der Typhustherapie (→ Einschleichen) – Gastroint. Störungen – Fieber – Exanthem – Grey-Syndrom	– Neugeborene (Grey-Syndrom) – Gravidität – Knochenmarks-erkrankungen – Leberinsuffizienz – Niereninsuffizienz	– Appl.: oral – Gut liquor- u. plazentagängig – Glukuronidierung i.d. Leber – Elim. über Niere und Galle – Interferenzen: Wirkungsverstärkung v. Cumarinen, Sulfonylharnstoffen, Phenytoin, Phenobarbital u. a.

Substanz	Wirkungsmechanismus	Indikationen	Nebenwirkungen	Kontraindikationen	Bemerkungen
Aminoglykoside - Gentamicin (Refobacin) - Neomycin (Nebacetin) - Streptomycin (Streptomycin) - Tobramycin (Gernebcin)	- Hemmung der Proteinbiosynthese (30 S-Ribosomeneinheit) - Wirktyp: bakterizid (in niedriger Dosierung bakteriostatisch)	- Bes. gramnegative Bakterien: Enterobacter, Pseudomonas - Streptomycin bei Tuberkulose - Neomycin lokal (in Komb. mit Bacitracin) - Tobramycin bes. Pseudomonas wirksam	- Irreversible Ototoxizität - Nephrotoxizität - Neuromuskuläre Blockade - Allergien - Lokale Reizerscheinungen	- Schwangerschaft - Während d. Stillzeit - Schädigung d. 8. Hiernnerven - Niereninsuffizienz	- Appl.: i.m. - Geringe Liquorgängigkeit - Elimination unverändert renal - Schnelle Resistenzentwicklg. bes. bei Streptomycin - Interferenzen: Schleifendiuretika verstärken Oto- und Nephrotoxizität, Cephalosporine verstärken Nephrotoxizität
Sulfonamide - Sulfisomidin, kurz (Aristamid) - Sulfamethoxazol, mittellang (Bactrim) - Sulfamethoxydiazin, lang (Durenat)	- Hemmung d. Folsäuresynthese (komp. Antagonist d. p-Aminobenzoesäure) - Wirktyp: bakteriostatisch	- Wenn Penicillin unwirksam, bzw. eine Allergie vorliegt - Bes. bei Harnwegsinfektionen (E. coli), bakteriellen Darminfektionen, chron. Emphysembronchitis	- Ausfällung von Kristallen in den Nierentubuli - Allergische Reakt. - Gastrointestinale Störungen - Hyperbilirubinämie bei Neugeborenen (→ Kernikterus) - Selten: - Agranulozytose, hämolytische Anämie (bei genetisch disponierten Patienten) - Kreuzallergie mit Benzothiadiazin-diuretika u. Sulfonylharnstoffen	- Schwangerschaft (plazentatgängig) - Niereninsuffizienz	- Appl: oral mit viel Trinken - Acetylierung i.d. Leber - Kombination **Trimethoprim** + Sulfamethoxazol → Cotrimoxazol (Bactrim) Ind.: E. coli, Hämophilus, Klebsiellen, Salmonellosen (Typhus)

Substanz	Wirkungsmechanismus	Indikationen	Nebenwirkungen	Kontraindikationen	Bemerkungen
Peptidantibiotika – Polymyxin B	– Erhöhung d. Membranpermeabilität – Wirktyp: bakterizid	– Gramnegative Bakterien: Pseudomonas, wenn Carbenicillin unwirksam – Kein Mittel der 1. Wahl	– Hohe Toxizität: Neurotoxizität Nephrotoxizität	– Niereninsuffizienz	– Appl.: i.m., lokal, oral bei Darminfektionen
Makrolide – Erythromycin (Erycinum)	– Hemmung der Proteinbiosynthese – Wirktyp: bakteriostatisch – Zerstörung durch die Magensäure	– Penicillin- u. tetrazyklinresistente Infektionen bes. Pneumonie, Sepsis, Meningitis u. a.	– Ikterus – Übelkeit, Erbrechen	– Stillzeit	– Appl.: **oral** in Kapseln, die sich erst im Dünndarm auflösen – Eli.: Galle, Faeces – Rasche Resistenz
Chinolone (Gyrasehemmer)	– Hemmung der Gyrase best. Bakterienspezies – bakterizid	– Infektionen mit gramnegativen Bakt. (Enterobacteriaceae, Pseudomonas, H. influenza, Gonokokken) – Brucellen, Yersinien, Mykoplasmen, Rickettsien, Chlamydien	– zentrale u. periphere neurolog. Ausfälle, Leukopenie, Transaminasenanstieg, Photodermatose Vaskulitis		
– Norfloxacin (Barazan)					– nur für Harnwegsinfekte zugelassen
– Ofloxacin (Tarivid)					– Appl.: oral, i.v. – Wd.: 12 h
– Ciprofloxacin (Ciprobay)					wie Ofloxacin
– Enoxacin (Gyramid)					– Appl.: oral – Wd.: 12 h

Substanz	Wirkungsmechanismus	Indikationen	Nebenwirkungen	Kontraindikationen	Bemerkungen
Antituberkulotika	Aufgrund der schnellen Resistenzentwicklung der Tuberkelbakterien benutzt man heute eine Kombinationstherapie aus Isoniazid, Rifampicin und Ethambutol. Weiterer Vorteil: Dosisreduzierung der einzelnen Präparate und damit Reduzierung der Nebenwirkungen				
– Isoniazid (INH) (Isocid)	– Wirktyp: bakterizid – Resistenzentwicklung: schnell	– Tuberkulose	– Periphere Polyneuritiden (Vit. B_6-Stoffwechselstörg.) – ZNS: Schwindel, Krämpfe, psychotische Symptome – Allergische Reaktionen – Selten: Agranulozytose, Leberschäden	– Leberschäden	– Appl.: oral – Met.: Acetylierung – Gut liquorgängig
– Rifampicin (Rifa)	– Wirktyp: bakterizid – Resistenzentwicklung: schnell	– Tuberkulose	– Magen-Darm-Störg. – Leberfunktionsstörung – Allergie – ZNS-Symptome – Orange-rote Farbe der Körperflüssigkeiten	– Schwangerschaft	– Appl.: oral – Gut liquorgängig – Anreicherung i. der Galle – schneller Abbau v. Kontrazeptiva, Antikoagulanzien, Herzglykosiden u. a.
– Ethambutol (Myambutol)	– Wirktyp: bakteriostatisch – Resistenzentwicklung: langsam	– Tuberkulose	– Neuritis optica – Periphere Neuritis – Allergie – Magen-Darm-Störungen		– Appl.: oral – Schlecht liquorgängig – hohe Konzentration in d. Lunge
– Streptomycin	– Aminoglykosid – Wirktyp: bakterizid – Resistenzentwicklung: besonders schnell	– Tuberkulose Mittel 2. Wahl	– Ototoxizität – Nephrotoxizität – Allergie – Neuromuskuläre Blockade	– Niereninsuffizienz – Schwangerschaft – Während d. Stillzeit	– Appl.: i.m.

Substanz	Wirkungsmechanismus	Indikationen	Nebenwirkungen	Kontraindikationen	Bemerkungen
p-Aminosalicylsäure (PAS-Heyl)	– Wirktyp: bakteriostatisch – Resistenzentwicklung: sehr langsam	– Tuberkulose, zur Resistenzverzögerung (Reservemittel)	– Allergie – Senkung der Proteinbiosynthese – Thrombozyten-aggregationshemmung – Nierenfunktionsstör. – Magen-Darm-Stör. – Selten: Hemmung d. Schilddrüsenfunktion	– Niereninsuffizienz – Leberschäden	– Appl.: oral – Interferenzen: Rifampicin vermindert die enterale Resorption Antikoagulanzien hemmen d. Abbau
Antimykotika – Amphotericin B	– Schädigung der Zellmembran – wirktyp: in vivo fungistatisch	– Candida albicans – Schimmelpilze (Aspergillus) – Biphasische Pilze	– Nephrotoxizität – Gastrointest. Störungen – Fieber, Schüttelfrost – RR-Abfall – Schmerzen – Hypokaliämie	– Schwere Leber oder Nierenfunktions-schäden	– Appl.: systemisch + lokal – Interferenzen: Cumarin-Wirkung ↓
– Griseofulvin (Likuden)	– Zellwandsynthese-hemmung – RNA-Synthese-Hemmung – Wirktyp: fungistatisch	– Dermatophyten	– Neurologische Symptome – Gastrointest. Störungen – Allergie – Hämatopathie (selten) – Leberschäden	– Leberschäden – Frühschwangerschaft	– Appl.: systemisch
– Clotrimazol (Canesten)	– Schädigung der Zytoplasmamembran – Wirktyp: fungizid	– Sproßpilze – Dermatophyten – Schimmelpilze – Dimorphe Pilze	– Gastrointest. Störungen – Transaminasenanstieg		– Appl.: systemisch + lokal
– Fluorcytosin (Ancotil)	– Wirktyp: fungizid	– Generalisierte Hefemykosen	– Gastrointest. Störungen – Leuko-, Thrombopenie – Allergie – Transaminasenanstieg	– Schwangerschaft – Niereninsuffizienz	– Appl.: systemisch – Gute ent. Res.
– Nystatin (Moronal)	– Zellmembranschädigung – Wirktyp: fungizid	– Sproßpilze (Candida albicans)	– Gastrointest. Störungen – Allergie		– Appl.: lokal – NW sind selten

Substanz	Wirkungsmechanismus	Indikationen	Nebenwirkungen	Kontraindikationen	Bemerkungen
– Miconazol (Daktar)	– Primär fungistatisch in höherer Dosis fungizid	– Sproßpilze – Dermatophyten – Schimmelpilze – Dimorphe Pilze	– Gut verträglich		– Appl.: systemisch (oral, i.v.) + lokal
Anthelmintika – Niclosamid (Yomesan)	– Wirktyp: vermizid – Wirkungsmechanismus: 1. Entkopplung der oxidativen Phosphorylierung 2. ATPase-Aktivität ↑	– Cestoden (Bandwürmer)	– Gastrointestinale Störungen (selten)		– Keine Resorption aus dem Magen-Darm-Trakt
– Piperazin (Vermicompren)	– Wirktyp: keine vermizide Wirkung. Würmer werden lebend ausgeschieden – Wirkungsmechanismus: Lähmung der Wurmmuskulatur durch Stabilisierung des Membranpotentials	– Ascariden – Oxyuren	– Gastrointestinale Störungen – Neurotoxische Erscheinungen: Kopfschmerzen, Schwindel etc. – Urtikarielle Hauterscheinungen	– Epilepsie – Vorsicht in der Schwangerschaft	
– Pyrivinium-Pomoat (Molevac)	– Wirktyp: vermizid – Wirkungsmechanismus: Enzymhemmung im Kohlenhydratstoffwechsel	– Oxyuren – Zwergfadenwurm	– Gastrointest. Störungen – Rotfärbung des Stuhls		
– Thiabendazol (Minzolum)	– Wirktyp: vermizid	– Trichiuren – Hakenwürmer	– Gastrointest. Störungen – ZNS-Symptomatik: Kopfschmerzen, Schwindel u. a. – Hautreaktionen – Hyperglykämie – Hypotonie (alle häufig, leicht, reversibel)	– Schwere Leber- und Niereninsuffizienz	– Schnelle enterale Resorption – Weitgehende Metabolisierung – Elimination: renal

Substanz	Wirkungsmechanismus	Indikationen	Nebenwirkungen	Kontraindikationen	Bemerkungen
Antiprotozoenmittel (s. auch Tab. 21) - Chloroquin (Resochin)	- Wirktyp: schizontozid - Wirkungsmechanismus: Hemmung der NS-Synthese durch Komplexbildung mit DNA - Wirkungsspektrum: Blutschizonten aller vier Malariaerreger	- Therapie und Prophylaxe der Malaria (soweit keine Resistenz vorliegt)	- Gastrointest. Störungen - Sehstörungen - Kopfschmerzen - Polyneuritiden - Hörstörungen - Leuko- und Thrombozytopenie - EKG-Veränderungen (alle NW selten)		- HWZ: 1 Woche und mehr
- Primaquin (Plasmochin)	- Wirktyp: schizontozid, gametozid - Wirkungsmechanismus: Schädigung der Mitochondrien - Wirkungsspektrum: Gewebsschizonten und Gametozyten aller vier Malariaerreger	- In Kombination mit Chloroquin	- Hämolytische Anämie (bei genetisch disponierten Patienten) - Methämoglobin- bildung - Gastrointest. Störungen - Kopfschmerzen u. a. (alle NW selten)		- Schnelle renale Elimination (24 h)
- Pyrimethamin (Daraprim)	- Wirktyp: schizontozid - Wirkungsmechanismus: Hemmung der Dihydrofolsäure- Reduktase - Wirkungsspektrum: primäre Gewebsschizonten Blutschizonten (schwach) Gametozyten	- Prophylaxe der Malaria, auch in chloroquin- resistenten Gebieten - Therapie der akuten Malaria tropica, verursacht durch chloroquinresistente Erreger - Oft in Kombination mit Langzeitsulfon- amiden (Fansidar)	- Gastrointest. Störungen - Megaloblasten- anämie (alle NW selten)		- HWZ: 4 u. mehr Tage

Tabelle 20. Impfungen

Impfungen, die mit Lebendimpfstoff durchgeführt werden

Gelbfieberimpfung
Masernimpfung
Mumpsimpfung
Polioimpfung nach Sabin
Pockenimpfung
Rötelnimpfung
Tollwutimpfung (auch mit abgetöteten Viren möglich)
Tuberkulose-(BCG-)Impfung
Typhusimpfung
Varizellenimpfung

Impfungen, die mit inaktivem Impfstoff (Totimpfstoff) durchgeführt werden

Choleraimpfung
Grippeimpfung
Keuchhustenimpfung
Polioimpfung nach Salk
FSME-Impfung
Hepatitis-A-Impfung
Hepatitis-B-Impfung
Meningokokkenimpfung
Haemophilus influenza b
Pneumokokkenimpfung
Tollwutimpfung

Impfungen, die mit Toxoid durchgeführt werden

Diphtherieimpfung
Tetanusimpfung

Tabelle 21. Übersicht über Medikamente, die zur Prophylaxe und Therapie der Malaria verwendet werden.

Wirksubstanzen	Handelsname	Zubereitung in Tabletten	Prophylaxe	Therapie	Bemerkungen
			für Erwachsene		
Chloroquin	Resochin® Weimerquin®	150 mg Base 150 mg Base	2 Tabl./Woche	4 Tabletten, weiter 2 Tabl. nach 6 Stunden, je 2 Tabl. am 2. und 3. Tag	Höchstdosis 1.800 mg = 12 Tabl. Resistenz bei P. falciparum möglich, jeweils am selben Wochentag einzunehmen
Proguanil	Paludrine®	100 mg	2 Tabl. tägl.		Resistenz bei P. falciparum möglich, nicht zur Therapie geeignet
Pyrimethamin und Sulfadoxin	Fansidar®	50 mg und 500 mg	1 Tabl./Woche	einmalig 3 Tabl.	Resistenz bei P. falciparum möglich, wegen starker Nebenreaktionen vorwiegend zur Therapie geeignet
Mefloquin	Lariam®	250 mg	1 Tabl./Woche	3 Tabl., nach 6–8 Std. 2 Tabl., nach 6–8 Std. 1 Tabl., unter 60 kg: 2+ 1 Tabl.	Resistenz bei P. falciparum möglich, Prophylaxe höchstens bis zu 4 Wochen
Chininsulfat	Chinin	200 mg		3 Tabl. alle 8 Std., 7 Tage lang	Nicht geeignet zur Prophylaxe
Doxycyclin	Doxycyclin®	100 mg	1 Tabl. tägl.		Prophylaxe höchstens 8 Wochen lang
Halofantrin	Halfan®	250 mg		2 Tabl., 2 Tabl. n. 6 Std., 2 Tabl. n. weiteren 6 Std.	Nicht geeignet zur Prophylaxe

Tabelle 22. Meldepflicht für Infektionskrankheiten nach dem Bundesseuchengesetz

Abkürzungen: V Verdacht, E Erkrankung, Erregernachweis, Ausscheider, T Todesfall
**AIDS: freiwillige Meldung
HIV: laborberichtspflichtig bei positivem HIV-Antikörpertest

Krankheit (Erreger)				Krankheit (Erreger)			
Abdominaltyphus	V	E	T	Malaria		E	T
AIDS		**		Masern			T
Botulismus	V	E	T	Meningitis/Sepsis (Haemophilus infl.)		E	T
Bruzellose		E	T	Meningokokkenmeningitis		E	T
Campylobacter jejuni	V	E	T	Milzbrand (Anthrax)	V	E	T
Cholera	V	E	T	Mumps			
Creutzfeldt-Jakob-Erkrankung				Ornithose	V	E	T
Diphtherie		E	T	Paratyphus	V	E	T
Echinococcus sp.				Pest	V	E	T
Enteroviren (ohne Polioviren)				Pocken	V	E	T
Enzephalitiden		E	T	Poliomyelitis	V	E	T
Epstein-Barr-Virus				Puerperalsepsis			T
Erythema chronicum migrans				Q-Fieber		E	T
(Lyme-Krankheit)				Rickettsiosen	V	E	T
Fleckfieber	V	E	T	Rotaviren			
Gasbrand		E	T	Röteln		Kongenital	
Gastrointest. Infektionen und				Rückfallfieber	V	E	T
bakt. Lebensmittelvergiftungen	V	E	T	Salmonellosen (andere)	V	E	T
Gelbfieber		E	T	Shigellosen	V	E	T
Gonorrhö				Streptokokken Gr. A (inkl. Scharlach)			T
Granuloma venereum (Donovanosis)				Syphilis		Kongenital	
Grippeartige Erkrankungen			T	Tetanus			
Hämorrhagische Fieber (viral)	V	E	T	Tollwut	V	E	T
Hepatitiden (viral)		E	T	Toxoplasmose		Kongenital	
HIV		**		Trachom		E	T
Impfkomplikationen				Trichinose		E	T
Influenza			T	Tuberkulose		E	T
Keuchhusten			T	Tularämie	V	E	T
Legionellose				Ulcus molle			
Lepra	V	E	T	Yersinia sp.			
Leptospirose		E	T	Zeckenenzephalitis		E	T
Listeriose		Kongenital		Zytomegalie		Kongenital	
Lymphogranuloma inguinale							

Sachwortverzeichnis

Fragen

I   Medizinische Mikrobiologie

1   Allgemeine Infektionslehre und Epidemiologie der Infektionskrankheiten

1.1   Allgemeine Infektionslehre

1.2   Allgemeine Epidemiologie der Infektionskrankheiten

H 90

1.1 Der Manifestationsindex einer Infektion gibt an:

(A) die Anzahl der Todesfälle bei einer Epidemie pro 100 000 der Bevölkerung
(B) die Anzahl der Erkrankungsfälle bei einer Epidemie pro 100 000 der Bevölkerung
(C) die Anzahl der Todesfälle pro Anzahl der Erkrankten
(D) die Anzahl der Erkrankten pro Anzahl der Infizierten
(E) die Anzahl der Infizierten pro Anzahl der Exponierten

F 89

1.2 Klinisch inapparente Verlaufsformen einer Infektion spielen für die Weiterverbreitung von Infektionserregern keine Rolle,

weil

nur der an einer manifesten Infektionskrankheit Erkrankte virulente Erreger ausscheidet.

F 89

1.3 Welche Begriffe charakterisieren eine Epidemie?

Das Auftreten einer Infektionskrankheit ist

(1) gehäuft
(2) zeitlich begrenzt
(3) örtlich begrenzt

(A) nur 1 ist richtig
(B) nur 2 ist richtig
(C) nur 3 ist richtig
(D) nur 1 und 2 sind richtig
(E) 1–3 = alle sind richtig

2   Allgemeine Bakteriologie

2.1   Aufbau und Morphologie der Bakterienzelle

2.2   Diagnostisch wichtige Eigenschaften von Bakterien

F 91

2.1 Die Fieber-erzeugende-Wirkung von Endotoxin kommt durch den folgenden Mechanismus zustande:

(A) direkte Bindung an Zellrezeptoren im ZNS
(B) Aktivierung von Komplement über den alternativen Weg
(C) Freisetzung von Interleukin 1 aus Makrophagen
(D) Mastzellaktivierung und Degranulation
(E) Freisetzung von lysosomalen Enzymen aus Granulozyten

H 87

2.2 Lysozym greift bei der Bakterienzelle an folgendem Bau-Element an:

(A) Polysaccharidkapsel
(B) Murein
(C) Polypeptidkapsel
(D) Lipid A
(E) Plasmamembran

H 87

2.3 Unter Endotoxin versteht man:

(A) die Toxine der Choleravibrionen, welche an der Darmschleimhaut angreifen
(B) die in der Zellwand gramnegativer Bakterien vorhandenen Lipopolysaccharide
(C) die als C-Substanz bekannten Polysaccharide in der Zellwand von Streptokokken
(D) ein als Stoffwechselprodukt gramnegativer Bakterien vorkommendes Protein
(E) einen Bestandteil des Zytoplasmas von pathogenen Bakterien

---

1.1 D   1.2 E   1.3 E   2.1 C   2.2 B   2.3 B

H 85

2.4 In der Bakterienzelle ist (sind) stets vorhanden:

(A) Nukleolen
(B) Mitochondrien
(C) Golgi-Apparat
(D) Ribosomen
(E) Kernmembran

F 86

2.5 Welche Aussage trifft **nicht** zu?

Die Zellwand-Lipopolysaccharide der gramnegativen Bakterien

(A) steigern als Permeabilitätsfaktor die Wasserdurchlässigkeit des Darmepithels
(B) sind hitzestabil
(C) können als Endotoxine einen Schock bewirken
(D) stimulieren als O-Antigene das Immunsystem
(E) erzeugen als Pyrogene Fieber

F 90

2.6 Welche Aussage trifft **nicht** zu?

Die Freisetzung von Endotoxinen gramnegativer Bakterien bewirkt:

(A) Produktion endogenen Pyrogens
(B) Zytolyse
(C) Blutdruckabfall
(D) Aktivierung von Komplement
(E) disseminierte intravaskuläre Koagulation

H 90

2.7 Pili (Fimbrien) der Bakterien können bei folgenden Vorgängen bzw. Merkmalen eine wesentliche Rolle spielen:

(1) Beweglichkeit
(2) Zelladhärenz
(3) Träger von Endotoxin
(4) Konjugativer DNA-Transfer

(A) nur 2 ist richtig
(B) nur 4 ist richtig
(C) nur 2 und 4 sind richtig
(D) nur 1, 2 und 4 sind richtig
(E) nur 2, 3 und 4 sind richtig

F 86

2.8 Faktoren der Virulenz bei Bakterien sind:

(1) phagenabhängige Toxinbildung
(2) Erhöhung des Adhäsionsvermögens durch Fimbrien
(3) Kapselbildung
(4) Resistenz gegen die lytische Wirkung des Komplements

(A) nur 1 und 2 sind richtig
(B) nur 1 und 3 sind richtig
(C) nur 1, 3 und 4 sind richtig
(D) nur 2, 3 und 4 sind richtig
(E) 1–4 = alle sind richtig

2.3 Bakteriengenetik

H 91

2.9 Für die Transduktion unerläßlich sind:

(A) virulente Phagen
(B) temperente Phagen
(C) Transpeptidasen
(D) Pili
(E) freie DNA

F 88

2.10 Welche Aussage trifft **nicht** zu?

Für ein Resistenz-codierendes Plasmid gilt:

(A) Es besteht aus einer Doppelstrang-RNA.
(B) Es kann eine multiple Resistenz kodieren.
(C) Es kann von Bakterien verschiedener Speises untereinander übertragen werden.
(D) Es kann in der Bakterienzelle in mehreren gleichartigen Kopien vorkommen.
(E) Es kann zu rascher Resistenzentwicklung einer Population führen.

Antwort	Aussage 1	Aussage 2	Verknüpfung
A	richtig	richtig	richtig
B	richtig	richtig	falsch
C	richtig	falsch	–
D	falsch	richtig	–
E	falsch	falsch	–

F 86
2.11 Bakterien-Pili bzw. Fimbrien können folgende Vorgänge ermöglichen oder bewirken:

(1) Transduktion
(2) aktive Bewegung
(3) Lysogenie
(4) Anheftung an animale Zellen
(5) Konjugation

(A) nur 1 und 5 sind richtig
(B) nur 2 und 4 sind richtig
(C) nur 4 und 5 sind richtig
(D) nur 1, 2 und 5 sind richtig
(E) nur 3, 4 und 5 sind richtig

H 85
2.12 Die Entstehung einer sekundären Antibiotika-Resistenz bei einer Bakterienpopulation kann durch die folgenden Vorgänge bewirkt oder eingeleitet werden:

(1) Konjugation
(2) Transkription
(3) Transduktion
(4) Translation
(5) Mutation

(A) nur 1 und 2 sind richtig
(B) nur 3 und 5 sind richtig
(C) nur 1, 3 und 4 sind richtig
(D) nur 1, 3 und 5 sind richtig
(E) nur 2, 3 und 5 sind richtig

H 87
2.13 Zwischen Bakterien kann Erbmaterial durch folgende Mechanismen übertragen werden:

(1) Transformation
(2) Konjugation
(3) Transduktion
(4) Translation
(5) Transposition

(A) nur 1 und 2 sind richtig
(B) nur 1 und 3 sind richtig
(C) nur 1, 2 und 3 sind richtig
(D) nur 2, 3 und 4 sind richtig
(E) 1–5 = alle sind richtig

H 91
2.14 Bakteriophagen können

(1) Gene in der Wirtszelle exprimieren und dadurch der Bakterienzelle neue Eigenschaften verleihen (lysogene Konversion)
(2) Genomteile von einer Bakterienzelle auf eine andere übertragen (Transduktion)
(3) aufgrund ihres Wirtsspektrums zur Typenbestimmung von Bakterienstämmen eingesetzt werden (Lysotypie)
(4) sensible Bakterienzellen zerstören (Lysis)
(5) als Prophage in das bakterielle Genom integriert werden (Lysogenie)

(A) nur 1, 3 und 5 sind richtig
(B) nur 2, 3 und 4 sind richtig
(C) nur 1, 2, 3 und 5 sind richtig
(D) nur 1, 2, 4 und 5 sind richtig
(E) 1–5 = alle sind richtig

H 88
2.15 Bakteriophagen haben eine Bedeutung bei der Definition folgender Begriffe:

(1) Konjugation
(2) Transformation
(3) Transduktion
(4) Lysogenie
(5) Lysotypie

(A) nur 4 ist richtig
(B) nur 2 und 3 sind richtig
(C) nur 2, 3 und 4 sind richtig
(D) nur 3, 4 und 5 sind richtig
(E) 1–5 = alle sind richtig

3 Diagnose bakterieller Infektionen

F 85
3.1 Lysotypie ist

(A) eine Methode zur Abklärung epidemiologischer Zusammenhänge
(B) ein immunologisches Verfahren zur Identifizierung von Bakterienstämmen
(C) die Veränderung von Bakterieneigenschaften durch Phagen
(D) die Übertragung genetischen Materials durch Phagen
(E) ein Abwehrmechanismus mancher Bakterienarten gegen andere Mikroorganismen

■ 2.11 C   ■ 2.12 D   ■ 2.13 C   ■ 2.14 E   ■ 2.15 D   ■ 3.1 A

F 87
3.2 Urin zur Bakterienkultur sollte in der Regel vor der Verarbeitung bei 37 °C aufbewahrt werden,

weil

die als Erreger einer Harnwegsinfektion in Frage kommenden Bakterien bei Kühlschranktemperatur schnell absterben.

H 89
3.3 Bei einer Reihe von Krankheitserregern bewirkt der Versand bzw. Transport des nativen Untersuchungsmaterials ohne besondere Vorkehrungen schlechte Ergebnisse bei der Anzüchtung.

Dies gilt insbesondere für

(1) Staphylococcus aureus
(2) Pseudomonas aeruginosa
(3) Shigella dysenteriae
(4) Neisseria meningitidis
(5) Salmonella typhimurium

(A) nur 3 und 4 sind richtig
(B) nur 4 und 5 sind richtig
(C) nur 1, 3 und 4 sind richtig
(D) nur 1, 3 und 5 sind richtig
(E) nur 2, 3 und 4 sind richtig

4 Normale Bakterienflora

4.1 Allgemeines

4.2 Normalflora

H 91
4.1 Bei der mikrobiellen Zusammensetzung der Faeces überwiegt hinsichtlich der Menge folgende Bakterienspezies bzw. -gattung:

(A) Proteus vulgaris
(B) Escherichia coli
(C) Streptococcus faecalis
(D) Bacteroides spec.
(E) Enterobacter spec.

H 86
4.2 In einem Vaginalabstrich finden Sie nach Gramfärbung zahlreiche grampositive Stäbchen als einzige Mikroorganismen.

Der Befund spricht am ehesten für

(A) Verdacht auf Kolpitis
(B) Verdacht auf Ulcus molle
(C) Überwuchern einer Keimart nach längerer antibiotischer Behandlung
(D) Infektion mit Candida
(E) normale Scheidenflora

F 89
4.3 Die Dickdarmflora des Gesunden besteht zu mehr als 90% aus

(A) Enterokokken (Streptococcus faecalis)
(B) Escherichia coli
(C) Proteus
(D) Anaerobiern
(E) Sporenbildnern

F 91
Bitte ordnen Sie den zutreffendsten Standort (Liste 2) den Bakterien (Liste 1) zu

Liste 1

4.4 Bacterium bifidum

4.5 Lactobacillus (Döderlein)

Liste 2

(A) Bronchialbaum
(B) Haut
(C) Tränensack
(D) Darm muttermilchernährter Säuglinge
(E) Vagina

Antwort	Aussage 1	Aussage 2	Verknüpfung
A	richtig	richtig	richtig
B	richtig	richtig	falsch
C	richtig	falsch	–
D	falsch	richtig	–
E	falsch	falsch	–

3.2 E   3.3 A   4.1 D   4.2 E   4.3 D   4.4 D   4.5 E

5 Spezielle Bakteriologie

5.1 Grampositive Kokken

F 92

5.1 Der Nachweis von Streptococcus faecalis aus dem Stuhl ist von diagnostischer Bedeutung bei

(A) einer Sepsis
(B) Verdacht auf eine Harnwegsinfektion
(C) einer Cholezystitis
(D) einer Gastroenteritis
(E) keiner der unter (A) – (B) genannten Erkrankungen

H 90

5.2 Die häufigsten Erreger einer subakuten bakteriellen Endokarditis (Endokarditis lenta) sind vergrünende Streptokokken.

Bei welchem Eingriff ist mit einer Einschleppung dieser Bakterien von ihrem natürlichen Standort aus in die Blutbahn am ehesten zu rechnen?

(A) Venenpunktion
(B) Zahnextraktion
(C) Gastroskopie
(D) Liquorpunktion
(E) Arterienpunktion

F 90

5.3 Koagulase-negative Staphylokokken findet man beim Gesunden typischerweise

(A) im Colon
(B) im Bronchialbaum
(C) in der Mundhöhle
(D) in der Urethra
(E) auf der Haut

F 92

5.4 Streptokokken der Gruppe D können folgende Krankheit verursachen:

(A) Corneal-Ulkus
(B) Gastroenteritis
(C) Angina lacunaris
(D) Endocarditis lenta
(E) Scharlach

F 89

5.5 Streptokokken der Gruppe B sind besonders gefürchtet als Erreger

(A) einer akuten Lobärpneumonie
(B) einer Neugeborenenmeningitis
(C) nosokomialer Infektionen
(D) therapieresistenter Harnwegsinfektionen
(E) des rheumatischen Fiebers

H 86

5.6 Streptokokken der serologischen Gruppe A sind Erreger

(A) des Scharlachs
(B) der Angina-Plaut-Vincent
(C) der Röteln
(D) des Keuchhustens
(E) der Masern

F 85

5.7 Die klinische Diagnose „Scharlach" wird mikrobiologisch gestützt durch den Nachweis

(A) β-hämolysierender Streptokokken im Rachenabstrich
(B) vergrünender Streptokokken in der Blutkultur
(C) des erythrogenen Toxins im Patientenserum
(D) plasmakoagulasebildender Staphylokokken im Rachenabstrich
(E) Keine der Aussagen (A) bis (D) trifft zu.

F 88

5.8 Welche Substanz ist für die Entstehung des Scharlach-Exanthems verantwortlich?

(A) Hyaluronidase
(B) Streptodornase
(C) Streptokinase
(D) Streptolysin
(E) keine der genannten Substanzen

F 88

5.9 Streptokokken der serologischen Gruppe D (Enterokokken)

(A) sind die Erreger des Erysipels
(B) sind gegenüber Penicillin voll sensibel
(C) bilden erythrogenes Toxin
(D) gehören zur normalen Darmflora des Menschen
(E) hinterlassen nach überstandener Erkrankung einen guten Infektionsschutz

■ 5.1 E   ■ 5.2 B   ■ 5.3 E   ■ 5.4 D   ■ 5.5 B   ■ 5.6 A   ■ 5.7 A   ■ 5.8 E   ■ 5.9 D

H 90

5.10 Welche Aussage trifft auf Streptococcus pyogenes A **nicht** zu?

(A) Er kann Exotoxin produzieren.
(B) Er ist häufig Erreger einer Angina tonsillaris.
(C) Er kann im Sinne einer Nachkrankheit eine akute Glomerulonephritis verursachen.
(D) Er ist häufig Erreger von Harnwegsinfekten bei jungen Frauen.
(E) Er ist regelmäßig sensibel gegen Penicillin-G.

F 89

5.11 Welche Aussage trifft **nicht** zu?

Staphylococcus aureus kann folgende Exotoxine bzw. Exoenzyme bilden:

(A) Leukozidin
(B) Enterotoxine
(C) Koagulase
(D) Hämolysine
(E) erythrogenes Toxin

F 86

5.12 Welche Aussage trifft **nicht** zu?

Streptokokken der Gruppe A

(A) verursachen lokale wie generalisierte Infektionen
(B) werden druch die Plasma-Koagulasereaktion von den apathogenen Streptokokken unterschieden
(C) bilden Toxine
(D) sind penicillinempfindlich
(E) können zu Spätkomplikationen rheumatischer Art führen

F 87

5.13 Welche Aussage trifft **nicht** zu?

Streptococcus pyogenes kann folgende Exotoxine bzw. Exoenzyme bilden:

(A) Fibrinolysin
(B) Desoxyribonuklease
(C) Hyaluronidase
(D) Koagulase
(E) Hämolysine

F 86

5.14 Welche Aussage über Scharlach trifft **nicht** zu?

(A) Erreger des Scharlach ist Streptococcus pyogenes, der unter Einfluß eines lyosgenen Phagen das erythrogene Toxin bildet.
(B) Der Scharlach ist eine der häufigsten meldepflichtigen Infektionskrankheiten in der Bundesrepublik.
(C) Das Exanthem läßt sich lokal durch intrakutane Injektion von Scharlachantitoxin auslöschen.
(D) Mittel der ersten Wahl ist Penicillin.
(E) Die Scharlach-Immunität ist antibakteriell und richtet sich gegen den Streptococcus pyogenes-Typ, der den Scharlach hervorrief.

H 91

5.15 Welche Aussage trifft **nicht** zu?

Die folgenden Krankheiten werden durch A-Streptokokken verursacht:

(A) rheumatisches Fieber
(B) Enteritis
(C) Erysipel
(D) Angina lacunaris
(E) Scharlach

F 92

5.16 Welche Aussage trifft **nicht** zu?

Staphylococcus epidermidis

(A) ist grampositiv
(B) ist koagulasenegativ
(C) ist häufig Erreger von Harnwegsinfekten bei jungen Frauen
(D) kann auf Plastikmaterialien (Katheter, künstliche Herzklappen) kolonisieren
(E) ist häufig multiresistent

H 85

5.17 Welche Aussagen über Staphylococcus aureus sind richtig?

(1) Die Penicillinresistenz wird mit Hilfe von transduzierenden Bakteriophagen von resistenten auf sensible Bakterien übertragen.
(2) Die Penicillinresistenz beruht in der Regel auf Bildung von β-Lactamase.
(3) Das Hämolysin von Staphylococcus aureus ist serologisch mit dem Hämolysin von Streptococcus pyogenes identisch.
(4) Mit Hilfe der Lysotypie lassen sich im Rahmen von Hospitalinfektionen Infektketten feststellen.
(5) Penicillin hemmt die Synthese der zytoplasmatischen Membran von Staphylococcus aureus.

(A) nur 1 und 2 sind richtig
(B) nur 3 und 4 sind richtig
(C) nur 1, 2 und 4 sind richtig
(D) nur 2, 4 und 5 sind richtig
(E) 1–5 = alle sind richtig

F 87

5.18 Die Kapsel der Pneumokokken

(1) ist der Sitz von Oxydationsenzymen
(2) enthält Lipopolysaccharide
(3) bietet Phagozytoseschutz
(4) ist ein wirksames Antigen

(A) nur 3 ist richtig
(B) nur 4 ist richtig
(C) nur 3 und 4 sind richtig
(D) nur 1, 3 und 4 sind richtig
(E) nur 2, 3 und 4 sind richtig

F 85

5.19 Die M-Substanz der A-Streptokokken

(1) induziert die Antikörperbildung
(2) ist Träger des Typenmerkmals
(3) liegt an der Oberfläche der Zellwand

(A) nur 2 ist richtig
(B) nur 3 ist richtig
(C) nur 1 und 2 sind richtig
(D) nur 1 und 3 sind richtig
(E) 1–3 = alle sind richtig

5.2   Gramnegative Kokken

H 87

5.20 Welche der Aussagen über Neisseria meningitidis trifft **nicht** zu?

(A) Der Mensch ist der einzige natürliche Wirt, für den der Erreger pathogen ist.
(B) Die Therapie mit Penicillin G ist wegen des Zellwandaufbaues unwirksam.
(C) Eine Bakteriämie läßt sich bei Infektionen oft nachweisen.
(D) Eine Chemoprophylaxe ist möglich.
(E) Bei Verdacht auf eine Meningokokkenmeningitis muß der Liquor sofort nach der Entnahme untersucht werden.

H 86

5.21 Welche Aussage zur Meningokokkenmeningitis trifft **nicht** zu?

(A) Die Meningokokken rufen außerhalb Europas größere Epidemien hervor.
(B) Hauptsächliches Keimreservoir ist der klinisch gesunde Bakterienträger.
(C) Das Waterhouse-Friderichsen-Syndrom ist Ausdruck einer Sepsis.
(D) Neisseria meningitidis ist ein grampositiver Diplococcus, der im Ausstrich intrazellulär und extrazellulär gelagert sein kann.
(E) Es gibt gegen verschiedene Meningokokkentypen gerichtete Vakzinen.

H 90

5.22 Welche Aussage über Neisseria gonorrhoeae trifft **nicht** zu?

(A) Pili fördern die Bindung an Wirtszellen.
(B) Die Resistenz gegen Penicillin kann durch Aufnahme von Plasmiden erworben werden.
(C) Pathogene Wirkungen entfalten die Erreger in erster Linie in den Schleimhäuten des Urogenitaltraktes und des Auges.
(D) Eine Bakteriämie kann zu einer Arthritis führen.
(E) Die Infektion hinterläßt eine langdauernde Protektiv-Immunität.

H 88

5.23 Bei einer bakteriellen Meningitis ist das sofortige Anfertigen eines Gram-Präparates aus dem Liquor sinnvoll,

weil

bei einer durch gramnegative Kokken verursachten Meningitis nicht mit Penicillin behandelt werden darf.

H 85

5.24 Welche Aussagen über die Infektion mit Neisseria meningitidis sind richtig?

(1) Bei einer eitrigen Hirnhautentzündung ist der Erreger im mikroskopischen Primärpräparat meist nicht nachweisbar, sondern stets erst in der Kultur.
(2) Das Exotoxin des Erregers ist für die hämorrhagischen Exantheme verantwortlich.
(3) Das Waterhouse-Friedrichsen Syndrom ist die schwerste Form der Meningokokkensepsis.
(4) Der Erreger gelangt in der Regel erst dann in die Hirnhäute, wenn er sich eine Zeitlang vorher in der Rachenschleimhaut vermehrt hat.
(5) Der Erreger kann von der Rachenschleimhaut aus auch in die Atemwege gelangen und eine schwere Bronchitis hervorrufen.

(A) nur 3 und 4 sind richtig
(B) nur 1, 2 und 3 sind richtig
(C) nur 1, 4 und 5 sind richtig
(D) nur 2, 3, 4 und 5 sind richtig
(E) 1–5 = alle sind richtig

5.3 Gramnegative Stäbchen

H 89

5.25 Für welchen der unten aufgeführten Keime ist der Mensch das einzige Erregerreservoir?

(A) Salmonella typhi
(B) Streptococcus agalactiae
(C) Salmonella typhimurium
(D) Proteus vulgaris
(E) Pseudomonas aeruginosa

F 87

5.26 Die Lysotypie von Salmonellen und von Staphylococcus aureus dient folgendem Zweck:

(A) Bestimmung der Lysozym-Empfindlichkeit
(B) Nachweis von Antikörpern gegen bakterielle Lysine
(C) Beurteilung der Beweglichkeit
(D) Aufdeckung von Infektionsquellen
(E) Bestimmung bakteriolytischer Antikörper

H 89

5.27 Welche Eigenschaft trifft für Streptococcus pneumoniae und Haemophilus influenzae gemeinsam zu?

(A) Beide sind grampositiv.
(B) Beide sind gramnegativ.
(C) Beide bilden Sporen.
(D) Beide verursachen Lebensmittelvergiftungen.
(E) Beide verursachen Meningitis.

H 88

5.28 Die Lysotypie liefert bei Salmonellen ein Beurteilungshilfsmittel im Hinblick auf die

(A) Prognose der Erkrankung
(B) Therapie
(C) Ermittlung der Infektionsquelle
(D) Auswahl geeigneter Stämme für den Impfstoff
(E) Kontagiosität

H 87

5.29 Eine Infektion durch Bacteroides muß stets in Betracht gezogen werden bei

(A) Appendizitis mit Darmperforation
(B) Furunkel
(C) Lobärpneumonie
(D) Harnwegsinfekt
(E) Meningitis

Antwort	Aussage 1	Aussage 2	Verknüpfung
A	richtig	richtig	richtig
B	richtig	richtig	falsch
C	richtig	falsch	–
D	falsch	richtig	–
E	falsch	falsch	–

F 87

5.30 Welche der Aussagen über Haemophilus influenzae trifft zu?

(A) In pathologischem Material werden überwiegend Stämme mit dem Kapseltyp C nachgewiesen.
(B) Erkrankungen im Kindesalter sind Meningitis und akute Larynxstenose (Epiglottitis).
(C) Antibiotikum der Wahl für die Therapie ist Trimethoprim-Sulfamethoxazol.
(D) Der Erreger ist außerhalb des Organismus wenig empfindlich.
(E) Wichtigster Pathogenitätsfaktor ist ein hitzestabiles Ektotoxin.

F 88

5.31 Welcher der folgenden Erreger wird vom tierischen Erregerreservoir auf den Menschen übertragen?

(A) Bordetella pertussis
(B) Brucella abortus
(C) Salmonella typhi
(D) Vibrio cholerae
(E) Shigella dysenteriae

F 91

5.32 Welche Bakterien erwarten Sie bei Verdacht auf bakterielle Meningitis – verursacht durch Haemophilus influenzae – im Grampräparat aus dem Liquor cerebrospinalis?

(A) grampositive Stäbchen
(B) gramnegative Stäbchen
(C) grampositive Kettenkokken
(D) gramnegative Diplokokken
(E) gramnegative Kokken

H 91

5.33 Welche Aussage über Harnwegsinfektionen trifft **nicht** zu?

(A) Der häufigste Erreger ist Proteus mirabilis.
(B) Die Infektion entsteht gewöhnlich durch aszendierende Erreger.
(C) Urin sollte nach der Abnahme bis zur mikrobiologischen Untersuchung kühl aufbewahrt werden.
(D) Die Keimzahl kann durch mikroskopische Betrachtung eines Urinpräparats abgeschätzt werden.
(E) Keimzahlen im Urin über 10^5/ml gelten als Zeichen einer Harnwegsinfektion.

F 90

5.34 Welche Aussage über die Legionärskrankheit trifft **nicht** zu?

(A) Der Erreger gehört zu den Mykoplasmen.
(B) Häufigste Erkrankungsform ist die Pneumonie.
(C) Biopsie-Material ist für den Erregernachweis in der Kultur geeignet.
(D) Die ätiologische Diagnose beruht in erster Linie auf der Bestimmung von Antikörpern im Serum.
(E) Chemotherapeutikum der Wahl ist Erythromycin.

H 87

5.35 Welche der Aussagen über Salmonella typhi trifft **nicht** zu?

(A) Bei der Krankheit tritt eine Bakteriämie auf.
(B) Zur Behandlung von Infektionen sind Ampicillin und Trimethoprim-Sulfamethoxazol geeignet.
(C) Der Mensch ist einziges Erregerreservoir.
(D) Bei Dauerausscheidern liegen fast immer Herde in der Gallenblase oder in den Gallengängen vor.
(E) Die pathogenen Wirkungen beruhen auf einem Exotoxin, das im Tierversuch ein typisches Krankheitsbild hervorruft.

F 86

5.36 Welche Aussage über die Shigella-Enterocolitis trifft **nicht** zu?

(A) Einer der häufigsten Erreger ist in der Bundesrepublik Deutschland Shigella sonnei.
(B) Shigella-Infektionen werden am häufigsten von Mensch zu Mensch durch fäkal-orale Infektionen übertragen.
(C) Die Inkubationszeit ist kurz.
(D) Pathologisch-anatomisch ist die Dickdarmschleimhaut geschwürig verändert.
(E) Die Übersendung von Untersuchungsmaterial an ein bakteriologisches Laboratorium bedarf keiner besonderen Konservierungsmaßnahme, da Shigellen sehr widerstandsfähig sind.

■ 5.30 B   ■ 5.31 B   ■ 5.32 B   ■ 5.33 A   ■ 5.34 A   ■ 5.35 E   ■ 5.36 E

F 85

5.37 Das Enterotoxin von Vibrio cholerae verursacht Flüssigkeitsverluste bei den Patienten,

weil

das Enterotoxin von Vibrio cholerae eine Permeabilitätsstörung des Darmepithels bewirkt.

H 91

5.38 Enteritische Salmonellosen werden hauptsächlich durch Nahrungsmittel verursacht, in denen eine starke Vermehrung der Erreger stattgefunden hat,

weil

enteritische Salmonellosen nur nach Aufnahme einer hohen Infektionsdosis auftreten.

H 89

5.39 Die Schmierinfektion stellt bei enteritischen Salmonellosen keinen bedeutenden Übertragungsweg dar,

weil

enteritische Salmonellosen nur nach Aufnahme einer hohen Infektionsdosis auftreten.

F 85

5.40 Welche Bakterien gehören zu den Enterobacteriaceae?

(1) Escherichia coli
(2) Salmonella-Arten
(3) Haemophilus influenzae
(4) Proteus-Arten
(5) Brucella abortus

(A) nur 1 und 3 sind richtig
(B) nur 3 und 5 sind richtig
(C) nur 1, 2 und 4 sind richtig
(D) nur 1, 2 und 5 sind richtig
(E) nur 1, 2, 3 und 4 sind richtig

F 86

5.41 Die Cholera

(1) wird durch einen Exotoxin bildenden Erreger hervorgerufen
(2) wird durch Wasser übertragen
(3) wird durch Schutzimpfung mit einer Lebendvakzine verhütet
(4) breitet sich vor allem durch tierische Nahrungsmittel aus

(A) nur 1 und 2 sind richtig
(B) nur 1 und 4 sind richtig
(C) nur 2 und 3 sind richtig
(D) nur 3 und 4 sind richtig
(E) nur 1, 3 und 4 sind richtig

H 89

5.42 Eine Infektion mit obligat anaeroben bzw. mikroaerophilen Bakterien muß in Betracht gezogen werden bei

(1) Gasbrand
(2) chronisch fistelnder Infiltration im Kieferbereich
(3) Konjunktivitis
(4) Peritonitis nach Darmperforation
(5) Angina Plaut-Vincent

(A) nur 1 ist richtig
(B) nur 1 und 2 sind richtig
(C) nur 2 und 4 sind richtig
(D) nur 1, 2, 4 und 5 sind richtig
(E) 1–5 = alle sind richtig

Antwort	Aussage 1	Aussage 2	Verknüpfung
A	richtig	richtig	richtig
B	richtig	richtig	falsch
C	richtig	falsch	–
D	falsch	richtig	–
E	falsch	falsch	–

■ 5.37 A   ■ 5.38 A   ■ 5.39 A   ■ 5.40 C   ■ 5.41 A   ■ 5.42 D

H 91

5.43 Bakterien der Gattung Bacteroides gehören zur physiologischen Darmflora.

Sie besitzen folgende Eigenschaften:

(1) gramnegative Stäbchen
(2) obligat anaerob
(3) Sporenbildung bei ungünstigen Umweltbedingungen
(4) Sie können eine Peritonitis nach Darmperforation hervorrufen.
(5) Sie haben keine pathogenetische Bedeutung.

(A) nur 1 und 5 sind richtig
(B) nur 1, 2 und 3 sind richtig
(C) nur 1, 2 und 4 sind richtig
(D) nur 2, 3 und 4 sind richtig
(E) nur 2, 3 und 5 sind richtig

F 85

5.44 Welche der folgenden Keime können bei Gesunden im Nasen-Rachen-Raum vorkommen und sind außerdem wichtige Erreger einer eitrigen Meningitis?

(1) Streptococcus pneumoniae
(2) Proteus mirabilis
(3) Neisseria meningitidis
(4) Haemophilus influenza

(A) nur 1 und 3 sind richtig
(B) nur 3 und 4 sind richtig
(C) nur 1, 2 und 4 sind richtig
(D) nur 1, 3 und 4 sind richtig
(E) 1–4 = alle sind richtig

H 89

5.45 Bei welchem(n) der unten aufgelisteten Keime ist die Verwendung eines Transportmediums beim Verschikken von Untersuchungsmaterial erforderlich?

(1) Salmonella typhi
(2) Neisseria gonorrhoeae
(3) Escherichia coli
(4) Shigella dysenteriae
(5) Staphylococcus aureus

(A) nur 2 ist richtig
(B) nur 2 und 4 sind richtig
(C) nur 3 und 4 sind richtig
(D) nur 2, 3, 4 und 5 sind richtig
(E) 1–5 = alle sind richtig

F 87

5.46 Mesenteriale Lymphadenitis und Ileitis terminalis können hervorgerufen werden durch Infektion(en) mit

(1) Yersinia pseudotuberculosis
(2) Shigella flexneri
(3) Yersinia enterocolitica
(4) Salmonella typhimurium
(5) Vibrio cholerae

(A) nur 3 ist richtig
(B) nur 1 und 3 sind richtig
(C) nur 4 und 5 sind richtig
(D) nur 1, 2 und 3 sind richtig
(E) 1–5 = alle sind richtig

F 87

5.47 Welche der nachfolgenden Salmonellen sind Erreger einer zyklischen Infektionskrankheit?

(1) S. paratyphi B
(2) S. typhimurium
(3) S. typhi
(4) S. enteritidis

(A) nur 1 ist richtig
(B) nur 3 ist richtig
(C) nur 1 und 3 sind richtig
(D) nur 1, 2 und 3 sind richtig
(E) nur 2, 3 und 4 sind richtig

H 89

5.48 Zur physiologischen Flora gehören auch potentielle Krankheitserreger, die im Rahmen einer endogenen Infektion eine Krankheit auslösen können. Typische Beispiele eines solchen endogen entstehenden Infektes sind:

(1) Typhus
(2) Gonorrhoe
(3) Endocarditis lenta
(4) Cholecystitis
(5) Otitis media

(A) nur 3 ist richtig
(B) nur 4 und 5 sind richtig
(C) nur 2, 3 und 4 sind richtig
(D) nur 3, 4 und 5 sind richtig
(E) nur 1, 3, 4 und 5 sind richtig

5.4 Sporenlose grampositive Stäbchen

5.49 Die Laboratoriumsdiagnose der Diphtherie erfolgt üblicherweise durch

(A) den Nachweis des Exotoxins im Blut des Patienten
(B) den Hauttest
(C) die Blutkultur
(D) die Züchtung des Erregers aus einem Rachenabstrich
(E) Antikörpernachweis zu Beginn der 2. Krankheitswoche

5.50 Die Toxinbildung (Biosynthese) bei Diphtheriebakterien hängt davon ab, ob

(A) die Bedingungen der Anaerobiose genügend streng erfüllt sind
(B) das Erregergenom den entsprechenden Prophagen enthält
(C) dem Erreger geeignete Proteine als Vorstufen zur Verfügung stehen
(D) die Polkörnchen genügend Phosphat enthalten
(E) eine Glattform (S) oder eine Rauhform (R) vorliegt

5.51 Welche Aussage trifft **nicht** zu?

Die Diphtherie

(A) wird durch Tröpfcheninfektion übertragen
(B) führt nach Endotoxinbildung zu hohem Fieber
(C) hat eine Inkubationszeit von 2–5 Tagen
(D) führt zu Pseudomembranbildungen im Rachenraum
(E) kann zur Myokarditis führen

5.52 Welche der folgenden Aussagen über Diphtherie trifft **nicht** zu?

(A) Die Diphtherie ist in der Bundesrepublik Deutschland selten geworden.
(B) Der Erreger bildet ein stark wirkendes Exotoxin unter dem Einfluß eines lysogenen Phagen.
(C) Das Exotoxin ist ein typisches AB-Toxin.
(D) Die Diagnose wird aufgrund der mikroskopischen Betrachtung eines Direktpräparates (Neisser-Färbung) gestellt.
(E) Es wird mit Toxoid aktiv immunisiert.

5.53 Welche der Aussagen über Listeria monocytogenes trifft **nicht** zu?

(A) Der Erreger ist ein sporenloses, grampositives Stäbchen.
(B) Schwangerschaftslisteriose der Mutter kann zur intrauterinen Infektion des Feten führen.
(C) Einziges Erregerreservoir ist der Mensch.
(D) Bei Verdacht auf Infektion während der Schwangerschaft sollte versucht werden, die Erreger aus dem Blut oder dem Fruchtwasser anzuzüchten.
(E) Die Infektion kann chemotherapeutisch mit gutem Erfolg behandelt werden.

5.54 Welche der Aussagen über Corynebakterium diphtheriae trifft **nicht** zu?

(A) Die Übertragung erfolgt in erster Linie durch Tröpfcheninfektion von Erkrankten und gesunden Keimträgern.
(B) Das Exotoxin besteht aus den Fragmenten A und B, wobei A das eigentliche, die Proteinsynthese der Zielzelle hemmendes Gift ist, B dagegen die Bindung und Aufnahme in die Zielzelle vermittelt.
(C) Der Versuch eines kulturellen Nachweises ist stets erforderlich.
(D) Die Bildung von Exotoxin kann im Immundiffusionstest in vitro nachgewiesen werden.
(E) Mit der Durchführung der antitoxischen Serotherapie darf erst nach Abschluß der baktiologischen Diagnostik begonnen werden.

5.55 Die folgenden Bestandteile der Bakterienzelle üben eine antiphagozytäre Funktion aus:

(1) Polysaccharidkapsel bei Pneumokokken
(2) C-Substanz bei A-Streptokokken
(3) Kapsel der Meningokokken
(4) Polyphosphatkörnchen (Polkörnchen) bei Diphtheriebakterien
(5) M-Substanz bei A-Streptokokken

(A) nur 1 ist richtig
(B) nur 1 und 2 sind richtig
(C) nur 1, 3 und 4 sind richtig
(D) nur 1, 3 und 5 sind richtig
(E) nur 2, 3 und 5 sind richtig

■ 5.49 D   ■ 5.50 B   ■ 5.51 B   ■ 5.52 D   ■ 5.53 C   ■ 5.54 E   ■ 5.55 D

5.5   Aerobe Sporenbildner

5.6   Anaerobe Sporenbildner

H 91
5.56 Bei welcher der folgenden Krankheiten kann die Diagnose durch den Nachweis des vom Erreger gebildeten Exotoxins im Blut des Patienten mit Hilfe des Tierversuchs gesichert werden?

(A) Cholera
(B) Gasbrand
(C) Botulismus
(D) Scharlach
(E) Ruhr

F 88
5.57 Bei Botulismus erfolgt der Nachweis der Exotoxine im Blut der Patienten durch

(A) Tierversuch
(B) Immunelektrophorese
(C) passive Hämagglutination
(D) Chromatographie
(E) Komplementbindungsreaktion

F 89
5.58 Welche der folgenden Bakterien bilden ein Exotoxin, das zur Erkrankung des Menschen führt?

(A) Salmonella typhi
(B) Haemophilus influenzae
(C) Diplococcus pneumoniae
(D) Clostridium botulinum
(E) Neisseria gonorrhoeae

F 86
5.59 Welche Aussage trifft **nicht** zu?

Bei folgenden Krankheitsbildern sind bakterielle Exotoxine wichtige pathogenetische Faktoren:

(A) Gasbrand
(B) Cholera
(C) Scharlach
(D) Diphtherie
(E) Meningokokken-Meningitis

H 86
5.60 Welche Aussage trifft **nicht** zu?

Das Krankheitsbild wird durch Exotoxine bestimmt bei

(A) Clostridium tetani
(B) Corynebacterium diphtheriae
(C) Clostridium botulinum
(D) Vibrio cholerae
(E) Brucella abortus Bang

H 88
5.61 Welche Aussage trifft **nicht** zu?

Angehörige der folgenden Erregergruppen bzw. -spezies kommen als Erreger einer Diarrhoe in Betracht:

(A) Salmonella typhimurium
(B) Escherichia coli
(C) Clostridium botulinum
(D) Staphylokokken
(E) Yersinien

H 89
5.62 Welche Aussage trifft **nicht** zu?

Die Exotoxine folgender Bakterien haben im Organismus eine Fernwirkung:

(A) Corynebacterium diphtheriae
(B) Clostridium tetani
(C) Vibrio cholerae
(D) Streptokokken der Gruppe A (erythrogenes Toxin)
(E) Clostridium botulinum

H 91
5.63 Welche Aussage trifft **nicht** zu?

Die folgenden Bakterien sind Anaerobier:

(A) Pseudomonas aeruginosa
(B) Clostridium perfringens
(C) Clostridium botulinum
(D) Clostridium difficile
(E) Bacteroides fragilis

▌5.56 C   ▌5.57 A   ▌5.58 D   ▌5.59 E   ▌5.60 E   ▌5.61 C   ▌5.62 C   ▌5.63 A

F 91
5.64 Welche Aussage trifft **nicht** zu?

Typische Exotoxinbildner sind:

(A) Vibrio cholerae
(B) Neisseria meningitidis
(C) Clostridium tetani
(D) Clostridium botulinum
(E) Corynebacterium diphtheriae

F 85
5.65 Welche Aussage trifft **nicht** zu?

Clostridium botulinum

(A) führt häufig nach Eindringen in tiefreichende Verletzungen zur Botulinusintoxikation
(B) gehört zu den anaeroben Sporenbildnern
(C) bildet Exotoxine
(D) ist ein grampositives Stäbchen
(E) kommt ubiquitär vor

F 91
5.66 Bei Verdacht auf Botulismus ist eine frühzeitige Antibiotikatherapie indiziert,

weil

Botulinustoxin, das bereits zellgebunden ist, einer Therapie mit Antitoxin schwer zugänglich ist.

H 90
5.67 Nahrungsmittelvergiftungen können hervorgerufen werden durch:

(1) Clostridium botulinum
(2) Staphylococcus aureus
(3) Salmonella enteritidis
(4) Lactobacillus acidophilus

(A) nur 1 und 2 sind richtig
(B) nur 1 und 3 sind richtig
(C) nur 2 und 3 sind richtig
(D) nur 1, 2 und 3 sind richtig
(E) 1–4 = alle sind richtig

F 88
5.68 Angehörige der nachstehend aufgeführten Gattungen bzw. Gruppen können diarrhöische Darmerkrankungen hervorrufen:

(1) Escherichia
(2) Yersinia
(3) Clostridium

(A) nur 1 ist richtig
(B) nur 2 ist richtig
(C) nur 1 und 2 sind richtig
(D) nur 2 und 3 sind richtig
(E) 1–3 = alle sind richtig

F 86
5.69 Welcher der folgenden Bakterienarten sind obligate Anaerobier?

(1) Clostridium tetani
(2) Corynebacterium diphtheriae
(3) Bacillus anthracis
(4) Clostridium perfringens
(5) Streptokokken der Gruppe D

(A) nur 1 und 2 sind richtig
(B) nur 1 und 4 sind richtig
(C) nur 1, 2 und 5 sind richtig
(D) nur 2, 3 und 4 sind richtig
(E) nur 2, 4 und 5 sind richtig

H 85
5.70 Wirksame Enterotoxine können von folgenden Bakterien gebildet werden:

(1) Vibrio cholerae
(2) Staphylococcus aureus
(3) Escherichia coli
(4) Clostridium botulinum

(A) nur 1 und 3 sind richtig
(B) nur 3 und 4 sind richtig
(C) nur 1, 2 und 3 sind richtig
(D) nur 1, 2 und 4 sind richtig
(E) 1–4 = alle sind richtig

Antwort	Aussage 1	Aussage 2	Verknüpfung
A	richtig	richtig	richtig
B	richtig	richtig	falsch
C	richtig	falsch	–
D	falsch	richtig	–
E	falsch	falsch	–

■ 5.64 B   ■ 5.65 A   ■ 5.66 D   ■ 5.67 D   ■ 5.68 E   ■ 5.69 B   ■ 5.70 C

F 89

5.71 Clostridium tetani, Clostridium botulinum und Corynebacterium diphtheriae haben gemeinsame Eigenschaften.

Um welche handelt es sich?

(1) grampositive Stäbchen
(2) obligat anaerobes Wachstum
(3) Exotoxinbildner
(4) Hospitalismuskeim
(5) Sporenbildner

(A) nur 1 ist richtig
(B) nur 1 und 3 sind richtig
(C) nur 2 und 3 sind richtig
(D) nur 1, 2, 3 und 5 sind richtig
(E) 1–5 = alle sind richtig

H 86

5.72 Zu den häufigen Erregern von Krankenhausinfektionen zählt (zählen):

(1) Staphylococcus aureus
(2) Clostridium perfringens
(3) Pseudomonas aeruginosa
(4) Haemophilus ducreyi
(5) Klebsiella pneumoniae

(A) nur 1 ist richtig
(B) nur 3 ist richtig
(C) nur 1, 2 und 3 sind richtig
(D) nur 1, 3 und 5 sind richtig
(E) nur 1, 3, 4 und 5 sind richtig

5.7   Mykobakterien und Aktinomyzeten

H 89

5.73 Welche der folgenden Bakterien sind obligate Anaerobier?

(A) Vibrio cholerae
(B) Peptostreptokokken
(C) Mycobacterium tuberculosis
(D) Corynebacterium diphtheriae
(E) Neisseria meningitidis

F 85

5.74 Zu den Mykotoxinen gehören

(A) die wäßrigen Extrakte von Mycobacterium tuberculosis
(B) die Exotoxine von Mycoplasma pneumoniae
(C) Aflatoxine
(D) Leucocidin
(E) „cord"-factor

H 86

5.75 Die mikroskopische Diagnose der Tuberkelbakterien beruht auf

(A) ihrer Fähigkeit, aufgenommene Farbstoffe trotz Alkohol-Säure-Behandlung nicht abzugeben
(B) dem Vorhandensein einer Kapsel
(C) der Anfärbung von Polkörperchen
(D) der Gramfärbung
(E) ihrer typischen Form und Lagerung

F 86

5.76 Welche Aussage trifft **nicht** zu?

Zu den grampositiven Stäbchen rechnet man folgende Gattungen:

(A) Listenia
(B) Bordetella
(C) Actinomyces
(D) Corynebakterium
(E) Lactobacillus (Döderlein)

F 92

5.77 Welche Aussage über Mykobakterien trifft **nicht** zu?

(A) M. tuberculosis und M. bovis sind humanpathogen.
(B) Die Ziehl-Neelsenfärbung beruht auf der sogenannten „Säurefestigkeit" der Mykobakterien.
(C) Die Tuberkulinhautreaktion ist bei klinisch inapparenter Infektion mit M. tuberculosis negativ.
(D) Die prophylaktische Wirksamkeit der BCG-Schutzimpfung ist erwiesen.
(E) Antituberkulotika der I. Wahl sind Isoniazid, Rifampicin und Ethambutol.

H 85

5.78 Welche Aussage trifft **nicht** zu?

Bei Verdacht auf Lungentuberkulose ist

(A) die Aussagekraft eines kulturellen Nachweises größer als die eines mikroskopischen Befundes
(B) ein negativer kultureller Befund nach 8 Wochen zu erwarten
(C) ein positiver kultureller Befund frühestens 2–3 Wochen nach Einsendung zu erwarten
(D) eine antibakterielle Therapie nur dann sinnvoll, wenn ein positiver bakteriologischer Nachweis bereits vorliegt
(E) der Tierversuch (Meerschweinchen) eine sichere Methode zum Nachweis des Erregers

F 90

5.79 Welche Aussage trifft **nicht** zu?

Die folgenden Bakterien sind fakultativ oder obligat anaerob:

(A) Listeria monocytogenes
(B) Actinomyces israelii
(C) Clostridium perfringens
(D) Bacteroides-Gruppe
(E) Clostridium tetani

F 89

5.80 Bei einer Erstinfektion durch Tuberkelbakterien kommt es innerhalb von drei Tagen zu einer spezifischen granulomatösen Entzündung,

weil

der Organismus auf eine Infektion mit Tbc-Bakterien mit einer T-Zell-vermittelten Hypersensitivität reagiert.

F 90

5.81 Bei Verdacht auf Meningitis muß ein für bakteriologische Untersuchungen bestimmter Liquor bis zum Anlegen einer Kultur bei etwa 37 °C aufbewahrt werden,

weil

Mycobacterium tuberculosis kälteempfindlich ist.

F 91

5.82 Der Tuberkulintest hat diagnostische und epidemiologische Bedeutung,

weil

eine positive Reaktion beim Tuberkulintest stets Zeichen einer frischen Infektion ist.

H 86

5.83 Sporenbildner sind:

(1) Clostridium perfringens
(2) Actinomyces israelii
(3) Bacillus anthracis
(4) Bacteroides fragilis
(5) Yersinia pseudotuberculosis

(A) nur 1 und 2 sind richtig
(B) nur 1 und 3 sind richtig
(C) nur 1, 3 und 4 sind richtig
(D) nur 2, 4 und 5 sind richtig
(E) 1–5 = alle sind richtig

F 85

5.84 Welche für die Laboratoriumsdiagnose wichtige Eigenschaften haben Tuberkelbakterien (Mycobacterium tuberculosis)?

(1) Sie sind durch die Gramfärbung leicht anfärbbar.
(2) Sie sind säurefest.
(3) Sie sterben in der Außenwelt rasch ab.
(4) Sie haben eine lange Generationszeit, so daß das Ergebnis einer Kultur erst nach mehreren Wochen vorliegt.

(A) nur 1 und 3 sind richtig
(B) nur 2 und 3 sind richtig
(C) nur 2 und 4 sind richtig
(D) nur 1, 2 und 3 sind richtig
(E) nur 2, 3 und 4 sind richtig

Antwort	Aussage 1	Aussage 2	Verknüpfung
A	richtig	richtig	richtig
B	richtig	richtig	falsch
C	richtig	falsch	–
D	falsch	richtig	–
E	falsch	falsch	–

▌5.78 D ▌5.79 A ▌5.80 D ▌5.81 C ▌5.82 C ▌5.83 B ▌5.84 C

F 90

5.85 Welche Aussagen über Mycobacterium tuberculosis sind richtig?

(1) Der Nachweis von säurefesten Stäbchen im Urin ist gleichbedeutend mit dem Nachweis von Mycobacterium tuberculosis.
(2) Mycobacterium tuberculosis ist ein Sporenbildner.
(3) Eine früher abgelaufene Infektion mit Mycobacterium tuberculosis läßt sich durch die Tuberkulinreaktion nachweisen.
(4) Die spezifische Sensibilisierung des T-Zellsystems gegen Tuberkulin läßt sich auch durch BCG-Impfung hervorrufen.
(5) Mittel der ersten Wahl in der Tuberkulosebehandlung sind Isonicotinsäurehydrazid, Rifampicin und Ethambutol.

(A) nur 1 und 5 sind richtig
(B) nur 2 und 5 sind richtig
(C) nur 3, 4 und 5 sind richtig
(D) nur 1, 2, 3 und 4 sind richtig
(E) 1–5 = alle sind richtig

F 90

5.86 In vielen Fällen wird die mikrobiologische Untersuchung eines Materials mit dem Ergebnis „Nach 48-stündiger Bebrütung kulturell keine Keime nachgewiesen" beendet. Die 48-stündige Bebrütung ist nicht ausreichend für den Nachweis von:

(1) Mycobacterium tuberculosis
(2) Klebsiella pneumoniae
(3) Haemophilus influenzae
(4) Streptococcus pneumoniae

(A) nur 1 ist richtig
(B) nur 1 und 2 sind richtig
(C) nur 1 und 3 sind richtig
(D) nur 1 und 4 sind richtig
(E) nur 2 und 4 sind richtig

F 85

5.87 Welche Aussage(n) über Mycobacterium leprae trifft (treffen) zu?

(1) Es kann auf unbelebten Nährboden wie andere Mykobakterien angezüchtet werden.
(2) Die Bakterien lassen sich bei lepromatöser Lepra als säurefeste Stäbchen in Ausstrichen befallenen Gewebes nachweisen.
(3) Die Empfänglichkeit für die Ansteckung mit Mycobacterium leprae scheint in der Kindheit größer als im Erwachsenenalter zu sein.

(A) nur 1 ist richtig
(B) nur 3 ist richtig
(C) nur 1 und 3 sind richtig
(D) nur 2 und 3 sind richtig
(E) 1–3 = alle sind richtig

F 87

5.88 Welche Aussagen zur Beurteilung eines Tuberkulin-Hauttestes treffen zu?

(1) Die Tuberkulin-Hautreaktion ist auch bei inapparenter Auseinandersetzung mit Mycobacterium tuberculosis positiv.
(2) Die Tuberkulin-Hautreaktion kann durch immunsuppressive Therapie beeinflußt werden.
(3) Die Tuberkulinreaktion wird nach BCG-Impfung positiv.
(4) Selbst schwere Infektionen mit anderen Krankheitserregern beeinflussen die Tuberkulinreaktion nicht.

(A) nur 1 und 2 sind richtig
(B) nur 1 und 3 sind richtig
(C) nur 2 und 3 sind richtig
(D) nur 1, 2 und 3 sind richtig
(E) 1–4 = alle sind richtig

F 89

5.89 Erkrankungen, die durch Lebensmittel oder Milch oder Wasser übertragen werden können, sind:

(1) Typhus
(2) Brucellose
(3) Tuberkulose
(4) Cholera

(A) nur 1 und 3 sind richtig
(B) nur 2 und 3 sind richtig
(C) nur 1, 2 und 3 sind richtig
(D) nur 1, 2 und 4 sind richtig
(E) 1–4 = alle sind richtig

H 88

5.90 Welche Erreger bilden Exotoxine, die neurotoxisch wirken?

(1) Clostridium botulinum
(2) Clostridium perfringens
(3) Mycobacterium tuberculosis
(4) Salmonella typhimurium
(5) Clostridium tetani

(A) nur 1 und 5 sind richtig
(B) nur 1, 2 und 3 sind richtig
(C) nur 1, 3 und 5 sind richtig
(D) nur 2, 4 und 5 sind richtig
(E) 1–5 = alle sind richtig

5.8 Spirochäten

H 88
5.91 Welche der Aussagen über Treponema pallidum trifft zu?

(A) Die Übertragung der Infektion kann diaplazentar erfolgen.
(B) Haupterkrankungsformen der sekundären Syphilis sind die Tabes dorsalis und die progressive Paralyse.
(C) Der Erreger läßt sich in vitro leicht anzüchten.
(D) Der Nachweis von Antikörpern in der Wassermannschen Reaktion ist ein sicheres Zeichen für das Vorliegen einer aktiven Lues.
(E) Bei Abheilung einer Lues infolge Therapie mit Penicillin fällt der Antikörpertiter im Treponema-pallidum-Hämagglutinationstest (TPHA) regelmäßig wieder unter die Nachweisgrenze.

F 85
5.92 Der direkte Nachweis des Treponema pallidum beim Syphiliskranken erfolgt

(A) durch den Nelsontest
(B) im Blut durch die Cardiolipinreaktion
(C) in Zellkulturen
(D) durch NAchweis der Eigenfluoreszenz von Treponema pallidum
(E) durch Dunkelfeldmikroskopie

F 90
5.93 Welche Aussage über Borrelia burgdorferi trifft **nicht** zu?

(A) Die Infektion wird hauptsächlich durch Zecken übertragen.
(B) Charakteristisch für das erste Stadium der Erkrankung ist ein über Wochen fortschreitendes Erythem.
(C) Der Erreger läßt sich in der akuten Krankheitsphase der Lyme-Erkrankung leicht aus dem Blut anzüchten.
(D) Für den Nachweis der akuten Infektion ist die Bestimmung von Antikörpern der Klasse IgM notwendig.
(E) Die Erreger sind penicillinempfindlich.

H 85
5.94 Welche Aussage trifft **nicht** zu?

Treponema pallidum ist

(A) der Erreger der Lues
(B) ein bewegliches Bakterium
(C) plazentagängig
(D) penicillinempfindlich
(E) auf künstlichem Nährboden anzüchtbar

H 88
5.95 Welche der Aussagen über Leptospiren trifft **nicht** zu?

(A) Für die Diagnose einer Leptospirenerkrankung ist die Seroreaktion wichtig.
(B) Die Aufnahme der Erreger kann über die Haut erfolgen.
(C) Die Erreger setzen sich meist in den parenchymatösen Organen sowie im ZNS fest.
(D) Leptospiren können nur im Tierversuch zur Vermehrung gebracht werden.
(E) Wichtige Wirte sind Nager, Hunde und Schweine, die Leptospiren im Urin und in den Fäzes ausscheiden.

H 87
5.96 Das Sekundärstadium der Syphilis ist nicht infektiös,

weil

die Patienten im Sekundärstadium der Syphilis luesspezifische Antikörper besitzen.

Antwort	Aussage 1	Aussage 2	Verknüpfung
A	richtig	richtig	richtig
B	richtig	richtig	falsch
C	richtig	falsch	–
D	falsch	richtig	–
E	falsch	falsch	–

■ 5.91 A   ■ 5.92 E   ■ 5.93 C   ■ 5.94 E   ■ 5.95 D   ■ 5.96 D

F 92

5.97 Bei folgenden Erreger- bzw. Toxin-Nachweisen ist ein Tierversuch wichtig:

(1) Neisseria gonorrhoeae
(2) Corynebacterium diphtheriae
(3) Treponema pallidum
(4) Clostridium botulinum
(5) Clostridium tetani

(A) nur 2 ist richtig
(B) nur 2 und 3 sind richtig
(C) nur 4 und 5 sind richtig
(D) nur 2, 4 und 5 sind richtig
(E) nur 1, 2, 4 und 5 sind richtig

F 92

5.98 Welche der folgenden Infektionskrankheiten werden typischerweise vom Tier auf den Menschen übertragen?

(1) Brucellose
(2) Pertussis
(3) Yersiniose
(4) Diphtherie
(5) Leptospirose

(A) nur 2 und 5 sind richtig
(B) nur 1, 3 und 4 sind richtig
(C) nur 1, 3 und 5 sind richtig
(D) nur 1, 4 und 5 sind richtig
(E) nur 2, 3 und 5 sind richtig

F 91

5.99 Welche der Aussagen über Treponema pallidum treffen zu?

(1) Die Übertragung der Lues kann diaplazentar erfolgen.
(2) Die Lues ist in der Bundesrepublik Deutschland häufiger als die Gonorrhoe.
(3) Der Erreger kann mit Spezialnährboden kulturell und immunologisch nachgewiesen werden.
(4) Wichtigster immunologischer Suchtest ist der TPHA-Test.
(5) Therapeutikum der Wahl ist Penicillin G.

(A) nur 1 und 3 sind richtig
(B) nur 1 und 5 sind richtig
(C) nur 1, 4 und 5 sind richtig
(D) nur 2, 4 und 5 sind richtig
(E) nur 1, 3, 4 und 5 sind richtig

F 89

5.100 Bei folgenden Erreger- bzw. Toxin-Nachweisen ist ein Tierversuch diagnostisch brauchbar:

(1) Neisseria gonorrhoeae
(2) Mycobacterium tuberculosis
(3) Treponema pallidum
(4) Clostridium botulinum
(5) Clostridium tetani

(A) nur 2 ist richtig
(B) nur 1 und 3 sind richtig
(C) nur 4 und 5 sind richtig
(D) nur 2, 4 und 5 sind richtig
(E) 1–5 = alle sind richtig

5.9 Mykoplasmen

5.10 Obligate Zellparasiten

H 87

5.101 Welche der Kombinationen eines Erregers mit einer Erkrankung ist richtig?

(A) Schwimmbadkonjunktivitis – Rickettsien
(B) Fleckfieber – Chlamydien
(C) Psittakosis – Chlamydien
(D) Trachom – Rickettsien
(E) Q-Fieber – Mykoplasmen

H 90

5.102 Bei welchem der folgenden Erreger ist die Diagnose einer Infektion durch Antikörpernachweis üblich?

(A) Mycoplasma pneumoniae
(B) Mycobacterium tuberculosis
(C) Bacteroides fragilis-Gruppe
(D) Escherichia coli
(E) Streptococcus pneumoniae

H 90

5.103 Die Blutkultur ist ein wichtiges Verfahren zum Nachweis von Infektionserregern.

Für welchen Erreger ist dieses Verfahren geeignet?

(A) Neisseria meningitidis
(B) Chlamydia trachomatis
(C) Treponema pallidum
(D) Mycoplasma hominis
(E) Mycobacterium tuberculosis

■ 5.97 D   ■ 5.98 C   ■ 5.99 C   ■ 5.100 D   ■ 5.101 C   ■ 5.102 A   ■ 5.103 A

H 91

5.104 Welche gemeinsame Eigenschaft weisen Coxiella burnetii, Chlamydia psittaci und Mycoplasma pneumoniae auf?

(A) Sie haben keine Zellwand.
(B) Sie sind obligat zellparasitär.
(C) Sie benötigen zur Übertragung stets einen Zwischenwirt.
(D) Sie verursachen atypische Pneumonien.
(E) Sie verursachen typische Anthropozoonosen.

F 92

5.105 Welche Aussage trifft **nicht** zu?

Eine bakterielle Lebensmittelvergiftung bzw. Toxiinfektion kann verursacht werden durch

(A) Staphylococcus aureus
(B) Clostridium botulinum
(C) Coxiella burnetii
(D) Salmonella typhimurium
(E) Clostridium perfringens

H 86

5.106 Welche Aussage trifft **nicht** zu?

Eine bakterielle Nahrungsmittelvergiftung kann verursacht werden durch

(A) Staphylokokken
(B) Clostridium botulinum
(C) Coxiella burnetii
(D) Salmonella typhimurium
(E) Clostridium perfringens

H 90

5.107 Chlamydien gehören zu den Viren,

weil

Chlamydien sich nur intrazellulär vermehren können.

F 88

5.108 Mykoplasmen

(1) sind Bakterien ohne typische Zellwand
(2) kommen als Erreger von Pneumonien in Betracht
(3) sind obligate Zellparasiten
(4) lassen sich mit den üblichen für Bakterien verwendeten Färbemethoden nicht darstellen

(A) nur 1 und 3 sind richtig
(B) nur 1 und 4 sind richtig
(C) nur 2 und 4 sind richtig
(D) nur 1, 2 und 4 sind richtig
(E) nur 1, 3 und 4 sind richtig

F 88

5.109 Welche der folgenden Bakterien können auf unbelebten Nährboden **nicht** gezüchtet werden?

(1) Rickettsia prowazeki
(2) Haemophilus influenzae
(3) Chlamydia ornithosis
(4) Mycoplasma pneumoniae
(5) Brucella abortus

(A) nur 1 und 3 sind richtig
(B) nur 3 und 5 sind richtig
(C) nur 1, 3 und 4 sind richtig
(D) nur 1, 3 und 5 sind richtig
(E) nur 2, 4 und 5 sind richtig

F 88

5.110 Chlamydien sind Ursache

(1) des Trachoms
(2) der Einschluß-Konjunktivitis
(3) einer Urethritis
(4) einer Arthritis

(A) nur 1 ist richtig
(B) nur 1 und 2 sind richtig
(C) nur 1 und 3 sind richtig
(D) nur 1, 2 und 3 sind richtig
(E) 1–4 = alle sind richtig

Antwort	Aussage 1	Aussage 2	Verknüpfung
A	richtig	richtig	richtig
B	richtig	richtig	falsch
C	richtig	falsch	–
D	falsch	richtig	–
E	falsch	falsch	–

F 91
5.111 Chlamydien

(1) weisen Defekte im Energiestoffwechsel auf
(2) werden ausschließlich venerisch übertragen
(3) rufen nur beim Menschen Erkrankungen hervor
(4) vermehren sich nur in lebenden Zellen
(5) werden serologisch und durch Erregernachweis diagnostiziert

(A) nur 1 und 5 sind richtig
(B) nur 1, 4 und 5 sind richtig
(C) nur 2, 3 und 4 sind richtig
(D) nur 1, 2, 4 und 5 sind richtig
(E) 1–5 = alle sind richtig

H 90
5.112 Eine Urethritis wird häufig verursacht durch:

(1) Gonokokken
(2) Staphylokokken
(3) Chlamydien
(4) Treponemen
(5) Ureaplasmen

(A) nur 1 und 3 sind richtig
(B) nur 1 und 4 sind richtig
(C) nur 3 und 5 sind richtig
(D) nur 1, 3 und 5 sind richtig
(E) nur 1, 2, 3 und 4 sind richtig

F 87
5.113 Welche Aussagen über das Trachom sind richtig?

(1) Trachom ist eine durch Schnecken als Zwischenwirt übertragene Infektion, die zu Blasenentzündung führt.
(2) Trachom ist eine chronische Bindehautentzündung, die besonders häufig in warmen Gebieten angetroffen wird.
(3) Der Erreger ist ein Protozoon.
(4) Der Erreger des Trachoms ist mit dem Erreger der sogenannten Einschlußkonjunktivitis verwandt.
(5) Gegenüber Trachomerregern sind Chemotherapeutika wirkungslos.

(A) nur 1 und 4 sind richtig
(B) nur 2 und 4 sind richtig
(C) nur 2, 3 und 4 sind richtig
(D) nur 2, 3 und 5 sind richtig
(E) 1–5 = alle sind richtig

6 Pilze

F 88
6.1 Häufigste Ursache einer Fußmykose sind Erreger der Gattung

(A) Trichophyton
(B) Cryptococcus
(C) Candida
(D) Aspergillus
(E) Histoplasma

H 87
6.2 Welche Pilzart kommt nach antibakterieller Therapie auf den Schleimhäuten bevorzugt zur Ausbreitung?

(A) Cryptococcus neoformans
(B) Microsporon audouinii
(C) Epidermophyton floccosum
(D) Candida albicans
(E) Trichophyton rubrum

H 90
6.3 Erreger einer außerordentlich kontagiösen Mykose des Kopfhaares ist:

(A) Cryptococcus neoformans
(B) Candida albicans
(C) Microsporon audouini
(D) Epidermophyton floccosum
(E) Aspergillus flavus

F 91
6.4 Welcher der folgenden Erreger ist in der Rachenflora anzutreffen und kann Meningitis, Pneumonie oder Sinusitis hervorrufen?

(A) Neisseria meningitidis
(B) Candida albicans
(C) Streptococcus pneumoniae
(D) Actinomyces israelii
(E) Klebsiella pneumoniae

H 90

6.5 In einem Vaginalabstrich finden Sie nach Gramfärbung zahlreiche grampositive Stäbchen als einzige Mikroorganismen.

Der Befund spricht am ehesten für:

(A) Verdacht auf Kolpitis
(B) Verdacht auf Ulcus molle
(C) Überwuchern einer Keimart nach längerer antibiotischer Behandlung
(D) Infektion mit Candida
(E) normale Scheidenflora

H 86

6.6 Welche der folgenden Zuordnungen trifft **nicht** zu?

(A) Candida albicans – Soor
(B) Epidermophyton floccosum – systemische Mykose
(C) Aspergillus flavus – Mykotoxinbildung
(D) Aspergillus fumigatus – Lungenmykose
(E) Trichophyton-Arten – Interdigitalmykose

F 92

6.7 Welche Aussage trifft **nicht** zu?

Unter den Angehörigen der folgenden Gattungen gibt es Spezies, die eine Pneumonie verursachen.

(A) Klebsiella
(B) Microsporon
(C) Chlamydia
(D) Coxiella
(E) Mycoplasma

F 89

6.8 Welche Aussage trifft **nicht** zu?

Candida albicans

(A) findet sich häufig in der Normalflora der Schleimhäute
(B) bildet Aflatoxine
(C) kann bei Abwehrschwäche des Wirtes eine systemische Infektion verursachen
(D) kann bei Säuglingen zu Mundsoor führen
(E) breitet sich bevorzugt aus, wenn die normale Bakterienflora durch antibakterielle Therapie verändert worden ist

H 89

6.9 Welche der folgenden Aussagen über pathogene Pilze trifft **nicht** zu?

(A) Actinomyces israelii gehört zu den Eukaryonten.
(B) Bei Verdacht auf systemische Candidiasis sollte u. a. versucht werden, Candida albicans im Blut oder in anderen Körperflüssigkeiten nachzuweisen.
(C) Die Cryptococcose (Cryptococcus neoformans) wird meist exogen erworben.
(D) Histoplasma- und Coccidioides-Mykose treten meist als Pneumonien in Erscheinung.
(E) Aspergillus fumigatus können röntgenologisch nachweisbare Myzetome in der Lunge hervorrufen.

F 86

Die in Liste 1 genannten Bakterien und Pilze der normalen Schleimhautflora können unter gewissen Umständen Krankheiten hervorrufen. Ordnen Sie den jeweils zutreffendsten Begriff der Liste 2 (Ursache der Übertragung oder Infektion) den Erregern (Liste 1) zu!

Liste 1

6.10 Candida albicans

6.11 Streptokokken der Gruppe B

Liste 2

(A) chirurgische Eingriffe am Dickdarm
(B) Geburtsakt
(C) Zahnextraktion
(D) antibakterielle Antibiotikatherapie
(E) Reduktionskost

H 89

6.12 Bei der mikroskopischen Direkt-Untersuchung von Patientenmaterial auf Dermatophyten sucht man in erster Linie nach Fruchtkörpern,

weil

die Form des Fruchtkörpers für zahlreiche Dermatophyten charakteristisch ist und eine Diagnose erlaubt.

Antwort	Aussage 1	Aussage 2	Verknüpfung
A	richtig	richtig	richtig
B	richtig	richtig	falsch
C	richtig	falsch	–
D	falsch	richtig	–
E	falsch	falsch	–

▌6.5 E ▌6.6 B ▌6.7 B ▌6.8 B ▌6.9 A ▌6.10 D ▌6.11 B ▌6.12 E

F 92

6.13 Candida-Infektionen sind häufig Folge einer Antibiotika-Therapie,

weil

durch die Ausschaltung der normalen Bakterienflora die Vermehrung von Pilzen begünstigt wird.

F 88

6.14 Welche Aussagen über Cryptococcus neoformans treffen zu?

(1) Er ist eine bekapselte Hefe.
(2) Die Infektion wird über den Respirationstrakt erworben.
(3) Er kommt im Vogelmist vor.
(4) Er ist Erreger einer überwiegend exogen erworbenen Mykose.
(5) Bei Infektion des Menschen kommt es typischerweise zur Einbeziehung der ZNS.

(A) nur 2 und 5 sind richtig
(B) nur 1, 2 und 4 sind richtig
(C) nur 3, 4 und 5 sind richtig
(D) nur 1, 2, 4 und 5 sind richtig
(E) 1–5 = alle sind richtig

H 87

6.15 Folgende Erreger können beim Menschen eine Lungenerkrankung hervorrufen:

(1) Actinomyces israelii
(2) Aspergillus fumigatus
(3) Histoplasma capsulatum
(4) Chlamydia psittaci
(5) Coxiella burneti

(A) nur 1 und 2 sind richtig
(B) nur 1, 3 und 4 sind richtig
(C) nur 1, 2, 4 und 5 sind richtig
(D) nur 2, 3, 4 und 5 sind richtig
(E) 1–5 = alle sind richtig

H 85

6.16 Das häufige Auftreten einer Schleimhautmykose nach längerer antibakterieller Therapie ist bedingt durch

(1) Veränderung der ökologischen Bedingungen auf der Schleimhaut
(2) Schädigung der Schleimhaut durch Antibiotika
(3) Virulenzsteigerung des Erregers durch Antibiotika
(4) natürliche Resistenz des Erregers gegen antibakterielle Substanzen

(A) nur 2 ist richtig
(B) nur 4 ist richtig
(C) nur 1 und 3 sind richtig
(D) nur 1 und 4 sind richtig
(E) nur 1, 2 und 4 sind richtig

F 91

6.17 Als Erreger von Pneumonien kommen folgende Pilze in Frage:

(1) Candida albicans
(2) Cryptococcus neoformans
(3) Trichophyton rubrum
(4) Aspergillus fumigatus
(5) Microsporum audouinii

(A) nur 1 und 2 sind richtig
(B) nur 1 und 3 sind richtig
(C) nur 1, 2 und 4 sind richtig
(D) nur 2, 3 und 5 sind richtig
(E) nur 1, 2, 4 und 5 sind richtig

F 90

6.18 Aspergillusarten können

(1) Mykosen des Respirationstraktes hervorrufen
(2) Aflatoxin in Nahrungsmitteln bilden
(3) Soor bei Kindern hervorrufen
(4) Mykosen der Haare und Nägel hervorrufen

(A) nur 1 ist richtig
(B) nur 2 ist richtig
(C) nur 1 und 2 sind richtig
(D) nur 1, 2 und 3 sind richtig
(E) nur 1, 2 und 4 sind richtig

H 88

6.19 Folgende Faktoren bzw. Grundkrankheiten können eine Disposition für die Erkrankung durch Candida albicans schaffen:

(1) Antibiotikatherapie
(2) Diabetes
(3) Einnahme von Ovulationshemmern
(4) Leukämie
(5) Immunsuppressiva

(A) nur 1, 2 und 3 sind richtig
(B) nur 2, 4 und 5 sind richtig
(C) nur 1, 3, 4 und 5 sind richtig
(D) nur 2, 3, 4 und 5 sind richtig
(E) 1–5 = alle sind richtig

H 88

6.20 Ursache einer Lungenmykose kann (können) sein:

(1) Candida albicans
(2) Aspergillus fumigatus
(3) Trichophyton mentagrophytes
(4) Trychophyton rubrum
(5) Epidermophyton floccosum

(A) nur 1 ist richtig
(B) nur 1 und 2 sind richtig
(C) nur 1, 2 und 4 sind richtig
(D) nur 1, 3 und 5 sind richtig
(E) nur 2, 4 und 5 sind richtig

F 91

6.21 Als prädisponierende Faktoren für eine Infektion mit Candida albicans wirken:

(1) Schwangerschaft
(2) Diabetes
(3) AIDS
(4) Therapie mit Breitspektrum-Antibiotika
(5) immunsuppressive Therapie

(A) nur 4 und 5 sind richtig
(B) nur 1, 2 und 3 sind richtig
(C) nur 2, 3 und 4 sind richtig
(D) nur 2, 4 und 5 sind richtig
(E) 1–5 = alle sind richtig

H 87

6.22 Zu den Dermatophyten gehört (gehören):

(1) Microsporon audouinii
(2) Cryptococcus neoformans
(3) Epidermophyton floccosum
(4) Trichophyton rubrum
(5) Aspergillus fumigatus

(A) nur 3 ist richtig
(B) nur 3 und 4 sind richtig
(C) nur 1, 2 und 4 sind richtig
(D) nur 1, 3 und 4 sind richtig
(E) nur 1, 3 und 5 sind richtig

H 89

6.23 Dermatomykosen werden in Mitteleuropa von folgenden Erregern hervorgerufen:

(1) Trichophyton-Arten
(2) Epidermophyton floccosum
(3) Candida albicans
(4) Histoplasma capsulatum
(5) Cryptococcus neoformans

(A) nur 1 und 3 sind richtig
(B) nur 2 und 3 sind richtig
(C) nur 1, 2 und 3 sind richtig
(D) nur 1, 2 und 4 sind richtig
(E) nur 1, 2, 3 und 5 sind richtig

H 85

6.24 Vertreter welcher Gattungen können als Krankheitserreger beim Menschen auftreten?

(1) Trichophyton
(2) Microsporon
(3) Candida
(4) Aspergillus
(5) Cryptococcus

(A) nur 1 und 3 sind richtig
(B) nur 1, 3 und 4 sind richtig
(C) nur 1, 2, 4 und 5 sind richtig
(D) nur 2, 3, 4 und 5 sind richtig
(E) 1–5 = alle sind richtig

▌6.19 E ▌6.20 B ▌6.21 E ▌6.22 D ▌6.23 C ▌6.24 E

7 Grundlagen der antimikrobiellen Therapie

H 90

7.1 Beim Reihenverdünnungstest zur Bestimmung der MHK (minimalen Hemmkonzentration) werden abfallende Konzentrationen angesetzt

(A) der Bouillon
(B) des Patientenserums
(C) der Keimeinsaat
(D) des Antibiotikums
(E) des Antiserums

H 88

7.2 Welche Aussage trifft **nicht** zu?

Durch folgende Mechanismen können Bakterien gegen Chemotherapeutika resistent werden:

(A) Einfluß von Interferon
(B) Übertragung von Resistenzgenen auf dem Wege der Transduktion
(C) Mutation
(D) Übertragung von Plasmiden als Träger von Resistenzgenen auf dem Wege der Konjugation
(E) Verlust der Bakterienzellwand nach Umwandlung in L-Formen

8 Antibakterielle Substanzen

F 92

8.1 Welcher der folgenden Pneumonieerreger ist im Spektrum einer β-Lactam-Antibiotika-Therapie enthalten?

(A) Streptococcus pneumoniae
(B) Mycoplasma pneumoniae
(C) Mycobacterium tuberculosis
(D) Legionella pneumophila
(E) Chlamydia psittaci

H 88

8.2 Die Resistenz von Staphylococcus aureus gegen Penicillin G wird bedingt durch

(A) die Produktion von β-Lactamase
(B) den besonderen Aufbau des Ribosoms
(C) die Undurchlässigkeit der Außenmembran
(D) das mehrschichtige Mureingerüst
(E) einen Synthese-Nebenschluß

F 90

8.3 Welchem Zweck dient die Kombinationstherapie der Tuberkulose in erster Linie?

(A) Verhütung der Resistenzbildung
(B) Verbreiterung des Wirkungsspektrums
(C) Ausschaltung der β-Lactamase
(D) Steigerung der Zellwandpermeabilität
(E) Potenzierung der bakteriziden Wirkung

H 89

8.4 Ein bakterizides Antibiotikum – wie Penicillin G – wirkt auf eine Bakterienpopulation am stärksten in der:

(A) Latenzphase
(B) exponentiellen Vermehrungsphase
(C) stationären Phase
(D) Absterbephase
(E) Es gibt keine meßbaren Unterschiede.

H 87

8.5 Penicillin wird gegen Mykoplasma-Infektionen eingesetzt,

weil

Penicillin ein bakterizides Antibiotikum ist.

F 85

8.6 Als biochemische Wirkungsmechanismen von antibakteriellen Chemotherapeutika sind bekannt:

(1) Eingriff in die Biosynthese der Zellwand
(2) Eingriff in die Funktion der Zytoplasmamembran
(3) Störung der Eiweiß-Synthese am Ribosom
(4) kompetitive Hemmung der Folsäuresynthese
(5) Hemmung der Nukleinsäuresynthese

(A) nur 1, 2 und 5 sind richtig
(B) nur 1, 3 und 4 sind richtig
(C) nur 1, 2, 3 und 5 sind richtig
(D) nur 2, 3, 4 und 5 sind richtig
(E) 1–5 = alle sind richtig

▌7.1 D ▌7.2 A ▌8.1 A ▌8.2 A ▌8.3 A ▌8.4 B ▌8.5 D ▌8.6 E

F 86

8.7 Direkt hemmend auf die Zellwandsynthese von Bakterien wirken folgende Antibiotika:

(1) Trimethoprim
(2) Isonicotinsäurehydrazid
(3) Rifampicin
(4) Cephalosporine
(5) Penicillin

(A) nur 4 und 5 sind richtig
(B) nur 1, 3 und 5 sind richtig
(C) nur 2, 3 und 4 sind richtig
(D) nur 2, 3, 4 und 5 sind richtig
(E) 1–5 = alle sind richtig

H 85

8.8 Tetracycline

(1) hemmen die Folsäuresynthese
(2) sind bei Mykoplasmainfektionen wirksam
(3) haben eine stark bakterizide Wirkung
(4) werden bei Anwendung im Kindesalter im Knochengewebe abgelagert

(A) nur 1 und 3 sind richtig
(B) nur 2 und 4 sind richtig
(C) nur 3 und 4 sind richtig
(D) nur 1, 2 und 4 sind richtig
(E) 1–4 = alle sind richtig

F 87

8.9 Hemmend auf die Proteinsynthese von Bakterien wirken folgende Antibiotika:

(1) Ampicillin
(2) Erythromycin
(3) Streptomycin
(4) Chloramphenicol
(5) Cephalosporine

(A) nur 1 und 4 sind richtig
(B) nur 1, 2 und 3 sind richtig
(C) nur 2, 3 und 4 sind richtig
(D) nur 1, 2, 3 und 4 sind richtig
(E) 1–5 = alle sind richtig

F 89

8.10 Für die Penicillinase gilt:

(1) Sie spaltet das Penicillin im Beta-Lactamring.
(2) Ihre Bildung steht in der Regel unter dem Einfluß eines Plasmids.
(3) Es gibt Penicillinderivate, die gegenüber Penicillinase resistent sind.
(4) Die Fähigkeit zur Bildung dieses Enzyms kann von einem Bakterium auf ein anderes übertragen werden.

(A) nur 1 und 3 sind richtig
(B) nur 2 und 4 sind richtig
(C) nur 1, 2 und 3 sind richtig
(D) nur 2, 3 und 4 sind richtig
(E) 1–4 = alle sind richtig

8.11 Antimykotika

F 85

8.11 Welches der folgenden Antibiotika bzw. Chemotherapeutika ist in erster Linie gegen Pilze, wirksam?

(A) Amphotericin B
(B) Polymyxin B
(C) Trimethoprim
(D) Erythromycin
(E) Isonicotinsäurehydrazid

Antwort	Aussage 1	Aussage 2	Verknüpfung
A	richtig	richtig	richtig
B	richtig	richtig	falsch
C	richtig	falsch	–
D	falsch	richtig	–
E	falsch	falsch	–

8.7 A   8.8 B   8.9 C   8.10 E   8.11 A

F 87

8.12 Bei einer durch Dermatophyten verursachten Onychomykose (Nagelmykose) ist eine spezifische Therapie indiziert mit

(A) Penicillin
(B) Sulfonamid
(C) Chinin
(D) Aminoglycosid
(E) Griseofulvin

H 91

8.13 Grisefulvin ist das Mittel der Wahl zur Therapie des Soors,

weil

Griseofulvin gegen Dermatophyten wirksam ist.

F 91

8.14 Welche der unten aufgelisteten Substanzen ist (sind) zur Behandlung einer systemischen Mykose geeignet?

(1) Griseofulvin
(2) Amphotericin B
(3) Penicillin
(4) Nystatin
(5) Chloramphenicol

(A) nur 1 ist richtig
(B) nur 2 ist richtig
(C) nur 1 und 4 sind richtig
(D) nur 1, 2 und 3 sind richtig
(E) nur 2, 4 und 5 sind richtig

9   Parasitologie

9.1   Protozoonosen (Flagellaten)

9.2   Protozoonosen (Rhizopoden)

F 90

9.1 Der Trichomonaden-Nachweis erfolgt durch die Mikroskopie von Vaginal-/Urethralabstrichen.

Welcher der abgebildeten Einzeller ist Trichomonas vaginalis?

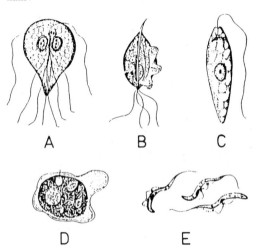

A   B   C

D   E

F 90

9.2 Welche der Zuordnungen eines tierischen Überträgers zu einer Krankheit ist zutreffend?

(A) Glossina-Arten – Fleckfieber
(B) Phlebotomus-Arten – Leishmaniose
(C) Raubwanzen – Schlafkrankheit
(D) Kleiderlaus – Pest
(E) Floh – Chagaskrankheit

F 88

9.3 Erreger der Chagas-Krankheit ist:

(A) Trypanosoma brucei gambiense
(B) Trypanosoma cruzi
(C) Actinomyces israelii
(D) Blastomyces dermatitidis
(E) Trypanosoma brucei rhodesiense

F 88

9.4 Als typische Komplikation der Amöbenruhr kann auftreten:

(A) Megakolon
(B) Leberabszeß
(C) schlaffe Lähmung
(D) Cor bovinum
(E) Rheumatoid

F 85

9.5 Welche der folgenden Insekten sind Überträger der afrikanischen Trypanosomiasis?

(A) Kleiderläuse
(B) Raubwanzen
(C) Anopheles-Arten
(D) Flöhe
(E) Glossina-Arten

F 89

9.6 Welche Aussage trifft **nicht** zu?

Für die Chagas-Krankheit gilt:

(A) Der Erreger ist Trypanosoma cruzi.
(B) Die Übertragung erfolgt durch Raubwanzen.
(C) Der Parasit lebt außerhalb der Körperzellen in Blut und Lymphe.
(D) Bei fortgeschrittenen Fällen findet man häufig Megacolon und Herzmuskelschäden.
(E) Die Krankheit ist in Mittel- und Südamerika verbreitet.

H 87

9.7 Welche Aussage trifft **nicht** zu?

Als Erreger diarrhoischer Erkrankungen kommen Angehörige folgender Gattungen in Betracht:

(A) Escherichia
(B) Entamoeba
(C) Mycoplasma
(D) Shigella
(E) Yersinia

H 86

9.8 Welche Aussage trifft **nicht** zu?

Für die Schlafkrankheit gilt:

(A) Erreger sind Trypanosoma gambiense und Trypanosoma rhodesiense.
(B) Die Übertragung erfolgt durch Tsetsefliegen.
(C) Der Parasit lebt und vermehrt sich im Innern von Blutzellen.
(D) Während der Erkrankung ändern die Erreger mehrfach ihre Oberflächen-Antigene.
(E) Hauptverbreitungsgebiet ist das tropische Afrika.

F 86

9.9 Die Diagnose einer akuten Amöbenruhr beruht meist auf dem Nachweis der charakteristischen Zysten im Stuhl,

weil

Magnaformen der Entamoeba histolytica meist nur während der Inkubationszeit im Durchfallstuhl vorhanden sind und nur wenige Stunden überleben.

9.3 Protozoonosen (Sporozoen)

F 92

9.10 Der mikrobiologische Nachweis der akuten Infektion mit Plasmodium falciparum erfolgt durch:

(A) Nachweis komplement-bindender Antikörper
(B) mikroskopischen Nachweis von sich lebhaft bewegenden exoerythrozytären Parasiten im Nativpräparat eines hängenden Tropfens aus dem Kapillarblut
(C) mikroskopischen Nachweis von intraerythrozytären Parasiten im Blutausstrich, der nach Giemsa gefärbt wurde
(D) kulturellen Nachweis aus dem Blut
(E) Nachweis des Malaria-Toxins mittels Elisa-Methode

Antwort	Aussage 1	Aussage 2	Verknüpfung
A	richtig	richtig	richtig
B	richtig	richtig	falsch
C	richtig	falsch	–
D	falsch	richtig	–
E	falsch	falsch	–

H 91

9.11 Bei der Übertragung der Malaria durch die Mücke werden zuerst befallen:

(A) Makrophagen
(B) Erythrozyten
(C) Parenchymzellen der Leber
(D) Gefäßendothelien
(E) Knochenmark-Stammzellen

F 91

9.12 Bei welcher der folgenden Erkrankungen kommt dem Antikörpernachweis die größte Bedeutung zu?

(A) Malaria tertiana
(B) akute Gastroenteritis durch Salmonellen
(C) Colienteritis der Säuglinge
(D) Cholera
(E) Leptospirose

F 89

9.13 Nach Infektion mit welchem Erreger ist ein schwerwiegender Endotoxinschock am ehesten zu befürchten?

(A) Staphylococcus aureus
(B) Corynebacterium diphtheriae
(C) Plasmodium malariae
(D) Neisseria meningitidis
(E) Streptococcus pneumonia

H 87

9.14 Bei der Übertragung der Malaria durch Mücken auf den Menschen gelangen in die Blut- bzw. Lymphbahn:

(A) Gameten
(B) Sporozoiten
(C) Schizonten
(D) Merozoiten
(E) Oozysten

F 89

9.15 Welche Aussage trifft **nicht** zu?

Für Malaria gelten folgende Feststellungen:

(A) Sie ist eine der bedeutendsten Infektionskrankheiten des Menschen.
(B) Die Infektion des Menschen erfolgt durch Sporozoiten.
(C) Die Fieberanfälle werden durch die erythrozytäre Schizogonie verursacht.
(D) Der Zyklus in der Mücke entsteht nach Aufnahme von Gametozyten aus Menschenblut.
(E) Die Chemoprophylaxe der Malaria zielt auf die Inaktivierung der Sporozoiten.

F 85

9.16 Welche Aussage trifft für Malaria **nicht** zu?

(A) Die Malaria wird durch Mücken von Mensch zu Mensch übertragen.
(B) Bei der Chemoprophylaxe muß die Resistenz der Erreger gegen verschiedene Wirkstoffe berücksichtigt werden.
(C) Der Erreger vermehrt sich extrazellulär im Blut und extrazellulär in der Leber des Menschen.
(D) Malaria ist einer der wichtigsten und am weitesten verbreiteten Krankheiten der Tropen und Subtropen.
(E) Malariaerreger werden mikroskopisch im Blutausstrich und im „dicken Tropfen" nachgewiesen.

F 91

9.17 Welche der Aussagen zur Toxoplasmose trifft **nicht** zu?

(A) Toxoplasma gondii wird in erster Linie durch rohes oder ungenügend erhitztes Fleisch auf den Menschen übertragen.
(B) Pränatale Infektionen können zu Totgeburten oder Fetopathien führen.
(C) Die klinisch manifeste Toxoplasmoseerkrankung des Menschen ist selten.
(D) Eine sichere positive Diagnose kann durch Verimpfung von geeignetem Untersuchungsmaterial, z. B. i.p. an Mäuse, gestellt werden.
(E) Eine einmalige positive Bestimmung des IgG-Antikörpertiters beweist das Vorliegen einer aktiven Toxoplasmose.

H 91

9.18 Im Entwicklungszyklus von Toxoplasma gondii ist der Mensch als Hauptwirt anzusehen,

weil

im Organismus des Menschen die geschlechtliche Vermehrung von Toxoplasma gondii erfolgt.

F 92

9.19 Im Entwicklungszyklus des Toxoplasma gondii ist die Katze als Hauptwirt anzusehen,

weil

die Bildung der Oozysten von Toxoplasma gondii in der Katze erfolgt.

F 90

9.20 Welche der folgenden Erreger sind nur für den Menschen pathogen?

(1) Trypanosoma cruzi
(2) Brucella abortus
(3) Toxoplasma gondii
(4) Listeria monocytogenes
(5) Salmonella typhi

(A) nur 1 ist richtig
(B) nur 3 ist richtig
(C) nur 5 ist richtig
(D) nur 2 und 5 sind richtig
(E) nur 4 und 5 sind richtig

H 87

9.21 Bei welchem Krankheitsverdacht sind Blutkulturen sinnvoll?

Bei Verdacht auf:

(1) Tuberkulose
(2) Toxoplasmose
(3) Typhus abdominalis
(4) Endokarditis lenta
(5) Malaria

(A) nur 3 ist richtig
(B) nur 1 und 3 sind richtig
(C) nur 3 und 4 sind richtig
(D) nur 1, 2 und 4 sind richtig
(E) nur 1, 3 und 5 sind richtig

F 88

9.22 Welche Aussage(n) über Toxoplasma gondii ist (sind) richtig?

(1) Wichtiger Überträger der Infektion auf den Menschen ist die Katze.
(2) Im Zwischenwirt treten Gewebszysten auf.
(3) Die Infektion des Erwachsenen verläuft in der Regel leicht.
(4) Pränatale Infektionen können zu Fruchtschäden führen.

(A) nur 1 ist richtig
(B) nur 2 ist richtig
(C) nur 3 und 4 sind richtig
(D) nur 1, 2 und 4 sind richtig
(E) 1–4 = alle sind richtig

F 86

9.23 Welche Aussagen über den Erreger der Malaria sind richtig?

(1) Hauptstütze der Malariadiagnostik ist der „dicke Tropfen".
(2) Bei heterozygoten Trägern des Sichelzellgens besteht ein partieller Schutz vor Infektion mit Plasmodium falciparum.
(3) Beim Stich einer infizierten weiblichen Anophelesmücke werden infektiöse Sporozoiten übertragen.
(4) Die Dauer des erythrozytären Zyklus der asexuellen Schizogonie beträgt bei Plasmodium vivax 2 Tage.

(A) nur 1 und 4 sind richtig
(B) nur 2 und 3 sind richtig
(C) nur 1, 2 und 3 sind richtig
(D) nur 2, 3 und 4 sind richtig
(E) 1–4 = alle sind richtig

Antwort	Aussage 1	Aussage 2	Verknüpfung
A	richtig	richtig	richtig
B	richtig	richtig	falsch
C	richtig	falsch	–
D	falsch	richtig	–
E	falsch	falsch	–

▌9.18 E   ▌9.19 A   ▌9.20 C   ▌9.21 C   ▌9.22 E   ▌9.23 E

9.4   Helminthosen (Trematoden)

9.5   Helminthosen (Zestoden)

9.6   Helminthosen (Nematoden)

F 92

9.24 Der mikroskopische Nachweis der Eier im Analabklatsch (Analfilm) wird durchgeführt bei:

(A) Trichinella spiralis
(B) Ascaris lumbricoides
(C) Enterobius vermicularis
(D) Taenia saginata
(E) Echinococcus granulosus

H 88

9.25 Ein häufiger Parasit der Kinder in der Bundesrepublik Deutschland ist

(A) Ancylostoma duodenale (Hakenwurm)
(B) Schistosoma haematobium (Bilharzia)
(C) Enterobius vermicularis (Oxyuris)
(D) Taenia saginata (Rinderbandwurm)
(E) Echinococcus granulosus (Hundebandwurm)

H 89

9.26 Enterobius vermicularis wird auf den Menschen übertragen:

(A) oral durch Eier
(B) oral durch eingekapselte Larven
(C) oral durch Finnen
(D) perkutan durch Larven
(E) durch Insektenstich

H 89

9.27 Der makroskopische Nachweis der Glieder (Proglottiden) im Stuhl ist möglich bei:

(A) Taenia saginata
(B) Enterobius vermicularis
(C) Echinococcus granulosus
(D) Ascaris lumbricoides
(E) Trichinella spiralis

F 91

9.28 Welche Form der Schistosoma haematobium ist für den Menschen infektiös?

(A) Eier
(B) Mirazidien
(C) Zerkarien
(D) Mirazidien und Zerkarien
(E) adulte Würmer

F 85

9.29 Wodurch infiziert sich der Mensch mit Echinococcus granulosus?

(A) durch Hantieren mit geschlachteten Schafen
(B) durch Eier aus dem Kot von Hunden
(C) durch rohes Rindfleisch
(D) durch kopfgedüngten Salat
(E) durch Eier aus dem Kot von Schweinen

F 91

9.30 Die Zystizerkose des Menschen wird verursacht durch:

(A) Taenia solium
(B) Echinococcus granulosus
(C) Onchocerca volvulus
(D) Trichinella spiralis
(E) Pneumocystis carinii

F 86

9.31 Nach welcher Wurminfektion tritt ein flüchtiges eosinophiles Lungeninfiltrat auf

(A) Enterobius vermicularis (Oxyuren)
(B) Trichuris trichiura (Peitschenwurm)
(C) Taenia saginata (Rinderbandwurm)
(D) Ascaris lumbricoides (Spulwurm)
(E) Schistosoma mansoni (Bilharzia)

H 91

9.32 Die Erreger welcher Krankheit werden **nicht** durch Insekten auf den Menschen übertragen?

(A) Chagaskrankheit
(B) Bilharziose
(C) Orientbeule
(D) Schlafkrankheit
(E) Elephantiasis

■ 9.24 C   ■ 9.25 C   ■ 9.26 A   ■ 9.27 A   ■ 9.28 C   ■ 9.29 B   ■ 9.30 A   ■ 9.31 D   ■ 9.32 B

F 92

9.33 Welche Zuordnung einer Harnwegsinfektion zu einem Erreger ist **nicht** richtig?

(A) Urethritis – Chlamydia trachomatis
(B) Urethritis – Neisseria gonorrhoeae
(C) akute hämorrhagische Zystitis – Schistosoma haematobium
(D) Zystitis – Campylobacter fetus subsp. fetus
(E) Zystitis – Escherichia coli

F 86

9.34 Welche der Zuordnungen eines Wurmes zu einem Befund trifft **nicht** zu?

(A) Trichinella spiralis – Muskelschmerzen
(B) Echinococcus multilocularis – Finnenzyste in der Leber
(C) Onchocerca volvulus – Orientbeule
(D) Schistosoma haematobium – Hämaturie
(E) Wuchereria bancrofti – Lymphödem

H 86

9.35 Welche Aussage trifft **nicht** zu?

Die folgenden Parasiten werden typischerweise durch den Verzehr rohen Fleisches auf den Menschen übertragen:

(A) Toxoplasma gondii
(B) Echinococcs multilocularis
(C) Taenia solium
(D) Taenia saginata
(E) Trichinella spiralis

F 88

9.36 Welcher der folgenden Erreger einer Wurmkrankheit kommt in Mitteleuropa **nicht** vor?

(A) Trichinella spiralis
(B) Ascaris lumbricoides
(C) Taenia saginata
(D) Echinococcus granulosus
(E) Filarie

H 85

9.37 Welche Aussage über die durch Schistosoma haematobium verursachte Schistosomiasis trifft **nicht** zu?

(A) Der Erreger gehört zu den Trematoden.
(B) Die Infektion erfolgt über Cercarien (Larven) in schneckenverseuchten Gewässern.
(C) Der Erreger befällt die Venen der Harnblase.
(D) Die Diagnose erfolgt durch mikroskopische Untersuchung des Venenblutes.
(E) Außer diesem Erreger rufen auch Schistosoma mansoni und Schistosoma japonicum beim Menschen Infektionen hervor.

H 90

9.38 Welche Aussage trifft **nicht** zu?

Der Erreger der Elephantiasis

(A) heißt Wuchereria brancrofti
(B) gehört zu den Cestoden
(C) wird durch Stechmücken übertragen
(D) wird besonders in feuchten tropischen Gebieten übertragen
(E) verursacht eine Lymphstauung

H 90

9.39 Welche der folgenden Parasiten werden typischerweise durch Fleischgenuß auf den Menschen übertragen?

(1) Taenia saginata
(2) Trichinella spiralis
(3) Enterobius vermicularis
(4) Echinococcus granulosus
(5) Ascaris lumbricoides

(A) nur 1 ist richtig
(B) nur 2 ist richtig
(C) nur 1 und 2 sind richtig
(D) nur 1 und 4 sind richtig
(E) nur 2, 3 und 5 sind richtig

▌9.33 D   ▌9.34 C   ▌9.35 B   ▌9.36 E   ▌9.37 D   ▌9.38 B   ▌9.39 C

F 92

9.40 Beim Wurmbefall des Menschen kann die Infektion perkutan, d. h. durch die gesunde Haut erfolgen.

Dies ist in typischer Form der Fall bei

(1) Schistosoma haematobium
(2) Ascaris lumbricoides
(3) Trichinella spiralis
(4) Ancylostoma duodenale
(5) Taenia solium

(A) nur 1 und 2 sind richtig
(B) nur 1 und 4 sind richtig
(C) nur 1, 4 und 5 sind richtig
(D) nur 2, 3 und 4 sind richtig
(E) nur 1, 2, 3 und 5 sind richtig

H 85

9.41 Welche Nachweismethoden für die genannten Parasiten des Menschen sind gebräuchlich?

(1) Enterobius vermicularis – mikroskopischer Nachweis der Eier im Analabstrich
(2) Ascaris lumbricoides – mikroskopischer Nachweis der Eier im Stuhl
(3) Trichinella spiralis – mikroskopischer Nachweis der Larven im Stuhl
(4) Echinococcus multilocularis – serologischer Nachweis
(5) Taenia saginata – mikroskopischer Nachweis von Finnen im Stuhl

(A) nur 1 und 2 sind richtig
(B) nur 1, 2 und 4 sind richtig
(C) nur 1, 2 und 5 sind richtig
(D) nur 2, 3 und 4 sind richtig
(E) nur 3, 4 und 5 sind richtig

H 87

9.42 Die Infektion des Menschen mit Taenia solium erfolgt durch Übertragung von

(1) Finnen im Schweinefleisch
(2) Larven im Erdreich
(3) Larven im Badewasser
(4) Wurmeiern aus menschlichen Fäces
(5) Zysten im Katzenkot

(A) nur 3 ist richtig
(B) nur 4 ist richtig
(C) nur 5 ist richtig
(D) nur 1 und 4 sind richtig
(E) nur 2 und 3 sind richtig

F 87

9.43 Bei folgenden Spezies ist eine Infektion durch die unverletzte Haut möglich:

(1) Leptospira icterohaemorrhagiae
(2) Candida albicans
(3) Schistosoma haematobium
(4) Ancylostoma duodenale
(5) Trichinella spiralis

(A) nur 1 und 2 sind richtig
(B) nur 2 und 5 sind richtig
(C) nur 1, 2 und 5 sind richtig
(D) nur 1, 3 und 4 sind richtig
(E) nur 2, 3 und 4 sind richtig

F 89

9.44 Welche Aussagen über Onchocerca volvulus treffen zu?

(1) Der Erreger gehört zu den Filarien.
(2) Der Erreger befällt u. a. die Augen und kann Blindheit hervorrufen.
(3) Überträger sind blutsaugende Insekten.
(4) Die Onchocerciasis kommt in Westafrika vor.
(5) Die Diagnose erfolgt mikroskopisch anhand eines Hautstückes.

(A) nur 1, 2 und 5 sind richtig
(B) nur 1, 3 und 4 sind richtig
(C) nur 3, 4 und 5 sind richtig
(D) nur 2, 3, 4 und 5 sind richtig
(E) 1–5 = alle sind richtig

10   Antiprotozoenmittel und Anthelminthika

H 91

10.1 Die medikamentöse Prophylaxe gegen Malaria tropica wird üblicherweise mit Chloroquin (z. B. Resochin®) vorgenommen. Die Prophylaxe muß auch noch für weitere 4 Wochen nach Exposition durchgeführt werden, weil nicht alle Entwicklungsstufen der Malaria erfaßt werden.

Die Chloroquin-sensiblen Malaria-Entwicklungsstufen sind:

(A) Gametozyten
(B) Sporozoiten
(C) präerythrozytäre Schizogonieformen
(D) erythrozytäre Schizogonieformen
(E) exoerythrozytäre Gewebsformen

9.40 B   9.41 B   9.42 D   9.43 D   9.44 E   10.1 D

F 87

10.2 Die zur Malariatherapie verwendeten 8-Amino-chinoline (Primaquine) verhüten Rezidive der Malaria tertiana,

weil

8-Aminochinoline (Primaquine) die exoerythrozytären Gewebsformen bei der Malaria tertiana abtöten.

H 85

10.3 Nach erfolgreicher Therapie einer Infektion mit Plasmodium falciparum mit Chloroquin (Resochin®) treten keine Rezidive auf,

weil

bei einer Infektion mit Plasmodium falciparum außer in der Primärphase keine extraerythrozytären Formen vorhanden sind.

H 90

10.4 Die Chemotherapie der Malaria tertiana durch Schizontenmittel schützt nicht vor Rezidiven,

weil

Schizontenmittel die sekundären Gewebsformen der exoerythrozytären Phase von Plasmodium vivax nicht angreifen.

11 Allgemeine Virologie

F 90

11.1 Bei welchem Virus verläuft bei der Vermehrung der genetische Informationsfluß unter Mitwirkung der reversen Transkriptase von der RNA zur DNA?

(A) Poliovirus
(B) Coxsackievirus
(C) Retrovirus
(D) Echovirus
(E) Herpes simplex-Virus

F 88

11.2 Interferon

(A) ist ein spezifischer Antikörper
(B) ist ein Zellenzym
(C) ist ein unspezifischer Hemmstoff der Virussynthese
(D) wirkt in der Regel nur auf das homologe Virus
(E) reagiert direkt mit dem Virion

F 85

11.3 Virusisolate werden in der Diagnostik in der Regel endgültig identifiziert durch

(A) das färberische Verhalten der Wirtszellen
(B) die Ermittlung der Virus-Größe
(C) das zytopathische Verhalten
(D) die biochemischen Leistungen
(E) die serologischen Reaktionen mit bekannten Antiseren

F 89

11.4 Welche der folgenden Methoden liefert bei vielen Virusinfektionen spezifische Hinweise auf das Bestehen einer bestimmten akuten Infektion bzw. auf eine nicht lange zurückliegende Infektion?

(A) einmaliger Nachweis von Antikörpern im Enzymimmuntest
(B) Nachweis von spezifischen Antikörpern im Liquor
(C) Nachweis spezifischer Antikörper der IgM-Klasse
(D) Erhöhung der Gesamtkonzentration der IgM-Immunglobuline im Serum
(E) Nachweis spezifischer Antikörper in der IgG-Klasse

H 86

11.5 Was enthalten zytoplasmatische Einschlußkörperchen in virusinfizierten Zellen als typischen Bestandteil?

(A) Zellantigen
(B) Virusantigen
(C) Kern-DNA
(D) Zell-RNA
(E) keinen der unter (A) – (D) genannten Bestandteile

F 92

11.6 Die derzeit für antivirale Chemotherapie zugelassenen Substanzen auf der Basis von Nukleosid-Analoga sind wirksam in der Phase der/des

(A) Adsorption
(B) Penetration
(C) Uncoating
(D) Replikation der viralen Nukleinsäuren
(E) Reifungs- und Freisetzungsprozesse

Antwort	Aussage 1	Aussage 2	Verknüpfung
A	richtig	richtig	richtig
B	richtig	richtig	falsch
C	richtig	falsch	–
D	falsch	richtig	–
E	falsch	falsch	–

■10.2 A   ■10.3 A   ■10.4 A   ■11.1 C   ■11.2 C   ■11.3 E   ■11.4 C   ■11.5 B   ■11.6 D

H 89

11.7 Welche Aussage trifft **nicht** zu?

Das Viruskapsid

(A) besteht aus Polypeptiden
(B) umschließt das Genom
(C) dient aufgrund seines unterschiedlichen Aufbaues zur Klassifizierung der Viren
(D) dient bei hüllentragenden Viren der Adsorption an die Wirtszelle
(E) induziert die Bildung von spezifischen Antikörpern

H 90

11.8 Welche Aussage trifft **nicht** zu?

Die Virushülle

(A) umschließt direkt das Genom
(B) wird aus Membranen der Wirtszelle gebildet
(C) enthält Antigene
(D) kann durch organische Lösungsmittel entfernt werden
(E) dient der Klassifizierung der Viren

H 91

11.9 Welche Aussage über die genetische Rekombination bei Viren trifft **nicht** zu?

(A) Genetische Rekombination ist der Austausch von genetischem Material zwischen zwei Virusgenomen.
(B) Zur genetischen Rekombination kann es bei der Doppelinfektion einer Zelle durch zwei verwandte, jedoch genetisch unterschiedliche Viren kommen.
(C) Genetische Rekombination führt zum Auftreten von Viren mit verändertem Genotyp.
(D) Bei Viren mit segmentiertem Genom ist die genetische Rekombination erschwert.
(E) Bei Influenzaviren kann genetische Rekombination zwischen human- und tierpathogenen Stämmen stattfinden.

F 87

11.10 Bei inapparentem Verlauf einer Viruserkrankung kommt es nicht zur Virusausscheidung,

weil

bei der inapparenten Verlaufsform einer Viruserkrankung keine Virämie auftritt.

H 85

11.11 Die isolierte RNA mancher RNA-Viren ist nach Einbringung in die Zelle nicht replikationsfähig,

weil

für die Vermehrung mancher RNA-Viren eine im Viruspartikel mitgeführte Polymerase essentiell ist.

H 86

11.12 Viren gehören zu den kleinsten Krankheitserregern,

weil

Viren nur eine der beiden replikationsrelevanten Nukleinsäurearten enthalten.

F 89

11.13 Folgende Methoden zum Nachweis von Viren in Zellkulturen finden Anwendung:

(1) Beobachtung von zytopathischen Effekten
(2) serologischer Nachweis von Virusantigen im Überstand
(3) Bestimmung viraler Antigene mit der Immunfluoreszenz
(4) Hämagglutinin-Nachweis

(A) nur 1 und 2 sind richtig
(B) nur 3 und 4 sind richtig
(C) nur 1, 2 und 3 sind richtig
(D) nur 2, 3 und 4 sind richtig
(E) 1–4 = alle sind richtig

F 85

11.14 Für nicht in Zellkulturen oder Versuchstieren anzüchtbare Viren steht (stehen) als Nachweisverfahren folgende Technik(en) zur Verfügung:

(1) Lichtmikroskopie mit Methylenblaufärbung
(2) Elektronenmikroskopie
(3) immunologischer Virusantigennachweis (z. B. ELISA-Technik)
(4) Fluoreszenzmikroskopie mit virusspezifischen Antikörpern in Schnitten aus infizierten Gewebsproben
(5) Anreicherung aus Biopsiematerial mit der Ultrazentrifuge und Betrachten des Sediments im Phasenkontrastmikroskop

(A) nur 2 ist richtig
(B) nur 4 ist richtig
(C) nur 1 und 2 sind richtig
(D) nur 2, 3 und 4 sind richtig
(E) 1–5 = alle sind richtig

▌11.7 D   ▌11.8 A   ▌11.9 D   ▌11.10 E   ▌11.11 A   ▌11.12 B   ▌11.13 E   ▌11.14 D

12 Spezielle Virologie

12.1 Poxviridae

12.2 Herpetoviridae

F 88

12.1 Welche Aussagen über das Zytomegalievirus trifft **nicht** zu?

(A) Es gehört zur Gruppe der Herpesviren.
(B) Es kann lange im Organismus persistieren und ruft nach Aktivierung infolge immunsuppressiver Behandlung u. a. Pneumonien hervor.
(C) Eine Übertragung ist auch durch Bluttransfusion möglich.
(D) Das Virus kann intrauterin übertragen werden und ruft Schäden beim Kind hervor.
(E) Das Virus wird beim latent Infizierten im Liquor nachgewiesen.

F 90

12.2 Welche Aussage trifft **nicht** zu?

Folgende Erreger erzeugen typischerweise bei Patienten mit defektem Immunsystem Krankheiten:

(A) Pneumocystis carinii
(B) Candida albicans
(C) Mycobacterium avium-intracellulare
(D) A-Streptokokken
(E) Zytomegalievirus

H 89

12.3 Welche Aussage trifft **nicht** zu?

Während des Geburtsaktes werden typischerweise folgende Krankheitserreger auf das Neugeborene übertragen:

(A) Actinomyces israelii
(B) Neisseria gonorrhoeae
(C) Chlamydia trachomatis
(D) B-Streptokokken
(E) Herpes simplex-Virus Typ II

H 87

12.4 Welche Aussage trifft **nicht** zu?

Zu der Gruppe der Herpesviren gehören die Erreger folgender Krankheiten:

(A) Zytomegalie
(B) Varizellen
(C) Mumps
(D) infektiöse Mononukleose
(E) Gürtelrose

H 83

12.5 Welche Aussage über das Herpes simplex-Virus trifft **nicht** zu?

(A) Bei aktiver Herpes simplex-Infektion im Genitalbereich einer Schwangeren zum Zeitpunkt der Geburt ist in der Regel Kaiserschnittentbindung anzuraten
(B) Es läßt sich morphologisch sicher vom Varizellenvirus unterscheiden
(C) Es kann in Ganglienzellen persistieren
(D) Es ist u. a. Erreger einer schweren Meningoenzephalitis
(E) Man unterscheidet Herpes simplex-Viren Typ 1 und Typ 2

H 86

12.6 Welche Aussage zur infektiösen Mononukleose trifft **nicht** zu?

(A) Erreger ist das Epstein-Barr-Virus.
(B) In der Paul-Bunnel Reaktion werden heterophile Antikörper nachgewiesen.
(C) Der Erreger scheint identisch mit dem in Burkitt-Lymphom-Zellen nachgewiesenen Virus zu sein.
(D) Der Erreger gehört zur Gruppe der Herpesviren.
(E) Infektionen in der Schwangerschaft führen zu Mißbildungen.

Antwort	Aussage 1	Aussage 2	Verknüpfung
A	richtig	richtig	richtig
B	richtig	richtig	falsch
C	richtig	falsch	–
D	falsch	richtig	–
E	falsch	falsch	–

■12.1 E   ■12.2 D   ■12.3 A   ■12.4 C   ■12.5 B   ■12.6 E

H 91

12.7 Welche Aussage über das Herpes-simplex-Virus (HSV) trifft **nicht** zu?

(A) Es gibt zwei Typen, die mit der unterschiedlichen Lokalisation einer Herpes-simplex-Infektion korreliert sind.
(B) HSV-1 kann im Trigeminusganglion persistieren.
(C) HSV-2 kann perinatal übertragen werden, wenn zur Zeit der Geburt bei der Mutter ein recurrierender manifester Herpes genitalis besteht.
(D) Die Wirksamkeit des zur Therapie von HSV-Infektionen verwendeten Aciclovir beruht auf der Hemmung der DNS-Polymerase.
(E) Zum Schutz vor einer HSV-Infektion wird eine aktive Impfung mit abgetöteten Erregern durchgeführt.

F 90

12.8 Welche Aussage trifft **nicht** zu?

Folgende Erreger erzeugen charakteristischerweise eine Meningitis bzw. eine Meningo-Enzephalitis:

(A) Herpes simplex-Virus
(B) Streptococcus pneumoniae
(C) Haemophilus influenzae
(D) atypische Mykobakterien
(E) Cryptococcus neoformans

H 91

12.9 Welche Aussage zur infektiösen Mononucleose trifft **nicht** zu?

(A) Im Kindesalter verläuft die Infektion meist subklinisch.
(B) Erstinfektion mit dem EBV in der Schwangerschaft führt meist zum Abort.
(C) Ein der infektiösen Mononukleose ähnliches Krankheitsbild kann auch durch das Zytomegalievirus hervorgerufen werden.
(D) Zu den seltenen Komplikationen einer Infektion mit dem EBV gehören Meningoenzephalitis, Hypersplenismus mit oder ohne Milzruptur, Thrombozytopenien.
(E) Die Diagnose einer EBV-Infektion stützt sich auf den Nachweis heterophiler Antikörper oder auf den Nachweis von IgM-anti-VCA (Viruscapsidantigen).

F 90

12.10 Welche Aussage über Infektionen mit dem Zytomegalievirus trifft **nicht** zu?

(A) Die Zytomegalie der Neugeborenen nach intrauteriner Infektion im 1.–3. Trimenon ist oft Folge einer Erstinfektion der Mutter.
(B) Bei immunsupprimierten Personen (u. a. auch bei AIDS) kann die Reaktivierung einer latenten Infektion auftreten.
(C) Die Zytomegalie des Erwachsenen kann unter dem Bilde einer infektiösen Mononukleose verlaufen.
(D) Schwere Verlaufsformen (Pneumonie, Hepatosplenomegalie, Hämorrhagien) werden nach Austauschtransfusion bei Neugeborenen beobachtet.
(E) Aciclovir wirkt auf latent persistierendes Zytomegalievirus.

F 92

12.11 Welche Aussage über das Varizella-Zoster-Virus trifft **nicht** zu?

(A) Eine Narbenbildung bei Windpocken erfolgt nur, wenn es zur bakteriellen Sekundärinfektion kommt.
(B) Zur Diagnostik werden nur serologische Methoden verwendet.
(C) Hochgefährdet sind Neugeborene bei perinataler Infektion.
(D) Ein Herpes zoster kann nicht nur als Gürtelrose, sondern auch als „Zoster oticus" oder als „Zoster ophthalmicus" in Erscheinung treten.
(E) Bei immunsupprimierten Kindern beschleunigt Aciclovir die Ausheilung und vermindert die Komplikationsrate.

H 91

12.12 Welche Aussage über Infektionen mit dem Varizella-Zoster-Virus trifft **nicht** zu?

(A) Die Manifestationsrate ist im Kindesalter klein.
(B) Es persistiert in den Spinalganglien.
(C) Es kann zu para- oder postinfektiösen Meningoenzephalitiden kommen.
(D) Die Gürtelrose ist Ausdruck der Reaktivierung einer persistierenden Varizelleninfektion.
(E) Eine passive Immunprophylaxe mit Zoster-Immunglobulin (ZIG) ist sinnvoll, wenn eine Varizelleninfektion tumor- oder leukämiekranker Kinder verhütet werden soll.

■ 12.7 E   ■ 12.8 D   ■ 12.9 B   ■ 12.10 E   ■ 12.11 B   ■ 12.12 A

F 87

12.13 Folgende Erreger können beim Menschen eine Pneumonie hervorrufen:

(1) Coxiella burnetii
(2) Chlamydia psittaci
(3) Zytomegalievirus
(4) Trichophyton rubrum
(5) Microsporon audouini

(A) nur 1 und 2 sind richtig
(B) nur 1, 2 und 3 sind richtig
(C) nur 1, 3 und 4 sind richtig
(D) nur 2, 3 und 4 sind richtig
(E) nur 2, 3 und 5 sind richtig

H 86

12.14 Infektionen mit dem Herpes simplex-Virus können mit folgenden Krankheitserscheinungen einhergehen:

(1) Enzephalitis
(2) Stomatitis
(3) rezidivierende Corneaschädigungen
(4) rezidivierende Entzündungen der Genitalschleimhaut bei Mann und Frau

(A) nur 1 und 2 sind richtig
(B) nur 2 und 3 sind richtig
(C) nur 3 und 4 sind richtig
(D) nur 1, 3 und 4 sind richtig
(E) 1–4 = alle sind richtig

H 91

12.15 Embryopathien oder Fetopathien werden durch folgende Erreger hervorgerufen:

(1) Treponema pallidum
(2) Listeria monozytogenes
(3) Zytomegalievirus
(4) Toxoplasma gondii

(A) nur 1, 2 und 3 sind richtig
(B) nur 1, 2 und 4 sind richtig
(C) nur 1, 3 und 4 sind richtig
(D) nur 2, 3 und 4 sind richtig
(E) 1–4 = alle sind richtig

H 86

12.16 Die Vagina kann Erregerreservoir für folgende Erreger sein:

(1) Herpes-simplex-Viren Typ II
(2) Trichomonaden
(3) B-Streptokokken
(4) Chlamydien

(A) nur 2 und 3 sind richtig
(B) nur 1, 2 und 3 sind richtig
(C) nur 1, 2 und 4 sind richtig
(D) nur 1, 3 und 4 sind richtig
(E) 1–4 = alle sind richtig

F 86

12.17 Pneumonien können hervorgerufen werden durch

(1) Pneumocystis carinii
(2) Chlamydia psittaci
(3) Zytomegalievirus
(4) Klebsiellen
(5) Coxiella burnetii

(A) nur 1, 2 und 4 sind richtig
(B) nur 1, 3 und 5 sind richtig
(C) nur 1, 2, 3 und 5 sind richtig
(D) nur 2, 3, 4 und 5 sind richtig
(E) 1–5 = alle sind richtig

F 86

12.18 Welche der folgenden Aussagen über den Zoster (Gürtelrose) ist (sind) richtig?

(1) Es entsteht durch Reaktivierung eines latent persistierenden Varicella-Virus,
(2) Es handelt sich um eine Reaktivierung eines latent persistierenden Herpesvirus hominis.
(3) Er stellt eine allergische Reaktion bei Reinfektion dar.
(4) Er tritt epidemisch bei älteren Personen auf.

(A) nur 1 ist richtig
(B) nur 2 ist richtig
(C) nur 3 ist richtig
(D) nur 1 und 4 sind richtig
(E) nur 2 und 4 sind richtig

■ 12.13 B   ■ 12.14 E   ■ 12.15 E   ■ 12.16 E   ■ 12.17 E   ■ 12.18 A

12.3   Hepadnaviridae

F 87

12.19 In welcher zeitlichen Reihenfolge treten die nachfolgend aufgeführten Hepatitis B-spezifischen Antikörper im Rahmen einer akuten Hepatitis B-Infektion auf?

Anti HBs (1), anti-HBe (2), IgG-anti-HBc (3), IgM-anti-HBc (4).

(A) 1→2→4→3
(B) 2→1→3→4
(C) 3→4→1→2
(D) 3→4→2→1
(E) 4→3→2→1

F 87

12.20 Welche Aussage über die Virushepatitiden trifft **nicht** zu?

(A) Bei Bestehen der chronischen Hepatitis B ist eine Superinfektion mit dem Hepatitis A-Virus möglich.
(B) In bestimmten Gebieten besteht eine Korrelation zwischen HBs-Ag-Trägern und primärem Leberzellkarzinom.
(C) Die dreimalige aktive Hepatitis B-Schutzimpfung führt in über 90% der Fälle zu einer nachweisbaren anti-HBs-Bildung.
(D) Hepatitis A- und Hepatitis-B-Virus sind miteinander verwandt.
(E) Hepatitiden können auch im Rahmen einer systematischen Zytomegalieinfektion auftreten.

H 91

12.21 Welche Aussage über das Delta-Virus trifft **nicht** zu?

(A) Das Genom des Delta-Virus könnte man als ein Viroid bezeichnen.
(B) Die Vermehrung des Delta-Virus in der menschlichen Leber ist abhängig von einer gleichzeitig bestehenden Infektion mit dem Hepatitis-B-Virus.
(C) Die Superinfektion eines klinisch gesunden HBsAg-Trägers mit dem Delta-Virus kann zu einer akuten Leberdystrophie oder schweren chronischen Hepatitis führen.
(D) Auch in Deutschland gibt es Patienten mit persistierender HBV-Infektion, die mit dem Delta-Virus superinfiziert sind.
(E) Die HBV-Prophylaxe ist ohne Einfluß auf eine Infektion durch das Delta-Virus.

F 86

12.22 Welche Aussage über das HBc-Antigen des Hepatitis B-Virus trifft **nicht** zu?

(A) Es läßt sich immunfluoreszenzserologisch in der akuten Phase einer HBV-Infektion in Leberzellen nachweisen.
(B) Es ist das Antigen des Innenkörpers des Hepatitis B-Virus-Partikels.
(C) Es kommt ausschließlich in virusbefallenen Zellen vor.
(D) Es stellt das wirksame Prinzip der Hepatitis B-Virus-Schutzimpfung dar.
(E) IgM-anti-HBc ist ein wertvoller Parameter für die Beurteilung der Phase einer Hepatitis B-Infektion.

H 88

12.23 Welche der folgenden Aussagen zur Hepatitis B-Epidemiologie trifft **nicht** zu?

(A) Das Reservoir des HBV ist ausschließlich der Mensch.
(B) Anti-HBe positive HBsAg-Träger sind in erster Linie die Infektionsquelle für die Weiterverbreitung des Virus.
(C) Die Infektion kann durch Geschlechtsverkehr übertragen werden.
(D) Durch Gabe von Hyperimmunglobulin innerhalb weniger Stunden nach infektionsverdächtiger Verletzung kann die Gefahr einer Hepatiterkrankung bei der Kontaktperson verringert werden.
(E) Bei persistierender Hepatitis B-Infektion von Schwangeren wird das Virus vorwiegend perinatal auf das Kind übertragen.

F 90

12.24 Welche der folgenden Aussagen zur Hepatitis B trifft **nicht** zu?

(A) Anti-HBs ist der schützende Antikörper.
(B) Der Nachweis von HBe-Antigen spricht für die Infektiosität des Probanden.
(C) Das HBs-Antigen kommt als sog. „Australia-Antigen" frei im Serum vor.
(D) Gegen die Hepatitis B ist eine aktive Schutzimpfung mit lebenden, attenuierten Viren möglich.
(E) HBsAg-Träger werden vom Blutspenden grundsätzlich ausgeschlossen.

■12.19 E   ■12.20 D   ■12.21 E   ■12.22 D   ■12.23 B   ■12.24 D

H 89

12.25 Welche Aussage über das anti-HBs bei der Hepatitis B trifft **nicht** zu?

(A) Anti-HBs reagiert mit der äußeren Hülle des Hepatitis B-Virus.
(B) Anti-HBs ist in der Regel 4 Wochen nach Beginn der Hepatitis B-Erkrankung im Serum nachweisbar.
(C) Anti-HBs ist als protektiver Antikörper der wirksame Hauptbestandteil des HBIG (Hepatitis B-Hyperimmunglobulin).
(D) Anti-HBs wird im RIA- und ELISA-Test nachgewiesen.
(E) Anti-HBs, das in der Rekonvaleszenz nach akuter Hepatitis B-Infektion auftritt, kann später wieder unter die Nachweisbarkeitsgrenze absinken.

F 88

12.26 Welche Aussagen über die Hepatitis B sind richtig?

(1) Eine Hepatitis B kann im Gegensatz zur Hepatitis A zu chronischen Verlaufsformen führen.
(2) Die Inkubationszeit der Hepatitis B ist von der Inkubationszeit der Hepatitis A verschieden.
(3) HBsAG ist das überschüssig von Leberzellen produzierte Nukleocapsidantigen (core-Antigen) des Hepatitis B-Virus.
(4) Mit dem Hepatitis B-Virus kann man Schimpansen experimentell infizieren.

(A) nur 2 und 3 sind richtig
(B) nur 2 und 4 sind richtig
(C) nur 3 und 4 sind richtig
(D) nur 1, 2 und 4 sind richtig
(E) 1–4 = alle sind richtig

F 85

12.27 Welche Aussagen über die Hepatitis B sind richtig?

(1) HBs-Antigen ist das Oberflächenantigen des Hepatitis B-Virus.
(2) Träger des HBsAg können – als Blutspender – Hepatitis B übertragen.
(3) Das Hepatitis B-Virus läßt sich in Gewebekulturen züchten.
(4) Die Hepatitis B läßt sich – abgesehen von der unterschiedlichen Dauer der Inkubationszeit – klinisch kaum von der Hepatitis A unterscheiden.
(5) Bei der Hepatitis B treten chronische Verlaufsformen bei weniger als 1% der Patienten auf.

(A) nur 2 und 5 sind richtig
(B) nur 3 und 4 sind richtig
(C) nur 1, 2 und 4 sind richtig
(D) nur 1, 2, 3 und 4 sind richtig
(E) 1–5 = alle sind richtig

F 92

12.28 Perinatal können folgende Erreger übertragen werden:

(1) Herpes-simplex-Virus Typ 2
(2) Hepatitis-B-Virus
(3) Streptokokken der Gruppe B
(4) Zytomegalie-Virus

(A) nur 1 und 2 sind richtig
(B) nur 1 und 3 sind richtig
(C) nur 1, 2 und 4 sind richtig
(D) nur 2, 3 und 4 sind richtig
(E) 1–4 = alle sind richtig

H 86

12.29 Welche Aussagen über den „anti-HBc"-Antikörper bei der Hepatitis B treffen zu?

(1) Anti-HBc ist meist schon in der akuten Phase der Hepatitis B-Infektion nachweisbar.
(2) IgM-anti-HBc hohen Titers weist auf bestehende oder kürzlich durchgemachte akute Hepatitis B-Infektion hin.
(3) Anti-HBc ist ein gegen die äußere Hülle des Hepatitis B-Virus gerichteter Antikörper.
(4) Anti-HBc bleibt nach einer Erstinfektion lange persistent und bietet deshalb ein gutes Kriterium für die Bestimmung der Hepatitis B-Durchsuchung in der Bevölkerung.

(A) nur 1 und 3 sind richtig
(B) nur 2 und 4 sind richtig
(C) nur 1, 2 und 3 sind richtig
(D) nur 1, 2 und 4 sind richtig
(E) 1–4 = alle sind richtig

▌12.25 B ▌12.26 D ▌12.27 C ▌12.28 E ▌12.29 D

12.4   Adenoviridae

12.5   Papovaviridae

12.6   Parvoviridae

12.7   Reoviridae

H 91

12.30 Im Fall von akuter Enteritis bei Säuglingen und Kleinkindern in den Wintermonaten muß man in erster Linie an eine Infektion durch welchen Erreger denken?

(A) Adenoviren vom Serotyp B
(B) Rotaviren
(C) Salmonellen
(D) Shigellen
(E) Entamöba histolytica

H 90

12.31 Welche Aussage über Infektionen mit dem Rotavirus trifft **nicht** zu?

(A) Die Infektion tritt in den gemäßigten Zonen gehäuft in den Wintermonaten auf.
(B) Rotavirusinfektionen können klinisch inapparent verlaufen.
(C) Säuglinge und Kleinkinder erkranken besonders häufig.
(D) Die Rotavirusnephritis ist als Komplikation gefürchtet.
(E) Die Infektion führt zu Diarrhöen.

H 90

12.32 Welche Aussage zur Enteritis trifft **nicht** zu?

(A) Man unterscheidet Erreger mit vorwiegend enterotoxischer Wirkung und solche mit invasiven Eigenschaften.
(B) Der Nachweis einer Rotavirusinfektion erfolgt durch Untersuchung von Stuhl auf Rotavirusantigen.
(C) Bei einer Infektion mit Salmonella typhi besteht Ansteckungsgefahr nicht nur durch Stuhlmaterial sondern auch durch respiratorische Sekrete.
(D) Choleravibrionen produzieren ein hochwirksames Exotoxin.
(E) Ein häufiger Erreger von akuter Enteritis ist Campylobacter jejuni.

H 90

12.33 Welche Aussage trifft **nicht** zu?

Die folgenden Erkrankungen sind typisch für eine Infektion mit Adenoviren:

(A) Säuglingsenteritis
(B) epidemische Keratokonjunktivitis
(C) Pneumonie
(D) Pharyngitis
(E) Meningitis

H 87

12.34 Eine Augeninfektion (Keratitis, Keratokonjunktivitis, Konjunktivitis) kann verursacht werden durch

(1) Adenoviren
(2) Herpes simplex-Viren
(3) Pneumokokken
(4) Chlamydien
(5) Gonokokken

(A) nur 1, 2 und 5 sind richtig
(B) nur 2, 3 und 4 sind richtig
(C) nur 3, 4 und 5 sind richtig
(D) nur 1, 3, 4 und 5 sind richtig
(E) 1–5 = alle sind richtig

H 89

12.35 Eine entzündliche Trübung der Cornea kann entstehen nach Infektion durch:

(1) Chlamydia trachomatis
(2) Onchocerca volvulus
(3) Herpes simplex-Virus Typ 1
(4) Neisseria gonorrhoeae
(5) Adenovirus

(A) nur 1 ist richtig
(B) nur 2 und 4 sind richtig
(C) nur 1, 3 und 5 sind richtig
(D) nur 3, 4 und 5 sind richtig
(E) 1–5 = alle sind richtig

F 86

12.36 Welche Aussagen über Adenoviren sind richtig?

(1) Sie gehören zu den DNA-Viren
(2) Sie lassen sich aufgrund ihrer Antigene in mehr als 30 Typen klassifizieren
(3) Sie haben ein gemeinsames Antigen, gegen das Antikörper gebildet werden, die sich in der KBR nachweisen lassen
(4) Sie rufen katarrhalische Infekte im Bereich des lymphatischen Rachenringes und der Konjunktiven hervor
(5) Sie rufen gelegentlich eine akute Keratokonjunktivitis hervor

(A) nur 1, 3 und 4 sind richtig
(B) nur 1, 3 und 5 sind richtig
(C) nur 2, 4 und 5 sind richtig
(D) nur 2, 3, 4 und 5 sind richtig
(E) 1–5 = alle sind richtig

12.8 Togaviridae

F 86

12.37 Eine Röteln-Embryopathie ist serologisch gesichert, wenn

(A) bei der Mutter Röteln-Antikörper nachgewiesen werden
(B) beim Neugeborenen Röteln-Antikörper der IgM-Klasse vorhanden sind
(C) beim Neugeborenen nur Röteln-Antikörper der IgG-Klasse vorhanden sind
(D) Mutter und Kind hohe Antikörpertiter besitzen
(E) beim Neugeborenen ein Titeranstieg von Röteln-Antikörpern eintritt

H 90

12.38 Welche Aussage trifft **nicht** zu?

Tastbare regionäre oder allgemeine Lymphknotenschwellungen sind charakteristisch für Infektionen mit

(A) Treponema pallidum (Stadium I)
(B) Rötelnvirus
(C) Epstein-Barr-Virus
(D) Corynebacterium diphtheriae
(E) Shigella dysenteriae

H 85

12.39 Welche Aussagen über das Rötelnvirus sind richtig?

(1) Antikörper gegen das Rubellavirus lassen sich im Hämagglutinationshemmungstest nur nachweisen, wenn das zu untersuchende Serum von einem Menschen der Blutgruppe 0 stammt.
(2) Eine exanthematische Infektion bei Erwachsenen läßt sich auf eine Rubellainfektion zurückführen, wenn man im Serum eine Erhöhung der gesamten IgM-Immunglobuline findet.
(3) Gegen Rubella kann man mit Hilfe einer Vakzine aus lebenden, attenuierten Viren schutzimpfen.
(4) Eine exanthematische Infektion läßt sich auf eine Rubellainfektion zurückführen, wenn man in Seren rötelnspezifische Antikörper der Klasse IgM nachweisen kann.

(A) nur 1 und 3 sind richtig
(B) nur 1 und 4 sind richtig
(C) nur 3 und 4 sind richtig
(D) nur 1, 3 und 4 sind richtig
(E) nur 2, 3 und 4 sind richtig

H 86

12.40 Welche der folgenden Infektionskrankheiten wird (werden) intrauterin von den Schwangeren auf das Kind übertragen?

(1) Zytomegalie
(2) Rubella
(3) Gonorrhoe

(A) nur 2 ist richtig
(B) nur 3 ist richtig
(C) nur 1 und 2 sind richtig
(D) nur 2 und 3 sind richtig
(E) 1–3 = alle sind richtig

F 89

12.41 Bei Neugeborenen berechtigt der Nachweis von Röteln-Antikörpern der Klasse IgG nicht zur Diagnose „pränatal erworbene Rötelninfektion",

weil

IgG-Antikörper plazentagängig sind.

Antwort	Aussage 1	Aussage 2	Verknüpfung
A	richtig	richtig	richtig
B	richtig	richtig	falsch
C	richtig	falsch	–
D	falsch	richtig	–
E	falsch	falsch	–

F 88

12.42 Eine im 10. Lebensjahr durchgemachte Röteln-Infektion kann bei einer späteren Schwangerschaft auf den Embryo übergehen,

weil

die Röteln-Infektion nach Abklingen der akuten Erkrankung latent weiterbesteht und jederzeit exazerbieren kann.

12.9 Flaviviridae

F 91

12.43 Welcher der folgenden Krankheitserreger wird **nicht** durch Arthropoden übertragen?

(A) Wuchereria bancrofti
(B) Coxiella burnetii
(C) Onchocerca volvulus
(D) Rickettsia prowazekii
(E) Gelbfiebervirus

H 89

12.44 Welche Aussage zur Europäischen Frühsommer-Meningoenzephalitis (FSME) trifft **nicht** zu?

(A) Das Virus wird durch Stechmücken auf den Menschen übertragen.
(B) In der 1. Phase der bei voller Ausbildung zweiphasischen Erkrankung herrscht ein uncharakteristisches, grippeartiges Krankheitsbild vor.
(C) Bei Kindern überwiegen meningitische Formen, bei Erwachsenen über 40 Jahre enzephalitische Formen.
(D) Eine aktive Immunisierung ist mit einem Impfstoff möglich, der inaktiviertes, gereinigtes Virus als Antigen enthält.
(E) Nach Exposition ungeimpfter Personen sollte eine passive Immunprophylaxe mit FSME-Immunserum vorgenommen werden.

H 88

12.45 Welche Aussage trifft **nicht** zu?

Folgende Krankheiten werden typischerweise durch Arthropoden übertragen:

(A) Malaria
(B) Gelbfieber
(C) Schlafkrankheit
(D) Frühsommer-Enzephalitis
(E) Toxoplasmose

F 89

12.46 Welche Krankheit wird typischerweise **nicht** durch Insekten oder Zecken übertragen?

(A) Kala-Azar
(B) Pest
(C) Trachom
(D) Frühsommermeningoenzephalitis
(E) Fleckfieber

F 91

12.47 Erreger eines hämorrhagischen Fiebers sind:

(1) Marburgvirus
(2) Ebolavirus
(3) Lassafiebervirus
(4) Denguefiebervirus

(A) nur 1 und 2 sind richtig
(B) nur 1, 2 und 3 sind richtig
(C) nur 1, 3 und 4 sind richtig
(D) nur 2, 3 und 4 sind richtig
(E) 1–4 = alle sind richtig

H 87

12.48 Eine Mitbeteiligung der Leber ist bei folgenden Infektionskrankheiten gegeben:

(1) Leptospirose
(2) Gelbfieber
(3) Zytomegalie

(A) nur 1 ist richtig
(B) nur 2 ist richtig
(C) nur 1 und 3 sind richtig
(D) nur 2 und 3 sind richtig
(E) 1–3 = alle sind richtig

F 87

12.49 Welche Aussage(n) zur Zeckenenzephalitis, hervorgerufen durch das Frühsommermeningoenzephalitisvirus (FSME-Virus) ist (sind) richtig?

(1) Eine prophylaktische aktive Schutzimpfung auf der Basis abgetöteter Zeckenenzephalitisviren ist exponierten Personen anzuraten.
(2) Die geographische Verbreitung infizierter Zecken ist in der Bundesrepublik Deutschland einheitlich.
(3) Die FSME-Viren gehören zur Toga-Virusgruppe.
(4) Die Erkrankung kann letal verlaufen oder Restschäden hinterlassen.

(A) nur 3 ist richtig
(B) nur 1 und 3 sind richtig
(C) nur 1 und 4 sind richtig
(D) nur 2 und 3 sind richtig
(E) nur 1, 3 und 4 sind richtig

12.10 Paramyxoviridae

H 88
12.50 Durch Exazerbation einer latenten Infektion während der Schwangerschaft kommt es bei gewissen Infektionen zum Befall des Embryos bzw. des Fetus.

Das gilt insbesondere für:

(A) Röteln
(B) Mumps
(C) Zytomegalie
(D) Varizellen
(E) Tuberkulose

F 88
12.51 Welche der folgenden Komplikationen kann am wenigsten in Zusammenhang mit einer Maserninfektion gebracht werden?

(A) Pneumonie
(B) Enzephalitis
(C) Embryopathie
(D) Otitis media
(E) Bronchitis

F 90
12.52 Welche der Aussagen über Mumps trifft **nicht** zu?

(A) Das Mumpsvirus gehört zu den Paramyxoviren.
(B) Erstinfektion bei männlichen Erwachsenen kann eine Orchitis hervorrufen.
(C) Die Mumpsmeningitis verläuft in der Regel benigne.
(D) Gegen Mumps steht eine aktive Schutzimpfung zur Verfügung.
(E) Die Impfung berücksichtigt die beiden Serotypen des Virus.

F 90
12.53 Welche Erkrankung wird **nicht** durch das RS-Virus hervorgerufen?

(A) grippale Infekte bei Kindern und Erwachsenen
(B) Bronchiolitis besonders bei Kindern
(C) Laryngotracheitis
(D) abakterielle Meningitis
(E) Pneumonie

H 88
12.54 Welche der Zuordnungen einer Krankheit (eines Befundes) zu einem Erreger trifft **nicht** zu?

(A) Q-Fieber – Coxiella burnetii
(B) Erythema nodosum – Mumpsvirus
(C) Cystitis – Schistosoma haematobium
(D) Pneumonie – Zytomegalievirus
(E) Ulcus molle – Haemophilus ducreyi

H 89
12.55 Welche Aussage über eine Mumpsvirusinfektion trifft **nicht** zu?

(A) Bei der Parotitis epidemica können auch die Glandulae submandibulares mitbefallen sein.
(B) Um den 12. Tag nach Krankheitsbeginn kommt es bei ca. 20% der an Mumps erkrankten Adoleszenten zu einer ein- oder doppelseitigen Orchitis mit Epididymitis.
(C) Im Verlauf der Erkrankung kann sich eine Meningitis ausbilden.
(D) Eine Mumpsvirusinfektion in der Schwangerschaft ist eine Indikation für einen Schwangerschaftsabbruch, da in hohem Prozentsatz Mißbildungen (Hydrocephalus) bei den Neugeborenen feststellbar sind.
(E) Differentialdiagnostisch kommen bei Vorliegen einer Parotitis auch andere Erreger als das Mumpsvirus ätiologisch in Betracht.

F 87
12.56 Welche Aussage trifft **nicht** zu?

Eine Minderung der lokalen oder allgemeinen Abwehrkräfte im Wirt ist häufig Voraussetzung für den Ausbruch einer Infektionskrankheit.

Dies gilt in typischer Weise für folgende Erreger:

(A) Masernvirus
(B) Zytomegalievirus
(C) Pneumocystis carinii
(D) Klebsiella pneumoniae
(E) Candida albicans

Antwort	Aussage 1	Aussage 2	Verknüpfung
A	richtig	richtig	richtig
B	richtig	richtig	falsch
C	richtig	falsch	–
D	falsch	richtig	–
E	falsch	falsch	–

12.50 C · | 12.51 C | 12.52 E | 12.53 D | 12.54 B | 12.55 D | 12.56 A

F 89

12.57 Welche Aussage trifft **nicht** zu?

Bei den folgenden Erregerarten spielen klinisch gesunde Keimträger bzw. Dauerausscheider als Infektionsquelle eine wesentliche Rolle:

(A) Staphylococcus aureus
(B) Masernvirus
(C) Zytomegalievirus
(D) Rötelnvirus
(E) Neisseria meningitidis

H 90

12.58 Welche Erkrankung wird in der Regel **nicht** durch Parainfluenzaviren hervorgerufen?

(A) Konjunktivitis
(B) Bronchiolitis
(C) Pneumonie bei Neugeborenen
(D) grippaler Infekt
(E) akute stenosierende Laryngotracheitis

F 90

12.59 Welche Aussagen über eine Masernvirusinfektion treffen zu?

(1) Unmittelbar nach Abklingen des Masernexanthems kann die SSPE (subakute sklerosierende Panencephalitis) als Komplikation auftreten.
(2) Schwere Verlaufsformen (bis zu 25% Letalität) beobachtet man in manchen Entwicklungsländern.
(3) Masern in der Schwangerschaft führen zu Embryopathien.
(4) Bis zum 6. Tag der Inkubation kann eine passive Immunisierung von Infizierten mit Masernimmunglobulin die Erkrankung verhindern.
(5) Die Masern lassen sich im Prinzip durch rigorose Durchführung von Schutzimpfungen ausrotten.

(A) nur 2 ist richtig
(B) nur 4 und 5 sind richtig
(C) nur 2, 4 und 5 sind richtig
(D) nur 1, 2, 4 und 5 sind richtig
(E) nur 2, 3, 4 und 5 sind richtig

F 87

12.60 Bei immunsuppressiver Behandlung kann es zur Exazerbation latenter Infektionen und zur Ausbreitung endogener Infektionen kommen.

An welche der folgenden Erreger ist in diesem Zusammenhang zu denken?

(1) Candida albicans
(2) Zytomegalievirus
(3) Pneumocystis carinii
(4) Mumpsvirus
(5) Rötelnvirus

(A) nur 1 und 2 sind richtig
(B) nur 2 und 3 sind richtig
(C) nur 1, 2 und 3 sind richtig
(D) nur 1, 2 und 5 sind richtig
(E) nur 1, 3 und 4 sind richtig

12.11   Orthomyxoviridae

F 87

12.61 Welche Struktur besitzen Influenzaviren?

(A) nacktes kubisches Nukleokapsid: RNA
(B) in Segmenten vorliegende helikale Nukleokapside + Hülle; RNA
(C) nacktes kubisches Nukleokapsid; DNA
(D) nicht segmentiertes helikales Nukleokapsid + Hülle; RNA
(E) kubisches Nukleokapsid + Hülle; DNA

F 86

12.62 Welcher der folgenden Erreger ist für Influenza-Pandemien überwiegend verantwortlich?

(A) Hämophilus influenzae
(B) Parainfluenzavirus 1
(C) Ortho-Myxovirus influenzae A
(D) Ortho-Myxovirus influenzae B
(E) Ortho-Myxovirus influenzae C

F 89

12.63 Welche Aussage trifft für Influenzaviren **nicht** zu?

(A) Man unterscheidet 3 serologische Typen.
(B) Das Zylinderepithel der Bronchialwege ist der primäre Angriffsort dieser Viren.
(C) Influenzaviren hämagglutinieren.
(D) Für die Immunität ist das Nucleocapsidantigen maßgeblich.
(E) Die Wirksamkeit der Schutzimpfung wird durch Antigenwandel beeinträchtigt.

H 89

12.64 Welche Aussage zu einer Infektion mit den Influenzaviren A und B trifft **nicht** zu?

(A) Die Erreger sind Orthomyxoviren.
(B) Grippepandemien beruhen meist auf vorhergehendem „antigenic shift" der Erreger.
(C) Die Inkubationszeit ist kurz (1–2 Tage).
(D) Die Infektion führt häufig zur Virämie.
(E) Komplikationen sind sekundäre bakterielle Bronchopneumonien.

F 86

12.65 Welche der folgenden Aussagen zur Influenza trifft **nicht** zu?

(A) Influenzaviren können leicht rekombinieren.
(B) Die Immunität nach aktiver Influenzaschutzimpfung ist von kurzer Dauer.
(C) Die schützenden Antikörper sind gegen die Capsid-Antigene gerichtet.
(D) Die Influenzavirusinfektionen führen manchmal zu sekundären bakteriellen Pneumonien.
(E) Beim Influenzavirus wird die Typenzugehörigkeit durch die Kapsidstruktur und die Subtypenzugehörigkeit durch die Struktur des Hämagglutinins bestimmt.

F 90

12.66 Welche Aussage über Influenzavirus A trifft **nicht** zu?

(A) Aufgrund des segmentierten Genoms besteht die Möglichkeit zur Rekombination mit Genomen anderer Influenzavirusstämme.
(B) Es treten Änderungen der Antigenität auf, die neue Pandemien verursachen.
(C) Pandemien können sich innerhalb weniger Monate über die ganze Welt ausdehnen.
(D) Die Immunität beruht auf der Bildung von Antikörpern gegen das Hämagglutinin des Virus.
(E) In der Bundesrepublik Deutschland wird die Schutzimpfung mit attenuierten Viren durchgeführt.

F 89

12.67 Pneumonische Erkrankungen durch bestimmte Erreger können dann entstehen, wenn das antiinfektiöse Abwehrsystem des Patienten geschwächt ist.

Als Erreger finden sich dann oft

(1) Influenza A-Viren
(2) Zytomegalie-Viren
(3) Pneumozystis carinii
(4) Coxiella burnetii

(A) nur 2 ist richtig
(B) nur 3 ist richtig
(C) nur 1 und 3 sind richtig
(D) nur 2 und 3 sind richtig
(E) nur 1, 2 und 4 sind richtig

H 87

12.68 Für die Influenza gilt:

(1) Die in der Bundesrepublik Deutschland durchgeführte aktive Impfung beruht auf der Applikation von lebenden, attenuierten Influenza-Viren.
(2) Weltweite Influenzavirusepidemien können sich entwickeln, wenn neue Subtypen auftreten, gegen die in der Bevölkerung keine Antikörper vorhanden sind.
(3) Protektive Antikörper nach Influenzaschutzimpfung richten sich gegen das Hämagglutinin und gegen die Neuraminidase des Virus.
(4) Die Influenzaschutzimpfung hinterläßt lebenslange Immunität.

(A) nur 1 und 4 sind richtig
(B) nur 2 und 3 sind richtig
(C) nur 2 und 4 sind richtig
(D) nur 1, 2 und 3 sind richtig
(E) nur 1, 3 und 4 sind richtig

F 91

12.69 Beim sogenannten „antigenic shift" ändert (ändern) sich beim Influenzavirus

(1) das Hämagglutinin-Antigen
(2) das Neuraminidase-Antigen
(3) das Capsid-Antigen
(4) die Anzahl der Nukleoprotein-Segmente
(5) die Struktur der virusspezifischen RNA-Polymerase

(A) nur 1 ist richtig
(B) nur 1 und 2 sind richtig
(C) nur 1, 2 und 3 sind richtig
(D) nur 2, 3 und 4 sind richtig
(E) 1–5 = alle sind richtig

12.12   Rhabdoviridae

12.13   Bunyaviridae

12.14   Arenaviridae

F 89

12.70 Welche der folgenden Aussagen über Tollwut trift **nicht** zu?

(A) In der Bundesrepublik Deutschland werden Menschen selten durch das Tollwutvirus infiziert.
(B) Das Tollwutvirus wird durch den Biß infizierter Tiere übertragen, die in der Regel selbst an der Infektion zugrunde gehen.
(C) Das Tollwutvirus zeigt einen Neurotropismus.
(D) Die Indikation einer Schutzimpfung mit der Zellkulturvakzine (HDC) muß wegen der Gefahr der Impfkomplikationen sehr streng gestellt werden.
(E) Das derzeit für Schutzimpfungszwecke verwendete inaktivierte Virus aus humanen Zellkulturen kann auch für eine prophylaktische Impfung verwendet werden.

H 87

12.71 Welche der nachfolgend aufgeführten Krankheiten sind Zoonosen?

(1) Lyssa
(2) lymphozytäre Choriomeningitis
(3) Ascariasis
(4) Trachom

(A) nur 1 ist richtig
(B) nur 1 und 2 sind richtig
(C) nur 2 und 3 sind richtig
(D) nur 3 und 4 sind richtig
(E) nur 1, 2 und 4 sind richtig

F 85

12.72 Welche der genannten Erkrankungen werden in der Regel aerogen übertragen

(1) Variolois
(2) Rabies
(3) Influenza
(4) Gelbfieber
(5) Masern

(A) nur 1 und 3 sind richtig
(B) nur 2 und 4 sind richtig
(C) nur 1, 3 und 5 sind richtig
(D) nur 2, 4 und 5 sind richtig
(E) nur 3, 4 und 5 sind richtig

F 92

12.73 Das Hantan-Virus

(1) wird durch Mücken übertragen
(2) ist Erreger der Nephropathia epidemica
(3) kann schweres hämorrhagisches Fieber hervorrufen

(A) nur 2 ist richtig
(B) nur 3 ist richtig
(C) nur 1 und 2 sind richtig
(D) nur 2 und 3 sind richtig
(E) 1–3 = alle sind richtig

12.15   Retroviridae

F 90

12.74 Welcher Erreger verursacht im Genitaltrakt typischerweise manifeste Läsionen?

(A) HBV (Hepatitis-B-Virus)
(B) HIV-1 (Immunodeficiency virus)
(C) CMV (Zytomegalievirus)
(D) HSV-2 (Herpes simplex-Virus Typ 2)
(E) HSV-1 (Herpes simplex-Virus Typ 1)

H 89

12.75 Welcher Erreger ist in bezug auf die Art der Übertragung dem HIV am ähnlichsten?

(A) HAV
(B) HBV
(C) Herpes simplex-Virus Typ II
(D) Neisseria gonorrhoeae
(E) Chlamydia trachomatis

■ 12.69 B   ■ 12.70 D   ■ 12.71 B   ■ 12.72 C   ■ 12.73 D   ■ 12.74 D   ■ 12.75 B

H 91
12.76 Welche Aussage trifft **nicht** zu?

Infektionen durch folgende Erreger treten typischerweise bei AIDS-Patienten auf:

(A) Candida albicans
(B) Cryptosporidium-Arten
(C) atypische Mykobakterien
(D) Zytomegalievirus
(E) Salmonella typhimurium

F 90
12.77 Welche Aussage über HIV bzw. AIDS trifft **nicht** zu?

(A) Für AIDS-Patienten ist eine Minderung der zellvermittelten Immunität charakteristisch.
(B) Ein erhöhter T-Helferzell/T-Suppressorzell-Quotient liefert einen Hinweis auf eine HIV-Infektion.
(C) Die nach HIV-Infektion zuerst auftretenden Symptome sind der Mononukleose ähnlich.
(D) AIDS-Patienten leiden häufig an Infektionen durch opportunistische Erreger.
(E) Mit der Western-Blot-Methode werden Antikörper gegen Oberflächenantigene des HIV zuverlässig nachgewiesen.

F 92
12.78 Bei HIV-1-positiven Personen ist AIDS durch das Auftreten bestimmter Indikatorkrankheiten definiert.

Welche der nachstehend genannten Infektionskrankheiten gehören dazu?

(1) Straphylokokken-Enteritis
(2) Pneumonie durch Pneumocystis carinii
(3) respiratorische Infekte durch Adenoviren
(4) langanhaltende, durch A-Streptokokken bedingte arthritische Beschwerden
(5) Mykobakteriosen durch atypische Mykobakterien

(A) nur 1 und 3 sind richtig
(B) nur 1 und 5 sind richtig
(C) nur 2 und 3 sind richtig
(D) nur 2 und 5 sind richtig
(E) nur 4 und 5 sind richtig

F 91
12.79 Welche Aussagen zur HIV-Infektion treffen zu?

(1) Eine Übertragung durch Bluttransfusion ist auch nach Einführung genauer Untersuchung auf anti-HIV nicht ganz zu vermeiden.
(2) Die Übertragung ist in seltenen Fällen durch perkutanen Kontakt (z. B. Nadelstichverletzung) mit Blut infizierter Patienten erfolgt.
(3) Eine Person, bei der anti-HIV nachgewiesen wird, muß stets als Träger einer persistierenden Infektion betrachtet werden.
(4) In der Bundesrepublik Deutschland liegt das Verhältnis von Erkrankten zu Infizierten etwa bei 1:10.

(A) nur 1 und 2 sind richtig
(B) nur 2 und 3 sind richtig
(C) nur 3 und 4 sind richtig
(D) nur 1, 2 und 3 sind richtig
(E) nur 2, 3 und 4 sind richtig

12.16 Picornaviridae

12.17 Caliciviridae

12.18 Infektionen unklarer Ätiologie

H 88
12.80 Neuraminidase-Aktivität besitzen

(A) Herpesviren
(B) Polioviren
(C) Pockenviren
(D) Adenoviren
(E) Influenzaviren

H 85
12.81 Bei welcher der genannten Virusarten tritt das epidemiologisch bedeutungsvolle Phänomen des „Antigenshift" (Antigenwandel) auf

(A) Influenza-Virus Typ A
(B) Influenza-Virus Typ C
(C) Poliovirus Typ 1
(D) Herpesvirus Typ 2
(E) Adenovirus Typ 8

12.76 E   12.77 B   12.78 D   12.79 D   12.80 E   12.81 A

F 92

12.82 Bei welcher(n) Virusart(en) muß man mit endogenen Rezidiven (Exazerbationen) rechnen?

(1) Varizellenvirus
(2) Zytomegalievirus
(3) Herpesvirus hominis (Herpes-simplex-Virus)
(4) Influenzavirus
(5) Poliovirus

(A) nur 1 ist richtig
(B) nur 1 und 3 sind richtig
(C) nur 3 und 5 sind richtig
(D) nur 1, 2 und 3 sind richtig
(E) nur 3, 4 und 5 sind richtig

H 88

12.83 Die intrazelluläre Vermehrung des Poliomyelitisvirus

(A) erfolgt im Zellkern der infizierten Wirtszellen
(B) benötigt im Gegensatz zur zellulären Proteinsynthese keine Ribosomen für die Synthese von Virusproteinen
(C) ist abhängig von einer reversen Transkriptase, die das Virus mit in die Zelle bringt
(D) führt zur Bildung von Lysozym, das die Zellwand bei der Reifung des Virus zerstört und die Viruspartikel freisetzt
(E) führt zu einer Hemmung der zelleigenen Proteinsynthese

H 85

12.84 Welche der aufgeführten Krankheiten ist eine Anthropozoonose?

(A) Poliomyelitis
(B) Molluscum contagiosum
(C) Trachom
(D) Q-Fieber
(E) Zytomegalie

H 86

12.85 Wie kommt eine Infektion mit Hepatitisvirus A zustande?

(A) ausschließlich iatrogen
(B) überwiegend iatrogen
(C) ausschließlich parenteral
(D) überwiegend enteral
(E) ausschließlich enteral

H 86

12.86 Bei welcher der genannten Virusinfektionen treten die klinischen Symptome bei Erstinfektionen am häufigsten auf?

(A) Hepatitis A
(B) Masernvirus
(C) Rötelnvirus
(D) Poliovirus
(E) Mumpsvirus

H 87

12.87 Eine antivirale Chemotherapie ist möglich bei:

(A) Hepatitis A
(B) Poliomyelitis
(C) Masern
(D) Röteln
(E) Herpes simplex corneae

H 89

12.88 Durch welche Methode erfolgt der Virusnachweis bei Verdacht auf Poliomyelitis?

(A) Vermehrung auf Zellkulturen und spezifische Neutralisation durch Antiseren
(B) direkte lichtmikroskopische Darstellung im Ausstrich-Präparat
(C) Verimpfung auf die lebende Maus
(D) Vermehrung im embryonierten Hühnerei mit anschließendem Hämagglutinations-Hemmungstest
(E) Nachweis charakteristischer Einschlußkörper im histologischen Präparat

H 88

12.89 Welches der folgenden Verfahren wird im allgemeinen zum Nachweis von Antikörpern gegen Enteroviren verwendet?

(A) Hämagglutinations-Hemmtest
(B) Immunfluoreszenz
(C) Gruber-Widal-Reaktion
(D) direkter Coombstest
(E) Neutralisationstest

■ 12.82 D ■ 12.83 E ■ 12.84 D ■ 12.85 D ■ 12.86 B ■ 12.87 E ■ 12.88 A ■ 12.89 E

F 91

12.90 Bei einem Patienten mit den Symptomen einer akuten Hepatitis werden folgende virusserologische Befunde erhoben:

> HBs-Ag positiv
> anti-HBc positiv
> IgM-anti-HBc stark positiv
> anti-HAV positiv
> IgM-anti-HAV negativ

Mit welcher der folgenden Diagnosen ist die Befundkonstellation am ehesten vereinbar?

(A) Hepatitis B, akute Phase
(B) Hepatitis Non-A-non-B, akute Phase
(C) Hepatitis A, akute Phase
(D) gleichzeitige akute Infektion mit dem Hepatitis-A-Virus und dem Hepatitis-B-Virus
(E) eine seit zwei Jahren persistierende Hepatitis-B-Infektion

H 91

12.91 Schwere Infektionen der Bronchien und Bronchiolen in der Neugeborenenperiode sind typisch für eine Infektion durch

(A) RS-Viren
(B) Rhinoviren
(C) Epstein-Barr-Viren
(D) Coxsackieviren
(E) Echo-Viren

F 87

12.92 Welche Aussage trifft **nicht** zu?

Durch Schmutz- und Schmierinfektion (fäkal-oral) werden folgende Viren übertragen:

(A) Polio-Viren
(B) Coxsackie-Viren
(C) Hepatitis A-Viren
(D) Arbo-Viren
(E) Echo-Viren

F 90

12.93 Welches der folgenden Krankheitsbilder entsteht **nicht** als Resultat einer in Phasen verlaufenden Infektion?

(A) Tetanus
(B) Typhus abdominalis
(C) Poliomyelitis
(D) Malaria
(E) Tuberkulose

H 85

12.94 Als Erreger einer Meningitis bzw. Meningoenzephalitis kommt (kommen) **nicht** in Betracht:

(A) Echoviren
(B) Arboviren
(C) Coxsackieviren
(D) Herpesvirus hominis
(E) Rhinoviren

H 88

12.95 Welche Aussage über das Poliovirus trifft **nicht** zu?

(A) Nach Überstehen der Erstinfektion erscheint im Serum ein mit allen drei Serotypen kreuzneutralisierender Antikörper.
(B) Der Erfolg der Schluckimpfung kann bei gleichzeitiger Infektion mit einem anderen Enterovirus unterdrückt werden (Interferenz).
(C) Die aktive Immunisierung mit attenuierten Polioviren muß wegen der Möglichkeit der Interferenz wiederholt durchgeführt werden.
(D) Der Manifestationsindex der Infektion ist sehr niedrig.
(E) In der akuten Phase kann das Virus aus dem Stuhl angezüchtet und typisiert werden.

F 89

12.96 Welche Aussage über Polioviren ist **nicht** richtig?

(A) Bei einer poliomyelitisverdächtigen, abakteriellen Meningitis ist die Ätiologie geklärt, wenn man im Serum einmalig neutralisierende Antikörper gegen einen der drei Poliovirustypen nachweisen kann.
(B) Auch wenn in einem Organismus keine neutralisierenden Poliovirusantikörper vorhanden sind, kann die Vermehrung des attenuierten Poliovirus im Darmtrakt unterdrückt werden, wenn gerade eine andere Enterovirusinfektion abläuft.
(C) Die aktive Immunisierung mit attenuierten Polioviren führt zur Bildung von poliovirusspezifischen Antikörpern im Intestinaltrakt.
(D) Zwischen den drei Serotypen des Poliovirus besteht keine im Neutralisationstest meßbare serologische Kreuzverwandtschaft.
(E) Polioviren vermehren sich im Intestinaltrakt, werden mit dem Stuhl ausgeschieden und geraten nur gelegentlich – auf dem Blutweg oder dem Nervenweg – in das ZNS mit der Folge einer Myelitis mit schlaffen Lähmungen.

■ 12.90 A   ■ 12.91 A   ■ 12.92 D   ■ 12.93 A   ■ 12.94 E   ■ 12.95 A   ■ 12.96 A

H 86

12.97 Bei einem Patienten mit Verdacht auf Meningitis findet man im Liquor eine deutliche Vermehrung lymphozytärer Zellen.

Welche der folgenden Erregerarten kommt als mögliche Ursache **nicht** in Betracht?

(A) Mycobacterium tuberculosis
(B) Neisseria meningitidis
(C) Echovirus
(D) Mumpsvirus
(E) Coxsackievirus

F 91

12.98 Welche Aussage zur prä- oder perinatalen Infektion trifft **nicht** zu?

(A) Unter der Geburt kann das Herpes-simplex-Virus Typ 2 von einer Mutter mit recurrierender Herpesinfektion auf das Kind übertragen werden.
(B) Eine schwere Myokarditis von Neugeborenen kann durch Coxsackie-B-Viren hervorgerufen werden.
(C) Das Hepatitis-B-Virus wird von schwangeren HBe-Ag-positiven HBsAg-Trägerinnen in erster Linie perinatal auf das Neugeborene übertragen.
(D) Das Zytomegalievirus wird nur pränatal auf das Kind übertragen.
(E) B-Streptokokken aus der Vagina der Schwangeren können bei der Geburt das Kind infizieren und schwere, septische Infektionen verursachen.

H 90

12.99 Welche Aussage trifft **nicht** zu?

Die folgenden Erreger haben ein enges Wirtsspektrum:

(A) Neisseria gonorrhoeae
(B) Plasmodium falciparum
(C) Toxoplasma gondii
(D) Hepatitis-A-Viren
(E) Poliomyelitis-Viren

F 92

12.100 Welche Aussage zur Virushepatitis trifft **nicht** zu?

(A) Die Diagnose einer akuten Hepatitis-A-Infektion wird durch Nachweis von IgM-anti-HAV geführt.
(B) Der Nachweis von HBsAg beweist das Vorliegen einer akuten Hepatitis B.
(C) Die akute Hepatitis B kann in 5–10% der Fälle bei erwachsenen Patienten chronisch werden.
(D) Das Deltavirus benötigt für seine Vermehrung das Hepatitis-B-Virus als Helfervirus.
(E) Superinfektion eines HBV-Trägers mit Hepatitis-D-Virus führt häufig zu sehr schwerer Erkrankung.

H 85

12.101 Welche Aussage trifft **nicht** zu?

Die folgenden Virusarten sind serologisch einheitlich, d. h. es existiert nur ein einziger Serotyp:

(A) Masernvirus
(B) Mumpsvirus
(C) Rötelnvirus
(D) Coxsackievirus
(E) Tollwutvirus

H 88

12.102 Welche Aussage trifft **nicht** zu?

Exantheme können bei Infektionen mit den folgenden Erregern in typischer Weise auftreten:

(A) Haemophilus influenzae
(B) Rötelnvirus
(C) A-Streptokokken
(D) ECHO-Viren
(E) Salmonella typhi

F 87

12.103 Welche Aussage trifft **nicht** zu?

Erreger, die zu einer intrauterinen Fruchtschädigung führen können, sind:

(A) Listeria monocytogenes
(B) Polio-Viren
(C) Toxoplasma gondii
(D) Treponema pallidum
(E) Zytomegalie-Viren

■ 12.97 B   ■ 12.98 D   ■ 12.99 C   ■ 12.100 B   ■ 12.101 D   ■ 12.102 A   ■ 12.103 B

H 90

12.104 Welche Aussage über Infektionen mit dem Hepatitis A-Virus (HAV) trifft **nicht** zu?

(A) HAV gehört zu den Picornaviren.
(B) Die Durchseuchung ist bei der jüngeren einheimischen Bevölkerung niedrig.
(C) Die Manifestationsrate liegt nahe bei 100%.
(D) Das Virus wird bereits vor Beginn der Erkrankung im Stuhl ausgeschieden.
(E) Die Diagnose wird durch den Nachweis von IgM-anti-HAV geführt.

F 91

12.105 Welche Aussage zur Meningitis trifft **nicht** zu?

(A) Im Kleinkindesalter ist Hämophilus influenzae, Typ B, ein häufiger Erreger.
(B) Gegen den bei uns häufigsten Typ B von Neisseria meningitidis gibt es eine wirksame Schutzimpfung.
(C) Sie kann als Folge einer Infektion mit Borrelia burgdorferi auftreten.
(D) Alljährlich werden in der Bundesrepublik Deutschland Kleinepidemien von Meningitiden beobachtet, die durch Enteroviren, vor allem ECHO-Viren, hervorgerufen werden.
(E) Das Virus der lymphozytären Choriomeningitis ist auch für den Menschen pathogen.

F 85

12.106 Welche Aussage über das Hepatitis A-Virus trifft **nicht** zu?

(A) Es ist ein RNA-Virus.
(B) Es hat morphologisch eine gewisse Ähnlichkeit mit einem Enterovirus (z. B. Poliomyelitisvirus).
(C) Die Diagnose einer akuten HAV-Infektion wird durch Nachweis des IgM anti-HAV gestellt.
(D) Es wird schon vor Krankheitsbeginn mit dem Stuhl ausgeschieden.
(E) Es ruft ebenso häufig wie das Hepatitis-B-Virus eine chronische Erkrankung hervor.

H 90

12.107 Welche Aussage über Coxsackieviren trifft **nicht** zu?

(A) Sie sind Erreger von Myokarditiden
(B) Sie lassen sich u. a. aus dem Stuhl von Personen isolieren, die nicht erkrankt sind
(C) Sie sind Erreger von Meningitiden
(D) Sie bilden wegen ihrer sehr charakteristischen morphologischen Struktur eine besondere Virusgruppe
(E) Sie rufen die sogenannte Bornholmer Erkrankung (Pleurodynie) hervor

H 88

12.108 Für den Nachweis von Enteroviren in der akuten Krankheitsphase sind folgende Materialien am aussichtsreichsten:

(1) Rachenabstrich oder Rachenspülwasser
(2) Urin
(3) Stuhl
(4) Blut

(A) nur 1 ist richtig
(B) nur 4 ist richtig
(C) nur 1 und 3 sind richtig
(D) nur 2 und 3 sind richtig
(E) nur 2 und 4 sind richtig

H 86

12.109 Bei welchen der folgenden Infektionen gehört der Versuch, den Erreger bzw. seine Bestandteile nachzuweisen, zu den Standardmethoden?

Infektion durch

(1) Salmonella typhi
(2) Hepatitis A-Virus
(3) Hepatitis B-Virus
(4) Epstein-Barr-Virus
(5) Rötelnvirus

(A) nur 1 und 3 sind richtig
(B) nur 1 und 4 sind richtig
(C) nur 2 und 3 sind richtig
(D) nur 1, 3, 4 und 5 sind richtig
(E) 1–5 = alle sind richtig

F 89

12.110 Der Erreger der Hepatitis A

(1) ist zum Zeitpunkt der akuten Phase der Erkrankung im Blut des Patienten vorhanden
(2) tritt bereits vor Einsetzen der klinischen Erscheinungen im Stuhl des Patienten auf
(3) kann im menschlichen Organismus persistieren
(4) wird fäkal-oral übertragen

(A) nur 3 ist richtig
(B) nur 1 und 4 sind richtig
(C) nur 2 und 4 sind richtig
(D) nur 1, 3 und 4 sind richtig
(E) nur 2, 3 und 4 sind richtig

F 91

12.111 Der Herzmuskel wird bei Infektionen durch die folgenden Erreger in typischer Weise geschädigt:

(1) Haemophilus influenzae
(2) Corynebacterium diphtheriae
(3) Mycobacterium bovis
(4) Coxsackievirus B
(5) Trypanosoma cruzi

(A) nur 1, 2 und 4 sind richtig
(B) nur 1, 2 und 5 sind richtig
(C) nur 2, 3 und 4 sind richtig
(D) nur 2, 4 und 5 sind richtig
(E) nur 3, 4 und 5 sind richtig

H 90

12.112 Erreger opportunistischer Infektionen, auf die besonders bei abwehrgeschwächten Patienten zu achten ist, sind:

(1) Candida albicans
(2) Cryptococcus neoformans
(3) Hepatitis-A-Virus
(4) Toxoplasma gondii
(5) Trichomonas vaginalis
(6) Zytomegalievirus

(A) nur 1, 2 und 4 sind richtig
(B) nur 2, 5 und 6 sind richtig
(C) nur 1, 2, 4 und 6 sind richtig
(D) nur 1, 2, 5 und 6 sind richtig
(E) nur 1, 3, 4 und 6 sind richtig

F 91

12.113 Gelbsucht kann sich als typisches Symptom einstellen, wenn eine Infektion mit Erregern aus folgenden Gattungen, Familien bzw. Gruppen stattgefunden hat:

(1) Neisseria
(2) Leptospira
(3) Hämophilus
(4) Picorna-Viren
(5) Flaviviren

(A) nur 3 und 4 sind richtig
(B) nur 1, 2 und 4 sind richtig
(C) nur 2, 3 und 5 sind richtig
(D) nur 2, 4 und 5 sind richtig
(E) nur 1, 2, 3 und 5 sind richtig

H 87

12.114 Welche der aufgeführten Erreger können Enzephalitiden verursachen?

(1) Rabiesvirus
(2) Herpes simplex-Virus
(3) Poliomyelitisvirus
(4) Masernvirus
(5) Mumpsvirus

(A) nur 1 und 5 sind richtig
(B) nur 1, 3 und 4 sind richtig
(C) nur 1, 3 und 5 sind richtig
(D) nur 2, 3 und 4 sind richtig
(E) 1–5 = alle sind richtig

F 87

12.115 Als Erreger einer akuten Pharyngitis/Angina kommen in Betracht:

(1) Adenoviren
(2) Streptococcus pyogenes
(3) Epstein-Barr-Virus
(4) Coxsackieviren

(A) nur 1 und 3 sind richtig
(B) nur 2 und 4 sind richtig
(C) nur 1, 2 und 3 sind richtig
(D) nur 2, 3 und 4 sind richtig
(E) 1–4 = alle sind richtig

H 87

12.116 Coxsackieviren sind Erreger

(1) der Bornholmschen Erkrankung (Pleurodynie)
(2) von Meningitiden
(3) der Herpangina
(4) von Myokarditiden, insbesondere bei Neugeborenen

(A) nur 3 ist richtig
(B) nur 1 und 2 sind richtig
(C) nur 3 und 4 sind richtig
(D) nur 1, 2 und 4 sind richtig
(E) 1–4 = alle sind richtig

■ 12.111 D   ■ 12.112 C   ■ 12.113 D   ■ 12.114 E   ■ 12.115 E   ■ 12.116 E

13 Schutzimpfungen

13.1 Passive Immunisierung

F 86

13.1 Eine passive Immunisierung ist bei richtiger Anwendung geeignet,

(A) einen langfristigen Schutz gegen Diphtherie zu vermitteln
(B) einen Allergiker zu desensibilisieren
(C) die Bildung von Gedächtniszellen anzuregen
(D) die immunisierende Wirkung von gleichzeitig gegebenem Tetanus-Toxoid zu potenzieren
(E) ein Masern-exponiertes Kind vor dem Ausbruch der Krankheit zu schützen

F 88

13.2 Welche Aussage trifft **nicht** zu?

Die Verabfolgung von Immunserum kann bei Exponierten den Ausbruch der Erkrankung verhindern. Sie wird bei folgenden Erkrankungen praktiziert:

(A) Röteln
(B) Influenza
(C) Tetanus
(D) Hepatitis A
(E) Masern

13.2 Aktive Immunisierung

F 86

13.3 Die Virulenzabschwächung eines Erregers bei der Herstellung von Lebend-Impfstoff beruht auf der

(A) Transduktion durch Phagen
(B) direkten Beeinflussung des Erregergenoms durch massive Bestrahlung
(C) Selektion von geeigneten Spontanmutanten
(D) Einschleusung von geeigneten Plasmiden
(E) Behandlung mit Formaldehyd

H 86

13.4 Was versteht man unter Simultanimpfung bei der Tetanus-Prophylaxe

(A) gleichzeitige aktive Immunisierung mit Virus- und Bakterienantigenen
(B) gleichzeitige passive Immunisierung mit verschiedenen Hyperimmunglobulinen
(C) Kombination von Lebend- und Totimpfstoff
(D) gleichzeitige aktive und passive Immunisierung
(E) Kombination von Tetanus- und Diphtherie-Toxoid

F 88

13.5 Nach einer BCG-Schutzimpfung fällt die Tuberkulinprobe in der Regel negativ aus,

weil

der attenuierte BCG-Stamm im Gegensatz zu virulenten Mycobacterium tuberculosis-Stämmen die Fähigkeit zur spezifischen Induktion des T-Zell-Immunsystems nicht besitzt.

H 85

13.6 Die aktive Diphtherieimpfung wird heute nicht mehr empfohlen,

weil

im Frühstadium (Vorliegen einer Angina mit Diphtherieverdacht) eine chemotherapeutische Behandlung in der Regel zur raschen Ausheilung ohne Folgen führt.

F 88

13.7 Die aktive Immunisierung mit Tetanustoxoidimpfstoff

(A) verleiht dem Ungeimpften sofort Impfschutz
(B) schützt generell vor Intoxikationen, verursacht durch alle Erreger des Genus Clostridium
(C) stimuliert spezifische proteolytische Enzyme, die Tetanustoxin abbauen
(D) verhindert die septikämische Ausbreitung von Clostridium tetani
(E) schützt vor der Wirkung des Tetanustoxins

Antwort	Aussage 1	Aussage 2	Verknüpfung
A	richtig	richtig	richtig
B	richtig	richtig	falsch
C	richtig	falsch	–
D	falsch	richtig	–
E	falsch	falsch	–

■ 13.1 E   ■ 13.2 B   ■ 13.3 C   ■ 13.4 D   ■ 13.5 E   ■ 13.6 E   ■ 13.7 E

H 88

13.8 Welche Aussage über die Tetanusschutzimpfung trifft **nicht** zu?

(A) Die Impfung ruft eine antibakterielle Immunität hervor, die die Vermehrung von Clostridium tetani und damit die Toxinbildung hemmt.
(B) Der Impfstoff enthält Toxoid.
(C) Die Grundimmunisierung wird durch dreifache Impfung (zweimal im Abstand von 4–6 Wochen und einmal ein Jahr später) erreicht.
(D) Die Schutzwirkung der Grundimmunisierung wird beim Erwachsenen durch Nachimpfung – nach spätestens 10 Jahren – erhalten.
(E) Im Verletzungsfalle sollte bei nicht ausreichender Grundimmunisierung menschliches Tetanushyperimmunglobulin gegeben werden.

F 88

13.9 Welche Aussage trifft **nicht** zu?
Von folgenden Krankheiten muß man bei Schutzimpfungen nur einen Serotyp berücksichtigen:

(A) Masern
(B) Mumps
(C) Poliomyelitis
(D) Röteln
(E) Tollwut

F 85

13.10 Die Masernschutzimpfung sollte nicht vor Ende des ersten Lebensjahres verabreicht werden,

weil

die für die Vermehrung des Masernimpfvirus empfänglichen Zielzellen des kindlichen Organismus vor Ende des 1. Lebensjahres nicht ausgereift sind.

F 87

13.11 Für die Masernschutzimpfung wird ein abgetötetes Virus verwendet,

weil

nach Masernlebendimpfstoff schwere Lokalreaktionen beobachtet wurden.

F 87

13.12 Eine aktive Schutzimpfung gegen Mumps ist auch beim weiblichen Geschlecht im frühen Kindesalter indiziert,

weil

eine postpubertäre Infektion mit dem Mumpsvirus zur Schädigung der Ovarien mit Folge der Sterilität führen kann.

H 85

13.13 Die Grippeschutzimpfung wird in der Bundesrepublik Deutschland mit lebenden, vermehrungsfähigen Influenzaviren durchgeführt,

weil

die Verabreichung der für eine ausreichende Immunisierung mit abgetöteten Viren erforderlichen Antigenmengen zu schweren toxischen Reaktionen führt.

H 85

13.14 Die Gelbfieberimpfung ist nur vor Reisen nach Mittelamerika erforderlich,

weil

das Gelbfieber außerhalb von Mittel- und Südamerika nicht vorkommt.

F 86

13.15 Als wirksames Prinzip enthalten Masernlebendvakzinen nur einen Masernvirusserotyp,

weil

nur einer der beiden bekannten Masernvirusserotypen Masernerkrankungen hervorruft.

H 86

13.16 Gegen welche der folgenden Krankheiten wird eine aktive Impfung mit Toxoid durchgeführt?

(1) Diphtherie
(2) Röteln
(3) Poliomyelitis
(4) Tetanus
(5) Gelbfieber

(A) nur 1 ist richtig
(B) nur 4 ist richtig
(C) nur 1 und 4 sind richtig
(D) nur 1, 2 und 4 sind richtig
(E) nur 1, 3 und 5 sind richtig

■ 13.8 A   ■ 13.9 C   ■ 13.10 C   ■ 13.11 E   ■ 13.12 C   ■ 13.13 E   ■ 13.14 E

13.

F 89

13.17 Welche Aussage trifft **nicht** zu?
Für die Masernschutzimpfung gilt:

(A) Der vorwiegend verwendete Impfstoff enthält lebende, attenuierte Viren.
(B) Die wichtigste Indikation in manchen tropischen Ländern ist die hohe Kindersterblichkeit durch Masern.
(C) Die Masernschutzimpfung sollte erst ab 12. Lebensmonat durchgeführt werden.
(D) Nach Masernschutzimpfung tritt äußerst selten eine Masernimpfenzephalitis auf.
(E) Die Immunität hält höchstens drei Jahre lang an.

F 89

13.18 Für die aktive Schutzimpfung gegen Mumps wird ein Totimpfstoff verwendet,

weil

bei Anwendung von Lebendimpfstoff gegen Mumps die Gefahr einer Komplikation (Orchitis) besteht.

F 89

13.19 Für die Choleraschutzimpfung gilt:

(1) Allgemeinhygienische Maßnahmen sind für die Bekämpfung der Cholera erfolgreicher als die Schutzimpfung mit derzeit verfügbaren Impfstoffen.
(2) Der gebräuchliche Impfstoff enthält abgetötete Choleravibrionen.
(3) Der gebräuchliche Impfstoff wird oral appliziert.
(4) Die Choleraschutzimpfung führt zu einer lebenslangen Immunität.

(A) nur 1 ist richtig
(B) nur 1 und 2 sind richtig
(C) nur 2 und 4 sind richtig
(D) nur 1, 2 und 3 sind richtig
(E) nur 1, 2 und 4 sind richtig

F 89

13.20 Welche der folgenden Aussagen über Tollwut trifft **nicht** zu?

(A) In der Bundesrepublik Deutschland werden Menschen selten durch das Tollwutvirus infiziert.
(B) Das Tollwutvirus wird durch den Biß infizierter Tiere übertragen, die in der Regel selbst an der Infektion zugrunde gehen.
(C) Das Tollwutvirus zeigt einen Neurotropismus.
(D) Die Indikation einer Schutzimpfung mit der Zellkulturvakzine (HDC) muß wegen der Gefahr der Impfkomplikationen sehr streng gestellt werden.
(E) Das derzeit für Schutzimpfungszwecke verwendete inaktivierte Virus aus humanen Zellkulturen kann auch für eine prophylaktische Impfung verwendet werden.

H 89

13.21 Die Simultanimpfung gegen Tetanus ist indiziert:

(A) als Grundimmunisierung
(B) als Wiederholungsimpfung nach etwa 7 Jahren
(C) bei Infektionsverdacht und fehlender Grundimmunisierung
(D) bei Infektionsverdacht in jedem Fall
(E) nach Einführung homologer Impfstoffe überhaupt nicht mehr

H 89

13.22 Bei einmaliger, gleichzeitiger Verabreichung aller drei Poliovirustypen bei der Lebendimpfung gegen die Poliomyelitis werden von den Impflingen neutralisierende Antikörper häufig nur gegen einen oder zwei Serotyp(en) gebildet,

weil

das Immunsystem des Menschen nicht gleichzeitig gegen drei verschiedene Antigene, die bei der trivalenten Impfung im Intestinaltrakt in großer Menge auftreten, Antikörper bilden kann.

Antwort	Aussage 1	Aussage 2	Verknüpfung
A	richtig	richtig	richtig
B	richtig	richtig	falsch
C	richtig	falsch	–
D	falsch	richtig	–
E	falsch	falsch	–

■ 13.17 E   ■ 13.19 B   ■ 13.20 D   ■ 13.21 C   ■ 13.22 C

H 89

13.23 Für die aktive Schutzimpfung gegen Influenza gilt in der Bundesrepublik Deutschland:

(1) Der übliche Impfstoff enthält lebende, attenuierte Viren.
(2) Der übliche Impfstoff wird parenteral verabreicht.
(3) Der Impfstoff enthält verschiedene Subtypen des Virus.
(4) Die Schutzwirkung erstreckt sich wegen Antigengemeinschaft auch auf Infektionen mit Hämophilus influenzae.

(A) nur 2 ist richtig
(B) nur 1 und 2 sind richtig
(C) nur 2 und 3 sind richtig
(D) nur 2 und 4 sind richtig
(E) nur 1, 3 und 4 sind richtig

F 90

13.24 Welche der Aussagen über Mumps trifft **nicht** zu?

(A) Das Mumpsvirus gehört zu den Paramyxoviren.
(B) Erstinfektion bei männlichen Erwachsenen kann eine Orchitis hervorrufen.
(C) Die Mumpsmeningitis verläuft in der Regel benigne.
(D) Gegen Mumps steht eine aktive Schutzimpfung zur Verfügung.
(E) Die Impfung berücksichtigt die beiden Serotypen des Virus.

F 90

13.25 Welche der folgenden Aussagen zur Hepatitis B trifft **nicht** zu?

(A) Anti-HBs ist der schützende Antikörper.
(B) Der Nachweis von HBe-Antigen spricht für die Infektiosität des Probanden.
(C) Das HBs-Antigen kommt als sog. „Australia-Antigen" frei im Serum vor.
(D) Gegen die Hepatitis B ist eine aktive Schutzimpfung mit lebenden, attenuierten Viren möglich.
(E) HBsAg-Träger werden vom Blutspenden grundsätzlich ausgeschlossen.

F 90

13.26 Für die aktive Schutzimpfung gegen die Hepatitis B gilt:

(1) Als Impfstoff sind auch gentechnisch in Hefezellen hergestellte Präparate wirksam.
(2) Immunsupprimierte Personen unterscheiden sich in der Antikörperbildung nach Impfung gegen Hepatitis B nicht von Normalpersonen.
(3) Bei Neugeborenen HBsAg-positiver Mütter wird eine aktiv-passive Impfung empfohlen.

(A) nur 1 ist richtig
(B) nur 3 ist richtig
(C) nur 1 und 3 sind richtig
(D) nur 2 und 3 sind richtig
(E) 1–3 = alle sind richtig

H 90

13.27 Die aktive Schutzimpfung gegen die epidemische Genickstarre, hervorgerufen durch Neisseria meningitidis, wird mit lebenden, avirulenten Erregern durchgeführt,

weil

Impfstoffe aus Polysacchariden von Neisseria meningitidis sich durchweg als wirkungslos erwiesen haben.

H 90

13.28 Für die aktive Schutzimpfung gegen die Hepatitis B gilt:

(1) Die zugelassenen Impfstoffe sind nur gegen den Subtyp wirksam, der in den Impfstoffpräparaten enthalten ist.
(2) Der Impfstoff wird mehrfach appliziert.
(3) Die aktive Impfung hat auch dann noch eine gute prophylaktische Wirkung, wenn mit ihr – wie bei der Tollwutprophylaxe – unmittelbar nach einer Hepatitis B-Infektion begonnen wird.

(A) nur 1 ist richtig
(B) nur 2 ist richtig
(C) nur 3 ist richtig
(D) nur 1 und 2 sind richtig
(E) nur 2 und 3 sind richtig

■ 13.23 C   ■ 13.24 E   ■ 13.25 D   ■ 13.26 C   ■ 13.27 E   ■ 13.28 B

F 91

13.29 Bei der aktiven Schutzimpfung gegen die Masern mit lebenden, attenuierten Viren

(1) wird als Impfvirus ein Affenvirus verwendet, das mit den menschlichen Viren Kreuzverwandtschaft zeigt
(2) sollte man die Erstimpfung nicht vor dem 15. Lebensmonat durchführen
(3) kommt es beim Impfling wie bei der Masernwildvirusinfektion zu typischen EEG-Veränderungen

(A) nur 2 ist richtig
(B) nur 3 ist richtig
(C) nur 1 und 2 sind richtig
(D) nur 2 und 3 sind richtig
(E) 1–3 = alle sind richtig

H 91

13.30 Eine einmalige Lebendimpfung gegen Poliomyelitis mit einer Kombination aller drei Impfvirus-Typen führt zu keinem sicheren Schutz,

weil

zwischen den drei Impfvirus-Typen des Poliomyelitis-Impfstoffes eine Interferenz eintreten kann.

H 91

13.31 Für die aktive Schutzimpfung gegen Röteln gilt:

(1) Sie kann mit der Masern- und Mumpsschutzimpfung kombiniert werden.
(2) Die Impfung einer Schwangeren ist kontraindiziert.
(3) Sie wird bei Mädchen vor der Pubertät durchgeführt.
(4) Der Immunschutz nach einer Injektion des Impfstoffs hält lebenslang.

(A) nur 1 und 3 sind richtig
(B) nur 2 und 3 sind richtig
(C) nur 2 und 4 sind richtig
(D) nur 1, 2 und 3 sind richtig
(E) nur 1, 2 und 4 sind richtig

F 92

13.32 Bei welcher Lebend-Impfung sind Kontaktinfektionen von ungeimpften Personen möglich?

Bei der Schutzimpfung gegen

(A) Röteln
(B) Tuberkulose (BCG)
(C) Poliomyelitis
(D) Masern
(E) Gelbfieber

F 92

13.33 Die Virulenzabschwächung eines Erregers bei der Herstellung von Lebend-Impfstoff (z. B. gegen Poliomyelitis) beruht auf der

(A) Transduktion durch Phagen
(B) direkten Beeinflussung des Erregergenoms durch massive Bestrahlung
(C) Selektion von geeigneten Mutanten
(D) Einschleusung von geeigneten Plasmiden
(E) Behandlung mit Formaldehyd

F 92

13.34 Welche der folgenden Aussagen über die Cholera und die Choleraschutzimpfung trifft **nicht** zu?

(A) Der gebräuchliche Impfstoff enthält abgetötete Choleravibrionen.
(B) Das Choleraenterotoxoid hat sich als hochwirksames Antigen zur aktiven Prophylaxe der Cholera erwiesen.
(C) Die Choleraschutzimpfung führt lediglich zu einem partiellen Individualschutz.
(D) Der Schutz nach Choleraschutzimpfung hält nur wenige Monate an.
(E) Allgemeinhygienische Maßnahmen sind für die Bekämpfung der Cholera erfolgreicher als die Schutzimpfung mit den derzeit verfügbaren Impfstoffen.

F 92

13.35 Die modernen Tollwutvakzinen enthalten lebende, avirulente Rabiesviren,

weil

die Tollwutvakzine (HDCS-Vakzine) aus abgetöteten Rabiesviren eine starke enzephalitogene Aktivität entfaltet.

Antwort	Aussage 1	Aussage 2	Verknüpfung
A	richtig	richtig	richtig
B	richtig	richtig	falsch
C	richtig	falsch	–
D	falsch	richtig	–
E	falsch	falsch	–

▌13.29 A ▌13.30 A ▌13.31 D ▌13.32 C ▌13.33 C ▌13.34 B ▌13.35 E

II Immunologie

1 Anatomie des lymphatischen Systems

H 90

1.1 T-Lymphozyten

(A) stammen von einer pluripotenten hämopoetischen Zelle des Knochenmarks ab
(B) vermehren sich nur in der Thymusdrüse
(C) kommen in peripheren Lymphknoten nur vereinzelt vor
(D) besitzen zellmembranständige Immunglobuline als Rezeptoren für Antigene
(E) produzieren u. a. Interleukin-1

H 90

1.2 Makrophagen

(1) können Antigen prozessieren
(2) haben Rezeptoren für Fc und C3b
(3) besitzen lysosomale Hydrolasen und oxidative Fähigkeiten
(4) können Interleukin-1 produzieren

(A) nur 1 und 4 sind richtig
(B) nur 1, 2 und 3 sind richtig
(C) nur 1, 3 und 4 sind richtig
(D) nur 2, 3 und 4 sind richtig
(E) 1–4 = alle sind richtig

H 91

1.3 Makrophagen produzieren unter bestimmten Bedingungen

(A) Interleukin 1
(B) Interleukin 2
(C) Interferon
(D) Immunglobuline
(E) Migrations-Hemmfaktor

2 Molekulare Grundlagen

H 83

2.1 Welche Aussage trifft **nicht** zu?

Antikörper

(A) können Toxine und Viren neutralisieren
(B) können – nach Reaktion mit dem Antigen – zusammen mit Komplement eine direkte bakterizide Wirkung besitzen
(C) können die Phagozytose begünstigen
(D) sind Lipoproteine
(E) sind in der Reaktionsspezifität durch die Aminosäuresequenz determiniert

F 84

2.2 Welche der folgenden Eigenschaften besitzt das Komplement?

(1) Komplement ist ein System zur unspezifischen Infektabwehr
(2) Komplement führt zusammen mit spezifischen Antikörpern zur Lyse von Bakterien
(3) In menschlichen Seren läßt sich im Gegensatz zu Meerschweinchenseren Komplement nicht nachweisen
(4) Die Aktivierung des Komplements kann über das Fc-Stück des gebundenen Antikörpers induziert werden

(A) nur 1 und 3 sind richtig
(B) nur 2 und 4 sind richtig
(C) nur 3 und 4 sind richtig
(D) nur 1, 2 und 4 sind richtig
(E) 1–4 = alle sind richtig

■ 1.1 A   ■ 1.2 E   ■ 1.3 A   ■ 2.1 D   ■ 2.2 D

H 84

2.3 Welche der folgenden Eigenschaften besitzen Antikörper der IgA-Klasse?

(1) Sie haben gemeinsame Bauelemente mit allen anderen Immunglobulinen.
(2) Sie lassen sich in der Immunelektrophorese von IgG- und IgM-Immunglobulinen unterscheiden.
(3) Sie werden auf die Oberfläche der Schleimhäute sezerniert.
(4) Im Serum kommen monomere, dimere und trimere Modifikationen vor.
(5) Sie lassen sich aufgrund der Antigene der H-Ketten von anderen Immunglobulinen serologisch differenzieren.

(A) nur 1, 2 und 3 sind richtig
(B) nur 1, 3 und 5 sind richtig
(C) nur 2, 3 und 4 sind richtig
(D) nur 2, 4 und 5 sind richtig
(E) 1–5 = alle sind richtig

F 85

2.4 Unter einem Hapten versteht man

(A) einen Stoff, der nach Bindung an einen Träger zum Vollantigen wird
(B) einen Induktor von Interferon
(C) das Fc-Stück des IgG-Immunglobulins
(D) einen Stoff, der mit den im Serum vorhandenen Haptoglobinen reagiert
(E) ein Antigen, das über mehrere Bindungsstellen für einen Antikörper verfügt

F 85

2.5 Welche Aussage trifft **nicht** zu?

Der zur Klasse IgE gehörige Antikörper ist

(A) als Reagin bekannt
(B) Ursache der Allergie vom anaphylaktischen Typ
(C) zytotrop
(D) hitzestabil (56 °C)
(E) unfähig zur Komplementbindung

F 86

2.6 Das antigenbindende Areal des IgG-Moleküls wird gebildet von

(A) den variablen Teilen der H- und der L-Kette
(B) der gesamten L-Kette
(C) der gesamten H-Kette
(D) den konstanten Teilen beider H-Ketten
(E) den Scharnierteilen der H-Ketten

F 86

2.7 Durch Papainbehandlung entstehen aus Antikörpern der Klasse IGg

(1) freie Fc-Stücke
(2) $F(ab)_2$-Fragmente
(3) freie L-Ketten
(4) F(ab)-Fragmente
(5) freie H-Ketten

(A) nur 1 ist richtig
(B) nur 4 ist richtig
(C) nur 1 und 4 ist richtig
(D) nur 1, 2, 3 und 4 sind richtig
(E) nur 1, 3, 4 und 5 sind richtig

F 87

2.8 Welche Aussage trifft **nicht** zu?

Der IgM-Antikörper

(A) kann Komplement aktivieren
(B) hat ein Molekulargewicht von ca. 900 000
(C) kann die Plazenta passieren
(D) hat maximal 10 Antigenbindungsstellen
(E) erscheint in der Frühphase der Infektion

F 87

2.9 Das Wort „Lymphokin" bezieht sich auf

(A) Thymushormone mit Wirkung auf T-Zellen
(B) signalgebende Produkte von stimulierten T-Zellen
(C) ein Leukämie-induzierendes Agens
(D) ein zytolytisches Prinzip bei Killerzellen
(E) die Gesamtheit aller Prostaglandine

F 88   H 89

2.10 Welche Aussage trifft **nicht** zu?

Die folgenden Vorgänge können durch die Aktivierung von Komplement ausgelöst bzw. vermittelt werden:

(A) Histamin-Freisetzung
(B) Toxin-Neutralisation
(C) Leukotaxis
(D) Bakteriolyse
(E) Phagozytose

■2.3 E   ■2.4 A   ■2.5 D   ■2.6 A   ■2.7 C   ■2.8 C   ■2.9 B   ■2.10 B

F 88
2.11 Welche der folgenden Funktionen ist **nicht** auf dem Fc-Stück des IgG-Antikörpers lokalisiert?

(A) Plazentagängigkeit
(B) Opsonierung
(C) Komplement-Aktivierung
(D) Affinität zur Mastzell-Membran
(E) Bindung an das Antigen

H 88
2.12 Welche Aussage trifft **nicht** zu?

Das Fc-Stück des Antikörpers spielt bei folgenden Prozessen eine essentielle Rolle:

(A) Komplementbindung durch Immunkomplexe (klassischer Weg)
(B) Bindung von IgE an Mastzellen
(C) Plazentadurchgängigkeit von IgG
(D) Bindung des Antikörpers an die Antigen-Determinante
(E) Reaktion zwischen Immunkomplexen und Rheumafaktor

H 85   H 89

2.13 Der IgM-Antikörper kann maximal fünf Determinanten binden,

weil

der IgM-Antikörper ein Pentamer aus fünf funktionellen Untereinheiten ist.

H 90
2.14 Das Bence-Jones-Protein im Harn des Plasmozytomkranken ist identisch mit

(A) abgebautem Serumalbumin
(B) Antikörpern der Klasse IgA
(C) L-Ketten der Immunglobuline
(D) dem Fragment der Komplementkomponente C3
(E) Transferrin

H 90
2.15 Welche Aussage trifft **nicht** zu?

Bei der Komplement-Aktivierung entstehen biologisch wirksame Stoffe, die zu folgenden Einzelvorgängen führen:

(A) Opsonisierung
(B) Leukotaxis
(C) Aktivierung von T-Suppressorzellen
(D) Histaminfreisetzung
(E) Zytolyse

F 91
2.16 Welche Aussage trifft **nicht** zu?

Immunglobuline der Klasse IgG

(A) bilden ca. 50% der menschlichen Gesamtimmunglobuline
(B) kommen in 4 Subklassen IgG_1–IgG_4 vor
(C) sind plazentagängig
(D) können nach Aktivierung durch das homologe Antigen Clq binden
(E) besitzen eine starke opsonisierende Aktivität nach Bindung durch spezifische Antigene

H 91
2.17 Immunglobuline der Klasse IgA

(1) liegen als sekretorisches IgA in dimerer Form vor
(2) bilden in Schleimhäuten Dimere mit zusätzlichen Peptiden (J und T)
(3) sind plazentagängig
(4) können Viren neutralisieren

(A) nur 1 und 2 sind richtig
(B) nur 2 und 4 sind richtig
(C) nur 1, 2 und 4 sind richtig
(D) nur 1, 3 und 4 sind richtig
(E) nur 2, 3 und 4 sind richtig

■ 2.11 E   ■ 2.12 D   ■ 2.13 D   ■ 2.14 C   ■ 2.15 C   ■ 2.16 A   ■ 2.17 C

F 92

2.18 Immunglobuline haben folgende Eigenschaften:

(1) Sie sind Glykoproteine.
(2) Die Monomere haben eine einheitliche Grundstruktur.
(3) Die durch Papainverdauung aus einem Monomer gewonnenen Fab-Stücke sind identisch.
(4) Sie werden nach dem Typ ihrer L-Ketten in Klassen eingeteilt.
(5) Ihre Halbwertszeit ist gleich lang (ca. 4 Wochen).

(A) nur 1, 2 und 3 sind richtig
(B) nur 1, 2 und 4 sind richtig
(C) nur 1, 2 und 5 sind richtig
(D) nur 2, 3 und 4 sind richtig
(E) nur 3, 4 und 5 sind richtig

F 92

2.19 Welche Aussage trifft **nicht** zu?

γ-Interferon

(A) gehört zu den Lymphokinen
(B) wird von neutrophilen Granulozyten produziert
(C) wird von T-Lymphozyten produziert
(D) aktiviert Makrophagen
(E) verfügt über antivirale Eigenschaften

3   Physiologie der Immunantwort

F 84   H 89

3.1 Welche Aussage trifft **nicht** zu?

Für die Bildung von Antikörpern gilt:

(A) Zweitkontakt mit einem Antigen führt zu einer raschen, höheren und länger persistierenden Antikörperproduktion
(B) Ein Antigen induziert die klonale Vermehrung von Zellen der B-Reihe, die an der Oberfläche spezifische Immunglobuline für das Antigen tragen
(C) Die Zellen eines Klons können entweder nur IgM- oder nur IgG-Antikörper bilden
(D) Antikörper werden in Plasmazellen synthetisiert
(E) Eine Plasmazelle produziert in der Regel Antikörper einer bestimmten, gegen ein Antigen gerichteten Spezifität

H 85

3.2 Bei der Bildung von Antikörpern gegen ein Protein sind folgende Zellen direkt beteiligt:

(1) B-Lymphozyten
(2) Stammzellen
(3) Mastzellen
(4) T-Lymphozyten
(5) Makrophagen

(A) nur 3 und 5 sind richtig
(B) nur 1, 2 und 4 sind richtig
(C) nur 1, 2 und 5 sind richtig
(D) nur 1, 4 und 5 sind richtig
(E) nur 2, 3 und 5 sind richtig

F 86

3.3 Bei der Immunreaktion gegen ein Protein übt der Makrophage im Hinblick auf das Antigen folgende Funktion(en) aus:

(1) Aufnahme und intrazelluläre Modifikation
(2) Transposition an den Ribosomen
(3) Oxydation über H_2O_2
(4) Präsentation gegenüber der T-Zelle
(5) Transduktion

(A) nur 4 ist richtig
(B) nur 1 und 4 sind richtig
(C) nur 2 und 4 sind richtig
(D) nur 1, 2 und 4 sind richtig
(E) nur 1, 3 und 5 sind richtig

H 86

3.4 Das T-Lymphozytensystem hat die Fähigkeit zur

(1) Suppressorfunktion
(2) Helferfunktion bei der Antikörperbildung
(3) Bildung von Lymphokinen
(4) zellvermittelten, spezifischen Zytotoxizität
(5) Antigenpräsentation

(A) nur 1 und 2 sind richtig
(B) nur 2, 3 und 4 sind richtig
(C) nur 3, 4 und 5 sind richtig
(D) nur 1, 2, 3 und 4 sind richtig
(E) 1–5 = alle sind richtig

Antwort	Aussage 1	Aussage 2	Verknüpfung
A	richtig	richtig	richtig
B	richtig	richtig	falsch
C	richtig	falsch	–
D	falsch	richtig	–
E	falsch	falsch	–

H 87

3.5 Welche Aussage über die Bildung von Antikörpern trifft **nicht** zu?

(A) Zweitkontakt mit einem Antigen führt zu einer rascheren, höheren und länger persistierenden Antikörperproduktion.
(B) Ein Antigen induziert die klonale Vermehrung von Zellen der B-Reihe, die an der Oberfläche antigenerkennende Immunglobuline tragen.
(C) T-Zellen helfen den Makrophagen bei der Antigenverarbeitung.
(D) Antikörper werden in Plasmazellen synthetisiert.
(E) Eine Plasmazelle produziert in der Regel nur Antikörper einer einzigen Spezifität.

F 88

3.6 Bei der Antikörperbildung erfolgt die Signalübertragung von der antigenstimulierten Helferzelle auf die antigenstimulierte B-Zelle durch

(A) Histamin
(B) Prostaglandine der Gruppe E
(C) Immunglobulin D
(D) Rezeptormaterial aus der Membran
(E) Lymphokine

F 90

3.7 Die Zuständigkeitsvielfalt der Antikörper-bildenden B-Zellen entsteht während der Ontogenese durch Diversifizierung im Genom.

Der dabei entscheidende Vorgang wird mit einem der folgenden Stichwörter bezeichnet:

(A) Mutation und Selektion
(B) Exon-Rearrangement
(C) Transformation
(D) Einbau von Proviren
(E) Rezeptor-Adaptation

F 91

3.8 Spezifische Immuntoleranz kann entstehen

(A) nach wiederholten Bluttransfusionen
(B) nach Ganzkörperbestrahlung
(C) durch pränatale Einwirkung des Antigens auf das Immunorgan
(D) als Folge einer Maserninfektion
(E) nach Desensibilisierung mit einem Allergen

H 91

3.9 Eine immunologische Sekundärreaktion ist charakterisiert durch:

(1) raschen Anstieg des Antikörpertiters
(2) Aktivierung von Gedächtnis-Zellen
(3) kurze Latenzphase nach Injektion des Antigens
(4) vorwiegend IgG-Bildung

(A) nur 1 und 3 sind richtig
(B) nur 2 und 4 sind richtig
(C) nur 1, 2 und 3 sind richtig
(D) nur 1, 3 und 4 sind richtig
(E) 1–4 = alle sind richtig

4 Abwehr von Infektionen

F 84

4.1 Eine Opsonisierung von Bakterien durch Komplement ist nur bei Anwesenheit von Antikörpern möglich,

weil

das Komplementsystem nur durch spezifisch gebundene Antikörper aktiviert werden kann.

H 84

4.2 Für die Phagozytose gilt:

(1) Phagozyten besitzen einen Rezeptor für die aktivierte C3-Komponente des Komplements.
(2) Zum phagozytierenden RES gehören auch die v.-Kupffer-Sternzellen der Leber.
(3) Phagozyten produzieren H_2O_2 zur intrazellulären Abtötung von Mikroben.
(4) Phagozytose kann in Abwesenheit von Serumantikörpern erfolgen.
(5) Phagozytose wird durch opsonisierende Antikörper gefördert, die nach Bindung eines Antigens an den Fc-Rezeptor der Phagozyten gebunden werden.

(A) nur 4 und 5 sind richtig
(B) nur 1, 2 und 3 sind richtig
(C) nur 2, 3 und 5 sind richtig
(D) nur 2, 4 und 5 sind richtig
(E) 1–5 = alle sind richtig

■ 3.5 C   ■ 3.6 E   ■ 3.7 B   ■ 3.8 C   ■ 3.9 E   ■ 4.1 C   ■ 4.2 E

F 86

4.3 Bei der Überwindung mancher Virusinfektionen können folgende Leistungen des Organismus eine Rolle spielen:

(1) Blockade des Virus durch freie Zellrezeptoren
(2) Neutralisation des freien Virus durch Antikörper
(3) Abbau des freien Virus durch Enzyme
(4) T-Zell-vermittelte Zytolyse der infizierten Zelle

(A) nur 2 ist richtig
(B) nur 2 und 3 sind richtig
(C) nur 2 und 4 sind richtig
(D) nur 1, 2 und 4 sind richtig
(E) nur 1, 3 und 4 sind richtig

H 88

4.4 Bei Neugeborenen berechtigt der Nachweis von Röteln-spezifischen Antikörpern der Klasse IgM zur Diagnose „pränatal erworbene Röteln",

weil

IgM-Antikörper plazentagängig sind.

F 88   F 89

4.5 Durch welchen Mechanismus erfolgt die Abwehr gegen Mycobacterium tuberculosis im erkrankten Organismus?

(A) Bakteriolyse durch Antikörper und Komplement
(B) Sekretion bakterizider Stoffe durch tuberkulinspezifische T-Lymphocyten
(C) Opsonisierung durch Antikörper mit nachfolgender Phagozytose durch Neutrophile
(D) Kooperation zwischen phagozytierenden Makrophagen und aktiviertem Komplement
(E) Phagozytose durch Makrophagen mit nachfolgender Makrophagen-Aktivierung durch Lymphokine

F 89

4.6 Welche der folgenden Methoden liefert bei vielen Virusinfektionen spezifische Hinweise auf das Bestehen einer bestimmten akuten Infektion bzw. auf eine nicht lange zurückliegende Infektion?

(A) einmaliger Nachweis von Antikörpern im Enzymimmuntest
(B) Nachweis von spezifischen Antikörpern im Liquor
(C) Nachweis spezifischer Antikörper der IgM-Klasse
(D) Erhöhung der Gesamtkonzentration der IgM-Immunglobuline im Serum
(E) Nachweis spezifischer Antikörper in der IgG-Klasse

H 89

4.7 Welche Aussage trifft **nicht** zu?

Bei einer Infektion durch folgende Bakterienarten ist die schutzverleihende Immunität des Menschen im Hinblick auf Effektoren T-Zellabhängig:

(A) Brucella abortus
(B) Listeria monocytogenes
(C) Salmonella typhi
(D) Mycobacterium tuberculosis
(E) Streptococcus pyogenes A

F 90

4.8 Welche Aussage trifft **nicht** zu?

Die Freisetzung von Endotoxinen gramnegativer Bakterien bewirkt:

(A) Produktion endogenen Pyrogens
(B) Zytolyse
(C) Blutdruckabfall
(D) Aktivierung von Komplement
(E) disseminierte intravaskuläre Koagulation

F 90

4.9 Welche Aussage trifft **nicht** zu?

Für die Arthus-Reaktion sind folgende Vorgänge charakteristisch:

(A) Bildung von Immunkomplexen mit IgG bzw. IgM
(B) Komplementaktivierung
(C) granulozytäre Entzündung
(D) Auftreten 1–2 Minuten nach Antigengabe
(E) lokale Hautreaktion mit Erythem und Ödem

F 90

4.10 Die Wirksamkeit welches der folgenden Abwehrsysteme ist spezifisch, also auf bestimmte Erregerspezies oder -typen beschränkt?

(A) Retikulo-Endothel-Makrophagen
(B) neutrophile Phagozyten
(C) Properdin-Komplement
(D) Interferon
(E) Antikörper-Komplement

Antwort	Aussage 1	Aussage 2	Verknüpfung
A	richtig	richtig	richtig
B	richtig	richtig	falsch
C	richtig	falsch	–
D	falsch	richtig	–
E	falsch	falsch	–

■ 4.3 C   ■ 4.4 C   ■ 4.5 E   ■ 4.6 C   ■ 4.7 E   ■ 4.8 B   ■ 4.9 D   ■ 4.10 E

H 91

4.11 Über welche Mechanismen zur Abwehr einer Virusinfektion verfügt der menschliche Organismus?

(1) Neutralisation durch Antikörper
(2) Bildung von Interferon
(3) T-Zellvermittelte Zytolyse von virus-synthetisierenden Zellen
(4) Phagozytose durch natürliche Killerzellen (NK)
(5) Adsorption an Erythrozyten

(A) nur 1, 2 und 3 sind richtig
(B) nur 1, 2 und 4 sind richtig
(C) nur 1, 2 und 5 sind richtig
(D) nur 1, 3 und 4 sind richtig
(E) nur 2, 3 und 5 sind richtig

5 Pathologie der Immunantwort

H 85

5.1 Eine Graft-versus-host-Reaktion (Reaktion Transplantat gegen Wirt) kann typischerweise auftreten nach

(A) Bluttransfusion
(B) Knochenmarkstransplantation
(C) Gabe von Fremd-Serum
(D) Nierentransplantation
(E) Desensibilisierung mit Pollen-Antigen

F 86   F 89

5.2 Bei der Arthus-Reaktion ist als auslösender Schädigungsfaktor anzusehen die

(A) Antikörpervermittelte Zytolyse
(B) Makrophagenaktivierung durch Lymphokine
(C) Komplementaktivierung durch Immunkomplexe
(D) T-Zell-vermittelte Granulombildung
(E) Brückenbildung bei IgE-Mastzell-Komplexen

F 87

5.3 Bei der Reaktion vom verzögerten Typ kann die Übertragung der allergischen Überempfindlichkeit nicht durch Serum erfolgen,

weil

die verzögerte allergische Reaktion durch spezifisch-reagible Lymphozyten entsteht.

F 87

5.4 Was geschieht bei der Graft-versus-host-Reaktion?

(A) Das Knochenmark des Empfängers reagiert gegen das gespendete Zellmaterial.
(B) Das gespendete Zellmaterial reagiert gegen das Antigenmaterial des Empfängers.
(C) Der gespendete Antikörper reagiert mit dem Knochenmark des Empfängers.
(D) Der Iso-Antikörper des Empfängers reagiert mit den gespendeten Zellen.
(E) Die Makrophagen des Empfängers reagieren gegen die gespendeten Erythrozyten.

H 87

5.5 Für das Arthusphänomen gelten folgende Feststellungen:

(1) Auftreten 1–2 Minuten nach Antigengabe
(2) Infiltration mit Granulozyten
(3) Aktivierung von Komplement
(4) Bildung von Immunkomplexen mit IgG und IgM
(5) Auslösung der Histaminfreisetzung über IgE

(A) nur 1 und 2 sind richtig
(B) nur 1 und 5 sind richtig
(C) nur 1, 2 und 4 sind richtig
(D) nur 2, 3 und 4 sind richtig
(E) nur 1, 3, 4 und 5 sind richtig

H 87

5.6 Welche der folgenden Überempfindlichkeitserscheinungen beruhen vornehmlich auf Immunreaktionen vom „verzögerten" (zellulären) Typ?

(1) Überempfindlichkeit gegen Chemikalien (Kontaktdermatitis)
(2) Asthma
(3) Arthus-Phänomen
(4) Tuberkulinreaktion
(5) Transplantatabstoßung

(A) nur 1 und 2 sind richtig
(B) nur 1, 4 und 5 sind richtig
(C) nur 2, 3 und 4 sind richtig
(D) nur 1, 3 und 4 sind richtig
(E) 1–5 = alle sind richtig

F 88

5.7 Nach einmaliger parenteraler Zufuhr von Fremdeiweiß kann es zur Serumkrankheit kommen,

weil

der Organismus bei der Primärantwort vornehmlich IgM bildet.

▊4.11 A   ▊5.1 B   ▊5.2 C   ▊5.3 A   ▊5.4 B   ▊5.5 D   ▊5.6 B   ▊5.7 B

H 89
5.8 Welche Aussage trifft **nicht** zu?

Die Kennzeichen der anaphylaktischen Reaktion (Typ I) sind:

(A) Bindung des Antigens an zellständiges IgE
(B) Komplementaktivierung
(C) Histaminfreisetzung
(D) Auftreten von Urticaria, Heuschnupfen und Asthma
(E) Auftreten innerhalb weniger Minuten nach Antigengabe

H 89
5.9 Die Tuberkulinreaktion zeigt folgende Charakteristika:

(1) Bindung des Antigens an IgE
(2) Auftreten nach etwa 24–48 Stunden
(3) Komplementaktivierung
(4) lymphozytäre Infiltration
(5) Mastzell-Degranulation

(A) nur 2 ist richtig
(B) nur 1 und 4 sind richtig
(C) nur 2 und 4 sind richtig
(D) nur 2, 3 und 4 sind richtig
(E) nur 2, 4 und 5 sind richtig

F 91
5.10 Die Fieber-erzeugende-Wirkung von Endotoxin kommt durch den folgenden Mechanismus zustande:

(A) direkte Bindung an Zellrezeptoren im ZNS
(B) Aktivierung von Komplement über den alternativen Weg
(C) Freisetzung von Interleukin 1 aus Makrophagen
(D) Mastzellaktivierung und Degranulation
(E) Freisetzung von lysosomalen Enzymen aus Granulozyten

F 92
5.11 Autoaggressionskrankheiten können

(1) durch kreuzreagierende Antikörper induziert werden
(2) durch T-Zell-vermittelte Immunreaktionen ausgelöst werden
(3) in den betroffenen Organen Ablagerungen zirkulierender Immunkomplexe aufweisen
(4) nach Art einer Immunreaktion vom anaphylaktischen Typ ablaufen

(A) nur 1 und 2 sind richtig
(B) nur 1 und 3 sind richtig
(C) nur 1, 2 und 3 sind richtig
(D) nur 2, 3 und 4 sind richtig
(E) 1–4 = alle sind richtig

F 92
5.12 Die lokal-anaphylaktische Reaktion zeigt im Hinblick auf Entstehung und Verlauf folgende Charakteristika:

(1) Mitwirkung von Mastzellen
(2) Vermittlung durch IgE
(3) Beginn nach wenigen Minuten
(4) Einbeziehung von Komplement
(5) zelluläre Infiltration

(A) nur 1, 2 und 3 sind richtig
(B) nur 1, 2 und 4 sind richtig
(C) nur 1, 2 und 5 sind richtig
(D) nur 2, 3 und 4 sind richtig
(E) nur 3, 4 und 5 sind richtig

6   Erkrankungen des Immunsystems

H 87
6.1 Das Bence-Jones-Protein ist identisch mit

(A) L-Ketten-Material
(B) H-Ketten-Material
(C) dem Fc-Stück
(D) Fab-Fragmenten
(E) F(ab)$_2$-Fragmenten

H 88
6.2 Unfähigkeit zur Induktion der Antikörperbildung kann durch folgende Umstände verursacht sein:

(1) Fehlen der zuständigen Helferzell-Klone
(2) Überschuß an phagozytierenden Makrophagen
(3) Hemmung durch Suppressorzellen
(4) Fehlen von zuständigen B-Zellen
(5) Überschuß von zytotoxischen T-Zellen

(A) nur 1 und 4 sind richtig
(B) nur 1, 2 und 4 sind richtig
(C) nur 1, 3 und 4 sind richtig
(D) nur 1, 3 und 5 sind richtig
(E) nur 2, 3 und 5 sind richtig

Antwort	Aussage 1	Aussage 2	Verknüpfung
A	richtig	richtig	richtig
B	richtig	richtig	falsch
C	richtig	falsch	—
D	falsch	richtig	—
E	falsch	falsch	—

H 83

6.3 Eine angeborene humorale Defektimmunopathie wird pathologisch-anatomisch in den meisten Fällen von einer Thymushypoplasie begleitet,

weil

für viele Formen der humoralen Immunantwort normalerweise die Mitwirkung von sog. T-Helferzellen erforderlich ist.

F 90

6.4 Welche Aussage trifft **nicht** zu?

Folgende Erreger erzeugen typischerweise bei Patienten mit defektem Immunsystem Krankheiten:

(A) Pneumocystis carinii
(B) Candida albicans
(C) Mycobacterium avium-intracellulare
(D) A-Streptokokken
(E) Zytomegalievirus

F 90

6.5 Eine Desensibilisierung (Hyposensibilisierung) kann bei Pollen-Allergie durch Injektion des betreffenden Pollenpräparates durchgeführt werden.

Das Ziel hierbei ist:

(A) Entleerung der Histaminspeicher
(B) Induktion von Antikörpern außerhalb der Klasse IgE
(C) Bildung von Allergen-phagozytierenden Makrophagen
(D) Depression des Komplementspiegels
(E) Bildung von zytotoxischen T-Zellen

H 90

6.6 Bei Allergikern führt die parenterale Gabe des Allergens oft zu einer Desensibilisierung oder Hyposensibilisierung,

weil

die parenterale Gabe von Allergen in der Regel zur Entstehung von nicht-zytotropen Antikörpern führt, die mit den IgE-Antikörpern konkurrieren.

F 92

6.7 Welche Aussage trifft **nicht** zu?
Bei abwehrgeschwächten Patientinnen (z. B. bei AIDS) ist eine Infektion durch folgende Erreger typisch:

(A) Toxoplasma gondii
(B) Trichomonas vaginalis
(C) Candida albicans
(D) Cryptococcus neoformans
(E) Zytomegalie-Virus

7 Transplantationsimmunologie und Bluttransfusionen

H 84

7.1 Der Majortest der Kreuzprobe wird durchgeführt, um

(1) die Rh-Faktoren von Empfänger und Spender zu bestimmen
(2) die immunologische Verträglichkeit von Spendererythrozyten und Empfängerserum zu prüfen
(3) die immunologische Verträglichkeit von Spenderserum und Empfängererythrozyten zu prüfen
(4) die Blutgruppe des Spenders und des Empfängers zu bestimmen

(A) nur 2 ist richtig
(B) nur 4 ist richtig
(C) nur 2 und 3 sind richtig
(D) nur 1, 3 und 4 sind richtig
(E) 1–4 = alle sind richtig

H 84

7.2 Für das sog. Isohämagglutinin „anti-A" sind folgende Aussagen richtig?

(1) Es ist ein IgG-Antikörper.
(2) Es wird schon intrauterin durch Kontakt mit freiem A-Antigen der Mutter erworben.
(3) Es wird im Organismus durch Darmbakterien nach der Geburt induziert.
(4) Es kann eine Erythroblastose verursachen.
(5) Es ist besonders hochtitrig bei Patienten der Blutgruppe A.

(A) nur 4 ist richtig
(B) nur 1 und 3 sind richtig
(C) nur 3 und 4 sind richtig
(D) nur 1, 3 und 4 sind richtig
(E) nur 2, 4 und 5 sind richtig

F 85

7.3 Welche Aussage trifft **nicht** zu?

Die Iso-Agglutinine des AB0-Systems

(A) richten sich gegen die Antigene A und B
(B) sind „inkomplett"
(C) können die Plazenta nicht passieren
(D) entstehen im Säuglingsalter durch den Antigenreiz von Bakterien
(E) gehören zur Klasse IgM

H 85

7.4 Einem Patienten wird vom Oberarm Haut zur Deckung eines Defektes im Gesicht entnommen.

Das Transplantat wird bezeichnet als

(A) Xenotransplantat
(B) Autotransplantat
(C) Isotransplantat
(D) Allotransplantat
(E) Heterotransplantat

F 86

7.5 Die Entstehung der sogenannten Iso-Hämagglutinine des AB0-Blutgruppensystems wird folgendermaßen erklärt:

(A) als Auto-Antikörper
(B) durch Kontakt mit gramnegativen Darmbakterien
(C) endogen, ohne äußeren Reiz
(D) durch intra-uterinen Übertritt von mütterlichen Erythrozyten
(E) als natürliche Folge der Ernährung mit Muttermilch

F 86

7.6 Die folgenden Transplantate werden vom Empfängerorganismus uneingeschränkt toleriert:

(1) Auto-Transplantat
(2) Allo-Transplantat
(3) Xeno-Transplantat
(4) Iso-Transplantat
(5) Hetero-Transplantate

(A) nur 1 und 3 sind richtig
(B) nur 1 und 4 sind richtig
(C) nur 2 und 4 sind richtig
(D) nur 1, 2 und 3 sind richtig
(E) nur 2, 3, 4 und 5 sind richtig

H 86

7.7 Wie können „inkomplette" Antikörper gegen Rh-Antigene im Serum nachgewiesen werden?

(A) mit tanninbehandelten Erythrozyten
(B) mit Hilfe von Latex-Gamma-Globulin-Komplexen
(C) mit C-reaktivem Protein als komplementbindendem Reagens
(D) mit Hilfe des indirekten Coombs-Tests
(E) mit Hilfe des direkten Coombs-Tests

H 86

7.8 Die Erythroblastose aufgrund einer AB0-Inkompatibilität tritt häufig auf,

weil

die Iso-Agglutinine des AB0-Systems plazentagängig sind.

H 86

7.9 Die natürlich vorhandenen Antikörper im AB0-System

(A) sind sofort nach der Geburt im Serum nachweisbar
(B) sind „heterophile" Antikörper
(C) erwirbt das Neugeborene in der Regel von der Mutter durch diaplazentare Übertragung
(D) gehören zur IgG-Klasse
(E) agglutinieren nicht

F 87

7.10 Welcher Test kann bei einem Neugeborenen durch das positive Ergebnis den Verdacht auf Erythroblastose verstärken?

(A) direkter Coombs-Test
(B) indirekter Coombs-Test
(C) Paul-Bunnell-Test
(D) Waaler-Rose-Test
(E) Hämagglutinations-Hemmungstest

Antwort	Aussage 1	Aussage 2	Verknüpfung
A	richtig	richtig	richtig
B	richtig	richtig	falsch
C	richtig	falsch	–
D	falsch	richtig	–
E	falsch	falsch	–

F 87

7.11 Die Wahrscheinlichkeit, für einen bestimmten Organ-Empfänger unter zehn zufällig ausgewählten Menschen einen geeigneten, nichtverwandten Spender zu finden, ist gering,

weil

die sogenannten Transplantationsantigene des Menschen einen sehr geringgradigen Polymorphismus aufweisen.

F 88

7.12 Ein Empfänger mit der Rh-Formel CCddee soll eine Transfusion erhalten. Der Spender hat die Formel ccddee. Das Antigen „c" des Spenders wirkt auf den Empfänger als

(A) Auto-Antigen
(B) Allo-Antigen
(C) Hetero-Antigen
(D) Xeno-Antigen
(E) Keine der Aussagen (A) – (D) trifft zu.

H 88

7.13 Die Histokompatibilitätsantigene des Menschen sind im Hinblick auf die Spezies „Mensch" aufzufassen als

(A) Auto-Antigene
(B) Xeno-Antigene
(C) Hetero-Antigene
(D) Allo-Antigene
(E) Keine der Aussagen (A) – (D) trifft zu.

F 89

7.14 Die natürlich vorhandenen Antikörper im AB0-System

(A) sind in der Regel sofort nach der Geburt im Serum nachweisbar
(B) binden kein Komplement
(C) gehören stets zur IgG-Klasse
(D) werden ohne erkennbaren antigenen Stimulus gebildet
(E) erwirbt das Neugeborene in der Regel von der Mutter durch diaplazentare Übertragung

F 89

7.15 Eine Graft-versus-host-Reaktion nach einer Organtransplantation

(1) entsteht beim Empfänger infolge ungenügender therapeutischer Suppression seines zellulären Immunsystems
(2) entsteht durch eine Reaktion immunkompetenter Lymphozyten des Spenders gegen Antigene des Empfängers
(3) hat vor allem Bedeutung nach Nierentransplantation
(4) hat vor allem Bedeutung nach Knochenmarkstransplantation
(5) ist neben anderen Symptomen durch eine vaskuläre Transplantat-Abstoßung gekennzeichnet

(A) nur 1 ist richtig
(B) nur 2 und 3 sind richtig
(C) nur 2 und 4 sind richtig
(D) nur 1, 2 und 4 sind richtig
(E) nur 1, 3 und 5 sind richtig

F 90

7.16 Für die Vererbung der Merkmale des AB0-Blutgruppensystems und des Rhesus (Rh)-Systems gilt:

(1) B ist rezessiv gegenüber A.
(2) A und B sind dominant gegenüber 0.
(3) Rh (D) ist dominant über Rh (d).
(4) A ist dominant gegenüber Rh (D).

(A) nur 2 ist richtig
(B) nur 3 ist richtig
(C) nur 2 und 3 sind richtig
(D) nur 1, 2 und 3 sind richtig
(E) 1–4 = alle sind richtig

F 91

7.17 Welche Aussage trifft **nicht** zu?

Die Verabfolgung von Immunserum kann bei Exponierten den Ausbruch der Erkrankung verhindern. Sie wird bei folgenden Erkrankungen praktiziert:

(A) Röteln
(B) Influenza
(C) Tetanus
(D) Hepatitis A
(E) Masern

■ 7.11 C   ■ 7.12 B   ■ 7.13 D   ■ 7.14 D   ■ 7.15 C   ■ 7.16 C   ■ 7.17 B

8 Immunologische Methoden

H 83

8.1 Der für die Wirkung des Coombs-Serums maßgebende Antikörper reagiert spezifisch mit

(A) humanem Gammaglobulin
(B) dem D-Antigen des Rh-Komplexes auf Erythrozyten
(C) humanem Serum-Albumin
(D) den Blutgruppensubstanzen A und B
(E) α_1-Lipoprotein

H 83

8.2 Ein hoher TPHA-Titer zeigt stets eine floride Lues an,

weil

der TPHA-Test eine hohe Spezifität besitzt.

H 84

8.3 Die Komplementbindungsreaktion wird als diagnostisches Verfahren eingesetzt zum Nachweis

(1) viraler Antikörper
(2) bakterieller Exotoxine
(3) bakterieller Endotoxine
(4) blutgruppenspezifischer Merkmale

(A) nur 1 ist richtig
(B) nur 2 ist richtig
(C) nur 1 und 2 sind richtig
(D) nur 1, 3 und 4 sind richtig
(E) 1–4 = alle sind richtig

H 85

8.4 Bei gewissen Sero-Reaktionen benutzt man zur Ausführung nicht das originäre Antigen des Erregers, sondern strukturgleiche Antigen anderer Herkunft.

Für welche der folgenden Reaktionen trifft dies zu?

(1) Komplementbindungsreaktion auf Lues
(2) TPHA-Test auf Lues
(3) Gruber-Widal-Reaktion auf Typhus
(4) Antistreptolysinreaktion
(5) Paul-Bunnell-Reaktion

(A) nur 1 und 5 sind richtig
(B) nur 2 und 5 sind richtig
(C) nur 1, 3 und 4 sind richtig
(D) nur 2, 4 und 5 sind richtig
(E) nur 1, 2, 3 und 4 sind richtig

H 85

8.5 Eine Desensibilisierung (Hyposensibilisierung) kann bei Pollen-Allergie durch Injektion des betreffenden Pollenpräparates durchgeführt werden.

Das Ziel hierbei ist

(A) Entleerung der Histaminspeicher
(B) Induktion von Antikörpern außerhalb der Klasse IgE.
(C) Bildung von Allergen-phagozytierenden Makrophagen
(D) Depression des Komplementspiegels
(E) Bildung von zytotoxischen T-Zellen

H 85

8.6 Beim Latextest agglutiniert der Rheumafaktor ein geeignetes Latexpräparat.

Welcher Molekülbereich des Latexpräparates tritt dabei in Reaktion?

(A) Serumalbumin
(B) Komplementkomponente C3
(C) Fc-Stücke des IgG
(D) Fab-Fragmente von IgE
(E) L-Kettenmaterial

F 86

8.7 Dem Antistreptolysin-Test liegt als Prinzip zugrunde die

(A) Latex-Flockung
(B) passive Hämagglutination
(C) Toxin-Neutralisation
(D) Komplementbindung
(E) Bindung von fluoresceinmarkierten Antikörpern

Antwort	Aussage 1	Aussage 2	Verknüpfung
A	richtig	richtig	richtig
B	richtig	richtig	falsch
C	richtig	falsch	–
D	falsch	richtig	–
E	falsch	falsch	–

■8.1 A   ■8.2 D   ■8.3 A   ■8.4 A   ■8.5 B   ■8.6 C   ■8.7 C

H 87

8.8 Bei dem indirekten Coombstest wird das folgende, vom Patienten entnommene Material untersucht:

(A) Liquor
(B) Serum
(C) Lymphknotenzellen
(D) Leukozyten
(E) Erythrozyten

F 88

8.9 Im Rahmen der serologischen Luesdiagnostik lassen sich speziesspezifische Antikörper gegen Treponema pallidum mit folgenden Verfahren nachweisen:

(1) passive Hämagglutination mit Treponema pallidum-beschichteten Erythrozyten (TPHA)
(2) indirekte Immunfluoreszenz mit markiertem Anti-humangammaglobulin (FTA-Abs)
(3) Treponemen-Immobilisationstest (TPI)
(4) Cardiolipin-Flockungstest
(5) Wassermann-Reaktion (KBR mit Cardiolipin)

(A) nur 1 und 5 sind richtig
(B) nur 2 und 3 sind richtig
(C) nur 1, 2 und 3 sind richtig
(D) nur 1, 4 und 5 sind richtig
(E) 1–5 = alle sind richtig

F 91

8.10 Welcher Test kann bei einem Neugeborenen durch das positive Ergebnis den Verdacht auf Erythroblastose verstärken?

(A) direkter Coombs-Test
(B) indirekter Coombs-Test
(C) Paul-Bunnell-Test
(D) Waaler-Rose-Test
(E) Hämagglutinations-Hemmungstest

▌8.8 B   ▌8.9 C   ▌8.10 A

Kommentare
und richtige Lösungen

I   Medizinische Mikrobiologie

1   Allgemeine Infektionslehre und Epidemiologie der Infektionskrankheiten

1.1   Allgemeine Infektionslehre

1.2   Allgemeine Epidemiologie der Infektionskrankheiten

2   Allgemeine Bakteriologie

2.1   Aufbau und Morphologie der Bakterienzelle

2.2   Diagnostisch wichtige Eigenschaften von Bakterien

H 90

Frage 1.1: Lösung D

Manifestationsindex – Zahl manifest Erkrankter im Verhältnis zu der Gesamtzahl der mit dem gleichen Erreger infizierten Personen.
Morbidität – Zahl an einer bestimmten Krankheit (auch Epidemie) Erkrankter, meist bezogen auf 100.000 Einwohner innerhalb eines Jahres.
Mortalität – Zahl der an einer bestimmten Erkrankung Verstorbenen, bezogen auf eine definierte Bevölkerungszahl (meist 100.000). Aber auch Zahl der Gestorbenen bezogen auf die Gesamtzahl der Bevölkerung in einem definierten Zeitraum.
Kontagionsindex – Zahl der mit einem Erreger infizierten Personen im Verhältnis zur Zahl der Exponierten. Dieser Index beinhaltet sowohl die manifesten als auch die stummen Verläufe einer Infektionskrankheit.

F 89

Frage 1.2: Lösung E

Epidemiologisch spielen gerade inapparente Verlaufsformen einer Infektionskrankheit eine große Rolle, da der betroffene „Patient" zwar Keimträger ist, und diese in vielen Fällen auch ausscheidet, jedoch weder er noch andere Personen durch Krankheitszeichen vor unbefangenem Kontakt gewarnt werden. Schutzmaßnahmen ergreift man nicht, wenn typische Infektionszeichen wie schlechtes Allgemeinbefinden, Exantheme etc. fehlen.

F 89

Frage 1.3: Lösung E

Epidemien sind als in einem räumlich und zeitlich begrenzten Rahmen gehäuft auftretende Infektionskrankheiten definiert. Je nach Manifestationszeitraum unterscheidet man noch zwischen Explosiv- und Tardivepidemie. Bei Endemien fehlt der einschränkende Zeitfaktor.

F 91

Frage 2.1: Lösung C

Zu (B) und (C)
Endotoxine sind *Zellwandbestandteile* gramnegativer Bakterien, die bei *Autolyse* der Bakterienzelle freigesetzt werden. Im menschlichen Organismus können sie unterschiedliche Reaktionen direkt oder teilweise auch indirekt auslösen. Im Vordergrund steht hier die Fieberreaktion. Dabei reagiert das Endotoxin mit Rezeptoren der Makrophagen bzw. Monozyten, die daraufhin Interleukin I ausschütten. Dieses sogenannte **endogene Pyrogen** wirkt auf das Temperaturreglerzentrum im Hypothalamus.
Weitere Wirkmechanismen der Endotoxine: 1. Sie induzieren bei Makrophagen neben der Ausschüttung von Interleukin auch die Freisetzung des Tumornekrosefaktors (TNF). 2. Makrophagenaktivierung und damit Steigerung der unspezifischen Infektabwehr. 3. Adjuvanswirkung bei der Infektabwehr durch Proliferationsreiz auf B-Lymphozyten. 4. Aktivierung der Komplementreihe auf dem alternativen Weg über das Properdinsystem. 5. Aktivierung des Kinin- und Gerinnungssystems.
Zu (A)
Eine direkte Bindung an Zellen des ZNS beobachtet man bei neurotoxisch wirkenden Exotoxinen (z. B. Tetanustoxin).
Zu (D)
Bei der allergischen Reaktion Typ I reagiert das Antigen mit an Mastzellen gebundenem IgE. Dadurch kommt es zur Freisetzung verschiedener Mediatorstoffe aus den Zellen.
Zu (E)
Bei der Überempfindlichkeitsreaktion Typ III (Immunkomplextyp) binden Antigen-Antikörper-Komplexe Komplement. Chemotaktisch „angelockte" Leukozyten setzen lysosomale Enzyme frei und verursachen Gewebsschäden.

H 87

Frage 2.2: Lösung B

Lysozym findet man in Körperflüssigkeiten und in neutrophilen Granulozyten. Es spaltet Mukopolysaccharide und Mukopeptide. Murein ist ein Polysaccharid-Peptid-Komplex.

Frage 2.3: Lösung B

Zu (B)
Endotoxine sind **Zellwandbestandteile gramnegativer Bakterien,** die beim Zerfall der Keime freigesetzt werden. Diese Substanzen haben folgende Charakteristika: Thermostabilität, schwache Toxizität und die Fähigkeit, Fieberreaktionen hervorzurufen.
Zu (A)
Die Choleravibrionen produzieren zwar *Endo- und Exotoxine,* jedoch wird die Darmschleimhaut nur vom Exotoxin angegriffen.
Zu (C)
Die C-Substanz der grampositiven Streptokokken bildet u. a. die Grundlage für die serologische Einteilung dieser Bakterien.
Zu (D) und (E)
Exotoxine werden sezerniert. Endotoxine sind Zellwandbestandteile (Lipopolysaccharide!).

Frage 2.4: Lösung D

Die Gruppe der einzelligen Lebewesen (auch Protisten) wird unterteilt in *Prokaryonten* (Bakterien, Blaualgen) und *Eukaryonten* (mikroskopisch kleine Pilze, Protozoen und Algen). Die Prokaryonten unterscheiden sich von den Eukaryonten u. a. durch: anderen Zellwandaufbau, Fehlen eines echten Zellkerns und einer Kernmembran (man spricht von Kernäquivalent), Fehlen von Mitochondrien, Nukleolus, Chloroplasten und Golgi-Apparat.
Beiden gemeinsam sind hingegen die Ribosomen, die für die Proteinsynthese verantwortlich sind.

Frage 2.5: Lösung A

Zu (A)
Hier ist das *Exotoxin (auch Enterotoxin)* der Choleravibrionen gemeint, das enzymatisch die Darmschleimhaut zur massiven Sekretion von Anionen und in der Folge auch von Wasser anregt.
Zu (B), (C), (D) und (E)
Zellwand-Lipopolysaccharide werden beim Zerfall von gramnegativen Bakterien freigesetzt. Man bezeichnet sie als *Endotoxine.* Sie können verschiedene Reaktionen des Wirtsorganismus hervorrufen, darunter *Fieber, Blutdruckabfall, Aktivierung des Gerinnungssystems* und *Stoffwechselstörungen.* Bei massivem Zerfall gramnegativer Erreger im Rahmen einer Antibiotikatherapie kann es sogar zum Endotoxinschock kommen.
Endotoxine sind im Gegensatz zu den meisten Exotoxinen thermostabil. Als Teil der Zellwand stellen sie die sogenannten O-Antigene (Oberflächenantigene) dar, auf die das Immunsystem mit der Bildung von Antikörpern reagiert.

Frage 2.6: Lösung B

Bei Endotoxinen handelt es sich um in der Zellmembran gramnegativer Bakterien enthaltene Lipopolysaccharid-Komplexe. Diese werden bei Zelluntergang (Zytolyse des Bakteriums) freigesetzt und haben pathophysiologische, aber nicht krankheitsspezifische Wirkungen. So verursachen sie Fieber, Leukopenie, Blutdruckabfall und Komplementaktivierung (über den alternativen Weg). Endotoxine induzieren die Bildung vasoaktiver Substanzen und hemmen die Organdurchblutung mit intravaskulärer Koagulation. Werden gleichzeitig große Mengen Endotoxin freigesetzt, besteht die Gefahr eines Endotoxinschocks, der für den betreffenden Patienten lebensgefährlich ist.

Frage 2.7: Lösung C

Zu (2)
Einige Arten gramnegativer Bakterien können Pili (= Fimbrien) aufweisen. Diese bestehen aus Protein und dienen zur *Anhaftung der Erreger* (z. B. auf Schleimhäuten).
Zu (4)
Vor allem in der Gruppe der Enterobacteriaceae gibt es Bakterien mit sogenannten **Sexual-Pili.** Sie können als *Plasmabrücke zwischen zwei Bakterien* den Austausch von DNS ermöglichen. Dieser Vorgang, den man als **Konjugation** bezeichnet, wird von Fertilitätsfaktoren gesteuert.
Zu (1)
Aktiv bewegen können sich Bakterien, die Geißeln besitzen. Diese bestehen wie die Pili aus Protein, sind allerdings länger. Bei der Art der Begeißelung gibt es eine große Variationsbreite.
Zu (3)
Endotoxine sind Zellwandbestandteile (Lipopolysaccharide) gramnegativer Bakterien.

Frage 2.8: Lösung E

Zu (1)
Einige Bakterien integrieren die Phagen-DNS in ihr eigenes Genom und erwerben so neue Eigenschaften. Man bezeichnet sie als lysogene Bakterien. Lysogene Diphtheriebakterien erwerben mit dem Phagen die Fähigkeit, das Diphtherietoxin zu produzieren. Gleiches gilt für die A-Streptokokken und das erythrogene Toxin.
Zu (2)
Einige gramnegative Bakterien besitzen Fimbrien oder Pili, mit deren Hilfe sie sich leichter an Oberflächen wie beispielsweise Schleimhaut anhaften können.
Zu (3)
Bei manchen Bakterien muß die *Kapsel als Pathogenitätsfaktor* bezeichnet werden. So werden beispielsweise bekapselte Pneumokokken nicht phagozytiert, während dies bei unbekapselten ohne weiteres möglich ist.

Zu (4)

Komplementfaktoren lysieren nur gramnegative Bakterien und Erythrozyten; besonders empfindlich sind Escherichia coli, Salmonellen und Shigellen.

2.3   Bakteriengenetik

H 91
Frage 2.9: Lösung B

Zu (A) und (B)

Transduktion nennt man den Vorgang der Übertragung von *DNS* eines Spenderbakteriums auf ein Empfängerbakterium. Die Übertragung erfolgt durch einen *temperenten Bakteriophagen*. Während sich virulente Phagen in der Wirtszelle vermehren und diese schließlich lysieren, wird die DNS temperenter Phagen in das Genom des Bakteriums aufgenommen und bei der Teilung an die Tochterzelle weitergegeben. Die integrierten Phagen, die sich in dieser Phase nicht vermehren, nennt man *Prophagen*.

Zu (C)

Das Gerüst der bakteriellen Zellwand besteht aus Polysaccharidketten. Diese werden von Polypeptidketten unter Einwirkung von Transpeptidasen netzartig miteinander verknüpft.

Zu (D)

Filamentöse Phagen können sich nur an den von einigen gramnegativen Bakterien ausgebildeten (Sex-)Pilus heften. Pili sind keine Voraussetzung für alle Phagen.

Zu (E)

Bei der **Transformation** nimmt eine Empfängerzelle *DNS,* die von einer Spenderzelle freigesetzt wurde, aus dem *Extrazellulärraum* auf. Diese ist eine Möglichkeit, Erbinformation auszutauschen ohne Einsatz von Bakteriophagen.

F 88
Frage 2.10: Lösung A

Plasmide sind neben den Kernäquivalenten existierende extrachromosomale DNS-Partikel, die sich unabhängig replizieren können. Sie liegen meist in 2 bis 100 Kopien pro Bakterium vor. Es handelt sich um Träger von Pathogenitäts- und Resistenzfaktoren, die durch Konjugation oder – meist bei grampositiven Kokken – durch Transduktion auf andere Bakterien übertragen werden. Auch Übertragungen über Speziesbarrieren hinweg sind bekannt (z. B. Shigella zu Escherichia).

Transposons *(selbständige DNS-Abschnitte aus Plasmiden)* besitzen die Fähigkeit, sich aus einem Plasmid in ein anderes zu integrieren. Dies wird als die Ursache dafür angesehen, daß gelegentlich in einem Plasmid mehrere Antibiotikaresistenzen codiert sind und solche auch rasch gegen neue Antibiotika entstehen.

F 86
Frage 2.11: Lösung C

Zu (4)

Einige Arten gramnegativer Bakterien können Pili (= Fimbrien) aufweisen. Diese bestehen aus Protein und dienen zur Anhaftung der Erreger (beispielsweise auf Schleimhäuten).

Zu (5)

Vor allem in der Gruppe Enterobacteriaceae gibt es Bakterien mit sogenannten Sexual-Pili. Sie können als Plasmabrücke zwischen zwei Bakterien den Austausch von DNS ermöglichen. Dieser Vorgang, den man als Konjugation bezeichnet, wird von F(ertilitäts)-Faktoren gesteuert.

Zu (1)

Bei der **Transduktion** wird *DNS* einer Spenderzelle von einem *Bakteriophagen* auf eine Empfängerzelle übertragen.

Zu (2)

Aktiv bewegen können sich Bakterien, die Geißeln besitzen. Diese bestehen wie die Pili aus Protein, sind allerdings länger. Bei der Art der Begeißelung gibt es eine große Variationsbreite (von einer einzelnen Geißel bis ringsum begeißelt).

Zu (3)

Manche Bakteriophagen vermehren sich nach der Infektion eines Bakteriums nicht, sondern integrieren ihre DNS in die der Wirtszelle. Die *integrierten Phagen-DNS* bezeichnet man als **Prophagen,** die Wirtszelle als *lysogen*. Das Bakterium kann auf diese Weise neue Eigenschaften erwerben. So haben beispielsweise nur lysogene Diphtheriebakterien die Fähigkeit, Toxin zu bilden.

H 85
Frage 2.12: Lösung D

Zu (1), (3) und (5)

Sekundäre Antibiotikaresistenz bedeutet, daß Erreger nach Kontakt mit einem Chemotherapeutikum die ursprüngliche Empfindlichkeit diesem Wirkstoff gegenüber verlieren. Die Ursache dafür kann eine Mutation sein. Daneben existiert noch die sogenannte infektiöse Resistenz, wobei genetisches Material von Spender- auf Wirtszellen übertragen wird. Folgende Mechanismen kennt man:

1. Die **Konjugation,** bei der zwei Bakterien eine Plasmabrücke ausbilden und über diese Brücke Plasmide (extrachromosomale DNS) austauschen.

2. Die **Transduktion,** die von Bakteriophagen durchgeführt wird. Diese transportieren DNS von einer Spenderzelle auf eine Empfängerzelle.

3. Die **Transformation,** die in der Frage nicht erwähnt wird. Hierbei nimmt die Empfängerzelle DNS der Spenderzelle aus dem Extrazellulärraum auf.

Zu (2)

Als Transkription bezeichnet man den Vorgang, bei dem an der DNS die RNS der Basensequenz nach als Negativ gebildet wird.

Zu (4)

Unter Translation versteht man die „Übersetzung" des genetischen Codes, der in der mRNS enthalten ist, in die Aminosäurensequenz eines Polypeptids.

H 87
Frage 2.13: Lösung C

Zu (1)

Transformation nennt man die Aufnahme von *extrazellulärer DNS* in ein Bakterium.

Zu (2)

Als *Konjugation* bezeichnet man den Austausch von Erbinformationen zwischen Bakterien über eine gemeinsame *Plasmabrücke (Sex-Pilus)*.

Zu (3)

Bei einer *Transduktion* werden bakterielle DNS-Bruchstücke von einem *Bakteriophagen* übertragen.

Zu (4)

Translation ist ein Begriff aus der Genetik. Es ist damit die *Übersetzung* der in der m-RNS codierten Information *in eine Aminosäurensequenz* gemeint.

Zu (5)

Auch die *Transposition* ist u. a. ein genetischer Terminus. Es wird damit die *Ortsveränderung* von *Chromosomen- oder Chromatidstücken* innerhalb eines Chromosomenbestandes bezeichnet.

H 91
Frage 2.14: Lösung E

Bakteriophagen sind Viren, die auf Bakterien (meist nur eine Spezies) spezialisiert sind. Nach dem Eindringen in die Wirtszelle können sie sich entweder vermehren und anschließend die *Zelle lysieren* (Lysis) oder sich zu *Prophagen entwickeln,* d. h. ihr Erbmaterial in das des Bakteriums integrieren (Lysogenie). Erwirbt das Bakterium dadurch neue Eigenschaften wie beispielsweise die Fähigkeit zur *Toxinbildung* (z. B. Scharlachtoxin, Diphtherietoxin), so spricht man auch von *lysogener Konversion.* Bei der Transduktion übertragen Bakteriophagen DNA von einem Spender- auf ein Empfängerbakterium. Auf diese Weise können auch Resistenzgene weitergegeben werden. Die Spezialisierung der Bakteriophagen auf bestimmte Wirtszellen erlaubt es, sie zur genauen Identifikation von Bakterienstämmen einzusetzen. Dieses wird als *Lysotypie* bezeichnet.

H 88
Frage 2.15: Lösung D

Zu (3)

Transduktion bedeutet die **Übertragung von DNS-Bruchstücken** durch einen Bakteriophagen. Bakteriophagen sind Wirts-(Bakterien-)spezifische Viren.
Beim Befall einer Wirtszelle durch virulente Bakteriophagen zwingt das Phagengenom die Wirtszelle zur Bildung neuer Phagen. Hat sich eine entsprechende Zahl von Phagen gebildet, lysiert die Zelle und gibt die Phagen frei.

Während der Bildung von Phagen passiert es gelegentlich, daß mehr oder minder große Wirtszell-DNS an Stelle des ganzen oder von Teilen des Phagengenoms in den Bakteriophagen gepackt wird. Solche Phagen sind zwar in der Lage neue Zellen zu befallen, vermögen diese jedoch nicht zu lysieren. Auf diese Weise kommt es zur Übertragung von genetischer Information durch den Phagen.

Zu (4)

Als lysogen bezeichnet man Bakterien, die **Träger von Prophagen** sind; dabei ist das Phagengenom in das Bakteriengenom integriert und wird synchron weitervererbt.

Zu (5)

Mit Hilfe von **streng wirtsspezifischen Phagen** gelingt es, bestimmte Bakterienarten weiter zu typisieren. Man bezeichnet diesen Vorgang als Lysotopie. Dabei sind die Phagen in der Lage, nur ganz bestimmte Bakterientypen zu befallen und zu lysieren. Salmonella typhi kann so beispielsweise in ca. 80 verschiedenen Typen unterteilt werden.

Zu (1)

Als Konjugation bezeichnet man den Austausch von Erbinformationen zwischen Bakterien über eine gemeinsame **Plasmabrücke** (Sex-Pilus).

Zu (2)

Transformation nennt man die Aufnahme von **extrazellulärer DNS** in ein Bakterium.

3 Diagnose bakterieller Infektionen

F 85
Frage 3.1: Lösung A

Zu (A)

Die **Lysotypie** erlaubt eine sehr genaue Differenzierung einzelner Bakterienstämme und ist damit anderen Verfahren (z. B. Einteilung nach morphologischen oder biochemischen Eigenschaften) überlegen. Man verwendet *bekannte Bakteriophagen,* die jeweils nur auf eine Bakterienspezies spezialisiert sind und diese lysieren. Tritt bei einem Test eine Lyse auf, ist dadurch das Bakterium identifiziert. Diese Methode wird besonders dann eingesetzt, wenn es um die Aufklärung epidemiologischer Zusammenhänge geht. Infektketten lassen sich auf diese Weise verfolgen (wichtig u. a. bei Hospitalinfektionen).

Zu (B)

Bei **immunologischen Tests** fahndet man meist nach *Antikörpern oder Antigenen.* Das Kauffmann-White-Schema zur Einteilung der Salmonellen beruht beispielsweise auf immunologischen Verfahren.

Zu (C)

Bei der **Lysogenie** wird Phagen-DNS in die DNS des Wirtsbakteriums eingebaut *(Prophage),* wodurch das lysogene Bakterium eine neue Eigenschaft erwirbt. Im Fall des

Corynebacterium diphtheriae befähigt ein bestimmter Prophage zur Toxinbildung.

Zu (D)

Bei der **Transduktion** wird ein DNS-Stück des Wirtsbakteriums (Spender) zusätzlich oder anstelle der Phagen-DNS in das Viruspartikel eingebaut. Infiziert dieser transduzierende Phage ein Bakterium (Empfänger), so kann die Spender-DNS in die Empfänger-DNS integrieren. Dieser Vorgang spielt u. a. bei der Resistenzentwicklung von Bakterien gegenüber Chemotherapeutika eine Rolle.

Zu (E)

Ein Mechanismus zur Abwehr anderer Bakteriengruppen ist beispielsweise die Produktion von Bakteriozinen, die in unterschiedlichen Variationen von Bakterienstämmen gebildet werden. Bakteriozine hemmen das Wachstum entsprechend empfindlicher Keime.

F 87

Frage 3.2: Lösung E

Soll Urin im Labor untersucht werden, so ist die Probe bis zur Untersuchung kurzfristig in kühler Umgebung zu lagern. Andernfalls vermehren sich die Bakterien derart, daß es zu falsch positiven Ergebnissen der quantitativen Analysen kommt.

H 89

Frage 3.3: Lösung A

Bei Verdacht auf bakterielle Ruhr sollten Stuhlproben – besser Schleimflocken – möglichst in noch warmen Zustand verarbeitet werden bzw. ist für einen raschen Transport ins Labor zu sorgen. Bei längerem Transport kann man sich durch Zusatz von 30%iger Glyzerin-Kochsalzlösung helfen.

Besteht Verdacht auf eine Meningokokkenmeningitis, muß die Liquorprobe sofort zur Untersuchung kommen. Die Erreger reagieren empfindlich auf Abkühlung, Austrocknung und Lichteinwirkung.

Staphylococcus aureus, Pseudomonas aeruginosa und Salmonella typhi sind weniger empfindliche Keime.

4   Normale Bakterienflora des Menschen

4.1   Allgemeines

4.2   Normalflora

H 91

Frage 4.1: Lösung D

Im unteren Darmabschnitt finden sich ca. **95% Anaerobier** – besonders Bacteroides, Clostridien, Laktobakterien und anaerobe Streptokokken. Diese finden sich auch in der Faeces (10–20% der Stuhlmasse sind Keime). Proteus, Escherichia, Enterobacter und Streptococcus faecalis sind fakultativ anaerob. Das Verhältnis solcher Keime zu strikt anaeroben beträgt im Dickdarm 1:100 bis zu 1:1000. Umgekehrt proportional zur Quantität ist E. coli von großer Bedeutung als Indikator einer Trinkwasserverunreinigung durch Fäkalien.

H 86

Frage 4.2: Lösung E

Zu (E)

Bei den aufgeführten grampositiven Stäbchen handelt es sich um **Döderlein-Laktobazillen,** die die normale *Scheidenflora der geschlechtsreifen Frau* bilden. Diuese Bakterien produzieren Milchsäure, wodurch der pH-Wert der Vagina im *sauren Bereich* liegt. Das saure Milieu erschwert die Ansiedlung von Krankheitserregern.

Zu (A)

Eine Kolpitis (Scheideninfektion) kann von verschiedenen Keimen hervorgerufen werden, z. B. Kokken, Chlamydien, Trichomonaden und Candida.

Zu (B)

Erreger des *Ulcus molle* ist **Haemophilus ducreyi,** ein gramnegatives Stäbchen. Bei Frauen, die auch nur Keimträger sein können, finden sich die Erreger vorzugsweise auf der Vulva.

Zu (C) und (D)

Eine antibiotische Therapie beeinflußt nicht selten die Vaginalflora. Mikroorganismen, die gegen die jeweilige Substanz resistent sind, können sich zum Nachteil der Normalflora ungehemmt vermehren. Die Candida-Infektionen sind ein typisches Beispiel für einen solchen Prozeß.

F 89

Frage 4.3: Lösung D

Normalerweise besteht die Dickdarmflora zu 96–99% aus Anaerobiern (Bacteroides, anaerobe Laktobazillen, Clostridien, anaerobe Streptokokken) und zu 1–4% aus Aerobiern (gramnegative Stäbchen der Koligruppe, Enterokokken, Proteus, Laktobazillen u. a.).

F 91
Frage 4.4: Lösung D

F 91
Frage 4.5: Lösung E

Gemeinsamer Kommentar

Zu (D)
Bifidobakterien sind grampositive, sporenlose Stäbchen. *Im Dickdarm gestillter Säuglinge* machen sie den Hauptteil der Darmflora aus. Neben ihnen finden sich nur noch wenige andere Keime. Dies ändert sich, wenn die Ernährung umgestellt wird.

Zu (E)
In der Vagina der geschlechtsreifen Frau bilden *Döderlein-Laktobazillen* die Hauptflora. Sie verursachen ein *saures Milieu* und verhindern auf diese Weise die Ansiedlung von Streptokokken, Staphylokokken etc.

Zu (A)
Im gesunden Respirationstrakt siedeln keine Bakterien oder andere Mikroorganismen. Dafür sorgt eine Abwehr, zu der u. a. immunglobulinhaltiger Schleim, Makrophagen, Enzyme sowie das Flimmerepithel zählen.

Zu (B)
Die menschliche Haut wird je nach Region von unterschiedlichen Bakterien und in unterschiedlichem Maße besiedelt. Fast überall findet man Staphylokokken, Mikrokokken und Corynebakterien. Andere Mikroorganismen, die zur Flora der Haut gehören, sind beispielsweise Flavobakterien, Pseudomonas und Propionibakterien.

Zu (C)
Die *Tränenflüssigkeit* enthält *Lysozym* und ist damit für eine relative Keimarmut des Auges verantwortlich.

5 Spezielle Bakteriologie

5.1 Grampositive Kokken

F 92
Frage 5.1: Lösung E

Der Nachweis von Streptococcus faecalis im Stuhl hat in der Regel keine pathologische Bedeutung, da dieser Erreger zur Darmflora des Menschen gehört.
Die **Eubiose** kann sich jedoch in eine **Dysbiose** verwandeln, wenn die Keimzahl der Flora einen bestimmten Wert überschreitet. Man spricht dann von einem **Overgrowth-Syndrom,** das u. a. bei Magenanazidität, Erkrankungen der Leber, der Galle, des Pankreas oder nach Magenoperationen auftreten kann.
Die Symptome sind mit denen einer Gastroenteritis vergleichbar.
Diagnostisch hilft hier allerdings nicht die Bestimmung der Erregertypen weiter, sondern die der Erregerquantität.

In anderen Körperorganen kann Streptococcus faecalis durchaus Infektionen hervorrufen. Hier sind an erster Stelle die Harnwege zu nennen. Daneben findet man diese Erreger bei Gallenwegserkrankungen, Wundinfektionen, Endokarditis, Sepsis und Peritonitis.

H 90
Frage 5.2: Lösung B

Da **vergrünende Streptokokken** der physiologischen Mundflora angehören, kann es durch Zahnextraktion zu einer Bakteriämie kommen. Als Folge läßt sich gelegentlich eine **Endokarditis lenta** beobachten. 50% infektiöser Endokarditiden der natürlichen Herzklappen werden durch diese Erreger verursacht. Auch bei Infektionen von Herzklappenprothesen könnten sie nachgewiesen werden.

F 90
Frage 5.3: Lösung E

Typische Vertreter der Normalflora sind:
— auf der Haut – Staphylokokken, Mikrokokken, Korynebakterien
— im Kolon – Bifidobakterien, Bacteroides, Eubacterium
— im Bronchialbaum – kein Siedlungsort für Mikroorganismen
— in der Mundhöhle – vergrünende und nicht-hämolysierende Streptokokken, Neisserien
— in der Urethra – Bacteroides, Peptokokken

F 92
Frage 5.4: Lösung D

Streptokokken der Gruppe D sind *vergrünende Streptokokken,* die zur physiologischen Haut- und Schleimhautflora des Menschen zählen – insbesondere der Rachenflora. Als wichtige, von diesen Erregern verursachte Krankheitsbilder gelten die *Endocarditis lenta* und die *Karies.* Die Endocarditis entsteht beispielsweise nach Zahnextraktionen mit anschließender Bakteriämie. Das *Ulcus serpens corneae* wird durch *Streptococcus pneumoniae* und die *Angina lacunaris* und der *Scharlach* durch *A-Streptokokken* hervorgerufen. Gastroenteritiden entstehen beispielsweise durch Infektionen mit Staphylokokken, gramnegativen Enterobakterien oder Viren.

F 89
Frage 5.5: Lösung B

Zu (B)
Streptokokken der Gruppe B finden sich bei einigen Schwangeren in den Geburtswegen. Intra partum kann es zu einer Infektion des Kindes kommen, die sich meist als Neugeborenensepsis und in manchen Fällen auch mit einer Meningitis darstellt. Therapie der Wahl: Penicillin G, ggf. Immunglobulingaben.

Zu (A), (C) – (E)
Infektionen und ihre häufigsten Erreger:
Lobärpneumonie – Pneumokokken
Nosokomiale Infektionen – Staph. aureus, Klebsiella,
Pseudomonas
Therapieresistente Harnwegsinfektionen – Proteus mirabilis
Rheumatisches Fieber – Streptokokken der Gruppe A

| H 86 |

Frage 5.6: Lösung A

Zu (A)
A-Streptokokken können Erkrankungen wie Tonsillitis,
Erysipel, Impetigo, Puerperalsepsis, Scharlach u. a. hervorrufen. Das für den Scharlach typische Exanthem entsteht durch das **erythrogene Toxin.** Es wird von *lysogenen
Streptokokken* gebildet, d. h. diese Bakterien besitzen einen temperenten Phagen. Die Erkrankung hinterläßt eine
antitoxische Immunität. Der Patient ist also bei Reinfektion nur vor dem Toxin und nicht vor den Streptokokken
geschützt.
Zu (B) – (E)
Erkrankungen und entsprechende Erreger:
Angina Plaut-Vincent
— Mischinfektion durch fusiforme Bakterien und Spirochäten
Röteln
— Rötelnvirus (Gruppe Togaviren)
Keuchhusten
— Bordetella pertussis
Masern
— Masernvirus (Gruppe Paramyxoviren)

| F 85 |

Frage 5.7: Lösung A

Zu (A)
Die häufigsten Erreger des **Scharlachs** sind β-hämolysierende *Streptokokken der Gruppe A.* Werden sie bei einem
Patienten mit hochfieberhafter Angina und kleinfleckigem Exanthem im Rachenabstrich nachgewiesen, so
spricht dies sehr für die Diagnose Scharlach.
Zu (B)
Bei **bakteriellen Endokarditiden** lassen sich häufig vergrünende Streptokokken (sogenannte Viridans-Streptokokken) aus dem Blut der Erkrankten isolieren. Prinzipiell
können die meisten Bakterien eine Endokarditis hervorrufen.
Zu (C)
Der Nachweis von erythrogenem Toxin im Patientenserum wird in der Literatur nicht beschrieben. Auf dem Gebiet der Serologie beschreitet man meist den anderen Weg,
d. h. man sucht nach Antikörpern. Darauf basiert auch der
inzwischen nicht mehr angewandte Dick-Test, bei dem
verdünntes erythrogenes Toxin intradermal appliziert
wird. Verfügt der Patient über spezifische Antikörper
(Antitoxin), treten keine Hautveränderungen auf (Test

negativ). Bei nicht vorhandenen Antikörpern bilden sich
an der Injektionsstelle ein Erythem und ein Ödem (Test
positiv).
Zu (D)
Plasmakoagulasebildende *Staphylokokken* wie Staph. aureus sind nicht die Erreger des Scharlachs. Sie rufen vor
allem **herdförmige Eiterungen** (Furunkel, Karbunkel etc.)
hervor.

| F 88 |

Frage 5.8: Lösung E

Zu (E)
Ursache des Scharlachexanthems ist das erythrogene Toxin der Streptokokken.
Zu (A) – (D)
Hyaluronidase, Streptodornase, Streptokinase und *Streptolysin* sind **Enzyme,** die von Streptokokken produziert werden. Sie dienen hauptsächlich der Verbreitung der Erreger
im Wirtsorganismus.

| F 88 |

Frage 5.9: Lösung D

Zu (D) und (E)
Einerseits gehören **Enterokokken** zur *normalen Darmflora,* andererseits können sie bei Besiedlung von Körperregionen wie z. B. der Harnwege Ursachen von Infektionen
sein. Hierbei handelt es sich um eine lokale Infektion ohne
spätere Immunität. Diese wird auch schon durch die zahlreichen serologischen Enterokokkentypen verhindert.
Zu (A) und (C)
Das *Erysipel* wird von *A-Streptokokken* (Strep. pyogenes)
hervorgerufen. Diese Bakterien produzieren auch das für
den *Scharlach* typische erythrogene Toxin.
Zu (B)
Nicht alle Penicilline wirken gegen Enterokokken (z. B.
Oxacilline). Hingegen gelten Ampicillin und Mezlocillin
als Mittel der Wahl.

| H 90 |

Frage 5.10: Lösung D

Zu (D)
Häufiger Erreger von **Harnwegsinfektionen** ist **Streptococcus faecalis** (Gruppe D), der im übrigen zur physiologischen Darmflora gehört.
Zu (A) – (C) und (E)
Typische Erkrankungen, die von Streptococcus pyogenes
A hervorgerufen werden, sind Angina tonsillaris, Erysipel,
Phlegmone, Scharlach und Puerperalsepsis. Streptokokkenstämme, die das erythrogene Toxin (ein Exotoxin) produzieren, sind für das Scharlachexanthem verantwortlich.
Bei der im Anschluß an eine Streptokokkeninfektion auftretenden akuten Glomerulonephritis handelt es sich um
eine nichteitrige Nachkrankheit. Hierbei lagern sich Immunkomplexe aus Streptokokkenantigen, spezifischen Antikörpern und Elementen des Komplementsystems in den

Glomerula ab und verursachen Gewebsschäden. Mittel der Wahl ist Penicillin G.

F 89
Frage 5.11: Lösung E

Zu (E)
Erythrogenes Toxin wird von lysogenen Streptokokken gebildet und ist bei entsprechender Infektion Ursache des Scharlachexanthems. Die Erkrankung hinterläßt eine antitoxische Immunität.
Zu (A)
Leukozidin schädigt Leukozyten und Makrophagen des Menschen in vivo und in vitro. Es muß daher als wesentlicher Virulenzfaktor betrachtet werden.
Zu (B)
Die von Staphylococcus aureus-Stämmen produzierten hitzestabilen Enterotoxine können zum Teil schwere Darminfektionen hervorrufen. Man unterscheidet inzwischen fünf Enterotoxine. Die Gefährlichkeit der Infektion wird einerseits vom jeweiligen Enterotoxin, andererseits auch von der Abwehrlage des betroffenen Patienten bestimmt. Insbesondere ältere Menschen und Säuglinge sind gefährdet.
Zu (C)
Auch die Plasmakoagulase wird von Staphylococcus aureus-Stämmen gebildet. Ähnlich der physiologischen Blutgerinnung führt dieses Enzym zur Bildung eines Fibrinpolymers und damit zur Verklumpung von Blutplasma.
Zu (D)
Es sind verschiedene Hämolysine bekannt, die von Staphylococcus aureus gebildet werden können und die Erythrozyten auflösen. Sie unterscheiden sich u. a. im Wirkungsspektrum gegen Erythrozyten einzelner Säugetierarten.

F 86
Frage 5.12: Lösung B

Zu (B)
Die Plasma-Koagulasereaktion ist bei Staphylococcus aureus positiv. Streptokokken lassen sich mit diesem Test nicht unterteilen, weil sie keine Koagulase bilden.
Zu (A)
A-Streptokokken können lokale Infektionen wie Angina und Erysipel, aber auch systemische Infektionen wie Scharlach hervorrufen.
Zu (C)
Streptokokken produzieren verschiedene Enzyme und Toxine, darunter Hyaluronidase, Streptokinase, Streptodornase, Streptolysine und das erythrogene Toxin. Letzteres wird von Streptokokken gebildet, die einen Prophagen besitzen. Das erythrogene Toxin ist für das Scharlachexanthem verantwortlich.
Zu (D) und (E)
Eine intensive Penicillintherapie (bei Allergie Erythromycin) ist bei Infektionen mit Streptokokken der Gruppe A zur Prophylaxe von Nachfolgeerkrankungen wie Glome-

rulonephritis oder Rheumatisches Fieber (Gefahr von Herzklappenfehlern) wichtig.

F 87
Frage 5.13: Lösung D

Koagulase ist ein Toxin, das von Staphylococcus aureus produziert wird und für diesen typisch ist. Mit Hilfe dieses Toxins werden daher apathogene Staphylokokkenstämme von pathogenen Staphylococcus aureus-Stämmen unterschieden.

F 86
Frage 5.14: Lösung E, B

Zu (A) und (E)
(E) war die ursprünglich vorgesehene Lösung. Scharlach wird von lysogenen A-Streptokokken hervorgerufen. Sie bilden ein erythrogene Toxin. Das Immunsystem reagiert mit der Produktion von Antikörpern, die gegen das Toxin gerichtet sind (Antitoxin).
Daher kann der Patient nach einer Scharlachinfektion beispielsweise immer wieder eine Streptokokken-Angina bekommen, während er gegen Scharlach immun ist.
Zu (B)
Diese Lösung wurde nachträglich anerkannt. Zwar ist Scharlach sehr häufig, er muß jedoch im Erkrankungsfall nicht gemeldet werden. Nur wenn ein Patient an Scharlach stirbt, ist der Arzt verpflichtet, die Gesundheitsbehörde zu informieren.
Zu (C)
Hier wird das *Schultz-Charlton-Auslöschphänomen* beschrieben, das für die Diagnostik keine Bedeutung mehr hat. Der Test fällt auch nur bei knapp 30% der Scharlachpatienten positiv aus. Ebenfalls überholt ist der *Dick-Test,* bei dem verdünntes erythrogenes Toxin intrakutan injiziert wird. Liegt die Antitoxinkonzentration unter einem bestimmten Wert, tritt eine Hautrötung im Bereich der Injektionsstelle auf.
Zu (D)
Streptokokken sind sehr empfindlich gegen Penicillin. Besteht eine Penicillinallergie des Patienten, kann Erythromycin eingesetzt werden.

H 91
Frage 5.15: Lösung B

Zu (B)
A-Streptokokken und auch Streptokokken der übrigen Gruppen treten nicht als Enteritiserreger auf. Streptococcus faecalis gehört zur physiologischen Darmflora.
Zu (A)
Das rheumatische Fieber gehört wie die Glomerulonephritis zu den *nichteitrigen Nachrankheiten* nach Infektionen mit A-Streptokokken. Die Ursache ist ein immunologisches Geschehen, bei dem kreuzreagierende Antikörper mit verschiedenen Gewebselementen reagieren (in Gelenken, Myokard, Endokard, Haut).

Zu (C)
Das Erysipel oder Wundrose ist eine typische, nichteitrige Streptokokkenerkrankung der Haut. Als Eintrittspforten dienen kleine Hautverletzungen, von wo aus es zu *ödematösen Entzündungen der Lymphspalten* kommt. Charakteristisch sind auch Allgemeinsymptome wie Fieber und Krankheitsgefühl.

Zu (D)
A-Streptokokken verursachen eine Tonsillitis, die auch als Angina lacunaris bezeichnet wird, mit deutlichen Eiterbelägen auf den Tonsillen. Neben den bereits erwähnten, nichteitrigen Nachfolgeerkrankungen können hier Komplikationen wie zervikale Lymphadenitis, Otitis media, Mastoiditis oder Peritonsillar-Abszeß auftreten.

Zu (E)
Scharlach wird von A-Streptokokken hervorgerufen, die das erythrogene Toxin bilden. Dies ist von der Anwesenheit eines Prophagen abhängig. Meist beginnt der Scharlach mit einer Pharyngitis, das Exanthem bildet sich einige Tage später aus.

F 92

Frage 5.16: Lösung C

Als Erreger aszendierender **Harnwegsinfektionen** meist junger Frauen findet sich häufig **Staphylococcus saprophyticus** („Honey-moon-Zystitis"), der wie Staphylococcus epidermidis grampositiv und koagulasenegativ ist. **Staph. epidermidis** kann auf implantierten Kunststoffteilen wie beispielsweise **Endoprothesen** oder **Herzklappen** siedeln und von dort aus zu Sepsis, Thrombophlebitis und Endokarditis führen. Als Erreger von Harnwegsinfektionen ist er nur selten nachweisbar. Sein Resistenzspektrum gegen Antibiotika ist nicht vorhersagbar, oft liegen Multiresistenzen vor. Cephalosporine der 2. Generation sind in der Regel wirksam.

H 85

Frage 5.17: Lösung C

Zu (1)
Transduktion ist der für grampositive Bakterien typische Mechanismus der Verbreitung von Resistenzgenen. Die Übertragung erfolgt durch Bakteriophagen. Man spricht von infektiöser Resistenz.

Zu (2)
Die von vielen Staphylokokken gebildete Penicillinase oder β-Lactamase spaltet enzymatisch den βE-Lactamring einiger Penicilline. Penicillinase-resistent ist beispielsweise Oxacillin.

Zu (4)
Die Lysotypie, mit der Staphylokokkenstämme identifiziert werden können, ist eine sehr präzise Methode und den serologischen Methoden überlegen. Ursache dafür ist die *hohe Wirtsspezifität der Bakteriophagen,* mit deren Hilfe die Erreger bestimmt werden. Es ist auf diese Weise möglich, Infektketten genau aufzuklären.

Zu (3)
Auch Staphylokokken produzieren verschiedene Hämolysine, die jedoch mit den Hämolysinen der Streptokokken serologisch nicht identisch sind. Andere Toxine und Enzyme, die von Staphylokokken gebildet werden sind: Koagulase, Leukozidin, Enterotoxin und epidermolytische Toxine.

Zu (5)
Penicilline *hemmen die Synthese der Zellwand,* nicht der zytoplasmatischen Membran.

F 87

Frage 5.18: Lösung C

Zu (2) und (3)
Die **Pneumokokkenkapsel** besteht aus Polysacchariden und stellt den *entscheidenden Pathogenitätsfaktor* dieser Bakterien dar. So sind nur bekapselte Pneumokokken für den Menschen virulent. Bei der Vermehrung der Erreger werden Kapselpolysaccharide an die Umgebung abgegeben, dadurch spezifische *Antikörper gebunden und neutralisiert.* Die für die Phagozytose wichtige Opsonisierung der eigentlichen Antigene, die Pneumokokken, durch die Antikörper findet nicht statt.

Zu (4)
Die Pneumokokkenkapsel ist als Antigen von Bedeutung. Es lassen sich 80 verschiedene Polysaccharide differenzieren und damit entsprechend viele Serotypen.

Zu (1)
Oxydationsenzyme findet man in der zytoplasmatischen Membran von Bakterien.

F 85

Frage 5.19: Lösung E

Bei der Einteilung der Streptokokken nach Lancefield dient die **C-Substanz,** ein *Polysaccharid,* der Bestimmung der Gruppen. Die **M-Substanz,** ein *Protein,* ist hauptsächlich ein Bestandteil der A-Streptokokken und bildet die Grundlage für die Unterteilung dieser Gruppe in verschiedene Typen. Das M-Protein zählt zu den Oberflächenantigenen. Es induziert eine Antikörperbildung, die eine typenspezifische Immunität zur Folge hat.

5.2 Gramnegative Kokken

H 87

Frage 5.20: Lösung B

In der Regel wirkt Penicillin G nur bei grampositiven Keimen. Eine Ausnahme bilden die gramnegativen Meningo- und Gonokokken.

H 86

Frage 5.21: Lösung D

Zu (D)
Neisseria meningitidis ist ein **gramnegativer,** semmelförmiger Diplococcus. Im Liquorpräparat findet er sich intra- und extrazellulär.
Zu (A)
Meingokokken sind ubiquitär verbreitet. Epidemien sind in letzter Zeit vor allem in tropischen und subtropischen Gebieten beobachtet worden.
Zu (B)
Ca. 5–10% der Bevölkerung sind Keimträger. Diese klinisch unauffälligen Personen sind wie bei allen anderen Infektionskrankheiten epidemiologisch von großer Bedeutung, da sie unerkannt bleiben und dabei jederzeit andere infizieren können.
Zu (C)
Das Waterhouse-Friderichsen-Syndrom, die schwerste Form der Meningokokkensepsis, tritt vor allem bei Kleinkindern auf. Typisch sind eine Purpura fulminans und eine meist doppelseitige Nekrose der Nebennieren. Die Letalität liegt sehr hoch.
Zu (E)
Die zur Verfügung stehende Schutzimpfung richtet sich gegen die Meningokokken-Serotypen A und C. Eine Prophylaxe gegen Serotyp B ist noch nicht möglich. Der Impfstoff wird aus Kapselpolysacchariden hergestellt.

H 90

Frage 5.22: Lösung E

Die Gonorrhoe wird überwiegend durch Geschlechtsverkehr übertragen. Eine Ausnahme bildet die Neugeborenenkonjunktivitis, bei der sich das Kind im Geburtskanal der an Gonorrhoe erkrankten Mutter infiziert. Mit *Pili* heften sich die Gonokokken an die Epithelzellen der Urethra bzw. der Endozervix oder die Konjunktivalzellen. Typische Infektionen sind beim Mann die Urethritis, Epididymitis und Prostatitis, bei der Frau Urethritis, Bartholinitis, Zervizitis, Endometritis und Salpingitis. Bei einem geringen Prozentsatz der Gonorrhoe-Patienten kommt es zu einer Bakteriämie, deren Folge eine Arthritis (meist des Kniegelenkes), Exantheme, Myokarditis, Meningitis oder Pneumonie sein können. Zunehmend mehr Gonokokken sind Penicillin-resistent, weil sie eine Penicillinase bilden. Hierfür sind Plasmide verantwortlich. Die Gonorrhoe als typische Lokalinfektion hinterläßt keine Immunität.

H 88

Frage 5.23: Lösung C

Ein Grampräparat aus dem Liquor eines Patienten mit bakterieller Meningitis gestattet ggf. einen ersten Hinweis auf den Erreger, da hierdurch Neisseria meningitidis aufgrund der typischen Morphologie identifiziert werden kann: *gramnegative, semmelförmige, teilweise intrazellulär gelagerte Diplokokken.* Zusätzlich sind Kulturen zur weiteren Differenzierung anzulegen. Bestätigt sich der Ver-

dacht auf eine Meningokokkeninfektion durch das Grampräparat, muß sofort eine antibiotische Therapie eingeleitet werden. Mittel der Wahl ist Penicillin G.

H 85

Frage 5.24: Lösung A

Zu (3)
Das **Waterhouse-Friderichsen-Syndrom** ist eine besonders schwere Verlaufsform der Meningokokkenmeningitis, die mit *Purpura fulminans, Verbrauchskoagulopathie, Schock* und meist doppelseitiger *Nekrose der Nebennieren* einhergeht. Betroffen sind fast nur Kinder.
Zu (4)
Die typische Eintrittspforte für Meningokokken ist der Nasen-Rachen-Raum. Dort lassen sie sich bei vielen Personen nachweisen, aber nur in wenigen Fällen kommt es zur Meningitis. Diese beginnt oft mit einer Pharyngitis.
Zu (1)
Für die Diagnose der Meningokokkenmeningitis ist die *mikroskopische Untersuchung des Liquors* von großer Bedeutung. Dabei sucht man nach den typischen, intra- und extrazellulär gelagerten, gramnegativen Diplokokken. Eine Bestätigung der Verdachtsdiagnose bringt dann die Kultur. Die Therapie muß jedoch vor dem endgültigen Laborergebnis beginnen.
Zu (2)
Meningokokken bilden Endotoxine, deren Bedeutung für die Pathogenese der Erkrankung noch nicht endgültig geklärt ist. Es wird angenommen, daß sie bei der Sepsis eine Rolle spielen.
Zu (5)
Meningokokken verursachen keine Bronchiolitis. Organe, die bei einer Infektion mit diesen Erregern noch betroffen sein können, sind: das Myokard (interstitielle Myokarditis), die Gelenke (Arthritis) und die Haut (makulöse Exantheme).

5.3 Gramnegative Stäbchen

H 89

Frage 5.25: Lösung A

Zu (A)
Sowohl für Salmonella typhi als auch Salmonella paratyphi ist der Mensch einziges Erregerreservoir.
Zu (B)
Streptococcus agalactiae ist in der Veterinärmedizin als Erreger des „gelben Galtes", der wohl häufigsten Mastitisart bei Rindern, von großer Bedeutung.
Zu (C)
Salmonella typhimurium, wichtiger Erreger der Salmonellenenteritis, ist weltweit verbreitet. Als Erregerreservoir dienen zahlreiche Tiere aller Arten. Insbesondere Mas-

sentierhaltung wie u. a. bei Geflügel und Schweinen begünstigen die Verbreitung dieser Erreger.

Zu (D)
Proteus vulgaris zählt zur natürlichen Darmflora bei Tieren und Menschen. In anderen Organen (z. B. Harnwege) können sie allerdings Infektionen hervorrufen.

Zu (E)
Pseudomonas aeruginosa ist ubiquitär verbreitet. In der Veterinärmedizin hat er vor allem als Erreger nekrotisierender Enteritiden bei Rindern und Schweinen und von Vaginitis, Endometritis und Mastitis bei Kühen Bedeutung.

F 87
Frage 5.26: Lösung D

Bei der Lysotypie lassen sich mit Hilfe bestimmter Bakteriophagen Bakterientypen differenzieren. Dies ist in größerem Umfang als mit anderen Verfahren möglich. Lysotypie ist dann von Bedeutung, wenn man bei Infektionen durch ubiquitär verbreitete Erreger genaue Infektionsketten aufdecken möchte. Eine praktische Bedeutung erlangt die Lysotypie bei folgenden Bakterien: Salmonella typhi, Salmonella paratyphi-B, Salmonella typhimurium, Staphylococcus aureus.

H 89
Frage 5.27: Lösung E

Zu (E)
Wie die meisten Bakterien so können auch Pneumokokken und Haemophilus influenzae Ursache einer Meningitis sein. H. influenzae ist häufiger Erreger kindlicher Meningitiden.

Zu (A) – (D)
Pneumokokken sind grampositiv, H. influenzae ist gramnegativ. Als gemeinsames Merkmal besitzen beide keine Sporen. Auch führen beide zu Infektionen der oberen und unteren Luftwege mit unterschiedlichen Schwerpunkten. Lebensmittelinfektionen rufen sie allerdings nicht hervor.

H 88
Frage 5.28: Lösung C

Zu (C)
Mit Hilfe der Lysotypie lassen sich **Untergruppen** von **Bakterienspezies** sehr genau bestimmen. Dieses Verfahren ist serologischen Methoden überlegen. Es wird daher immer dann eingesetzt, wenn eine *Infektionsquelle* ermittelt werden soll, was normalerweise bei ubiquitär verbreiteten Erregern wie den Salmonellen oder Staphylokokken große Schwierigkeiten bereiten würde. Innerhalb der Gattung Salmonella wird dieser Test hauptsächlich bei S. typhi, S. paratyphi B und S. typhimurium angewandt.

Zu (A)
Zur Prognose einer Salmonelleninfektion kann man sich – mit aller Vorsicht – auch dann äußern, wenn der Erreger serologisch bestimmt ist. Gleichzeitig muß immer der Allgemeinzustand des Patienten berücksichtigt werden.

Zu (B)
Auch für die Therapie reicht das serologische Verfahren zur Identifikation des Erregers. Sowohl bei typhösen Erkrankungen wie auch bei Salmonellenenteritis sind Wasser- und Elektrolytersatz sehr wichtig. Typhus behandelt man zusätzlich mit Trimethoprim-Sulfonamid oder Amoxycillin.

Zu (D)
Eine Impfung – wie sie zur Typhusprophylaxe eingesetzt wird – zielt auf die Reaktion des Immunsystems. Die Auswahl geeigneter Bakterienstämme kann sich an serologischen Methoden orientieren, da sie die Differenzierungsmöglichkeiten der immunologischen Abwehr widerspiegeln.

Zu (E)
Mit Kontagiosität bezeichnet man die Ansteckungsgefahr für Andere, die bei einer Erkrankung besteht. Diese ist besonders, von der Umweltresistenz des Erregers abhängig. Hat man bei einer Salmonellenenteritis mit den üblichen Methoden den Erreger bestimmt, lassen sich zuverlässige Aussagen über die Kontagiosität der Infektionskrankheit machen. Eine Lysotypie ist für diese Fragestellung nicht nötig.

H 87
Frage 5.29: Lösung A

Zu (A)
Bakterien der Bacteroides-Gruppe gehören in der Regel zur normalen Haut- und (Darm-)Schleimhautflora. Sie treten daher am ehesten bei endogenen Infektionen (meist Mischinfektionen) auf. So können bei der Peritonitis, die sich an eine Appendixperforation anschließt, häufig Vertreter dieser Gruppe nachgewiesen werden.

Zu (B) – (E)
Furunkel: Staphylokokken
Lobärpneumonie: Pneumokokken, Streptokokken
Harnwegsinfekt: Escherichia coli, Proteus, Enterokokken u. a.
Meningitis: Meningokokken, Haemophilus influenzae, Pneumokokken u. a.

F 87
Frage 5.30: Lösung B

Zu (B)
Haemophilus-influenzae-Erkrankungen findet man in erster Linie bei Kindern im Säuglings- und Kleinkindesalter. Am häufigsten tritt Haemophilus influenzae hier als Erreger von Meningitiden auf (ca. 1/4 aller bakteriellen Meningitiden werden von diesem Bakterium verursacht). Andere von Haemophilus influenzae hervorgerufene Infektionskrankheiten sind Epiglottitis, bei oft fulminantem Verlauf mit Einengung der Atemwege durch ein Ödem, Pneumonie, Septikämie, Pharyngitis, Sinusitis und Otitis media.

Zu (A)
Überwiegend Kapseltyp b läßt sich in pathologischem Material nachweisen. Bei der **Kapselsubstanz** handelt es sich um ein *Polyribosephosphat.* Die Kapsel muß als *wesentlicher Virulenzfaktor* angesehen werden, da sie die Phagozytose hemmt.

Zu (C)
Haemophilus influenzae ist gegen Trimethoprim-Sulfamethoxazol resistent. Als Mittel der Wahl, besonders bei *Haemophilus-Meningitis,* gilt *Ampicillin.* Andere wirksame Chemotherapeutika sind Carbenicillin, Tetracyclin und Chloramphenicol.

Zu (D)
Haemophilus influenzae benötigt im Blut vorhandene Substanzen (Wachstumsfaktoren X und V) zur Synthese von Atmungsfermenten. Es zeigt außerhalb des Organismus nur eine geringe Resistenz, weshalb auch bei der Labordiagnostik auf kurze Versandzeiten und schnelle Verarbeitung geachtet werden muß.

Zu (E)
Exotoxine werden von Haemophilus influenzae nicht produziert, hingegen Endotoxine, über deren Bedeutung für die Pathogenese der Infektion keine genauen Erkenntnisse vorliegen.

F 88
Frage 5.31: Lösung B

Zu (B)
Der *natürliche Wirt* von Brucella abortus (Erreger des Morbus bang) ist das **Rind.** Auch andere Tiere und Menschen können infiziert werden. Dies geschieht entweder durch direkten Kontakt mit einem erkrankten Tier oder mit kontaminiertem Fleisch oder über rohe Milch und Milchprodukte.

Zu (A)
Erregerreservoir für Bordetella pertussis (Keuchhusten) ist nur der Mensch.

Zu (C)
Natürliches Erregerreservoir für Salmonella typhi ist nur der Mensch (besonders Dauerausscheider). Versuchstiere zeigen nach oraler Aufnahme der Erreger keine Reaktion. Nach intraperitonealer Injektion großer Bakterienmengen sterben sie am Endotoxinschock.

Zu (D)
Der Mensch muß als das einzige natürliche Erregerreservoir der Choleravibrionen betrachtet werden. Jedoch gelten vorübergehende Infektionen von Haustieren neuerdings als wahrscheinlich.

Zu (E)
Shigellen sind ausschließlich menschenpathogen. Wie bei Vibrio cholerae erfolgt die Verbreitung durch Schmutz- und Schmierinfektionen, die meist auf mangelnder Hygiene beruhen.

F 91
Frage 5.32: Lösung B

Haemophilus influenzae ist ein gramnegatives Stäbchenbakterium, das insbesondere *bei Kindern als Meningitis-Erreger* vorkommt.
Beispiele typischer Meningitis-Erreger, die den vorgegebenen Charakteristika entsprechen:
grampositive Stäbchen – Listeria monocytogenes
grampositive Kettenkokken – Streptokokken
gramnegative Diplokokken – Meningokokken
gramnegative Kokken – ebenfalls Meningokokken, da andere gramnegative Kokken als Meningitiserreger nicht von Bedeutung sind.

H 91
Frage 5.33: Lösung A

Erreger von Harnwegsinfektionen sind in der Regel Bestandteil der physiologischen Darmflora, die von der Urethramündung aus aszendieren. Hier steht Escherichia coli an erster Stelle. Die Statistik ändert sich, sobald Krankenhauspatienten an Harnwegsinfektionen erkranken. Dann können vor allem Proteus, Klebsiella, Enterobacter, Serratia u. a. nachgewiesen werden. Für den Nachweis einer bakteriellen Harnwegsinfektion bedarf es einer *signifikanten Bakteriurie* mit Keimzahlen von 10^5/ml oder mehr im frisch gewonnenen Mittelstrahlurin. Das hierfür geeignete Bestimmungsverfahren ist der *Uricult,* bei dem mit Kulturmedien beschichtete Objektträger in den Urin getaucht und anschließend bei 37 Grad Celsius bebrütet werden. Die Zahl der gewachsenen Kolonien läßt auf die Bakterienkonzentration im Urin rückschließen. Die Aussagen über eine Bakteriurie nach mikroskopischer Betrachtung des Urinsedimentes sind dagegen lediglich als erste Hinweise anzusehen. Längere Transportzeiten und Probenaufbewahrung bei Zimmertemperatur führen zu erheblichen Verfälschungen des Ergebnisses, wenn man bedenkt, daß allein die Zahl von Escherichia coli sich innerhalb von 20 Minuten verdoppeln kann.

F 90
Frage 5.34: Lösung A

Die Familie der Legionellen bildet eine eigene Gruppe. Es besteht keine Verwandtschaft mit den Mykoplasmen. Allerdings verursachen beide Erregergruppen häufig Pneumonien. Bei der Legionärskrankheit können Husten, hohes Fieber, Pleuritis, gastrointestinale Störungen sowie Beteiligung von Leber, Niere und ZNS hinzutreten. Gefährdet sind abwehrschwache und/oder lungenkranke Patienten. Für den Erregernachweis eignen sich in erster Linie Transtrachealaspirat, Lungenbiopsiematerial, Bronchialsekret und Sputum. Oft erst in der zweiten Woche kann ein Antikörpernachweis aus Serum durchgeführt werden. Erythromycin hat sich bei der Therapie der Legionärskrankheit bewährt. In schweren Fällen sind auch Kombinationen mit Rifampicin versucht worden.

H 87
Frage 5.35: Lösung E

Im Gegensatz zu Erregern der Salmonellenenteritis (z. B. S. typhimurium) bildet **S. typhi** kein Enterotoxin, sondern *nur ein Endotoxin.* Es gelingt auch nicht, Typhus oder Paratyphus auf Tiere zu übertragen, um dort ein vergleichbares Krankheitsbild zu erreichen. Nach Injektion großer Keimmengen sterben die Versuchstiere in der Regel an Sepsis oder im Endotoxinschock.

F 86
Frage 5.36: Lösung E

Zu (E)
Shigellen sind sehr *empfindliche Keime.* Stuhlproben sollten nach Möglichkeit noch warm untersucht werden. Sonst ist es günstiger, einen *Analabstrich* zu machen und *Schleimflocken* zu entnehmen. Diese sollten in einer *30%igen Glyzerin-Kochsalzlösung* zum Labor geschickt werden.
Zu (A)
In Deutschland wie überhaupt in Europa sind Shigella sonnei und Shigella flexneri verbreitet. In heißen Gebieten (z. B. Mittel- und Südamerika) tritt auch häufig Shigella dysenteriae, der Erreger der gefährlichen Shiga-Ruhr auf.
Zu (B)
Die Shigellenruhr findet vor allem dort leicht Verbreitung, wo ein Mangel an Hygiene herrscht. So kommt der fäkaloralen Infektion – direkt oder indirekt über Lebensmittel – eine große Bedeutung zu.
Zu (C)
Die bakterielle Ruhr läuft nicht in bestimmten zeitlichen Zyklen ab. So ist auch die Dauer der Inkubationszeit unterschiedlich und abhängig von Faktoren wie Virulenz und Zahl der aufgenommenen Erreger.
Zu (D)
Im Rahmen einer Shigelleninfektion treten im terminalen Ileum und im Dickdarm Mikroabszesse auf. Daraus entwickeln sich Nekrosen der Schleimhaut und Geschwüre.

F 85
Frage 5.37: Lösung A

Das Enterotoxin von **Vibrio cholerae** aktiviert die Adenylatzyklase bestimmter Dünndarmepithelzellen, wodurch im Zuge der Permeabilitätsstörung massive *Flüssigkeits- und Elektrolytverluste* auftreten (Reiswasserstühle). Bei der Therapie steht der Ausgleich dieser Verluste durch Gabe entsprechender Lösungen an oberster Stelle.

H 91
Frage 5.38: Lösung A

In der Regel bedarf es einer *hohen Infektionsdosis,* um eine Salmonelleninfektion zu bewirken. Normale Schmutz- und Schmierinfektionen sind daher höchstens bei Kleinkindern oder abwehrgeschwächten Personen

ausreichend. Gefährlicher sind Speisen aus rohen Eiern, Puddingmasse oder andere kontaminierte Nahrungsmittel, insbesondere, wenn sie längere Zeit bei Zimmertemperatur aufbewahrt wurden.

H 89
Frage 5.39: Lösung A

Die direkte Infektion im Sinne einer Schmierinfektion ist bei der Salmonellenenteritis aus den angeführten Gründen von untergeordneter Bedeutung. Der wichtigste Infektionsweg geht von Keimträgern zu Nahrungsmitteln, die unter bestimmten Voraussetzungen einen idealen Nährboden für Salmonellen bieten. Es kommt zu einer raschen Vermehrung der Bakterien, und bei Verzehr der Lebensmittel (häufig Kartoffelsalat, Pudding etc.) wird eine hohe Zahl an Salmonellen aufgenommen. Diese Infektionsdosis ist dann ausreichend, um das Krankheitsbild der Salmonellenenteritis hervorzurufen.

F 85
Frage 5.40: Lösung C

Neben Escherichia coli, Salmonella und Proteus zählen noch Shigella, Enterobacter, Serratia und Klebsiella zu den Enterobacteriaceae. Haemophilus influenzae und Brucella abortus sind zwar auch gramnegativ, gehören jedoch zu anderen Gruppen. Zur Einteilung der Bakterien siehe Tabelle 2 und Tabelle 5. Es ist zu beachten, daß die Meinungen zum Thema Klassifizierung der Bakterien auseinandergehen.

F 86
Frage 5.41: Lösung A

Für die Pathogenese der Cholera ist das Enterotoxin von großer Bedeutung, da es sich an die Darmschleimhaut heftet und so zu massiver Hypersekretion von Wasser und Anionen führt.
Die Infektion erfolgt meist durch Aufnahme von verunreinigtem Trinkwasser oder kontaminierten Nahrungsmitteln. Natürlicher Wirt ist nur der Mensch.
Schutzimpfungen werden mit abgetöteten Erregern durchgeführt.

H 89
Frage 5.42: Lösung D

Zu (1)
Erreger des Gasbrandes ist Clostridium perfringens, ein streng anaerobes Stäbchenbakterium.
Zu (2)
Typischer Erreger solcher chronisch fistelnder infektionen im Kieferbereich ist Actinomyces israelii, der anaerobe bis mikroaerophile Verhältnisse benötigt. Neben der Gabe von Penicillin ist allein die chirurgische Intervention von therapeutischem Nutzen.

Zu (4)

Da weit über 90% der zur Darmflora gehörenden Bakterien Anaerobier sind, müssen diese Erreger bei der Diagnostik und Therapie einer Peritonitis durch Darmperforation berücksichtigt werden.

Zu (5)

Die Angina Plaut-Vincent stellt eine Mischinfektion aus Fusobakterien und Spirochäten dar. Beide Erreger wachsen unter anaeroben Verhältnissen.

Zu (3)

Der Ausschluß der Lösungsmöglichkeit 3 ist nicht berechtigt. Zu den zahlreichen Erregern einer Konjunktivitis gehören auch die Pneumokokken, die durchaus unter anaeroben zumindest aber mikroaerophilen Bedingungen existieren können.

H 91

Frage 5.43: Lösung C

Vertreter der Gattung Bacteroides sind gramnegative, nicht sporenbildende Stäbchenbakterien, die nur unter anaeroben Bedingungen wachsen. Sie stellen einen großen Anteil der physiologischen Darmflora. Bakterien der Bacteroides-Gruppe sind opportunistische Krankheitserreger, die *eitrige oder abszedierende Prozesse* verursachen (meist als Mischinfektion), wenn sie von ihrem normalen Standort in sonst sterile Bereiche gelangen. Die Peritonitis nach Darmperforation wird als das klassische Beispiel immer wieder bemüht. Beim Erregernachweis muß die strenge Anaerobiose bedacht werden.

F 85

Frage 5.44: Lösung D

Zu (1)

Streptococcus pneumoniae kann bei 40–70% der Menschen im Respirationstrakt nachgewiesen werden. Infektionen mit diesem Erreger manifestiren sich vor allem an der Lunge (häufigster Erreger der Lobärpneumonie!), am Ohr und am ZNS.

Zu (3)

Bei 5–30% der Bevölkerung sind Meningokokken Teil der transienten Flora des Nasopharynx. Neisseria meningitidis ruft die Meningitis epidemica hervor. Wichtige Komplikation: Waterhouse-Friderichsen-Syndrom.

Zu (4)

Haemophilus influenzae ist ein obligater Schleimhautparasit der oberen Luftwege. Besonders bei Kindern und Jugendlichen tritt er als Erreger einer eitrigen Meningitis in Erscheinung.

Zu (2)

Proteus mirabilis gehört zur Darmflora und ist in erster Linie Erreger von Harnwegsinfektionen. Eitrige Meningitiden treten seltener auf.

H 89

Frage 5.45: Lösung B

Zu (2)

Neisserien sind höchst sensible Keime (Meningokokken und Gonokokken), die empfindlich auf Abkühlung, Austrocknung und Lichteinwirkung reagieren.

Zu (4)

Bei Verdacht auf Shigellenruhr entnimmt man Stuhlproben bzw. Schleimflocken für die bakteriologische Untersuchung. Sinnvoll ist ein Zusatz von 30%iger Glyzerinkochsalzlösung. Auch diese Proben müssen vor Auskühlung geschützt werden.

Zu (1), (3) und (5)

Salmonellen, Escherichia und Staphylokokken sind umweltresistente Keime.

F 87

Frage 5.46: Lösung B

Zu (1)

Yersinia pseudotuberculosis tritt häufig unter dem Bild einer Appendizitis auf, die dann operativ nicht zu bestätigen ist. Man unterscheidet Verlaufsformen bei Kindern und Jugendlichen sowie bei Erwachsenen. Für die erste Gruppe sind *mesenteriale Lymphadenitis* und *akute terminale Ileitis* typisch, für die zweite Gruppe *Enteritis* und in seltenen Fällen *Septikämie*. Zu den möglichen Folgeerscheinungen zählen Arthritiden und Erythema nodosum.

Zu (3)

Infektionen mit **Yersinia enterocolitica** können in bezug auf die Manifestationen mit Y. pseudotuberculosis-Erkrankungen verglichen werden. Sie differieren v.a. in der Häufigkeitsverteilung. Bei Säuglingen und Kleinkindern bis 6 Jahre und bei Erwachsenen überwiegen die akute fieberhafte Enteritis und die Enterocolitis. Patienten zwischen 10 und 30 Jahren erkranken eher an mesenterialer Lymphadenitis, akuter terminaler Ileitis oder in seltenen Fällen an akuter bis subakuter Appendizitis. Mit Folgeerscheinungen wie Arthritis, Arthralgien, Erythema nodosum oder Morbus Reiter muß gerechnet werden.

Zu (2), (4) und (5)

Die Erreger und die von ihnen ausgelösten Erkrankungen:

Shigella flexneri: Bakterielle Ruhr

Salmonella typhimurium: Gastroenteritis

Vibrio cholerae: Cholera

F 87

Frage 5.47: Lösung C

Zu (1) und (3)

Typhus und Paratyphus sind **zyklische Infektionskrankheiten** mit lymphogener und hämatogener Erregerstreuung. Beide Erkrankungen werden durch eine relativ feste Aufeinanderfolge bestimmter Stadien (Inkubationszeit, Symptome etc.) charakterisiert.

Zu (2) und (4)

S. typhimurium und S. enteritidis rufen die Salmonellengastroenteritis hervor, bei der es sich um eine Lokalinfektion des Gastrointestinaltraktes handelt. Sie wird meist durch verunreinigte Lebensmittel übertragen und bricht innerhalb weniger Stunden bis zu einem Tag post infectionem aus. Es besteht zwar eine schwere Störung des Allgemeinbefindens, doch verläuft die Gastroenteritis in der Regel leicht. Nur abwehrschwache und/oder ältere Patienten sind ernsthaft gefährdet.

H 89
Frage 5.48: Lösung D

Zu (3)
Häufige Ursache der Endocarditis lenta ist eine Streuung der zur normalen Mund- und Rachenflora zählenden vergrünenden und nicht-hämolysierenden Streptokokken. Insbesondere vorgeschädigte Herzklappen oder Herzklappenprothesen begünstigen eine Infektion.
Zu (4)
Typische Vertreter der Darmflora wie Enterokokken und Escherichia coli sind häufige Erreger einer Cholecystitis.
Zu (5)
In der Haut- und Mundflora findet man u. a. Staphylokokken, transitorisch in der Mundhöhle auch Haemophilus influenzae. Beide können neben zahlreichen anderen Erkrankungen auch eine Otitis media hervorrufen.
Zu (1)
Salmonella typhi ist einziger Erreger des Typhus. Dieses Bakterium findet man nicht in der Normalflora des Menschen. Die Infektion setzt die in der Regel orale Aufnahme der Erreger voraus, was meist mit kontaminierten Lebensmitteln oder Wasser geschieht.
Zu (2)
Die Gonorrhoe ist eine Geschlechtskrankheit, die man sich auf entsprechendem Wege zuzieht. Eine Ausnahme stellt die Gonokokken-bedingte Augeninfektion Neugeborener dar, die sich intra partum infizieren, wenn der Geburtskanal kontaminiert ist.

5.4 Sporenlose grampositive Stäbchen

F 88
Frage 5.49: Lösung D

Zu (A), (C), (D) und (E)
Das übliche und sichere Verfahren zum Nachweis der Diphtherie ist der **Nasen- oder Rachenabstrich** und das anschließende Anlegen von **Kulturen.** Dies ist sinnvoll, da es sich hier um eine lokale Infektion handelt. Komplikationen können bei Diphtherie durch hämatogene Streuung des Exotoxins entstehen, das sich nur kurze Zeit im Blutkreislauf befindet und dann in Organzellen eindringt, wo es Nekrosen verursacht. Der Nachweis von Exotoxin im Blut wäre daher eine viel zu unsichere Methode. Ein Antikörpernachweis in der zweiten Woche könnte theoretisch in Erwägung gezogen werden, ist jedoch praktisch

unsinnig, denn bei der Diphtherie ist die frühzeitige Erkennung und Therapie prognostisch sehr wichtig. Es gilt der Grundsatz, daß der bloße Verdacht auf Diphtherie zur Gabe von Antitoxin und Antibiotika ausreicht. Das klinisch sehr eindrucksvolle Bild dieser Erkrankung erleichtert die Entscheidung.
Zu (B)
Ein Hauttest, der in Zusammenhang mit der Diphtherie steht, ist die **Schick-Probe** (nach einem Kinderarzt benannt). Mit dieser kann eine Immunität gegen Diphtherie nachgewiesen werden durch Ausbleiben einer spezifischen Hautreaktion nach intrakutaner Injektion eines Toxin-haltigen Kulturfiltrats von Corynebacterium diphtheriae.

F 87
Frage 5.50: Lösung B

Zu (B)
Die Fähigkeit zur **Toxinbildung** ist bei den Diphtheriebakterien an das Vorhandensein eines bestimmten **Prophagen** gekoppelt. Verliert das Bakterium den Prophagen, kann es auch kein Toxin mehr produzieren und ist damit apathogen.
Zu (A)
Corynebacterium diphtheriae ist ein aerober Erreger. Strenge Anaerobiose als Voraussetzung für bakterielles Wachstum und Toxinbildung findet man typischerweise bei den Clostridien.
Zu (C)
Oberste Bedingung für die Toxinproduktion ist die Lysogenität der Corynebakterien (= Anwesenheit von Prophagen). Andere Faktoren wie Eisengehalt, pH-Wert oder Aminosäurenkonzentration haben allenfalls einen Einfluß auf die Quantität des Toxins.
Zu (D)
Die **Polkörnchen** der Diphtheriebakterien, die sich durch die Spezialfärbung nach Neisser gut darstellen lassen, enthalten u. a. Metaphosphat und Kalzium. Sie dienen als *Energiereserve.*
Zu (E)
Morphologische Charakteristika korrelieren nicht mit der Fähigkeit zur Toxinbildung.

H 85
Frage 5.51: Lösung B

Zu (B)
Das grampositive Corynebacterium diphtheriae bildet ein **Exotoxin,** und zwar nur in Anwesenheit von bestimmten Bakteriophagen. Endotoxine werden hauptsächlich beim Zerfall gramnegativer Keime aus deren Zellwand freigesetzt.
Zu (A)
Corynebacterium diphtheriae wird meist durch direkten **Kontakt und Tröpfcheninfektion** übertragen. Allerdings besteht auch Ansteckungsgefahr durch infizierte Gegenstände oder Lebensmittel.

Zu (C)

Während der **Inkubationszeit von 2–5 Tagen** kann der Erreger von dem Infizierten weiter übertragen werden.

Zu (D)

Ein typisches Merkmal der Diphtherie ist die **Pseudomembran,** die vor allem im Bereich des *Rachens* und des *Gaumens* gebildet wird und aus Fibrin, Leukozyten und nekrotischem Schleimhautepithel besteht. Unter der Membran gelegene Schleimhautwunden stellen für die Erreger einen hervorragenden Nährboden dar.

Zu (E)

Das **Diphtherietoxin** *hemmt die Proteinsynthese* empfindlicher Zellen. Beim Menschen kann das Toxin eine Myokarditis und eine Neuritis mit passagerer Lähmung hervorrufen. Beide Krankheitserscheinungen bilden sich häufig wieder zurück.

F 89

Frage 5.52: Lösung D

Zu (D)

Das klinische Bild der Diphtherie ist in der Regel derart eindrucksvoll (sog. Caesarenhals durch ausgeprägte Lymphknotenschwellungen, fad-süßlicher Geruch, anfangs weiße und später bräunliche Beläge – Pseudomembran – von den Tonsillen auf den Rachen übergreifend etc.), daß danach zumindest ein hochgradiger Verdacht geäußert werden kann. Dieser ist ausreichend für die Einleitung einer Therapie mit Antitoxin. Begleitend verabreicht man Antibiotika (z. B. Penicillin). Für die Laboruntersuchung entnimmt man zuvor einen Rachen- oder Nasenabstrich und legt Kulturen an. Verdächtige Kolonien färbt man nach Neisser und Gram – also keine Direktpräparate! Bei der mikroskopischen Betrachtung achtet man auf eventuell y-förmige Lagerung der Erreger und Polkörperchen, beides charakteristische Merkmale der Corynebakterien. Ergänzend wird eine biochemische Differenzierung durchgeführt.

Zu (A)

Die Diphtherie gehört in Deutschland zwar zu den seltenen Erkrankungen, ist allerdings noch nicht völlig verschwunden. So wurden in den Jahren 1975 bis 1984 etwas über 100 Erkrankungsfälle gemeldet mit einer durchschnittlichen Letalitätsrate von 22%.

Zu (B)

Die Virulenz der Corynebakterien wird durch ihre Fähigkeit zur Toxinbildung bestimmt. Diese ist nur dann gegeben, wenn in der DNA des Bakteriums ein bestimmter Prophage integriert ist.

Zu (C)

Das stabile Fragment A des Diphtherietoxins inaktiviert das Enzym EF2, das für die Peptidbildung durch die Messenger-RNA am Ribosom in eukaryotischen Zellen benötigt wird. Dies hat die Blockierung der Proteinsynthese zur Folge. Das instabile Fragment B bindet sich an spezifische Zellrezeptoren und macht den Weg für das Fragment A durch die zytoplasmatische Membran frei.

Zu (E)

Die Diphtherieimpfung erfolgt in der Regel mit einem durch Formaldehyd inaktivierten Toxoid, das zur Grundimmunisierung dreimal gegeben wird. Meist kombiniert man mit der Tetanusimpfung.

H 88

Frage 5.53: Lösung C

Aufgrund ihrer *hohen Widerstandsfähigkeit* sind Listerien nicht nur bei Mensch und Tier, sondern auch allgemein in der Natur weit verbreitet. Postnatale Infektionen von Personen mit normaler Abwehrlage verlaufen meist inapparent. Von größerer Bedeutung ist die Schwangerschaftslisteriose, die meist in der zweiten Hälfte der Gravidität auftritt. Durch intrauterine Infektion des Fetus kann es zu *Fehl- und Frühgeburten* kommen. Auch ist ein Krankheitsausbruch *beim Neugeborenen* in Form von *Sepsis* oder *eitriger Meningitis* möglich. Wichtig ist eine frühzeitige Diagnostik durch Anzucht des Erregers aus Blut, Liquor, Fruchtwasser, Mekonium etc. und eine entsprechend rasche antibiotische Behandlung mit Ampicillin oder Tetracyclin.

F 87

Frage 5.54: Lösung E

Zu (E)

Die Diphtherie bietet meist ein derart eindrucksvolles klinisches Bild, daß sich danach häufig die Diagnose stellen läßt. Um toxische Organschäden zu vermeiden, muß **frühzeitig** mit der **Serotherapie** begonnen werden (nachdem ein Abstrich entnommen wurde!). Diese wird durch eine antibakterielle Behandlung, beispielsweise mit Penicillin G, unterstützt.

Zu (A)

Die direkte Übertragung spielt bei der Diphtherie die Hauptrolle. Neben erkrankten Personen kommen auch gesunde Keimträger als Erregerreservoir in Betracht. Zu der zweiten Gruppe zählen auch rekonvaleszente Kranke, infizierte gesunde Kontaktpersonen und schutzgeimpfte Personen.

Zu (B)

Das stabile Fragment A des Diphtherietoxins inaktiviert das Enzym EF2, das für die Peptidbildung durch die Messenger-RNA am Ribosom in eukaryotischen Zellen benötigt wird. Dies hat die Blockierung der Proteinsynthese zur Folge. Das instabile Fragment B bindet sich an spezifische Zellrezeptoren und macht den Weg für das Fragment A durch die zytoplasmatische Membran frei.

Zu (C) und (D)

Da der mikroskopische Direktnachweis von Corynebakterien zu unsicher ist, empfiehlt sich das Anlegen einer Kultur auf entsprechenden Nährböden (z. B. Blutplatten). Verdächtige Kolonien sollten biochemisch untersucht werden, um eine genaue Erregerbestimmung zu ermöglichen. Schließlich müssen eventuell nachgewiesene Diphtheriebakterien auf die Fähigkeit zur Toxinbildung hin untersucht werden. Dieser Test läßt sich als Tierversuch durchführen; gebräuchlicher ist jedoch das Immunodiffusionsverfahren (Immunpräzipitation) nach Elek.

Frage 5.55: Lösung D

Zu (1) und (3)
Die Pneumokokkenkapsel (gilt auch für Meningokokken) ist nicht nur allgemein als Phagozytosehindernis anzusehen, es sind noch andere immunologische Phänomene für die höhere Pathogenität bekapselter Bakterienzellen verantwortlich. So kommt es bei der Vermehrung im Wirtsorganismus zur Abgabe von Kapselpolysacchariden in die Umgebung. Diese *blockieren die Antikörper* gegen das Kapselantigen und *verhindern die Opsonierung* der Erreger.
Zu (5)
Das M-Protein, ein Oberflächenantigen der A-Streptokokken, ist als *wichtigster Virulenzfaktor* dieser Erreger zu betrachten, da es antiphagozytäre Eigenschaften besitzt.
Zu (2)
Bei der C-Substanz der Streptokokken handelt es sich um *Zellwandpolysaccharide,* die als Antigen wirksam sind, ohne daß eine Phagozytosebehinderung zu beobachten wäre. Allerdings beruht die Einteilung der Streptokokken in Gruppen nach Lancefield auf dieser Möglichkeit der serologischen Einteilung anhand der C-Substanz.
Zu (4)
Die Polkörnchen der Diphtheriebakterien enthalten Kalzium und Metaphosphate. Diese dienen als *Energiespeicher.* Sie stellen kein Phagozytosehindernis oder anderen Virulenzfaktor dar.

5.5 Aerobe Sporenbildner

5.6 Anaerobe Sporenbildner

Frage 5.56: Lösung C

Zu (C)
Beim Botulismus handelt es sich um eine **Intoxikation.** Es muß daher diagnostisches Ziel sein, das Toxin nachzuweisen. Man benötigt hierzu geeignetes Untersuchungsmaterial wie Serum, Mageninhalt etc. Eine Probe davon wird Mäusen intraperitoneal appliziert, wobei eine Gruppe Antitoxin-geschützt ist. Bei einer positiven Reaktion weist die nicht-geschützten Mäuse eine *„Wespentaille"* und Paralysen auf.
Zu (A) und (E)
Der Nachweis von Cholera und Ruhr erfolgt durch *Anzucht der Erreger* aus Stuhlproben und Bestimmung nach biochemischen Eigenschaften bzw. mittels serologischer Verfahren.

Zu (B)
Die Diagnose Gasbrand wird vor allem klinisch gestellt. Zur Sicherung dieser Diagnose ist eine mikroskopische Untersuchung von geeignetem Material wie Wundsekret oder Muskelproben erforderlich. Es zeigen sich die typischen dicken, grampositiven Stäbchen. Die *Alphatoxinbildung* angezüchteter Erreger läßt sich in vitro mit dem *Nagler-Test* nachweisen. Der Tierversuch mit dem Meerschweinchen ist von untergeordneter Bedeutung.
Zu (D)
Die Diagnose Scharlach wird in erster Linie klinisch gestellt (Pharyngitis, Exanthem, Himbeerzunge). Um diese mikrobiologisch zu sichern, kann ein Rachenabstrich erfolgen. Die β-hämolysierenden Streptokokken werden auf schafbluthaltigen Kulturmedien angezüchtet. Es schließt sich zur weiteren Differenzierung ein serologisches Verfahren an.

Frage 5.57: Lösung A

Zu (A)
Die **Tetanus- und Botulinustoxine** gehören zu den stärksten biologischen Toxinen, die wir kennen. Schon geringe Dosen reichen aus, um einen Menschen zu töten. Entsprechend niedriger liegt die Letaldosis für Kleinlebewesen. Der Tierversuch ist daher hier ein sehr empfindliches Verfahren. Als *Versuchstier* eignet sich die *Maus,* der *Serum* oder auch *Mageninhalt intraperitoneal injiziert* wird.
Zu (B)
Die Immunelektrophorese liefert eine Gesamtübersicht über die Plasmaprotein- und Globulinfraktionen. Sie sein wichtiges Hilfsmittel bei der Diagnostik von Erkrankungen der Niere, Gammopathien etc.
Zu (C) und (E)
Diese serologischen Verfahren dienen in erster Linie dem Antikörpernachweis. Beim Botulismus soll hingegen das Antigen (= Toxin) bestimmt werden.
Zu (D)
Mit der Chromatographie trennt man organische Stoffgemische, deren Zusammensetzung herausgefunden werden soll.

Frage 5.58: Lösung D

Zu (D)
Clostridium botulinum gehört zur Gruppe der Clostridien. Diese Erreger sind alle Exotoxinbildner, d. h. sie produzieren Toxine. Die von ihnen hervorgerufenen Krankheitsbilder entsprechen reinen Intoxikationen. Cl. botulinum findet man u. a. in mit unzureichender Sorgfalt hergestellten Konserven. Das Botulinustoxin, ein Neurotoxin, führt zu zunehmenden Lähmungen.

Zu (A)
Salmonella typhi ist Erreger des Typhus, einer zyklischen Allgemeininfektion. Die Zellwand der Salmonellen enthält Lipopolysaccharide, die bei der Zellyse frei werden und als Endotoxin wirksam sind. Die Salmonellen bilden keine Exotoxine.

Zu (B)
Ebenso wie die Salmonellen besitzen Haemophilus-influenzae-Bakterien Endotoxine, bilden allerdings keine Exotoxine. Sie sind Erreger von Infektionen der oberen Luftwege, Meningitiden, Pneumonien etc.

Zu (C)
Virulenzfaktor der Pneumokokken ist die vor Phagozytose schützende Kapsel. Ein Toxin produzieren diese Erreger nicht.

Zu (E)
Als gramnegative Bakterien enthalten auch Gonokokken in ihrer Zellwand Endotoxine, die bei Untergang der Keime freigesetzt werden. Neisseria gonorrhoeae produziert keine Exotoxine.

F 86
Frage 5.59: Lösung E

Zu (E)
Beim Zerfall von Meningokokken wird ein Endotoxin freigesetzt, das Blutgefäße schädigen kann.

Zu (A)
Der Gasbrand (Erreger Clostridium perfringens) ist eine gefährliche Intoxikation. Sie entsteht, wenn die Erreger in tiefe Wunden gelangen und dort (Exo-)Toxin bilden. Voraussetzung ist, daß sie anaerobe Verhältnisse vorfinden.

Zu (B)
Das Exotoxin der Choleravibrionen führt an der Darmschleimhaut zu massiver Sekretion von Anionen und Wasser. Es ist damit verantwortlich für die Hauptsymptome der Cholera.

Zu (C)
Scharlach wird von Streptokokken der Gruppe A hervorgerufen, die das erythrogene Toxin produzieren. Die Produktion ist von Prophagen in den Bakterien abhängig.

Zu (D)
Auch Corynebakterien bilden nur dann das für die Diphtherie entscheidende Exotoxin, wenn sie einen Prophagen besitzen.

H 86
Frage 5.60: Lösung E

Zu (E)
Haupterregerreservoir für **Brucella abortus** ist das Rind. Der Mensch infiziert sich durch direkten Kontakt mit dem Tier bzw. mit Fleisch, wobei die Erreger durch die Schleimhaut oder durch Hautläsionen in den Wirtsorganismus gelangen. Außerdem können die Brucellen auch mit Milch oder Frischkäse aufgenommen werden.
Die Erkrankung beginnt 1–3 Wochen nach der Infektion mit Fieberanfällen, dem sogenannten *undulierenden Fie-*

ber. Für den weiteren Verlauf sind *Organmanifestationen* typisch (Leber, Milz, Knochen etc.). Therapeutisch haben sich Tetracyclin, Aminoglykoside und Sulfamethoxazol-Trimethoprim bewährt.

Zu (A), (B), (C) und (D)
Bei den Erkrankungen, die von den aufgeführten Erregern hervorgerufen werden, handelt es sich im eigentlichen Sinne um Intoxikationen. Entsprechend besteht der wichtigste Teil der Therapie des Tetanus, der Diphtherie und des Botulismus in der Verabreichung von Antitoxin. Cholera wird in erster Linie symptomatisch behandelt, das bedeutet Flüssigkeits- und Elektrolytersatz.

H 88
Frage 5.61: Lösung C

Zu (C)
Clostridium botulinum, das meist mit kontaminierten Lebensmitteln aufgenommen wird, ist ein *Neurotoxinbildner.* Das Toxin bestimmt das Krankheitsbild, das sich durch Doppeltsehen, Schluck- und Sprechbeschwerden bis zur Lähmung der Atem- und Herzmuskulatur auszeichnet. Eine Diarrhoe ist nicht charakteristisch für den Botulismus.

Zu (A)
Salmonella typhimurium ruft eine Enteritis mit kurzer Inkubationszeit (8–48 Stunden) und akuten Brechdurchfällen hervor. Die normalerweise eher harmlose Erkrankung kann bei kleinen Kindern, abwehrgeschwächten Erwachsenen und älteren Menschen einen schweren Verlauf nehmen. Wichtigste Maßnahmen sind Flüssigkeits- und Elektrolytersatz.

Zu (B)
Einige Escherichia-coli-Stämme bilden ein Enterotoxin. Solche Kolibakterien sind Erreger der *Reisediarrhoe* und *Säuglingsdyspepsie.*

Zu (C)
Es existieren Enterotoxin-bildende Staphylokokkenstämme, die Ursache einer akut einsetzenden Enteritis sein können *mit extrem kurzer Inkubationszeit.* Das Enterotoxin ist hitzestabil.

Zu (E)
Yersinia enterocolitica und pseudotuberculosis gehören ebenfalls zu den Enteritiserregern, wobei die Krankheitsbilder je nach Alter des Patienten variieren.

H 89
Frage 5.62: Lösung C

Zu (C)
Vibrio cholerae bildet zwar ein Exotoxin (Enterotoxin), doch dieses wirkt lokal an der Darmschleimhaut der infizierten Personen, die die Bakterien oral aufgenommen haben. Das Toxin führt in der Darmschleimhaut zu einer Hypersekretion von Anionen mit entsprechender Flüssigkeitsverschiebung.

Zu (A)
Diphtheriebakterien produzieren in Anwesenheit eines bestimmten Prophagen ein Exotoxin. Bei hämatogener

Streuung führt es in Zellen bestimmter Organe zur Hemmung der Proteinsynthese. Zielorgane sind Herz und peripheres Nervensystem (Myokarditis und Neuritis).

Zu (B)

Clostridium tetani bildet unter anaeroben Bedingungen das hochpotente neurotrope Exotoxin Tetanospasmin. Es gelangt hämatogen ins ZNS und provoziert krampfartige, tonische Kontraktionen zuerst der willkürlichen, später der gesamten Muskulatur. Todesursache ist in der Regel Erstickung.

Zu (D)

Das von einigen A-Streptokokken gebildete erythrogene Toxin verursacht das für das Krankheitsbild des Scharlachs typische Exanthem.

Zu (E)

Wie das Tetanospasmin ist auch das Botulinustoxin ein Neurotoxin. Es verursacht Lähmungserscheinungen von Doppeltsehen, Schluck- und Sprechbeschwerden bis zur Lähmung der Atem- und Herzmuskulatur.

H 91
Frage 5.63: Lösung A

Zu (A)

Pseudomonas aeruginosa ist ein gramnegatives Stäbchenbakterium und obligater Aerobier.

Zu (B) – (E)

Clostridien und Bacteroides sind obligate Anaerobier.

F 91
Frage 5.64: Lösung B

Zu (B)

Beim Zerfall von **Meningokokken** wird ein **Endotoxin** (und nicht Exotoxin) freigesetzt, das eine schädigende Wirkung auf Blutgefäße hat.

Zu (A)

Das Exotoxin der Choleravibrionen führt an der Darmschleimhaut zu massiver Sekretion von Anionen und Wasser. Es ist damit verantwortlich für die Hauptsymptome der Cholera.

Zu (C)

Clostridium tetani bildet ein Exotoxin, das schädigende Wirkung auf das Nervensystem hat. Es hemmt die inhibitorischen Synapsen der spinalen Motoneurone, wodurch spastische Lähmungen entstehen.

Zu (D)

Auch Clostridium botulinum produziert ein Exotoxin, das hitzelabile Botulinustoxin. Dieses behindert die Acetylcholinfreisetzung der motorischen Endplatten und führt auf diese Weise zu Lähmungserscheinungen.

Zu (E)

Das für das Krankheitsbild der Diphtherie entscheidende Exotoxin wird nur von Corynebakterien produziert, die einen bestimmten Prophagen besitzen.

F 85
Frage 5.65: Lösung A

Tiefreichende Verletzungen bieten ideale (weil meist anaerobe) Bedingungen für Clostridium tetani (Wundstarrkrampf) bzw. Clostridium perfringens (Gasbrand). Wie auch Clostridium botulinum, das in mit unzureichender Sorgfalt hergestellten Konserven zu finden ist, gehören die aufgeführten Clostridien zu den *anaeroben Sporenbildnern.* Die grampositiven Stäbchen kann man teilweise an der Stellung der Sporen unterscheiden. Bei den von ihnen hervorgerufenen Erkrankungen handelt es sich um *schwere Intoxikationen,* die alle lebensbedrohlich sind. Clostridien sind weltweit verbreitet.

F 91
Frage 5.66: Lösung D

Beim Botulismus handelt es sich nicht um eine Infektion im eigentlichen Sinne, sondern vielmehr um eine Intoxikation. Diese entsteht meist durch Aufnahme von toxinhaltigen Lebensmitteln. Daher ist im Krankheitsfalle neben symptomatischen Maßnahmen wie Beatmung etc. die Gabe von Antitoxin erforderlich.

H 90
Frage 5.67: Lösung D

Zu (1)

Clostridium botulinum produziert unter anaeroben Bedingungen ein Neurotoxin. Fehlerhaft sterilisierte Konserven oder Fleisch- und Wurstwaren können einen idealen Nährboden für diese Erreger bilden. Nach Verzehr solcher kontaminierter Nahrungsmittel kommt es zur *Intoxikation mit Lähmungserscheinungen.*

Zu (2)

Enterotoxine produzierende Stämme von Staphylococcus aureus können sich bei entsprechenden Temperaturen in Nahrungsmitteln gut vermehren. Eine Inaktivierung des Toxins durch Erhitzen ist unsicher. Werden kontaminierte Nahrungsmittel verzehrt, kommt es nach wenigen Stunden zu *akuten Brechdurchfällen.*

Zu (3)

Salmonella enteritidis ist ein ubiquitär verbreiteter Erreger, der sich insbesondere in Eiern und Milchprodukten regelmäßig findet. Da für eine Infektion eine hohe Erregerkonzentration erforderlich ist, treten meist nur nach Aufnahme unsachgemäß gelagerter Nahrungsmittel Krankheitserscheinungen wie Durchfall, Erbrechen und Fieber auf.

Zu (4)

Lactobacillus acidophilus ist der Hauptvertreter der sogenannten Döderlein-Stäbchen, die die Grundlage der physiologischen Bakterienflora der Vagina bilden. Als Krankheitserreger spielen sie keine Rolle.

F 88
Frage 5.68: Lösung E

Zu (1)
Escherichia coli ist u. a. Erreger der Reisediarrhoe und der Säuglingsdyspepsie.

Zu (2)
Yersinia pseudotuberculosis und enterocolitica rufen Darminfektionen mit je nach Erreger und je nach Alter des Patienten unterschiedlichen klinischen Erscheinungsformen hervor.

Zu (3)
Bei Infektionen mit Clostridium perfringens kommt es zu Krankheitsbildern wie Diarrhoe, Fieber, toxischem Megacolon und eventuell auch Schock. Die Ursache hierfür sind von den Clostridien gebildete Toxine.

F 86
Frage 5.69: Lösung B

Zu (1) und (4)
Clostridien sind *obligate Anaerobier.* Sie verursachen schwere Intoxikationen, Cl. tetani den Wundstarrkrampf und Cl. perfringens den Gasbrand.

Zu (2)
Corynebacterium diphtheriae ist ein fakultativ anaerober Keim und Erreger der Diphtherie.

Zu (3)
Bacillus anthracis ist ebenfalls unter aeroben wie anaeroben Bedingungen existenzfähig. Die von ihm verursachte Erkrankung ist der Milzbrand.

Zu (5)
Streptokokken der Gruppe D sind fakultative Anaerobier. Sie gehören zur normalen Darmflora und treten häufig als Erreger von urogenitalen Infektionen auf.

H 85
Frage 5.70: Lösung C

Zu (1)
Die schweren Symptome der **Cholera,** nämlich starkes Erbrechen, wäßrige Durchfälle und daraus resultierender Wasser- und Elektrolytverlust, werden vom *Enterotoxin* der Choleravibrionen verursacht. Dieses Toxin führt in der Darmschleimhaut zu einer Hypersekretion von Anionen mit entsprechender Flüssigkeitsverschiebung.

Zu (2)
Eine sehr häufige Form der Lebensmittelvergiftung wird von **Staphylococcus aureus**-Stämmen verursacht, die ein *Enterotoxin* bilden. Die Krankheitserscheinungen (Übelkeit, Erbrechen, Durchfall etc.) treten typischerweise nur wenige Stunden nach Genuß der „vergifteten" Nahrungsmittel auf.

Zu (3)
Enterotoxin-bildende **Escherichia coli**-Stämme sind Erreger von Erkrankungen wie beispielsweise Säuglingsdyspepsie und Reisediarrhoe.

Zu (4)
Der **Botulismus** ist zwar eine Nahrungsmittelvergiftung, weil die Erreger vorzugsweise mit der Nahrung aufgenommen werden, jedoch produziert Clostridium botulinum *Neurotoxine.* Diese verursachen allmählich zunehmende Lähmungen, bis der Tod durch Paralyse der Atemmuskulatur eintritt.

F 89
Frage 5.71: Lösung B

Zu (1), (2), (3) und (5)
Clostridium tetani und botulinum sind:
sporenbildende, grampositive Stäbchen, obligate Anaerobier, Exotoxinbildner (Neurotoxin!)
Corynebacterium diphtheriae ist:
ein grampositives, sporenloses Stäbchen, Exotoxinbildner nur in Anwesenheit eines bestimmten Prophagen

Zu (4)
Die aufgeführten Erreger zählen nicht zu den Hospitalismuskeimen. In diese Gruppe gehören Staphylokokken, Pseudomonas, Proteus, Serratia, Klebsiella u. a.

H 86
Frage 5.72: Lösung D

Zu (1)
Staphylococcus aureus tritt in Krankenhäusern häufig auf. Dort läßt er sich bei nicht erkrankten Keimträgern sowie als Infektionserreger (z. B. Wundinfektionen) nachweisen. Begünstigend wirken die geringe Umweltempfindlichkeit und die Neigung zur Antibiotikaresistenz.

Zu (3)
Pseudomonas aeruginosa ist ein gefürchteter Hospitalkeim, weil er chemotherapeutisch nur schwer zu bekämpfen ist. Er benötigt ein feuchtes Klima und findet sich daher hauptsächlich im Naßbereich (WC, Bad), in Beatmungs- und Belüftungsgeräten und in Narkosegeräten.

Zu (5)
Klebsiellen werden immer häufiger bei nosokomialen Infektionen des Respirationstraktes und der Harnwege nachgewiesen.

Zu (2)
Clostridium perfringens ruft Erkrankungen wie Gasbrand, Nahrungsmittelvergiftung und nekrotische Enteritis hervor. Die Erreger stammen meist aus dem Erdreich oder im Fall von Infektionen nach Darmoperationen aus dem Darm des Patienten. Als obligate Anaerobier stellen Clostridien Ansprüche an ihre Umgebung.

Zu (4)
Haemophilus ducreyi ist Erreger des Ulcus molle. Die Erkrankung wird durch Geschlechtsverkehr übertragen.

5.7   Mykobakterien und Aktinomyzeten

H 89
Frage 5.73: Lösung B

Peptostreptokokken sind als anaerobe Streptokokken Teil der normalen Darmflora des Menschen und des weiblichen Genitaltrakts. Die Eigenschaften der übrigen aufgeführten Bakterien in Tabellenform:
Vibrio cholerae – überwiegend aerob
Mycobacterium tuberculosis – aerophil bis mikroaerophil
Corynebacterium diphtheriae – aerob
Neisseria meningitidis – aerob bis mikroaerophil

F 85
Frage 5.74: Lösung C

Zu (C)
Zu den von den Schimmelpilzen (z. B. Aspergillus fumigatus) gebildeten Mykotoxinen zählen auch die **Aflatoxine.** Diese sind in hohem Maße toxisch und haben außerdem eine *karzinogene Wirkung* (primäres Leberkarzinom).
Zu (A)
Mycobacterium tuberculosis ist ein säurefestes Stäbchenbakterium. Es zählt nicht zu den Pilzen und bildet auch keine Mykotoxine.
Zu (B)
Mykoplasmen sind bakterienähnliche, zellwandlose Mikroorganismen. Sie gehören ebenfalls nicht zu den Pilzen.
Zu (D)
Leucocidin spielt bei der Pathogenese von Staphylokokkeninfektionen eine Rolle. Es wird von diesen Bakterien gebildet und beeinflußt Leukozyten in ihrer Beweglichkeit und schädigt sie.
Zu (E)
Der „cord"-factor wird von virulenten Stämmen der Tuberkelbakterien gebildet. Er hemmt die Migration von Leukozyten und verursacht chronische Granulome.

H 86
Frage 5.75: Lösung A

Zu (A)
Tuberkelbakterien sind **säurefest.** Das bedeutet, daß die Erreger eine einmal angenommene Farbe auch durch eine Säurebehandlung nicht verlieren. Diese Eigenschaft macht man sich bei der **Ziel-Neelsen-Färbung** zunutze, mit der Mykobakterien rot gefärbt werden.
Zu (B) und (D)
Mykobakterien besitzen keine Kapsel wie beispielsweise Pneumokokken. Aber sie weisen einen besonderen **Wandaufbau mit hohem Lipid- und Wachsanteil** auf, der eine Gramfärbung nicht möglich macht.

Zu (C)
Mit der Neisser-Färbung lassen sich die volutinhaltigen Polkörperchen der Corynebakterien darstellen. Auch Mykobakterien enthalten Volutin-Körper; sie werden jedoch nicht speziell angefärbt.
Zu (E)
Auffallende Form oder Lagerung sind bei Mykobakterien nicht bekannt. Für Corynebakterien hingegen ist eine V- oder Y-förmige Lagerung charakteristisch.

F 86
Frage 5.76: Lösung B

Bordetella pertussis ist ein gramnegatives, aerobes Stäbchen und Erreger des Keuchhustens. Alle anderen Erreger der Antwortliste – bis auf Actinomyces – müssen nicht weiter erläutert werden. Actinomyzeten lassen sich nicht so einfach den Stäbchen zuordnen, ihre Form ist veränderlich. In frühen Kulturen findet man sie als fadenförmige Mikroorganismen mit Verzweigungen. Erst in älteren Kulturen zeigen sie dann Stäbchenform.

F 92
Frage 5.77: Lösung C

Zu (C)
Die positive Tuberkulinreaktion besagt lediglich, daß zu irgendeinem Zeitpunkt eine immunologische Auseinandersetzung des Organismus mit Mycobacterium tuberculosis stattgefunden hat. Dies muß nicht in jedem Fall eine manifeste Tuberkulose sein. Der Hauttest kann auch nach inapparenten Verläufen und nach der BCG-Impfung positiv ausfallen.
Zu (A)
Neben Mycobacterium tuberculosis und bovis sind auch die atypischen Mykobakterien und Mycobacterium leprae humanpathogen.
Zu (B)
Bei der Ziehl-Neelsen-Färbung werden erhitzte Mykobakterien mit Karbolfuchsin gefärbt, das in die wärmebedingt aufgelockerte Lipidschicht eindringen kann. Eine anschließende Behandlung mit einem Säure-Alkohol-Gemisch führt aufgrund der *Säurefestigkeit* der Erreger nicht zu einer Entfärbung. Wenn man dann nach einer anschließenden Gegenfärbung mit Methylenblau das Präparat unter dem Mikroskop betrachtet, stellen sich die *Mykobakterien rot, andere Bakterien blau* dar.
Zu (D)
Für die BCG-Impfung verwendet man einen virulenzgeschwächten Stamm von Mycobacterium bovis. Wegen der möglichen Nebenwirkungen wie schwere Gewebsreaktionen an der Impfstelle, regionale Lymphadenitis, Osteomyelitis u. a. ist die Impfung nicht unumstritten. Auch der Impferfolg wird sehr unterschiedlich angegeben (0–80%).
Zu (E)
Neben *Isoniazid, Rifampicin* und *Ethambutol* sind noch *Pyrazinamid* und *Streptomycin* als Mittel der ersten Wahl

zu nennen. Wichtig ist die klassische Kombinationstherapie, die mit 3–4 Substanzen beginnt, und nach ca. 2–3 Monaten auf 2 Antituberkulotika reduziert wird.

H 85

Frage 5.78: Lösung D

Zu (D)
Liegt klinisch der begründete Verdacht vor, ein Patient sei an **Tuberkulose** erkrankt, so ist eine antibiotische *(Kombinations-)Therapie* indiziert, und zwar nach Entnahme von Untersuchungsmaterial (Sputum, Magensaft, Liquor etc.), aber vor Erhalt der Laborergebnisse.

Zu (A)
Anhand von morphologischen Eigenschaften können Mycobacterium tuberculosis und -bovis, atypische und saprophytäre Mykobakterien nicht sicher bestimmt werden. Aus diesem Grund ist neben dem mikroskopischen Untersuchung ein *kultureller Nachweis* erforderlich.

Zu (B), (C) und (E)
Sichtbare Kolonien findet man bei Mycobacterium tuberculosis nach etwa 12–17 Tagen, bei Mycobacterium bovis nach 3–4 Wochen. Bei dem immer gleichzeitig durchzuführenden *Tierversuch* (Meerschweinchen) wird dem Tier entsprechend aufbereitetes Untersuchungsmaterial injiziert. Nach ca. 6–8 Wochen wird es getötet und auf Veränderungen der Lymphknoten bzw. auf Tuberkel in Leber und Milz untersucht.

F 90

Frage 5.79: Lösung A

Zu (A)
Listeria monocytogenes ist ein grampositives, sporenloses und kokkoides Stäbchenbakterium, das unter aeroben Bedingungen existieren kann.

Zu (B) – (E)
Die übrigen Erreger in Tabellenform:
Actinomyces israelii – anaerob bis mikroaerophil
Clostridium perfringens und tetani – obligat anaerob
Bacteroides-Gruppe – obligat anaerob

F 89

Frage 5.80: Lösung D

Die spezifisch granulomatöse Entzündung, das Tuberkel, entwickelt sich nicht in der Frühphase der Erstinfektion, sondern meist erst viele Tage bzw. einige Wochen post infectionem. Die Tuberkulinprobe allerdings wird bei entsprechender Sensibilisierung spätestens nach drei Tagen positiv. Diese verzögerte Reaktion ist nicht zuletzt darin begründet, daß der Hauptabwehrmechanismus als Überempfindlichkeitsreaktion vom Spättyp von T-Lymphozyten und Makrophagen getragen wird.

F 90

Frage 5.81: Lösung C

Die zur bakteriologischen Untersuchung entnommene Liquorprobe ist bei Verdacht auf Meningitis deshalb vor Abkühlung zu schützen, weil ein häufiger Meningitiserreger, Neisseria meningitidis, sehr kälteempfindlich ist. Im Gegensatz zu den Neisserien sind Mykobakterien umweltresistent und nicht kälteempfindlich.

F 91

Frage 5.82: Lösung C

Ein positiver Tuberkulintest sagt lediglich aus, daß zu irgendeinem Zeitpunkt eine Infektion mit Mycobacterium tuberculosis erfolgte. Eine Differenzierung zwischen akuter und nicht akuter Infektion erlaubt dieser Test nicht. Allerdings kann durch einen Tuberkulintest, der beispielsweise vor zwei Jahren negativ war und heute positiv ist, der Zeitraum der Infektion eingegrenzt werden. Es bleibt zu ergänzen, daß auch nach einer Tuberkuloseimpfung ein positiver Tuberkulintest zu erwarten ist.

H 86

Frage 5.83: Lösung B

Die Bakterien in einer Übersicht:
Clostridium perfringens
– grampositiv, sporenbildend, anaerob
Actinomyces israelii
– grampositiv, anaerob
Bacillus anthracis
– grampositiv, sporenbildend, fakultativ anaerob
Bacteroides fragilis
– gramnegativ, anaerob
Yersinia pseudotuberculosis
– gramnegativ, fakultativ anaerob

F 85

Frage 5.84: Lösung C

Zu (2)
Man spricht von säurefesten Mykobakterien, weil einmal angefärbte Erreger auch mit einer Mischung aus Salzsäure und Alkohol nicht mehr zu entfärben sind. Diese Eigenschaften macht man sich bei der Ziehl-Neelsen-Färbung zunutze.

Zu (4)
Mycobacterium tuberculosis züchtet man auf Eiernährböden. Man liest die Kultur nach ca. einer Woche zum ersten Mal ab, um eventuell vorhandene schneller wachsende atypische Mykobakterien erkennen zu können. Auf ein positives Ergebnis muß bei M. tuberculosis ungefähr 6–8 Wochen gewartet werden. Als *sicher negativ* gilt der *Kulturversuch* nach Ablauf von *8 Wochen*.

Zu (1)
Die Gramfärbung mit entsprechender Einteilung läßt sich bei Mykobakterien nicht anwenden.

Zu (3)
Tuberkelbakterien zeichnen sich durch eine hohe Tenazität aus und überleben beispielsweise sehr gut im Staub.

F 90
Frage 5.85: Lösung C

Zu (3) und (4)
Ein aus Tuberkelbakterien gewonnenes Filtrat, das Tuberkulin, wird perkutan mittels Pflaster, intracutan oder mit einem „Stempel" appliziert. Hat bereits eine Auseinandersetzung des Immunsystems, in diesem Fall T-Lymphozyten und Makrophagen, mit Mykobakterien vor dem Test stattgefunden (auch im Rahmen der Impfung), so treten in dem betreffenden Hautareal rötliche Indurationen auf. Eine Unterscheidung zwischen einer frischen und einer vor längerer Zeit abgelaufenen Infektion gestattet dieser Test nicht.

Zu (5)
Die aufgeführten Chemotherapeutika sind Mittel der ersten Wahl in der Tuberkulosetherapie, wobei zu beachten ist, daß immer Kombinationstherapien durchgeführt werden sollen, um der sonst rasch auftretenden Resistenz vorzubeugen.

Zu (1)
Mycobacterium smegmatis gehört zur Normalflora des männlichen Genitaltraktes und findet sich dort im Präputialsekret. Diese Bakterien können dann im Mittelstrahlurin nachgewiesen werden. Durch entsprechende Tests ist eine Differenzierung von Mycobacterium tuberculosis und Mycobacterium smegmatis durchaus möglich.

Zu (2)
Mycobacterium tuberculosis ist ein säurefestes Stäbchenbakterium, das weder Sporen noch eine Kapsel bildet. Allerdings findet man bei Anfärbung gelegentlich Verdichtungen, die aus Volutin-Granula bestehen.

F 90
Frage 5.86: Lösung A

Während die meisten Bakterien bei Anlegen einer Kultur und Bebrütung unter den notwendigen Bedingungen innerhalb kurzer Zeit sich deutlich vermehren und entsprechende Kolonien sichtbar werden, ist für Mycobacterium tuberculosis das langsame Wachstum charakteristisch. Aufgrund der extrem langsamen Generationszeit muß man ca. 12–17 Tage auf ein positives Ergebnis warten.

F 85
Frage 5.87: Lösung D

Zu (2)
Beim *lepromatösen Typ* der Lepra enthalten die Gewebsläsionen zahlreiche *Makrophagen* mit charakteristischem *schaumigem Zytoplasma und intrazellulären Bakterien.* Diese Form hat einen progressiven Verlauf mit schlechter Prognose. Davon zu trennen ist der *tuberkuloide Typ* mit *knötchenförmigen Läsionen, vielkernigen Riesenzellen* und *Epitheloidzellen.* Der Verlauf ist benigne.

Zu (3)
Voraussetzung für die Übertragung der Lepra ist ein enger, direkter Kontakt. Daneben besteht auch die Möglichkeit der Infektion durch Nasenschleim. Da Kinder in höherem Maße infektionsgefährdet sind, sollten sie besonders geschützt werden. Neugeborene müssen notfalls isoliert werden.

Zu (1)
Eine *Kultivierung von Leprabakterien* auf Nährböden ist bisher nicht möglich. *Auf Mäusefußsohlen bzw. -ohren* hatte man etwas mehr Erfolg, allerdings beträgt hier die Generationsdauer ungefähr 12 Tage.

F 87
Frage 5.88: Lösung D

Zu (1) und (3)
Eine positive Hautreaktion beim Tuberkulintest ist nur ein Hinweis darauf, daß bei der getesteten Person irgendwann einmal eine Auseinandersetzung mit antigenen Substanzen der Mykobakterien stattgefunden hat. Dies kann die Tuberkulose mit apparentem oder auch inapparentem Infektionsverlauf gewesen sein ebenso wie auch die Tuberkuloseimpfung.

Zu (2) und (4)
Die Immunität gegen Tuberkulose basiert auf dem entsprechend sensibilisierten zellulären Immunsystem (T-Lymphozyten mit Makrophagen). Eine immunsuppressive Therapie (z. B. mit Kortison), die u. a. dieses System schwächt, kann zu einer falsch negativen Reaktion auf den Hauttest führen. Solche veränderten Testergebnisse erhält man auch, wenn der Patient an Erkrankungen wie Sarkoidose, Morbus Hodgkin, Masern oder Scharlach leidet.

F 89
Frage 5.89: Lösung E

Zu (1) und (4)
Typhus und Cholera sind Darminfektionen mit schweren Allgemeinerscheinungen und Komplikationsgefahr. Die Übertragung erfolgt als Schmutz- und Schmierinfektion über kontaminierte Lebensmittel oder verseuchtes Trinkwasser.

Zu (2)
Der natürliche Wirt der Brucellen ist das Tier (Brucella abortus – vor allem Rinder, Brucella melitensis – Ziege und Schaf). Menschen infizieren sich bei direktem Kontakt mit einem Tier, durch Aufnahme von kontaminiertem Fleisch oder roher Milch bzw. Milchprodukten.

Zu (3)
Mycobacterium bovis ist Erreger der Rindertuberkulose. Durch Aufnahme von kontaminierter roher Milch kann sich in seltenen Fällen auch der Mensch infizieren, wobei es in der Regel zu einer Darmtuberkulose kommt.

Frage 5.90: Lösung A

Zu (1)
Clostridium botulinum bildet ein *hitzelabiles Neurotoxin,* das für das Krankheitsbild des Botulismus verantwortlich ist. Es wirkt am peripheren Nervensystem, wo es die Hemmung der Acetylcholinfreisetzung verhindert. Dadurch entwickelt sich eine fortschreitende Paralyse bis zum Atemstillstand.

Zu (5)
Auch das Tetanustoxin ist ein Neurotoxin. Es wandert vom peripheren zum zentralen Nervensystem und nimmt besonders Einfluß auf *motorische* und *vegetative Bahnen.*

Zu (2)
Clostridium perfringens ist Erreger des Gasbrandes, ebenfalls einer Intoxikation. Die produzierten Toxine (in erster Linie eine Lezithinase) haben gewebsschädigende Wirkung im Sinne von *Nekrose- und Gasbildung.*

Zu (3)
Mykobakterien bilden keine Toxine. Sie zeichnen sich jedoch durch eine besondere, antigenetisch wirksame Zusammensetzung der Zellwand aus.

Zu (4)
Salmonella typhimurium enthält Zellwand-Endotoxine. Ferner geht man inzwischen davon aus, daß auch die Gastroenteritiserreger der Salmonellengruppe Enterotoxine (ähnlich denen der Kolibakterien) produzieren. Es handelt sich jedoch weder bei den *Endo-* noch bei den *Enterotoxinen* um neurotoxische Substanzen.

5.8 Spirochäten

Frage 5.91: Lösung A

Zu (A)
Epidemiologisch sind für die Übertragung von Treponema pallidum folgende Wege von Bedeutung:
– Hauptsächlich Geschlechtsverkehr
– Daneben Infektionen an syphilitischen Hautaffektionen bei anderen Kontakten
– Berufliche Infektionen (Ärzte, Pflegepersonal)
– Transfusionssyphilis bei Frischblutübertragung (nach dreitägiger Kühlschranklagerung besteht die Infektiosität der Blutkonserve nicht mehr!)
– Diaplazentare Infektion (meist in der zweiten Schwangerschaftshälfte)

Die **Lues connata** kann bei dem Neugeborenen bereits deutliche Krankheitserscheinungen zeigen (u. a. blasige Hautveränderungen des *Pemphigus syphiliticus,* eitriger Schnupfen auf der Basis einer hyperplastischen Schleimhautentzündung, was als *Coryza syphilitica* bezeichnet wird). Alternativ beobachtet man die **Syphilis connata tarda,** die oft erst im Schulkindalter auftritt und durch folgen-

de Veränderungen charakterisiert ist: Keratis parenchymatosa, Labyrinthschwerhörigkeit und Zahnveränderungen mit halbmondförmigen Ausbuchtungen und Tonnenform. Man spricht von der sogenannten *Hutchinson-Trias.*

Zu (B)
Das Sekundärstadium (Lues II) der Syphilis beginnt meist 4–8 Wochen nach dem Primäreffekt und hält ca. 2–3 Jahre an. In der Regel schließt sich eine Latenzphase an, die in das Tertiärstadium übergeht (Lues III). Klassische Symptome der Lues II sind generalisierte Lymphknotenschwellung, makulopapulöses Exanthem, Condyloma lata, Plaques muqueuses und Plaques opalines der Schleimhäute sowie diffuser Haarausfall. Die in der Frage aufgeführte Tabes dorsalis und progressive Paralyse sind Bestandteile der *Neurolues,* die zusammen mit der kardiovaskulären Syphilis zu den wichtigen *Organ-Spätfolgen* einer Treponemen-Infektion zählt. Dieses Spätstadium tritt erst mehrere Jahre bis Jahrzehnte nach der Ansteckung auf.

Zu (C)
Im Gegensatz zu den verwandten Reiterspirochäten kann Treponema pallidum *nicht in vitro* kultiviert werden. Für Laborzwecke werden die Erreger in Kaninchen gezüchtet, denen man die Erreger intratestikulär appliziert.

Zu (D)
Wichtig zur Beurteilung der Aktivität einer Syphilis ist der *Titerverlauf* bei der Wassermanschen Reaktion oder dem Cardiolipin-Flockungstest. Es können auch noch Antikörper nach ausgeheilter Lues nachgewiesen werden. Abgesehen davon findet man gerade bei diesen Testverfahren falsch positive Ergebnisse bei verschiedenen Infektionskrankheiten, Kollagenosen, malignen Tumoren u. a.

Zu (E)
Der TPHA-Test – gilt als Suchtest bei der Luesdiagnostik – bleibt ebenso wie der FTA-ABS-Test auch *nach ausgeheilter Syphilis positiv.*

Frage 5.92: Lösung E

Zu (E)
Der direkte Nachweis von Treponema pallidum muß vor Beginn der Therapie erfolgen. Man gibt dazu Reizsekret (beispielsweise aus einem Primäreffekt) auf einen Objektträger und untersucht das Präparat mit Dunkelfeldbeleuchtung auf bewegliche Treponemen.

Zu (A) und (B)
Hierbei handelt es sich um Antikörpernachweisverfahren. Mit dem Nelson-Test (auch Immobilisationstest) werden für Treponema pallidum spezifische Antikörper nachgewiesen. Obwohl der gute Nelson inzwischen ein alter und überholter Hut ist, wird er immer wieder mit Begeisterung abgefragt. Die bei der Syphilis auftretenden Reagine, die mit Cardiolipin reagieren, erfaßt man mit dem Cardiolipin-Mikroflockungstest (CMT).

Zu (C)
Treponema pallidum kann nicht in vitro gezüchtet werden.

Zu (D)

Treponemen sind keine Glühwürmchen! Der Fluoreszenz-Treponema-Antikörper-Absorptionstest (besser: FTA-ABS-Test), auf den hier wohl angespielt wird, basiert auf dem Prinzip der indirekten Immunfluoreszenz. Dabei gibt man zu abgetöteten Treponemen das Patientenserum. Enthält dieses spezifische Antikörper, so bilden sich Komplexe, die mit fluoreszenzmarkiertem Antihumanglobulin leicht nachzuweisen sind.

F 90
Frage 5.93: Lösung C

Zu (C) und (D)

Die Isolierung von Borrelia burgdorferi ist weder sicher noch leicht. Als wesentlich günstiger und daher auch allgemein üblich gilt der Nachweis der Antikörper (IgG und IgM), wobei die Titerkontrolle zusätzlich eine Aussage über die Aktivität der Infektion möglich macht.

Zu (A), (B) und (E)

Zecken der Gattung Ixodes übertragen Borrelia burgdorferi. In der ersten Phase der Infektion beobachtet man in der Regel an der Bißstelle ein sich allmählich vergrößerndes Erythem, das unter Aufhellung des Zentrums zum Ringerythem werden kann. Bei manchen Patienten finden sich neben dem Primärerythem multiple Ringerytheme auch an anderen Körperstellen (Erythema migrans). Zu den später auftretenden Krankheitserscheinungen gehören Allgemeinerscheinungen, Arthritiden, Meningitis und kardiale Symptome. Tetracycline und Penicilline sind Mittel der Wahl bei dieser Borreliose.

H 85
Frage 5.94: Lösung E

Zu (E)

Treponema pallidum kann auf unbelebtem Nährboden nicht angezüchtet werden. Eine Vermehrung ist nur im lebenden Organismus möglich. Im Labor verwendet man daher Kaninchen, denen die Erreger intratestikulär injiziert werden.

H 88
Frage 5.95: Lösung D

Zu (D)

Leptospiren können in vitro, und zwar in schwach alkalischem Milieu, kultiviert werden. Sie vermehren sich allerdings nur langsam. Aus der Gruppe der Spirochäten ist Treponema pallidum der Erreger, der nicht in vitro gezüchtet werden kann.

Zu (A)

Die Erreger können zwar aus Blut, Liquor oder Urin direkt, durch kulturelle Verfahren oder im Tierversuch nachgewiesen werden, es handelt sich jedoch hierbei um relativ unsichere Methoden. In der Praxis sind *serologische Antikörpernachweisverfahren* gebräuchlicher.

Zur Anwendung kommen die Agglutinations-Lysis-Reaktion und eine Komplementbindungsreaktion.

Zu (B) und (C)

Leptospiren penetrieren durch kleine Hautdefekte oder auch durch die intakte Schleimhaut in den Wirtsorganismus. Der Krankheitsverlauf besteht aus zwei Phasen, einem *septischen Stadium* mit intermittierender Bakteriämie und einem *Stadium der Organmanifestation,* wobei Niere, Leber und ZNS hauptsächlich betroffen sind.

Zu (E)

Die einzelnen Serotypen der Leptospiren bevorzugen bestimmte Wirtstiere. Wechsel sind aber durchaus möglich. Erreger und häufigste Wirtstiere im Überblick:

● L. icterohaemorrhagiae – Ratten (Mäuse)
● L. canicola – Hunde
● L. grippotyphosa – Feldmäuse
● L. saxkoebing –Feldmäuse
● L. pomona – Schweine
● L. hyos – Schweine

Die Wirtstiere scheiden die Erreger überwiegend mit dem Urin aus. Bei Hunden sind Leptospiren auch im Speichel nachweisbar.

H 87
Frage 5.96: Lösung D

Der Primäraffekt, das Exanthem und die anderen Hauterscheinungen des Sekundärstadiums sind infektiös. Ungefähr 5 Jahre nach der Infektion ist der Patient nicht mehr ansteckend. Antikörper lassen sich während aller Stadien der Lues nachweisen. Sie schützen den Patienten u. a. vor einer Superinfektion mit Treponema pallidum.

F 92
Frage 5.97: Lösung D

Zu (2)

Die Diphtherie wird in erster Linie nach dem *klinischen Bild* diagnostiziert. Labortechnische Verfahren dienen der Diagnosesicherung und dem Nachweis, daß es sich um einen toxinbildenden Stamm von Corynebacterium diphtheriae handelt. Der Tierversuch wird mit zwei Meerschweinchen durchgeführt, von denen eines durch ein Antiserum geschützt ist. Alternativ bieten sich aber auch für den Toxinnachweis Gewebekulturen und Immunodiffusionsmethoden an.

Zu (4)

Beim Botulismus handelt es sich um eine *Intoxikation.* Es muß daher diagnostisches Ziel sein, das Toxin nachzuweisen. Man benötigt hierzu geeignetes Untersuchungsmaterial wie Serum, Mageninhalt etc. Eine Probe davon wird Mäusen intraperitoneal appliziert, wobei eine Gruppe Antitoxin-geschützt ist. Bei einer positiven Reaktion weisen die nicht-geschützten Mäuse eine „Wespentaille" und Paralysen auf.

Zu (5)

Auch beim Tetanus handelt es sich um eine Intoxikation. Für die Diagnose sind einerseits die klinischen Zeichen, andererseits der Toxinnachweis im Patientenserum von Bedeutung. Der Tierversuch wird analog zum Botulismus durchgeführt. Die Mäuse zeigen im positiven Fall die typische *Robbenstellung,* die durch einen Starrkrampf der Hinterbeine bedingt ist.

Zu (1)
Für die Labordiagnose der Gonorrhoe sind die mikroskopische Betrachtung eines *gefärbten Direktpräparates,* die Erreganzucht auf Nährmedien und anschließende biochemische Testung sowie serologische Methoden von Bedeutung. Tierversuche werden nicht durchgeführt.

Zu (3)
Die Syphilis wird, sieht man vom klinischen Bild einmal ab, durch serologische Verfahren, die in erster Linie Antikörper nachweisen, gesichert. Da Treponemen auf unbelebten Nährböden nicht lebensfähig sind, werden sie für Laborzwecke in Kaninchenhoden gezüchtet.

F 92
Frage 5.98: Lösung C

Zu (1), (3) und (5)
Erreger von **Anthropozoonosen** sind u. a. folgende:
Brucella abortus (natürlicher Wirt: Rind und Kuh; Erkrankung: Morbus Bang).
Brucella melitensis (natürlicher Wirt: Ziege und Schaf; Erkrankung: Maltafieber).
Yersinia pestis (natürlicher Wirt: Nagetiere; Erkrankung: Pest).
Yersinia pseudotuberculosis (natürlicher Wirt: Katzen, Nagetiere, Vögel; Erkrankung: Lymphadenitis mesenterica).
Leptospiren (natürlicher Wirt: zahlreiche Säugetiere, insbesondere Nager; Erkrankung: Leptospirose mit Fieber und iktero-hämorrhagischer Symptomatik).

Zu (2) und (4)
Für Bordetella pertussis, Erreger des Keuchhustens, und Corynebacterium diphtheriae, Erreger der Diphtherie, bildet der Mensch das einzige Erregerreservoir.

F 91
Frage 5.99: Lösung C

In der Bundesrepublik Deutschland lag 1989 das Verhältnis der an Gonorrhoe Erkrankten zu Lues-Patienten ungefähr bei 8:1. Syphiliserreger werden entweder durch *Schleimhautkontakt* (in erster Linie Geschlechtsverkehr) oder *diaplazentar* übertragen. Bei der angeborenen Lues *(Lues connata)* unterscheidet man ein Frühstadium und ein Spätstadium. Symptome des Frühstadiums treten vor Ende des ersten Lebensjahres auf, während sich das Spätstadium nicht vor Ablauf des zweiten Lebensjahres manifestiert.
Ein mikroskopischer Direktnachweis mit dem Dunkelfeldmikroskop ist nur dann möglich, wenn ein Primäraffekt oder eine nässende Läsion im Sekundärstadium vorliegen. Eine Anzucht der Erreger auf künstlichen Nährmedien ist bisher nicht gelungen. Den serologischen Verfahren kommt daher bei der Lues-Diagnostik die größte Bedeutung zu. Hier steht an erster Stelle der *TPHA-Test*

(Treponema-pallidum-Hämagglutinationstest), der auch als Suchtest bezeichnet wird. Dabei wird Patientenserum mit Erythrozyten inkubiert, die zuvor mit Treponema pallidum-Antigenen beladen wurden. Der Test ist positiv, wenn eine Erythrozytenagglutination eintritt. *Penicillin G* ist immer noch Mittel der Wahl. Bei Penicillinallergie stehen alternativ Tetracycline, Erythromycin und Cephalosporine zur Verfügung.

F 89
Frage 5.100: Lösung D

Zu (2)
Neben der mikroskopischen Untersuchung nach Spezialfärbung (Ziehl-Neelsen-Färbung) und der Kultur gehört der Tierversuch mit dem Meerschweinchen bei Tuberkuloseverdacht zur Laborroutine. Das Untersuchungsmaterial wird dem Versuchstier injiziert, das man nach 6–8 Wochen tötet und seziert. Lymphknoten, Milz und Leber werden makroskopisch und mikroskopisch auf spezifische Veränderungen hin untersucht.

Zu (4)
Bei Botulismusverdacht wird einer Maus Patientenserum oder ein Extrakt des Nahrungsmittels injiziert, eine zweite Maus erhält neben der Testsubstanz zusätzlich polyvalentes C. botulinum-Antitoxin. Ist in den Proben Botulinustoxin enthalten, zeigen sich bei der ersten Maus typische Veränderungen wie „Wespentaille", allgemeine Muskelschlaffheit und motorische Lähmungen bis zur Atemlähmung.

Zu (5)
Zum Nachweis von Tetanustoxin injiziert man zwei Mäusen Testmaterial. Eine Maus ist wie bei dem Botulismustest durch spezifisches Antitoxin geschützt. Nach 1–3 Tagen zeigt sich bei der ungeschützten Maus die typische „Robbenstellung" mit krampfartig nach hinten gestreckten Beinen, und dieses Tier verendet.

Zu (1)
Zum Nachweis von Neisseria gonorrhoeae genügen meist mikroskopische Untersuchungen von mit Methylenblau und nach Gram gefärbten Präparaten. In Zweifelsfällen und bei der Gonorrhoe der Frau ist das Anlegen einer Kultur notwendig. Tierversuche werden nicht durchgeführt.

Zu (3)
Der Nachweis einer Syphillis gelingt entweder mikroskopisch oder serologisch. Tierversuche haben keine Bedeutung. Allerdings benötigt man für den heute nur noch selten durchgeführten Nelson-Test (TPI-Test) lebende Treponemen, die aus Kaninchenhoden gewonnen werden, da die Anzucht von Treponema pallidum in (Zell-)Kulturen nicht möglich ist.

5.9 Mykoplasmen

5.10 Obligate Zellparasiten

H 87
Frage 5.101: Lösung C

Zu (C)
Chlamydia psittaci ist Erreger der *Psittakose* oder Ornithose, die von infizierten Vögeln auf den Menschen übertragen werden. Nach aerogener Infektion manifestiert sich die Erkrankung als schwerer grippaler Infekt oder als Bronchopneumonie (atypische Pneumonie).
Zu (A) und (D)
Erreger der *Schwimmbadkonjunktivitis* und des *Trachoms* ist *Chlamydia trachomatis.*
Zu (B)
Rickettsia prowazekii ist Erreger des *Fleckfiebers,* das von der Kleiderlaus übertragen wird.
Zu (E)
Das *Q-Fieber* wird durch *Coxiella burnetiti* verursacht.

H 90
Frage 5.102: Lösung A

Zu (A)
Mycoplasma pneumoniae ist Erreger der *primär atypischen Pneumonie* und anderer Infektionen des Respirationstraktes. Für die Labordiagnose entnimmt man Rachenabstriche und züchtet die Bakterien auf speziellen Mycoplasma-Nährböden. Der ebenfalls übliche Antikörpernachweis wird mit der Komplementbindungsreaktion durchgeführt.
Zu (B)
Eine Tuberkulose ist endgültig erst dann gesichert, wenn Mycobacterium tuberculosis im Untersuchungsmaterial (z. B. Sputum, Bronchialsekret, Magensaft) identifiziert wurde. Neben den langwierigen Anzucht auf speziellen Nährböden (Ausschlußfrist 6–8 Wochen) und dem Tierversuch bedient man sich eines Schnellverfahrens (Bactec), mit dem auch der Erreger direkt nachgewiesen wird.
Zu (C)
Aus geeigneten Proben, bei deren Transport die sehr eingeschränkte Sauerstofftoleranz von Bacteroides fragilis berücksichtigt werden muß, ist manchmal ein Erregernachweis im Direktpräparat möglich. Man bedient sich hierbei der Immunfluoreszenz unter Verwendung fluoreszenzmarkierter Antikörper. Ferner kann Bacteroides fragilis in Kulturmedien gezüchtet und anhand seiner biochemischen Leistungen identifiziert werden.
Zu (D)
Die Labordiagnose von Escherichia coli zielt auf einen direkten Erregernachweis durch Anzucht auf Indikatornährböden und Bestimmung der biochemischen Charakteristika mittels der „Bunten Reihe".

Zu (E)
Die charakteristische Morphologie des Streptococcus pneumoniae im Direktpräparat (Gramfärbung) erhärtet oft schon den Verdacht auf eine Infektion mit diesem Erreger. Die Anzucht erfolgt auf Nährmedien, denen Blut beigemischt ist. Die zur endgültigen Identifizierung verwandten serologischen Methoden (Antiserum gegen Kapselantigene) dienen ebenfalls der Erregerbestimmung.

H 90
Frage 5.103: Lösung A

Zu (A)
Bei einer Infektion mit Meningokokken steht der *Erregernachweis im Liquor* an erster Stelle. Dennoch sollten gleichzeitig Blutkulturen angelegt werden, besonders wenn allgemeine Infektionszeichen im Vordergrund stehen.
Zu (B)
Die Labordiagnose einer Infektion mit Chlamydia trachomatis erfolgt aus Abstrichmaterial. Mikroskopisch sind in dem nach Giemsa gefärbten Präparat charakteristische *Einschlußkörperchen* sichtbar. Für die Anzucht werden Gewebekulturen benötigt, in denen sich die gewachsenen Chlamydien mit markierten Antikörpern darstellen lassen.
Zu (C)
Treponema pallidum läßt sich im Primär- und z.T. auch Sekundärstadium in Hautläsionen nachweisen. Für diese mikroskopische Diagnostik benötigt man ein Dunkelfeldpräparat. Im Vordergrund der Syphilis-Diagnostik stehen allerdings die serologischen Verfahren (Antikörpernachweis) wie TPHA, VDRL-Test u. a.
Zu (D)
Für den Nachweis einer Infektion mit Mycoplasma hominis benötigt man Abstriche. Die Anzucht erfolgt auf speziellen Nährböden. Nach wenigen Tagen sind mikroskopisch charakteristische Kolonien sichtbar.
Zu (E)
Um eine Tuberkulose zu diagnostizieren, benötigt man einen *Erregernachweis.* Geeignetes Untersuchungsmaterial wie Sputum, Bronchialsekret oder Magensaft wird dafür auf spezielle Nährböden gegeben. Kolonien sind frühestens nach 2–3 Wochen sichtbar, die Ausschlußfrist beträgt 6–8 Wochen. Weiterhin führt man auch einen Tierversuch (Meerschweinchen) durch, insbesondere wenn Untersuchungsmaterial nur schwer zu gewinnen ist.

H 91
Frage 5.104: Lösung D

Von der „klassischen" alveolären Pneumonie, die häufig von Pneumokokken hervorgerufen wird, unterscheidet man die atypische, interstitielle Pneumonie. Zu den wichtigsten Erregern der *atypischen Pneumonie* zählen *Mycoplasma pneumoniae, Chlamydia psittaci, Coxiella burnetii, Adenoviren und Influenzaviren.* Mykoplasmen besitzen keine Zellwand, Chlamydien sind obligate Zellparasiten und Infektionen mit Coxiella burnetii sind insofern Anthropozoonosen als Tiere die natürlichen Wirte dieses Erregers darstellen. Der Mensch infiziert sich durch erregerhaltigen Staub, der inhaliert wird. Einen Zwischenwirt benötigen die aufgeführten Bakterien und Viren nicht. Dies ist beispielsweise für Plasmodien, Schistosoma haematobium und Taenia saginata charakteristisch.

F 92

Frage 5.105: Lösung C

Zu (C)
Coxiella burnetii, Erreger des Q-Fiebers, ist ein fakultativer Zellparasit aus der Familie der Rickettsien. Der Mensch infiziert sich durch *Inhalation von erregerhaltigem Staub*. Die Krankheit manifestiert sich meist in der Lunge.
Zu (A)
Enterotoxin-bildende Staphylokokkenstämme verursachen eine Enteritis mit sehr kurzer Inkubationszeit (nur wenige Stunden). Das Toxin ist hitzestabil.
Zu (B)
Beim Botulismus handelt es sich um eine Intoxikation, für die die Aufnahme des Toxins – und nicht der Bakterien – Voraussetzung ist. Diese neurotoxisch wirkende Substanz findet sich in nicht ausreichend erhitzten Konserven oder auch Wurstwaren.
Zu (D)
Salmonella typhimurium verursacht nach oraler Aufnahme hoher Erregerkonzentrationen eine Enteritis mit Brechdurchfällen, die bei sonst gesunden Personen eher harmlos verläuft. Problematisch ist die Infektion bei Säuglingen, abwehrschwachen Patienten und älteren Menschen, insbesondere durch den akuten Elektrolyt- und Flüssigkeitsverlust.
Zu (E)
Clostridium perfringens ist Erreger des Gasbrandes, bei dem das Krankheitsbild durch bakterielle Toxine (besonders Lezithinase) hervorgerufen wird. Die Toxine führen zu Gas- und Nekrosebildung.

H 86

Frage 5.106: Lösung C

Zu (C)
Coxiella burnetii, Erreger des *Q-Fiebers,* wird von erkrankten (Haus-)Tieren mit Körpersekreten ausgeschieden und bleibt in der getrockneten Substanz viele Wochen lang infektiös. Der Mensch infiziert sich in der Regel durch Inhalation erregerhaltigen Staubes. Die Erkrankung manifestiert sich als *interstitielle Pneumonie.* Von Nahrungsmittelvergiftung kann also keine Rede sein.
Zu (A)
Einige Staphylokokkenstämme produzieren ein wirksames Enterotoxin, das in der Regel mit kontaminierten Lebensmitteln aufgenommen wird. Die betroffenen Personen können an schweren Enterocolitiden erkranken.

Zu (B)
Clostridium botulinum ist ein anaerober Erreger, der unter entsprechenden Bedingungen in Lebensmitteln (vorzugsweise Konserven) ein hitzelabiles Neurotoxin bildet. Dies führt bei erkrankten Personen zu Lähmungen, die allmählich zunehmen, und schließlich zum Tod durch Paralyse der Atemmuskulatur.
Zu (D)
Salmonella typhimurium ist ein ubiquitär verbreiteter Keim, der sich besonders häufig in Fleisch, Fleischprodukten, Eiern, Milchprodukten und Speiseeis nachweisen läßt. Bei unsachgemäßer Verarbeitung oder Aufbewahrung von Nahrungsmitteln können sich die Salmonellen leicht vermehren. Personen, die kontaminierte Lebensmittel zu sich nehmen, erkranken an einer Gastroenteritis, die typischerweise nach wenigen Stunden auftritt.
Zu (E)
Clostridium perfringens kann sowohl in infizierten Wunden zum Gasbrand führen, als auch eine Nahrungsmittelvergiftung hervorrufen, die mit Diarrhoe, Bauchschmerzen und Übelkeit einhergeht.

H 90

Frage 5.107: Lösung D

Chlamydien können sich nur im Inneren eukaryonter Zellen vermehren, eine Eigenschaft, die sie mit vielen Viren teilen. Allerdings enthalten sie sowohl DNA als auch RNA, Ribosomen, eine zytoplasmatische Membran und eine Zellwand und sind dadurch nicht in die Gruppe der Viren einzureihen.

F 88

Frage 5.108: Lösung D

Mykoplasmen sind *Einzeller,* die im allgemeinen zu den *Bakterien* gerechnet werden, sich jedoch durch bestimmte Charakteristika von den üblichen Gruppen unterscheiden. Hierzu zählen: das Fehlen einer Zellwand, das kleinere Genom, Cholesteringehalt der Zellmembran. Mit den gängigen Färbemethoden lassen sich Mykoplasmen kaum darstellen, hingegen ist das Verfahren nach Giemsa geeignet.
Mykoplasmen siedeln *bevorzugt auf Schleimhäuten* (extrazellulär!) des Wirtsorganismus, beim Menschen in erster Linie im Bereich des Respirations- und Urogenitaltrakts. Am geläufigsten ist Mycoplasma pneumoniae als Erreger einer **primär atypischen Pneumonie.**

F 88

Frage 5.109: Lösung A

Zu (1) und (3)
Da *Rickettsien* und *Chlamydien* obligate Zellparasiten sind, lassen sie sich nur *auf belebten Nährböden* kultivieren.
Zu (2), (4) und (5)
Die aufgeführten Bakterien vermehren sich auf den üblichen, unbelebten Kulturen.

F 88

Frage 5.110: Lösung D

Chlamydia trachomatis kann folgende Erkrankungen verursachen: Trachom, Einschluß- (oder Schwimmbad-)Konjunktivitis, genitale Infekte der Frau (Zervizitis, Salpingitis), Urethritis beim Mann (auch Prostatitis, Epididymitis) sowie Konjunktivitis und Pneumonie des Neugeborenen. Chlamydia psittaci ist Erreger der Ornithose, Arthritiden sind im Zusammenhang mit Chlamydien nicht bekannt. Sie treten typischerweise nach Infektionen mit Streptokokken, Yersinien, Gonokokken, Rötelnvirus u. a. auf.

F 91

Frage 5.111: Lösung B

Chlamydien können sich zwar nur intrazellulär vermehren, da ihnen Enzyme für die ATP-Synthese und Oxidation von NAD fehlen, es handelt sich dennoch um **echte Bakterien,** die im Gegensatz zu Viren DNA und RNA besitzen. Ferner sind sie auch gegen Antibiotika empfindlich.

Während für Chlamydia trachomatis der Mensch das einzige Erregerreservoir darstellt, ist Chlamydia psittaci bei Vögeln, Mäusen, Katzen und anderen Säugetieren und dem Menschen verbreitet. So unterschiedlich wie die Verbreitung der Chlamydien sind auch die Übertragungsarten, die sowohl einen Erregertransport durch Vektoren (Chlamydia trachomatis) als auch Tröpfchen- und Schmierinfektionen sowie Übertragung durch Sexualkontakt beinhalten.

Bei geeignetem Untersuchungsmaterial besteht die Möglichkeit eines mikroskopischen Erregernachweises. Hierbei sind intrazelluläre Einschlußkörperchen charakteristisch. Auch können die Erreger im Untersuchungsmaterial serologisch bestimmt oder auf Zellkulturen gezüchtet werden. Bei der Ornithose werden Antikörper mittels der Komplementbindungsreaktion bestimmt.

H 90

Frage 5.112: Lösung D

Zu (1)
Der typische Verlauf einer Infektion mit Gonokokken ist u. a. durch eine Urethritis, die sowohl beim Mann als auch bei der Frau zu finden ist, charakterisiert. Symptome sind Juckreiz und Schmerzen beim Wasserlassen.
Zu (3)
Chlamydia trachomatis wird häufig durch Geschlechtsverkehr übertragen. Nach einer Inkubationszeit von 2–6 Wochen beobachtet man akute bis subakute Verlaufsformen einer *eitrigen Urethritis.*
Zu (5)
Ureaplasma urealyticum ruft schätzungsweise 20–30% aller *nichtgonorrhoischen Urethritiden* beim Mann hervor.
Zu (2)
Staphylococcus saprophyticus verursacht insbesondere bei jungen Frauen Harnwegsinfektionen, die gelegentlich auch als *Honeymoon-Zystitis* bezeichnet werden. Anga-

ben zur Häufigkeit schwanken zwischen 20 und 30%. Man muß also schon sehr spitzfindig denken, um Lösungsmöglichkeit 2 als unrichtig im Sinne der Fragestellung zu erachten!
Zu (4)
Urethritiden gehören nicht zum Krankheitsbild einer Syphilis, auch wenn der Primäraffekt meist in der nahe gelegenen Genitalregion entsteht.

F 87

Frage 5.113: Lösung B

Zu (2) und (4)
Von **Chlamydia trachomatis** gibt es mehrere Serotypen, die das Trachom, die Einschluß- oder Schwimmbadkonjunktivitis und das Lymphogranuloma inguinale verursachen. Das vor allem in *tropischen* und *subtropischen Gebieten* auftretende *Trachom* kann unbehandelt zur Erblindung führen. Von der *Schwimmbad- oder Einschlußkonjunktivitis* sind *Neugeborene,* die sich *intra partum* infizieren, und *Erwachsene (Schmierinfektion* oder Übertragung durch *erregerhaltiges Wasser)* betroffen.
Zu (1)
Der Erreger der Blasenbilharziose, Schistosoma haematobium, gehört zu den Saugwürmern (Trematoden). Für diesen Parasiten dient der Mensch als Hauptwirt. Zwischenwirt ist die Süßwasserschnecke.
Zu (3)
Zu den Protozoen zählen beispielsweise die Trichomonaden, die Leishmanien, die Trypanosomen und die Entamoeba histolytica.
Zu (5)
Das Trachom läßt sich mit Sulfanomiden und Tetracyclinen gut behandeln.

6   Pilze

F 88

Frage 6.1: Lösung A

Zu (A)
Der zu den Dermatophyten zählende Trichophyton befällt oberflächliche und tiefere Hautschichten (auch der Füße) sowie Haare und Nägel.
Zu (B) – (E)
Die Erreger und die von ihnen verursachten Erkrankungen:
Cryptococcus neoformans – Lungenmykose (hämatogene Streuung möglich)
Candida albicans – Schleimhautsaprophyt, der unter Umständen lokale Infektionen der Haut und Schleimhaut sowie Organmykosen hervorrufen kann.
Aspergillus fumigatus – Lungenaspergillose u. a.
Histoplasma – Lungenmykose (hämatogene Streuung möglich)

H 87
Frage 6.2: Lösung D

Zu (D)
Antibiotische Therapien verändern häufig das ökologische Gleichgewicht der Haut bzw. Schleimhaut, indem sie das Wachstum einiger Saprophyten behindern und auf diese Weise indirekt anderen Mikroorganismen zu ungehemmtem Wachstum verhelfen. Zu letzteren zählt u. a. **Candida albicans,** ein *potentiell pathogener Saprophyt.*

Zu (A)
Cryptococcus neoformans ist ein Sproßpilz, der sich im Falle einer Infektion in der *Lunge* und/oder dem *ZNS* manifestiert. Die Kryptokokken-Meningitis oder Meningoenzephalitis verläuft meist tödlich.

Zu (B)
Microsporon audouinii ist ein Dermatophyt und Erreger der hochinfektiösen Mikroskopie, von der hauptsächlich Kinder betroffen sind. Diese Erkrankung manifestiert sich bevorzugt am *Kopfhaar,* wo es zum Abbrechen der Haare kommt.

Zu (C)
Epidermophyton floccosum wird oft bei Mykosen im *Inguinalbereich* nachgewiesen, tritt jedoch auch an anderen Körperteilen (z. B. Nägeln) auf.

Zu (E)
Trichophyton rubrum ist als Dermatophyt Erreger von *Haut- und Nagelmykosen.* Hier sei an erster Stelle der Fußpilz genannt. Günstige Wachstumsbedingungen für Dermatophyten entstehen bei starkem Schwitzen, bei alkalischem pH-Wert der Haut, in Hautfalten und an Orten mit feuchtem Milieu wie Sauna und Schwimmbad.

H 90
Frage 6.3: Lösung C

Zu (C)
Die **Mikroskopie** ist eine *außerordentlich kontagiöse* Pilzinfektion, die vorzugsweise im *Kindesalter* auftritt und das *Kopfhaar* befällt. Die Pilze formen dabei eine Art Manschette um das infizierte Haar, das schließlich 1 mm oberhalb der Kopfhaut abbricht.

Zu (A)
Cryptococcus neoformans wird meist aerogen aufgenommen und führt zu teilweise schweren Erkrankungen der Lunge und des ZNS.

Zu (B)
Candida albicans gehört zur Haut- und Schleimhautflora des Menschen. Unter bestimmten Voraussetzungen (antibiotische oder immunsuppressive Therapie, Diabetes mellitus, Tumor, HIV etc.) kann es zu vermehrtem Wachstum des Pilzes und damit einhergehenden Erkrankungen kommen: Interdigitalmykose, Mundsoor, Onychomykose, vaginale Candidiasis u. a.

Zu (D)
Epidermophyton floccosum ruft Infektionen der Haut (häufig Inguinalbereich) und der Nägel hervor.

Zu (E)
Die Aspergillus-Mykose tritt beim Menschen vor allem als Infektion der Atemwege auf. Daneben ist auch ein Befall vorgeschädigter (durch Ekzem, Verbrennung) Haut möglich.

F 91
Frage 6.4: Lösung C

Zu (C)
Pneumokokken können bei 40–70% der Menschen im Respirationstrakt nachgewiesen werden. Sie verursachen vor allem Infektionen der Lunge *(häufigster Erreger der Lobärpneumonie),* des Ohres oder des ZNS, können aber auch Bronchitiden und Sinusitiden hervorrufen.

Zu (A)
Auch Meningokokken lassen sich in der Rachenflora von Gesunden nachweisen. Sie sind in erster Linie als Erreger von Meningitiden von Bedeutung, können jedoch auch Infektionen der Haut, Gelenke, des Respirationstraktes und des Herzens verursachen. Sinusitiden zählen nicht dazu.

Zu (B)
Candida albicans ist ein potentiell pathogener Haut- und Schleimhautsaprophyt. Insbesondere bei abwehrgeschwächten Patienten kann dieser Erreger zu schwer verlaufenden Organinfektionen wie Pneumonien oder Meningitiden führen. Sinusitiden sind nicht bekannt.

Zu (D)
Aktinomyzeten sind anaerobe grampositive Stäbchen, die sich regelmäßig in der Mundhöhle des Menschen nachweisen lassen. Prädisponierende Faktoren können zu einer Infektion im Mund- oder Halsbereich meist mit multipler Abszeßbildung führen. Pneumonien sind sehr selten.

Zu (E)
Auch Klebsiellen sind in der Rachen- und Darmflora gesunder Personen nachweisbar. Klebsiella pneumoniae ist Erreger von Pneumonien, Harnwegsinfektionen und Sepsis.

H 90
Frage 6.5: Lösung E

Zu (E)
Bei den *grampositiven Stäbchen* handelt es sich um *Döderlein-Laktobazillen,* die bei der geschlechtsreifen Frau den Hauptbestandteil der physiologischen Vaginal-Flora bilden. Diese Bakterien produzieren Milchsäure, so daß ein saures Milieu entsteht und die Ansiedlung potentiell pathogener Keime erschwert wird.

Zu (A)
Typische Erreger der Kolpitis, einer Infektion der Vagina, sind Trichomonas vaginalis, Gonokokken, Candida albicans u. a.

Zu (B)
Beim Ulcus molle, Erreger ist Haemophilus ducreyi (gramnegatives Stäbchen), entwickeln sich meist mehrere Geschwüre im Genitalbereich mit begleitender Lymphadenitis.

Zu (C) und (D)
Nicht selten stören antibiotische Therapien auch die physiologische Flora und damit das saure Milieu der Vagina. Dies ist der geeignete Nährboden für potentiell pathogene Erreger wie Candida albicans.

H 86
Frage 6.6: Lösung B

Zu (B)
Epidermophyton floccosum ist ein Dermatophyt, der – wie schon aus dem Namen ersichtlich – *Dermatomykosen* hervorruft. Häufig tritt er als Erreger von Mykosen im Inguinalbereich auf, aber auch andere Hautareale und Nägel können befallen sein.

Zu (A)
Candida albicans ist ein fakultativ pathogener Saprophyt der Haut und der Schleimhäute. Unter bestimmten Voraussetzungen (Abwehrschwäche, Neoplasma, Stoffwechselkrankheiten etc.) können sich die Erreger überproportional vermehren und zu Erkrankungen führen. Man unterscheidet lokale und Organmykosen. Von Soor spricht man z. B. im Zusammenhang mit der Kandidose des Mundbereichs, der sogenannten Windeldermatitis oder der Vulvovaginitis.

Zu (C)
Die von Aspergillus flavus, einem Schimmelpilz, gebildeten Aflatoxine sind stark toxische Substanzen, die verschiedene Organe schädigen können. Darüber hinaus haben sie eine karzinogene Wirkung (primäres Leberzellkarzinom).

Zu (D)
Aspergillus fumigatus ist ein ubiquitär vorkommender Fadenpilz, der hauptsächlich bei abwehrschwachen Personen zu Erkrankungen führt. Die Lungenaspergillose manifestiert sich entweder als akut-eitrige Form oder als Aspergillom („Pilzklumpen"), das sich in präformierten Hohlräumen, z. B. tuberkulösen Kavernen, bildet.

Zu (E)
Trichophyton zählt zu den Dermatophyten. Er ist ein weit verbreiteter Erreger von Haut- und Nagelmykosen. Je nach Trichophyton-Art sind nur oberflächliche oder auch tiefe Hautschichten befallen.

F 92
Frage 6.7: Lösung B

Zu (B)
Zu den Dermatophyten zählt das **Microsporon.** Der für den Menschen wichtigste Vertreter ist Microsporum audouinii, der vorzugsweise das Kopfhaar befällt. Eine Pneumonie ruft dieser Erreger nicht hervor.

Zu (A)
Klebsiella pneumoniae ist ein gefürchteter Hospitalkeim, der oft schwer verlaufende Erkrankungen verursacht, z. B. Pneumonie, Meningitis, Sepsis, Harnwegs- und Wundinfektionen.

Zu (C)
Vögel sind das Erregerreservoir für Chlamydia psittaci. Es infizieren sich daher Personen, die beruflich mit Vögeln zu tun haben, besonders häufig. Die Psittakose manifestiert sich klinisch als atypische Pneumonie.

Zu (D)
Coxiella burnetii, Erreger des Q-Fiebers, wird vom Menschen mit der Atemluft aufgenommen. In der Folge kommt es dann zu einer interstitiellen Pneumonie.

Zu (E)
Mykoplasmen sind zellwandlose Mikroorganismen, von denen vor allem Mycoplasma pneumoniae für den Menschen Bedeutung hat. Der Erreger befällt den Respirationstrakt und führt dort zu einer interstitiellen Pneumonie.

F 89
Frage 6.8: Lösung B

Aflatoxine, die eine hepatotoxische Wirkung haben, werden hauptsächlich von Aspergillusarten produziert.

Zu (A), (C) – (E)
Candida albicans zählt zu den normalen Haut- und Schleimhautsaprophyten, muß allerdings als potentiell pathogener Pilz betrachtet werden. Bei Änderung der Resistenzlage (Immunschwäche, Antibiotikagabe, Diabetes mellitus etc.) entwickelt sich in manchen Fällen ein Übergewicht der Candidagruppe, so daß Infektionen auftreten. Häufig findet man Infektionen im Mund (Mundsoor) sowie im analen und vaginalen Bereich. Daneben beobachtet man Organmykosen und generalisierte Candidamykosen, die nur schwer beherrschbar sind.

H 89
Frage 6.9: Lösung A

Zu (A)
Actinomyces israelii ist ein Bakterium und zählt damit zu den Prokaryonten. Pilze sind Eukaryonten.

Zu (B)
Systemische Kandidainfektionen treten insbesondere bei abwehrschwachen Personen auf. Diagnostisch wertvoll sind neben Kulturen, die aus Abstrichen, Stuhl, Sputum, Blut etc. angelegt werden können, serologische Verfahren (KBR, ELISA u. a.). Gerade bei diesem potentiell pathogenen Pilz ist der Titerverlauf wichtig.

Zu (C)
Cryptococcus neoformans ist ein ubiquitär verbreiteter, hefeartiger Pilz. In der Regel erfolgt die Aufnahme aerogen, an die sich eine meist symptomlos verlaufende Lungeninfektion anschließt. Abwehrschwache Personen sind vor allem bei hämatogener Streuung ins ZNS gefährdet.

Zu (D)
Histoplasma capsulatum und Coccidioides immitis werden aerogen aufgenommen und manifestieren sich als Lungenmykosen.

Zu (E)
Auch Aspergillus fumigatus führt meist zu einer Lungenmykose, teilweise unter Bildung von Aspergillomen (My-
zetomen). Diese sind auf der Thoraxaufnahme als Ver-
schattung mit Luftsichel sichtbar.

F 86
Frage 6.10: Lösung D

F 86
Frage 6.11: Lösung B

Gemeinsamer Kommentar

Zu (B)
Streptokokken der Gruppe B sind Bestandteil der Vaginalflora. Während der Geburt können sich Neugeborene
mit diesem Keim infizieren und an Pneumonie, Meningitis
oder einer Sepsis erkranken.

Zu (D)
Candida albicans ist ein potentiell pathogener Saprophyt
der Haut wie auch der Schleimhäute. Wenn durch eine
antibiotische Therapie die übrige, bakterielle Flora unterdrückt wird, kann sich der Hefepilz Candida albicans ungehemmt vermehren und zu pathologischen Erscheinungen führen.

Zu (A)
Bei Darmoperationen fürchtet man vor allem die anschließende Peritonitis, hervorgerufen von Keimen, die zur Normalflora des Dickdarms zählen. Diese Keime sind zu fast
99% Anaerobier (Bacteroidesarten, Bifidobakterien,
Peptostreptokokken u. a.).

Zu (C)
Zahnextraktionen ziehen häufig eine Bakteriämie von
Viridansstreptokokken nach sich. Bei vorgeschädigten
Herzklappen besteht dann die Gefahr einer bakteriellen
Besiedlung mit anschließender Endokarditis. Gefährdete
Patienten erhalten in solchen Fällen eine Penicillinpro-
phylaxe.

Zu (E)
Die mikrobielle Darmflora reagiert sehr rasch auf veränderte Bedingungen, wie sie durch Kostwechsel, Streß oder
Änderung der Hormonlage entstehen können. Dies haben
beispielsweise Test bei Astronauten gezeigt.

H 89
Frage 6.12: Lösung E

Die Vermehrungsform der Dermatophyten ist primär ungeschlechtlich, so daß auch ein Suchen nach Fruchtkörpern, die typischerweise bei geschlechtlicher Vermehrung
auftreten, nicht angezeigt ist. Für die mikroskopische Unterscheidung sind Hyphenform und Art der seitlich sitzen-
den Konidien von Bedeutung.

F 92
Frage 6.13: Lösung A

Candida albicans, ein Hefepilz, ist ein Haut- und Schleimhautsaprophyt, der unter bestimmten Voraussetzungen
auch zu Infektionen bis hin zu Organmykosen führen
kann. Solche Infektionen sind beispielsweise Folge einer
antibiotischen Therapie, durch die die bakterielle Normalflora gestört wird, und ungehemmtes Wachstum des Pilzes
ermöglicht.

F 88
Frage 6.14: Lösung E

Cryptococcus neoformans ist ein hefeartiger Pilz, der von
einer *Polysaccharidkapsel* umgeben ist. Im Wirtsorganismus *behindert* diese Kapsel *die Phagozytose* durch entsprechende Elemente der zellulären Abwehr.
C. neoformans ist ubiquitär verbreitet und konnte bisher
in Bodenproben, Nahrungsmitteln und Vogelkot nachgewiesen werden. Die Infektion erfolgt meist aerogen (also
exogen) bei in der Regel inapparentem Verlauf. Im Falle
einer Manifestation ist an erster Stelle die Lunge betroffen. Tritt dann noch eine hämatogene Streuung hinzu, ist
vor allem das ZNS Zielorgan mit Ausbildung von Meningitis oder Meningoenzephalitis.
Therapie der Wahl: Amphotericin B und 5-Fluorocytosin.

H 87
Frage 6.15: Lösung E

Zu (1)
Actinomyces israelii ist ein Fadenbakterium, das durch
sein myzeliales Wachstum imponiert. Primäre Aktinomykosen treten in der Mundhöhle, der Lunge und im Darm
auf.

Zu (2)
Aspergillus fumigatus ist Erreger der Lungenaspergillose,
von der in erster Linie prädisponierte Patienten befallen
werden (z. B. Patienten mit Malignomen, Tuberkulose,
Morbus Boeck, Diabetes etc.).

Zu (3)
Histoplasma capsulatum ist auf dem amerikanischen Kontinent und in Afrika verbreitet. Eine Infektion mit diesen
Erregern manifestiert sich vor allem in der Lunge. Gene-
ralisationen treten nur selten auf.

Zu (4)
Chlamydia psittaci ist Erreger der Ornithose, die von Vögeln auf Menschen übertragen wird. Die Erkrankung tritt
meist unter dem Bild einer atypischen Pneumonie auf.

Zu (5)
Das von Coxiella burnetii hervorgerufene Q-Fieber tritt
nach Inhalation infektiöser (Staub-)Partikel auf. In erster
Linie ist die Lunge von dieser Erkrankung betroffen. Es
kommt auch hier zu einer atypischen Pneumonie.

H 85

Frage 6.16: Lösung D

Antibiotische Therapien verändern häufig das ökologische Gleichgewicht der Schleimhaut, indem sie das Wachstum einiger Saprophyten behindern. Dadurch können sich andere Mikroorganismen der Hautflora, die nicht für die entsprechende Substanz empfindlich sind, ungehemmt ausbreiten. Zu letzteren zählen die Pilze – besonders *Candida albicans,* ein potentiell pathogener Schleimhautsaprophyt.

Eine direkte Schädigung der Schleimhaut durch die Antibiotika kommt als Ursache nicht in Betracht, sondern nur der oben beschriebene indirekte Mechanismus. Auch führt die antibakterielle Therapie nicht zu einer Virulenzsteigerung bei Candida albicans.

F 91

Frage 6.17: Lösung C

Zu (1)
Candida albicans ist ein *potentiell pathogener Haut- und Schleimhautsaprophyt,* der beispielsweise bei gestörter Immunabwehr sich deutlich vermehren kann und dann Krankheitserscheinungen hervorruft. Man beobachtet lokale Infektionen wie Mund- oder Darmsoor, aber auch weiter streuende Infektionen mit Beteiligung des Respirationstraktes und des ZNS.
Zu (2)
Infektionen mit Cryptococcus neoformans manifestieren sich in der *Lunge* oder dem *ZNS.* Die Kryptokokken-Meningitis verläuft meist tödlich.
Zu (4)
Aspergillus fumigatus ist Erreger der *Lungenaspergillose.* Auch diese Infektion entsteht nur bei entsprechender Disposition der erkrankten Person (z. B. Immunschwäche). Man unterscheidet die akut eitrige Aspergillose mit diffus verteilten Abszessen von den Aspergillomen, die sich in präformierten Hohlräumen – z. B. tuberkulösen Kavernen – bilden.
Zu (3) und (5)
Trichophyton rubrum und Microsporum audouinii sind Dermatophyten, die *Mykosen der Haut, Haare und Nägel* verursachen. Mykosen der inneren Organe treten nicht auf.

F 90

Frage 6.18: Lösung C

Zu (1)
Aspergillus fumigatus ruft die Lungenaspergillose hervor. Diese Infektion entsteht überwiegend bei Patienten mit entsprechender Disposition (z. B. Immunschwäche). Man unterscheidet bei den Verlaufsformen die akut-eitrige mit diffus verteilten Abszessen und Aspergillome (Pilzklumpen), die sich in Hohlräumen wie tuberkulösen Kavernen bilden.

Zu (2)
Aflatoxine sind hochwirksame Gifte, die von Schimmelpilzen produziert werden (z. B. auf Nüssen). Sie rufen Vergiftungserscheinungen hervor und sind darüber hinaus leberkarzinogen.
Zu (3)
Candida albicans, unter normalen Bedingungen ein harmloser Haut- und Schleimhautsaprophyt, kann bei Säuglingen durch intrapartale Infektion und bei abwehrschwachen Erwachsenen eine Mundcandidosis (Soor) verursachen.
Zu (4)
Dermatophyten wie Microsporum, Trichophyton und Epidermophyten rufen Mykosen von Epidermis, Haaren und Nägeln hervor.

H 88

Frage 6.19: Lösung E

Zu (1)
Eine intensive Antibiotikatherapie schädigt oft die Normalflora (besonders des Darmtraktes). Dies ist die Basis für ein ungehemmtes Wachstum von Candida albicans.
Zu (2)
Eine schlechte Versorgung der Haut und Schleimhaut, wie sie u. a. bei Mikroangiopathien gegeben ist, schädigt auch das immunologische Gleichgewicht dieses Organs. Eine deutliche Vermehrung der Pilze kann die Folge sein.
Zu (3)
Ovulationshemmer verändern die Hormonlage der Frau. Dies hat u. a. einen Einfluß auf die Zusammensetzung der Scheidenflora, die sich in manchen Fällen deutlich verändert und ein vermehrtes Pilzwachstum zuläßt.
Zu (4) und (5)
Eine Störung der allgemeinen Immunabwehr durch entsprechende Erkrankungen oder Chemotherapie betrifft auch immer das Immunorgan Haut/Schleimhaut und führt über Störungen der Normalflora zu einem übermäßigen Wachstum beispielsweise von Candida albicans.

H 88

Frage 6.20: Lösung B

Zu (1)
Candida albicans ist ein potentiell pathogener Haut- und Schleimhautsaprophyt, der beispielsweise bei gestörter Immunabwehr sich deutlich vermehren kann und dann Krankheitserscheinungen hervorruft. Man beobachtet lokale Infektionen wie *Mund- oder Darmsoor,* aber auch weiter streuende Infektionen mit Beteiligung des *Respirationstraktes* und des ZNS.
Zu (2)
Aspergillus fumigatus ist Erreger der *Lungenaspergillose.* Auch diese Infektion entsteht nur bei entsprechender Disposition der erkrankten Person (Immunschwäche etc.). Man unterscheidet die akut eitrige Aspergillose mit diffus verteilten Abszessen von den Aspergillomen, die

sich in präfomierten Hohlräumen – z. B. tuberkulösen Kavernen – bilden.

Zu (3) und (4)
Trichophytonarten befallen die Haut und Hautanhangsgebilde wie Haare und Nägel. Je nach Art der Erkrankung sind tiefe oder oberflächliche Hautschichten betroffen. Als Erregerreservoir dienen in einigen Fällen Tiere (z. B. Rinder, Meerschweinchen, Hamster).

Zu (5)
Epidermophyten floccosum wird oft bei Mykosen im Inguinalbereich nachgewiesen, tritt jedoch auch an anderen Hautarealen auf. Darüber hinaus können noch die Nägel befallen sein.

F 91

Frage 6.21: Lösung E

Zu (1)
Die mit einer Schwangerschaft einhergehende hormonelle Umstellung behindert das Wachstum von Laktobazillen, wodurch das sonst saure Scheidenmilieu beeinträchtigt wird. Dies wiederum begünstigt potentiell pathogene Keime wie Candida albicans.

Zu (2)
Die im Rahmen des Diabetes mellitus auftretenden Mikroangiopathien führen zu einer Minderversorgung von Haut und Schleimhaut. Dies kann eine Störung des ökologischen Gleichgewichtes und ein vermehrtes Pilzwachstum nach sich ziehen.

Zu (3) und (5)
Eine Schwächung des Immunsystems durch Erkrankung oder immunsuppressive Therapie (Zytostatika, Glukokortikoide) betrifft auch das Organ Haut und beeinträchtigt die physiologische Standortflora. In der Folge treten Infektionen mit potentiell pathogenen Erregern wie Candida albicans auf.

Zu (4)
Eine Therapie mit Breitspektrum-Antibiotika verändert auch die Normalflora (besonders Darm- und Scheidenflora). Nicht-empfindliche Keime wie Candida albicans können sich dann ungehemmt vermehren.

H 87

Frage 6.22: Lösung D

Zu (1), (3) und (4)
Erreger und Erkrankungen in Stichworten:
Mikrosporon audouinii: Mikrosporie (der Haare)
Epidermophyton floccosum: Hautmykosen (besonders Inguinalbereich) und Nagelmykosen
Trichophyton rubrum: Haut- und Nagelmykose

Zu (2)
Cryptococcus neoformans ist ein Sproßpilz, der vorzugsweise in der Lunge und dem ZNS zu zum Teil schweren Erkrankungen führt.

Zu (5)
Aspergillus fumigatus zählt zu den Schimmelpilzen und kann vor allem bei abwehrschwachen Personen Lungenerkrankungen verursachen.

H 89

Frage 6.23: Lösung C

Zu (1) und (2)
Trichophyton-Arten und Epidermophyton floccosum gehören im eigentlichen Sinne zu den Dermatophyten. Sie sind verantwortlich für Haut- und Nagelmykosen.

Zu (3)
Candida albicans ist kein Dermatophyt, sondern ein potentiell pathogener Haut- und Schleimhautsaprophyt. Vorwiegend bei geschwächter Abwehrlage oder bei Störungen des ökologischen Gleichgewichtes durch Antibiotikatherapie, Erkrankungen etc. kommt es zu einem vermehrten Ausbreiten dieses Sproßpilzes begleitet von Krankheitserscheinungen. Dazu zählen Mykosen der Interdigitalfalten, der Vagina, der Analfalte u. a.

Zu (4) und (5)
Von Infektionen mit Histoplasma capsulatum und Cryptococcus neoformans ist in erster Linie die Lunge betroffen. Zwar verlaufen die Infektionen meist inapparent, doch sind auch schwere Krankheitsbilder mit Generalisation bekannt.

H 85

Frage 6.24: Lösung E

Zu (1) und (2)
Trichophyton und Microsporon sind Dermatophyten und für den Menschen pathogene Pilze. Trichophyten verursachen verschiedene Erkrankungen der Haut, der Haare und der Nägel. Bei einigen Formen dieser Mykose sind auch tiefe Hautschichten befallen. Rezidive sind häufig. Die Mikrosporie, von der typischerweise Kinder betroffen sind, befällt vor allem den behaarten Kopf. Daneben findet man die Mikrosporen auch in den Schamhaaren und auf der Körperhaut. Charakteristisches Zeichen der Infektion ist das Abbrechen der Haare. Sowohl bei der Mikrosporie als auch bei der Infektion mit Trichophytonarten besteht Ansteckungsgefahr.

Zu (3)
Candida albicans zählt zur normalen Flora der Haut. Ist das ökologische Gleichgewicht der Flora beispielsweise durch eine antibiotische Therapie gestört, führt das zu einer starken Vermehrung des Soorpilzes. Es kommt zu einer Pilzinfektion. Candida albicans ist also ein potentiell pathogener Pilz.

Zu (4)
Aspergillus fumigatus ist Erreger der Lungenaspergillose, die vor allem prädisponierte Personen befällt: Patienten mit malignen Erkrankungen, mit Tuberkulose, Diabetes, Morbus Boeck etc.

Zu (5)
Lungenerkrankungen stehen an erster Stelle bei Infektionen mit Cryptococcus neoformans. Eine gefährliche Komplikation ist der Befall des ZNS, wobei es zu einer Meningitis kommt.

7   Grundlagen der antimikrobiellen Therapie

H 90

Frage 7.1: Lösung D

Beim Reihenverdünnungstest werden beispielsweise flüssigen Nährmedien in geometrischen Reihen abfallende Konzentrationen eines Chemotherapeutikums zugesetzt. Die Konzentrationen werden in Anlehnung an erreichbare Blut- oder Gewebespiegel gewählt. Man gibt dann definierte Bakterienmengen hinzu. Nach 18–20 Stunden kann die *minimale Hemmkonzentration* bestimmt werden, d. h. die geringste Konzentration des Chemotherapeutikums, die ein sichtbares Erregerwachstum verhindert.

H 88

Frage 7.2: Lösung A

Zu (A)
Interferon ist eine Substanz der unspezifischen Abwehr, die u. a. von virusinfizierten Zellen produziert wird. Auch bei der Tumorabwehr spielt Interferon eine Rolle. Auf bakterielle Infektionen hat es keinen Einfluß.
Zu (B)
Bei der Transduktion wird DNS durch Bakteriophagen von Spender- zu Empfängerzellen transportiert. Dabei können *Resistenzgene* übertragen werden.
Zu (C)
Innerhalb von Bakterienpopulationen treten immer wieder *Spontanmutationen* auf, die auch Resistenzen gegen Antibiotika bewirken. Es handelt sich nicht um gezielte Mutationen. Allerdings wird durch den *Selektionsdruck*, den eine Chemotherapie ausübt, der nicht-resistente Teil der Bakterien unterdrückt.
Zu (D)
Plasmide – und damit R-Faktoren – können zwischen zwei Bakterien, die eine *Plasmabrücke* (Sex-Pilus) ausbilden, ausgetauscht werden. Diesen Vorgang nennt man Konjugation.
Zu (E)
Eine besondere Form der Persisters stellen die sogenannten **L-Formen** der Bakterien dar. Es handelt sich um zellwandlose Bakterien, die durch *Spontanmutationen* entstehen oder durch *Penicillintherapie* induziert werden. Bei den L-Formen kann Penicilin seine bakterizide Wirkung nicht entfalten, da es die Zellwandsynthese hemmt. Nach Beendigung der Chemotherapie entwickeln sich auch wieder intakte Bakterienformen, so daß mit einem Infektionsrezidiv zu rechnen ist.

8   Antibakterielle Substanzen

F 92

Frage 8.1: Lösung A

Zu den β-Lactam-Antibiotika zählen Penicilline, Cephalosporine, Carbapeneme und Monobactame. Sie wirken in erster Linie gegen grampositive und zum Teil auch gramnegative Erreger. Bei Streptokokkeninfektionen ist Penicillin Mittel der Wahl.
Mycoplasma pneumoniae und Chlamydia psittaci werden mit Tetracyclinen (Mykoplasmen alternativ auch mit Erythromycin) und Legionella pneumophila mit Erythromycin behandelt. Als klassische Antituberkulotika können Rifampicin, Isoniazid, Ethambutol, Pyrazinamid und Streptomycin genannt werden.

H 88

Frage 8.2: Lösung A

Zu (A)
Die von vielen Staphylokokken gebildete Penicillinase oder β-Lactamase spaltet enzymatisch den β-Lactamring des Penicillin G sowie einiger anderer Penicilline und Cephalosporine. Penicillinase-resistent sind beispielsweise Methicillin oder Oxacillin.
Zu (B)
Macrolid-Antibiotika behindern durch Bindung an bakterielle Ribosome die Proteinsynthese. Bei Plasmid-induzierter Resistenz der Bakterien findet eine *Kopplung von Methylgruppen an die Ribosomen* statt, wodurch die Bindung des Antibiotikums blockiert wird.
Zu (C)
Eine Resistenz gegen Tetracycline, die von Plasmiden vermittelt wird, betrifft *spezifische bakterielle Zellwandtransportsysteme*. Diese werden so verändert, daß der Transport der Tetracycline und damit die intrazelluläre Konzentration wirkungsvoll reduziert wird.
Zu (D)
Das mehrschichtige Mureingerüst der grampositiven Bakterien macht diese besonders empfindlich für Penicillin, denn die Interferenz dieses Antibiotikums mit den Zellwandbausteinen betrifft die Muraminsäure-haltigen Mukopeptide.
Zu (E)
Einen Synthese-Nebenschluß (oder „Bypass") können Plasmide zur Resistenzbildung gegen Antibiotika wie Sulfonamide und Trimethoprim vermitteln. Die genannten Antibiotika behindern die Folsäuresynthese durch Enzymblockade. Liegt eine Plasmid-induzierte Resistenz vor, wird das blockierte Enzym durch ein anderes, nicht gegen die antibakterielle Substanz empfindliches ersetzt.

F 90
Frage 8.3: Lösung A

Zu (A)
Typisch für die antituberkulöse Monotherapie ist die rasche Resistenzentwicklung. Dies läßt sich durch eine Kombinationstherapie mit zwei bis drei Präparaten verhindern. Gleichzeitig können die einzelnen Chemotherapeutika in der Dosierung reduziert werden, wodurch eine Reduzierung der Nebenwirkungen möglich ist.
Zu (B)
Eine Verbreiterung des Wirkungsspektrums ist bei Mischinfektionen von Bedeutung, um möglichst viele Krankheitserreger zu erfassen. Die Tuberkulose wird von einem Erreger, Mycobacterium tuberculosis, hervorgerufen.
Zu (C)
Einige Bakterien besitzen das Enzym beta-Lactamase, das den beta-Lactamring des Penicillins zerstört und damit das Antibiotikum unwirksam macht. Inzwischen wurden jedoch Penicilline entwickelt, die gegen dieses Enzym unempfindlich sind (z. B. Oxacillin).
Zu (D)
Zur Steigerung der Zellwandpermeabilität, was eine Instabilität des Bakteriums zur Folge hat, führen u. a. Penicilline und Polymyxin.
Zu (E)
Die Steigerung der bakteriziden Wirkung ist nicht unbedingt ein Merkmal der Tuberkulosetherapie, zumal einige Antituberkulotika auch bakteriostatische Wirkung haben.

H 89
Frage 8.4: Lösung B

Die antibakterielle Wirkung des Penicillins hat ihre Ursache darin, daß diese Substanz die Biosynthese der bakteriellen Zellwand behindert. Dies geschieht durch Blockade einer Transpeptidase. Es ist verständlich, daß Penicillin nur in der Vermehrungsphase der Bakterien optimal wirken kann. Auch die Kombination mit einem bakteriostatisch wirksamen Antibiotikum ist in Hinblick auf diesen Wirkmechanismus sinnlos.

H 87
Frage 8.5: Lösung D

Penicillin wirkt bakterizid auf proliferierende Erreger, da es die Biosynthese der Zellwand hemmt. Aus diesem Grund kann es bei den zellwandlosen Mykoplasmen keine Wirkung zeigen. Diese Mikroorganismen sind jedoch empfindlich gegen Tetracycline und Erythromycine.

F 85
Frage 8.6: Lösung E

Zu (1)
Die Biosynthese der Zellwand hemmen beispielsweise Penicillin und Cephalosporine.
Zu (2)
Die Membranpermeabilität der bakteriellen Zelle wird u. a. von Polymyxin und Colistin verändert.

Zu (3)
Aminoglykoside, Tetracycline, Chloramphenicol und Erythromycin stören die Eiweißsynthese der Bakterien an den Ribosomen.
Zu (4)
Durch Sulfonamide wird die Folsäuresynthese kompetitiv gehemmt.
Zu (5)
Substanzen wie Nalidixinsäure, Pyrimethamin, Rifampicin behindern die Nukleinsäuresynthese der Bakterien.

F 86
Frage 8.7: Lösung A

Zu (4) und (5)
Cephalosporine und Penicilline hemmen auf ähnliche Weise eine Transpeptidase, die beim Aufbau der bakteriellen Zellwand benötigt wird.
Zu (1)
Trimethoprim hemmt die Folsäuresynthese der Bakterien. Damit ist die Bildung von Nukleinsäuren empfindlich gestört.
Zu (2)
Isonicotinsäurehydrazid (INH) ist bei der Tuberkulosetherapie Mittel der ersten Wahl. Es wird statt der Nicotinsäure in das Nicotinamidadenindinucleotid (NAD) eingebaut, das dadurch keinen Wasserstoff mehr übertragen kann. NAD ist unentbehrlich für die Funktion der Oxidoreduktasen.
Zu (3)
Rifampicin hemmt die RNS-Polymerase und damit die RNS-Synthese.

H 85
Frage 8.8: Lösung B

Tetracycline beeinträchtigen die Proteinsynthese der Erreger und haben daher eine *bakteriostatische* Wirkung. Sie zählen zu den Breitbandantibiotika, die gegen zahlreiche Mikroorganismen eingesetzt werden können (z. B. gegen grampositive und gramnegative Kokken und Stäbchen, gegen Spirochäten, gegen Rickettsien und Entamoeba histolytica). Allerdings sind sie nicht immer das Mittel der ersten Wahl, und viele Erreger haben auch schon Resistenzen entwickelt. Bei der Therapie von Mykoplasmeninfektionen stehen Tetracycline an oberster Stelle.
Tetracyclin bildet leicht *Komplexe mit Calcium* und lagert sich daher in Calcium-reichen Gewebearten an. Davon sind vor allem das fetale und wachsende Skelett sowie die wachsenden Zähne betroffen.

F 87
Frage 8.9: Lösung C

Zu (2)
Erythromycin bindet sich an die 50S-Untereinheit der bakteriellen Ribosomen, interferiert mit der Translokation und wirkt damit hemmend auf die Proteinsynthese.

Zu (3)
Streptomycin hemmt die Proteinsynthese durch Bindung an die 30S-Untereinheit.
Zu (4)
Chloramphenicol heftet sich an die 50S-Untereinheit, interferiert mit der Peptidyltransferase und blockiert so die Proteinsynthese.
Zu (1) und (5)
Ampicillin und Cephalosporine hemmen die Zellwandsynthese der Bakterien.

F 89
Frage 8.10: Lösung E

Die Unempfindlichkeit mancher Bakterien gegenüber Penicillin beruht in einigen Fällen auf deren Fähigkeit, Penicillinase zu bilden. Dieses Enzym spaltet den Beta-Lactamring des Penicillins und zerstört damit dessen biologische Aktivität. Plasmide, es handelt sich um extrachromosomale genetische Elemente, können u. a. Penicillinase codieren. Sie steuern auch die Übertragung von Bakterium zu Bakterium durch Konjugation, wie sie für gramnegative Erreger typisch ist. Man spricht daher von einer „infektiösen Resistenz". Penicillinase-resistente Penicilline sind beispielsweise Methicillin und Oxacillin.

8.11 Antimykotika

F 85
Frage 8.11: Lösung A

Zu (A)
Amphotericin B wird *systemisch* gegeben zur Behandlung disseminierter Mykosen (z. B. Candida albicans, Coccidioido immitis, Blastomyces dermatitidis). Es wirkt auf die *Zellmembran der Pilze*. Während der Therapie treten häufig Nebenwirkungen auf im Sinne von Nierenschäden, Störungen der Leberfunktion, gastrointestinalen Beschwerden etc.
Zu (B)
Polymyxin B gehört zu den Peptidantibiotika. Es erhöht die Permeabilität der bakteriellen Membran. Polymyxin wirkt gegen gramnegative Bakterien (auch Pseudomonas), ist allerdings nicht Mittel der ersten Wahl (Neuro- und Nephrotoxizität!).
Zu (C)
Trimethoprim wird in Kombination mit Sulfamethoxazol als Cotrimoxazol therapeutisch eingesetzt. Es ist indiziert bei Infektionen mit Escherichia coli, Haemophilus, Klebsiella und Salmonella (Typhus).

F 87
Frage 8.12: Lösung E

Zu (E)
Griseofulvin wird angewendet bei großflächigen Dermatophytosen, bei Nagelmykosen und bei tiefen Dermatophytosen. Es wird *oral* gegeben und lagert sich in neu gebildetem Keratin ab. Erreicht dieses die Hautschicht, in der sich die Pilzinfektion befindet, wirkt Griseofulvin *fungistatisch* auf die Dermatophyten (Hemmung der Proteinsynthese).
Zu (A), (B) und (D)
Penicillin, Sulfonamid und Aminoglycosid sind antibakteriell wirkende Substanzen.
Zu (C)
Chinin wird in der Malariatherapie eingesetzt.

H 91
Frage 8.13: Lösung D

Soor wird von Candida albicans, einem dimorphen Pilz, hervorgerufen. Gegen diese Erkrankung ist Griseofulvin unwirksam. Soor läßt sich gut mit Nystatin behandeln. Zu den Dermatophyten zählen Microsporon, Trichophyton und Epidermophyten.

H 86
Frage 8.14: Lösung B

Zu (2)
Amphotericin B ist das einzige *Polyenantimykotikum*, das systemisch angewendet werden kann, und zwar durch *parenterale Gabe*. Wegen seiner relativen Toxizität treten bei vielen Personen Nebenwirkungen auf: u. a. Übelkeit, Fieber, Nierenfunktionsstörungen. Systemisch verabreicht wird Amphotericin B bei Organmykosen durch Candida, Cryptococcus, Aspergillus etc.
Zu (1)
Griseofulvin wirkt gegen Dermatophyten (z. B. Microsporon, Trichophyton). Nach oraler Aufnahme wird es in die erkrankte Haut durch Bindung an Keratin eingelagert. Eine solche Therapie kommt zum Zuge, wenn andere Verfahren wie äußerliche Anwendung von Antimykotika ohne Erfolg geblieben sind. Eine Griseofulvin-Therapie kann sich über Monate hinziehen.
Zu (3) und (5)
Penicillin und Chloramphenicol sind Chemotherapeutika ohne antimykotische Wirkung.
Zu (4)
Auch Nystatin ist ein Polyenantimykotikum, das allerdings nur zur lokalen Therapie von Mykosen eingesetzt werden kann.

9 Parasitologie

9.1 Protozoonosen (Flagellaten)

9.2 Protozoonosen (Rhizopoden)

F 90
Frage 9.1: Lösung B

Die abgebildeten Einzeller und ihre morphologischen Charakteristika in Stichworten:
(B) Trichomonas vaginalis – spitzoval, über den hinteren Zellpol hinausragender Achsenstab, Zellkern am vorderen Zellpol sowie Basalkörper, von denen Geißeln ausgehen, undulierende Membran am Zellrand.
(A) Lamblia intestinalis – tropfenförmiger Trophozoit mit vier Geißelpaaren, zwei ovale Kerne mit auffallenden Nukleolen.
(C) Leishmania – zumeist spindelförmig mit endständiger Geißel, Lage des Zellkerns ist von der Entwicklungsstufe abhängig, als besonderes Organell besitzen Leishmanien den Kinetoplast, der u. a. DNA enthält.
(D) Entamoeba histolytica – es existieren verschiedene Formen, abgebildet ist die Gewebs- oder Magna-Form mit den typischen Pseudopodien; großer Zellkern mit randständigem Chromatin und mehr zentral gelegenem Nucleolus.
(E) Trypanosoma – die Zellform entspricht weitgehend Leishmania, allerdings bildet ein Teil der langen Geißel die undulierende Membran.

F 90
Frage 9.2: Lösung B

Zu (B)
Mücken der Gattung Phlebotomus übertragen Leishmania donovani und tropica in der „Alten Welt". In der „Neuen Welt" dienen Mücken der Gattung Lutzomyia als Vektoren.
Zu (A), (C), (D) und (E)
Glossina-Arten – hierzu zählt die Tsetsefliege – übertragen die Erreger der Schlafkrankheit (Trypanosomen).
Rickettsia prowazekii ist Erreger des klassischen (europäischen) Fleckfiebers, der von der Kleiderlaus übertragen wird.
Raubwanzen sind Vektoren von Trypanosoma cruzi, dem Erreger der Chagaskrankheit.
Der Pesterreger, Yersinia pestis, wird von Flöhen übertragen. Als Erregerreservoir dienen Nagetiere, insbesondere Ratten.

F 88
Frage 9.3: Lösung B

Zu (B)
Trypanosoma cruzi ist Erreger der **Chagas-Krankheit,** die durch *Raubwanzen* übertragen wird. Trypanosomen findet man vorwiegend intrazellulär, besonders in glatten Muskelzellen. Es entstehen Primärläsionen mit lokalen und regionären Lymphknotenschwellungen. Im chronischen Stadium treten myopathische Veränderungen mit Megaösophagus, Megakolon und Herzdilatation sowie auch Enzephalomyelopathien auf.
Zu (A) und (E)
T. brucei gambiense und rhodesiense sind Erreger der Schlafkrankheit.
Zu (C)
Actinomyces israelii, ein grampositives Fadenbakterium, kann die sogenannte Aktinomykose verursachen. Sie tritt nach Verletzungen im Wangenbereich auf, wo sie als chronisch destruktiver Prozeß imponiert.
Zu (D)
Blastomykosen gehören zu den Inhalationsmykosen. Das Verbreitungsgebiet ist Nordamerika. Die Primärbesiedlung findet sich häufig in der Lunge bei möglicher metastatischer Ausbreitung in Haut, Leber etc.

F 88
Frage 9.4: Lösung B

Zu (B)
Erreger der Amöbenruhr ist **Entamoeba histolytica,** die der Gruppe der Rhizopoden angehört. Amöbenzysten, die gegenüber der Magna- und Minutaform die höhere Tenazität besitzen, werden oral aufgenommen. Bei einer Infektion schädigen die Amöben mittels *proteolytischer Fermente* die Darmwand des Erkrankten, so daß Nekrosen und Ulzerationen entstehen. Es kann auch zu einer hämatogenen Streuung kommen mit Auftreten von *Leberabszessen* sowie den seltenen Lungen- und Gehirnabszessen.
Zu (A)
Ein Megakolon kann ebenso wie ein Megaösophagus, Megagaster oder eine Kardiomegalie im Rahmen der Chagaskrankheit auftreten (Erreger Trypanosoma cruzi). Pathophysiologisch sind diese Phänomene durch das Untergehen von Ganglienzellen bedingt.
Zu (C)
Im Rahmen einer Poliomyelitis, die als „major illness" verläuft, sind Krämpfe, Koordinationsstörungen und schlaffe Lähmungen zu erwarten.

F 85
Frage 9.5: Lösung E

Zu (E)
Zu den Glossinen zählt die *Tsetse-Fliege.* Dieses blutsaugende Insekt überträgt Trypanosoma gambiense und rhodesiense, die Erreger der *Schlafkrankheit.* Die Schlafkrankheit ist in Afrika verbreitet.

Zu (A) bis (D)

Insekt, Erreger und Erkrankung in Stichworten:

Kleiderlaus – Rickettsia prowazekii – Fleckfieber

Raubwanze – Trypanosoma cruzi – Chagaskrankheit (Südamerika)

Anopheles-Mücke – Plasmodien – Malaria

Floh – Yersinia pestis – Pest

F 89

Frage 9.6: Lösung C

Zu (A) und (C)

Im Gegensatz zu Trypanosoma gambiense und rhodesiense, die im Blut und Lymphsystem des Menschen leben und sich dort durch Zweiteilung vermehren, tritt der Erreger der Chagas-Krankheit, Trypanosoma cruzi, zwar im peripheren Blut auf, die Vermehrung erfolgt jedoch nur innerhalb der Wirtszellen.

Zu (B) und (E)

Bestimmte Raubwanzen, die ausschließlich in Mittel- und Südamerika auftreten, dienen Trypanosoma cruzi als Vektoren. Die Wanzen setzen auf der Haut des Menschen erregerhaltigen Kot ab. Die Trypanosomen dringen durch kleine Hautdefekte oder die Schleimhaut in den Wirtsorganismus ein.

Zu (D)

Neben schweren Allgemeinerscheinungen ist die Chagas-Krankheit des Erwachsenen charakterisiert durch eine zunehmende Herzinsuffizienz und Megabildungen des Magen-Darm-Kanals, also auch Megacolon (neben Megaösophagus, Megagaster).

H 87

Frage 9.7: Lösung C

Zu (C)

In die ruppe der zellwandlosen bakterienartigen Mikroorganismen gehört Mycoplasma pneumoniae, das eine atypische Pneumonie sowie weitere Erkrankungen des oberen Respirationstraktes verursachen kann.

Zu (A), (B), (D) und (E)

Die Erreger und die dazugehörigen Darminfektionen:

Escherichia coli: Reisediarrhoe, Säuglingsdyspepsie

Entamoeba histolytica: Amöbenruhr

Shigellen: Bakterielle Ruhr

Yersinia pseudotuberculosis und enterocolitica: Enteritiden

H 86

Frage 9.8: Lösung C

Trypanosoma gambiense und rhodesiense werden von Tsetsefliegen (Glossinen) bei der Blutmahlzeit übertragen. Die von ihnen hervorgerufene Schlafkrankheit ist in Zentral- und Westafrika bzw. in Ostafrika – je nach Erreger – verbreitet.

Bei den Trypanosomen handelt es sich um Flagellaten. Die Vermehrung erfolgt durch Teilung, und zwar bei Trypanosoma gambiense und rhodesiense extrazellulär in Blut

und Liquor, bei Trypanosoma cruzi (Chagas-Krankheit) vorwiegend in retikulo-endothelialen Zellen.

Afrikanische Trypanosomen können sich morphologisch vielfältig verändern, was mit einem jeweiligen *Wandel der Antigenität* einhergeht. Auf diese Weise schützen sie sich vor der immunologischen Abwehr des Wirtsorganismus.

F 86

Frage 9.9: Lösung E

Zysten der Entamoeba histolytica werden von infizierten Personen in allen Stadien der Erkrankung ausgeschieden, sind also nicht beweisend für eine akute Amöbenruhr. Ähnliches gilt für die Minutaform. Erst der *Nachweis der Magnaform im Stuhl* sichert die Diagnose Amöbenruhr, da diese (Gewebs-)Form Grundlage der Krankheitssymptome ist.

9.3   Protozoonosen (Sporozoen)

F 92

Frage 9.10: Lösung C

Bei Verdacht auf **Malaria** werden sowohl **Blutausstriche** als auch der sogenannte **Dicke Tropfen** nach Giemsa gefärbt. Durch den Dicken Tropfen erhöht sich die Wahrscheinlichkeit, Plasmodien auch bei geringer Parasitendichte darstellen zu können. Nach der Giemsafärbung erscheint das Zytoplasma der intraerythrozytär gelegenen Plasmodien blau und das Chromatin rot. Serologische Verfahren spielen bei der Malariadiagnostik eine untergeordnete Rolle und geben lediglich Hinweis darauf, daß zu einem früheren Zeitpunkt eine Malaria abgelaufen ist.

H 91

Frage 9.11: Lösung C

Die von der Mücke auf den Menschen übertragenen Sporozoiten vermehren sich zuerst in den Leberzellen. Dies wird als *präerythrozytäre Phase* bezeichnet. Hierbei entstehen Merozoiten, die Erythrozyten befallen und sich in ihnen vermehren. Es entwickeln sich Schizonten, aus denen Merozoiten freigesetzt werden, die erneut Erythrozyten befallen können. Gleichzeitig werden auch Mikrogametozyten und Makrogameten gebildet, die von der Mücke bei der Blutmahlzeit aufgenommen werden. In der Mücke erfolgt die geschlechtliche Vermehrung der Plasmodien, an deren Ende die Bildung von Sporozoiten steht, so daß sich der Kreislauf schließt.

F 91
Frage 9.12: Lösung E

Zu (E)
Leptospira interrogans, Erreger der Weilschen Krankheit, kann zwar auch aus Blut, Liquor und Urin isoliert und angezüchtet werden, wächst allerdings nur sehr langsam und muß daher 6–14 Tage bebrütet werden. Günstiger ist daher ein **Antikörpernachweis** durch eine Agglutinationsreaktion oder Komplementbindungsreaktion.

Zu (A)
Bei **Malariaverdacht** (Fieber unklarer Genese nach Aufenthalt in Malariagebieten) sind für die Labordiagnostik der **Blutausstrich** und der **Dicke Tropfen** von Bedeutung, wobei die Blutentnahmen in der Fieberphase erfolgen müssen. Der Erreger kann dann mikroskopisch nachgewiesen werden.

Zu (B) – (D)
Salmonellen, Koli- und Cholerabakterien lassen sich in **Stuhlproben** erkrankter Personen nachweisen. Eine Differenzierung ist weitestgehend durch Selektivmedien möglich.

F 89
Frage 9.13: Lösung D

Plasmodien können weder mit Endo- noch mit Exotoxinen in Verbindung gebracht werden. Staphylokokken (Typ aureus) und Korynebakterien bilden zwar Exotoxine, und Pneumokokken setzen zwar bei Zelluntergang Endotoxine frei, es ist jedoch ein häufiges Auftreten eines Endotoxinschocks nicht bekannt.
Anders verhält es sich bei den Meningokokken. Als Ursache der schwer verlaufenden Meningokokkensepsis (Waterhouse-Friderichsen-Syndrom), die u. a. von Kreislaufkollaps und Nebennierenversagen begleitet wird, nimmt man eine Endotoxin-bedingte Gefäßschädigung mit Störung der Mikrozirkulation an.

H 87
Frage 9.14: Lösung B

Beim Stich der Mücke gelangen *Sporozoiten* in das Blut des Menschen. Eine erste Vermehrung der Erreger findet in der Leber statt (präerythrozytäre Phase). Die dabei entstehenden Merozoiten befallen Erythrozyten und vermehren sich in ihnen (erythrozytäre Phase), wobei sich Schizonten bilden. Aus ihnen werden Merozoiten freigesetzt, die den Vermehrungszyklus in anderen Erythrozyten wiederholen. Daneben können sich aus ihnen auch die Geschlechtsformen, die Mikrogametozyten und Makrogameten entwickeln, die von der Mücke bei der Blutmahlzeit aufgenommen werden. In der Mücke vollzieht sich die geschlechtliche Vermehrung der Plasmodien mit Ookineten und Oozysten, die zahlreiche Sporozoiten enthalten.

F 89
Frage 9.15: Lösung E

Zu (E)
Die Chemoprophylaxe der Malaria zielt auf die Abtötung extraerythrozytärer Plasmodien. Die mit dem Mückenstich übertragenen Sporozoiten können dadurch nicht erreicht werden. Je nach bekannten Resistenzen empfehlen sich Chloroquindiphosphate, eventuell in Kombination mit Proguanil und bei hohem Risiko Mefloquin, das allerdings wegen zahlreicher Nebenwirkungen nur eingeschränkt gegeben werden darf. Pyrimethamin (Fansidar) wird wegen schwerer Hautreaktionen mit tödlichem Verlauf nicht mehr zur Prophylaxe empfohlen. Von unumstrittenen Wert sind allgemeine Schutzmaßnahmen wie bedeckende Kleidung, Repellents, Moskitonetze ...

Zu (A) – (D)
Die Anopheles-Mücke überträgt die ungeschlechtlichen Sporozoiten, die sich in der Leber des Infizierten vermehren, bei der Blutmahlzeit. Die in der Leber gebildeten Merozoiten befallen Erythrozyten, vermehren sich in ihnen und werden in regelmäßigen Zeitabständen (außer Plasmodium falciparum) durch Zellzerfall freigesetzt. Diese Zyklen entsprechen dem für Malaria typischen Intervallfieber. Im erythrozytären Zyklus werden außer Merozoiten auch Geschlechtsformen = Gametozyten gebildet, die die Mücken aufnehmen. In der Mücke vollzieht sich die geschlechtliche Vermehrung der Plasmoiden.

F 85
Frage 9.16: Lösung C

Anopheles-Mücken übertragen die ungeschlechtliche Form (Sporozoiten) der Plasmodien. Im Menschen beginnt die Vermehrung (Schizogonie) der Sporozoiten in den Parenchymzellen der Leber. Am Ende dieser präerythrozytären Phase werden Merozoiten freigesetzt, die in Erythrozyten eindringen und sich dort vermehren. Die erythrozytäre Phase kann sich mehrmals wiederholen. Dabei entstehen neben Merozoiten auch Geschlechtsformen (Gametozyten), die von der Anopheles-Mücke bei der Blutmahlzeit aufgenommen werden.
Zum Nachweis der Malaria untersucht man Blut mikroskopisch. Methode der Wahl ist der sogenannte *dicke Tropfen,* der nach Giemsa gefärbt wird. Damit lassen sich Erreger auch bei leichter Infektion nachweisen.
Zur *Chemoprophylaxe* eignet sich Chloroquin (Resochin). Die Anwendung von Pyrimethamin (Fansidar) ist erst kürzlich eingeschränkt worden. Diese Substanz soll nur noch bei resistenten Stämmen von Plasmodium falciparum, wie sie in Südamerika, Afrika und Asien gebietsweise auftreten, eingesetzt werden.

F 91
Frage 9.17: Lösung E

Der Mensch infiziert sich durch *orale Aufnahme von Zysten* (meist in rohem Fleisch) oder von *Oozysten aus Katzenkot.* Postnatale Infektionen verlaufen meist symptomlos. Klinisch manifeste Infektionen beobachtet man in erster Linie bei abwehrschwachen Patienten. Häufigste Organmanifestation ist die Lymphknoten-Toxoplasmose, bei AIDS-Patienten ZNS-Toxoplasmose (Enzephalitis). Pränatale Infektionen führen u. a. zu Symptomen wie Hydrozephalus, intrazerebralen Verkalkungen und Chorioretinitis. Aber auch Abort oder Totgeburt können Folgen der Infektion sein.

Wichtigste diagnostische Verfahren sind der *Nachweis von IgG- und IgM-Antikörpern,* zumal dadurch auch zwischen früher abgelaufener und akuter Toxoplasmose unterschieden werden kann. Ein direkter Erregernachweis aus Untersuchungsmaterial gelingt nur selten; günstiger ist dann die intraperitoneale Beimpfung von Mäusen, die im positiven Fall eine Toxoplasmose entwickeln.

Da der Durchseuchungsgrad der Bevölkerung bei Toxoplasmose sehr hoch liegt, sagt eine einmalige positive Titerbestimmung nicht aus, daß eine akute Infektion vorliegt. Lediglich deutliche Titeranstiege, hohe Ausgangstiter oder besser der Nachweis spezifischer IgM-Antikörper sprechen eindeutig für eine frische Infektion.

H 91

Frage 9.18: Lösung E

Für Toxoplasma gondii ist die **Katze** der **Hauptwirt** und andere Säugetiere bzw. der Mensch Zwischenwirt. Die geschlechtliche Vermehrung mit Bildung von Oozysten erfolgt im Darm der Katze. Die mit dem Kot ausgeschiedenen Oozysten werden durch Sporulation widerstandsfähiger und infektionstüchtig. Von den Zwischenwirten werden sie oral aufgenommen, woraufhin eine ungeschlechtliche Vermehrung (Endozoiten) in kernhaltigen Zellen erfolgt.

F 92

Frage 9.19: Lösung A

Für Toxoplasma gondii ist die Katze der Hauptwirt und andere Säugetiere bzw. der Mensch Zwischenwirt. Die geschlechtliche Vermehrung mit Bildung von Oozysten erfolgt im Darm der Katze. Die mit dem Kot ausgeschiedenen Oozysten werden durch Sporulation widerstandsfähiger und infektionstüchtig. Von den Zwischenwirten werden sie oral aufgenommen, woraufhin eine ungeschlechtliche Vermehrung (Endozoiten) in kernhaltigen Zellen erfolgt.

F 90

Frage 9.20: Lösung C

Zu (5)
Während Salmonella typhimurium nicht nur für den Menschen pathogen ist, sondern auch ein breites Erregerreservoir im Tierreich hat, hat der Typhuserreger allein für den Menschen Bedeutung.

Zu (1) – (4)
Die Erreger und ihr Wirtsspektrum:
Trypanosoma cruzi – Mensch, Hund, Katze, Opossum u. a.
Brucella abortus – Rind und andere Tiere, Mensch

Toxoplasma gondii – Katze und zahlreiche Säugetierarten, Vögel, Mensch
Listeria monocytogenes – Mensch, Nutztiere, Nagetiere, Vögel u. a.

H 87

Frage 9.21: Lösung C

Zu (3)
Typhus abdominalis ist eine *zyklische Infektion,* bei der Blutkulturen in der ersten bis zweiten Woche positiv ausfallen. Hierdurch unterscheidet sie sich von der ebenfalls von Salmonellen hervorgerufenen Gastroenteritis, bei der ein Erregernachweis im Stuhl angezeigt ist.

Zu (4)
Die **Endocarditis lenta** ist oft Folge einer Streptokokkeninfektion bei vorgeschädigten Herzklappen. Typisch sind immer wieder auftretende Bakteriämien mit Fieberschüben. Für eine *Blutkultur* sollte *zu Beginn eines solchen Fieberschubes* Blut entnommen werden.

Zu (1)
Eine Tuberkulose betrifft in erster Linie die Lunge, dort zeigt sich eine spezifische Entzündungsreaktion. Zum Nachweis empfiehlt sich eine mikrobiologische Untersuchung von Sputum, Magensaftaspirat oder bei einer Bronchoskopie gewonnenem Material.

Zu (2)
Postnatale Toxoplasmoseinfektionen verlaufen meist inapparent. Es können jedoch auch Symptome wie Lymphknotenschwellung, Exantheme, Pneumonie, Myokarditis oder Meningoenzephalitis auftreten. Zur Bestätigung einer Toxoplasmose bedient man sich der Antikörper-Nachweisverfahren.

Zu (5)
Plasmodien sind intrazelluläre Parasiten, die sich u. a. in Erythrozyten vermehren. Hier ist der Erregernachweis mit der Technik des sogenannten dicken Tropfens sinnvoll.

F 88

Frage 9.22: Lösung E

Bei der geschlechtlichen Vermehrung der **Toxoplasmen** in der Katze (Endwirt) entstehen Oozysten, die mit der Fäzes ausgeschieden werden. *Schmierinfektion* (Kontakt mit Katzenkot) oder *Aufnahme von rohem, zystenhaltigen Fleisch* sind die Ursache für eine postnatale Infektion des Menschen. Im Zwischenwirt kommt es zur ungeschlechtlichen Vermehrung der Toxoplasmen in kernhaltigen Zellen mit Zerstörung der befallenen Zellen und unter Ausbildung von Zysten mit teilweise zahlreichen Zystoiten. Bei *pränataler* Toxoplasmose sind *schwere Fetopathien* zu befürchten, u. a. Hepatosplenomegalie, interstitielle Pneumonie, Myokarditis, Hydrozephalus und intrazerebrale Verkalkungen.

Postnatale Infektionen verlaufen meist inapparent, es können jedoch auch folgende Symptome auftreten: Lymphknotenschwellung, Exanthem, interstitielle Pneumonie, Myokarditis, abdominelle Erscheinungen, Meningoenzephalitis u. a.

F 86

Frage 9.23: Lösung E

Zu (1)

Bei Fieberanfällen nach Auslandsaufenthalt in entsprechenden Gebieten sollte ein Patient immer auf Malaria untersucht werden. Der „Dicke Tropfen" (nach Giemsa gefärbt) ist ein wichtiges Verfahren, das auch bei leichten Infektionen eine Diagnose ermöglicht. Ein anschließender Ausstrich, der nach Pappenheim gefärbt wird, dient zur Differenzierung der Plasmodien.

Zu (2)

In afrikanischen Malariagebieten ist die *Sichelzellanämie,* eine erbliche Hämoglobinopathie, unter Schwarzafrikanern sehr verbreitet. Die Ursache liegt darin, daß die Erkrankung zu einer *relativen Resistenz gegenüber der Malaria* führt und sich deshalb durch Selektion behaupten konnte.

Zu (3)

Die Anopheles-Mücke überträgt die ungeschlechtlichen Sporozoiten, die sich in der Leber vermehren. Es entwickeln sich Merozoiten, die die Erythrozyten befallen, sich in diesen vermehren und in regelmäßigen Zeitabständen (Ausnahme Plasmodium falciparum) durch Zellzerfall freigesetzt werden. Neben den Merozoiten werden auch Geschlechtsformen (Gametozyten) gebildet, die die Mücke bei der Blutmahlzeit aufnimmt. In der Mücke vollzieht sich dann die geschlechtliche Fortpflanzung der Plasmodien.

Zu (4)

Für die Malaria mit Ausnahme der Malaria tropica sind rhythmische Fieberanfälle typisch. Diese entstehen durch den Zerfall der Erythrozyten, bei dem Merozoiten freigesetzt werden. Bei Malaria tertiana tritt das Fieber alle 48 Stunden und bei Malaria quartana alle 72 Stunden auf. Ein völlig unregelmäßiger Fieberverlauf kennzeichnet die Malaria tropica.

9.4 Helminthosen (Trematoden)

9.5 Helminthosen (Zestoden)

9.6 Helminthosen (Nematoden)

F 92

Frage 9.24: Lösung C

Zu (C)

Der Nachweis eines Befalls mit Enterobius vermicularis gelingt über die Klebestreifenmethode. Ein Klebestreifen wird kurz auf den Analbereich gedrückt. Hierbei bleiben die typischerweise in dieser Region abgelegten Wurmeier an dem Streifen haften und können mikroskopisch nachgewiesen werden.

Zu (A)

Eine Eosinophilie im Differentialblutbild legt immer den Verdacht auf eine parasitäre Infektion nahe. Sie tritt auch bei Trichinella spiralis auf. Zur weiteren Abklärung sind serologische Methoden notwendig. Muskelbiopsien sind nicht sicher und erst nach einiger Zeit sinnvoll.

Zu (B)

Ascaris lumbricoides (Spulwurm) ist der häufigste Dünndarmparasit. Bei Infektionsverdacht werden Stuhlproben auf Wurmeier hin untersucht.

Zu (D)

In den Bandwurmendgliedern (Proglottiden) von Taenia saginata und Taenia solium reifen Eier heran. Die Proglottiden werden abgestoßen und lassen sich makroskopisch im Stuhl nachweisen.

Zu (E)

Im Rahmen einer Echinokokkeninfektion kommt es zum Befall von einem oder mehreren Organen (hauptsächlich der Leber), wo sich Finnen (Hydatiden) bilden. Neben serologischen Verfahren werden in der Diagnostik dieser Erkrankung auch bildgebende Methoden wie Röntgen, Computertomographie und Sonographie angewandt.

H 88

Frage 9.25: Lösung C

Zu (C)

Enterobius vermicularis gehört zu den weltweit verbreiteten und häufigsten Darmparasiten, die besonders bei (Schul-)Kindern auftreten. Dies wird dadurch begünstigt, daß die *Wurmeier bereits nach 6 Stunden invasionsfähig* sind. Dies ermöglicht eine direkte Infektion anderer Personen sowie auch Re-Infektionen. Zwischenwirte werden nicht benötigt.

Zu (A)

Der Hakenwurm ist vornehmlich ein Parasit südlicher, warmer Länder. In unseren Breiten findet man ihn in Bergbaugruben, weshalb eine Infektion mit Ancylostoma duodenale zu den *Berufskrankheiten der Bergbauarbeiter* zählt.

Zu (B)

Schistosoma haematobium (Pärchenegel und Erreger der Blasenbilharziose) hat sein Hauptverbreitungsgebiet in Afrika – vor allem in Norden und Osten.

Zu (D)

Zur Infektion mit dem Rinderbandwurm kommt es durch Genuß von rohem, finnenhaltigem Rindfleisch. Dieser Parasit ist in Deutschland durchaus verbreitet, es handelt sich jedoch nicht um eine typische Infektion der Kinder.

Zu (E)

Der Hundebandwurm tritt in Deutschland vorwiegend in Oberbayern, Südwürttemberg und Baden auf. Auch für die Infektion mit diesen Parasiten gilt, daß es sich nicht um eine typische Erkrankung des Kindesalters handelt.

H 89

Frage 9.26: Lösung A

Zu (A)
Die orale Aufnahme von Eiern – entweder direkt oder indirekt über kontaminierte Gegenstände – führt zur Infektion mit Enterobius vermicularis (Madenwurm). Die vorwiegend nachts im perianalen Bereich erfolgende Eiablage provoziert einen starken Juckreiz, der oft eine digitale Reinfektion nach sich zieht.

Zu (B)
Die Aufnahme eingekapselter Larven ist typisch für die Infektion mit Trichinen, bei deren Entwicklungszyklus eine Außenphase fehlt. In rohem, infizierten Schweinefleisch finden sich die Larven, die in der Kapsel 10–20 Jahre lebensfähig bleiben.

Zu (C)
Zum Bandwurmträger (Rinder- und Schweinebandwurm) wird man nach Genuß von rohem, finnenhaltigem Fleisch. Die Finnen sind vorwiegend in der quergestreiften Muskulatur (besonders Zwerchfell- und Kaumuskulatur) lokalisiert.

Zu (D)
Für Ancylostoma duodenale (Hakenwurm) ist das aktive perkutane Eindringen der Larven der typische Infektionsweg. Die Larven halten sich überwiegend in feuchten Gebieten oder im Wasser auf und bleiben dort über mehrere Wochen lebens- und invasionsfähig.

Zu (E)
Durch Vektoren werden zahlreiche Erreger (Bakterien, Viren und Parasiten) verbreitet. In der Gruppe der Nematoden trifft dieser Infektionsweg für die Filarien zu. Die Larven (Mikrofilarien) werden durch Stechmücken auf den Menschen übertragen.

H 89

Frage 9.27: Lösung A

Zu (A)
In den Bandwurmendgliedern (Proglottiden) von Taenia saginata und Taenia solium reifen Eier heran. Die Proglottiden werden abgestoßen und lassen sich makroskopisch im Stuhl nachweisen.

Zu (B)
Der Nachweis eines Befalls mit Enterobius vermicularis gelingt über die Klebestreifenmethode. Ein Klebestreifen wird kurz auf den Analbereich gedrückt. Hierbei bleiben die typischerweise in dieser Region abgelegten Wurmeier an dem Streifen haften und können mikroskopisch nachgewiesen werden.

Zu (C)
Im Rahmen einer Echinokokkeninfektion kommt es zum Befall von einem oder mehreren Organen (hauptsächlich der Leber), wo sich Finnen (Hydatiden) bilden. Neben serologischen Verfahren werden in der Diagnostik dieser Erkrankung auch bildgebende Methoden wie Röntgen, Computertomographie und Sonographie angewandt.

Zu (D)
Ascaris lumbricoides (Spulwurm) ist der häufigste Dünndarmparasit. Bei Infektionsverdacht werden Stuhlproben auf Wurmeier hin untersucht.

Zu (E)
Eine Eosinophilie im Differentialblutbild legt immer den Verdacht auf eine parasitäre Infektion nahe. Sie tritt auch bei Trichinella spiralis auf. Zur weiteren Abklärung sind serologische Methoden notwendig. Muskelbiopsien sind nicht sicher und erst nach einiger Zeit sinnvoll.

F 91

Frage 9.28: Lösung C

Schistosoma haematobium, ein Pärchenegel, ist Erreger der **Bilharziose.** Die adulten Egel legen ihre Eier in die Blutgefäße der Harnblase und der ableitenden Harnwege. Von dort gelangen sie ins Blaseninnere und mit dem Urin nach außen. Erreichen sie warmes Süßwasser, schlüpfen Mirazidien aus den Eiern, die in Wasserschnecken eindringen. Beim Entwicklungszyklus in der Schnecke entstehen Zerkarien, die freigesetzt werden und aktiv die menschliche Haut durchdringen können. Alternativ ist auch die Infektion durch kontaminiertes Trinkwasser möglich.

F 85

Frage 9.29: Lösung B

Zu (B)
Der Hauptwirt des **Echinococcus granulosus** ist der Hund, der Proglottiden des Wurms und damit Eier ausscheidet. Bei einer Infektion nimmt der Mensch diese Eier oral auf.

Zu (A)
Beim Umgang mit geschlachteten Schafen kann es unter Umständen zu einer Infektion mit Brucella melitensis kommen (Maltafieber).

Zu (C)
Der Verzehr von rohem, entsprechend infiziertem Rindfleisch ist eine Möglichkeit, die Toxoplasmose oder den Rinderbandwurm zu erwerben.

Zu (D)
Kopfgedüngter Salat ist die Quelle für Infektionen mit Peitschenwürmern (Trichuris trichiura) und Spulwürmern (Ascaris lumbricoides).

Zu (E)
Kein Infektionsmodus innerhalb der gängigen Arten! Der Schweinebandwurm (Taenia solium) und die Trichinen werden durch finnen- bzw. larvenhaltiges Fleisch übertragen. Die Zystizerkose (ebenfalls Taenia solium) kann nach Verzehr von Gemüse entstehen, das mit menschlichen Fäkalien gedüngt wurde.

F 91

Frage 9.30: Lösung A

Zu (A)
Infektionen mit **Taenia solium** (Schweinebandwurm) entstehen auch durch orale Aufnahme der Bandwurmeier. Daraus entwickeln sich Finnen, die vorzugsweise im Auge

oder im Gehirn siedeln. Die als **Zystizerkose** bezeichnete Erkrankung kann u. a. mit chronischer Meningitis, Krämpfen und Ventrikelverschluß einhergehen.

Zu (B)

Auch nach Infektion mit Echinococcus granulosus (Hundebandwurm) bilden sich Finnen, vorwiegend in der Leber. Andere Organe wie beispielsweise die Lunge sind nur selten betroffen.

Zu (C)

Onchocerca volvulus gehört zu den Filarien und ist Erreger der Onchozerkose. Die Filarien werden durch Vektoren übertragen. Typische Symptome der Onchozerkose sind Hautveränderungen, Lymphadenopathie und Augenschäden bis hin zur Erblindung *(Flußblindheit)*.

Zu (D)

Trichinella spiralis siedelt nach der Infektion zuerst im Darm. Die vom Weibchen in die Darmschleimhaut abgesetzten lebenden Larven wandern über Lymph- und Blutgefäße in die Muskulatur. Dort kapseln sie sich ein und können auf diese Weise viele Jahre lebensfähig bleiben.

Zu (E)

Die Pneumozystose, die von Pneumocystis carinii hervorgerufen wird, tritt typischerweise bei immunschwachen Patienten (z. B. AIDS-Patienten) auf. Es kommt dabei zu einer interstitiellen, plasmazellulären Pneumonie.

F 86

Frage 9.31: Lösung D

Zu (D)

Die Larven des **Spulwurms** gelangen nach der oralen Aufnahme aus dem Dünndarm und hämatogen in die Leber, das Herz und die Lunge. Die Passage durch die Lunge führt zu einem flüchtigen, eosinophilen Lungeninfiltrat.

Zu (A), (B) und (C)

Oxyuren, Peitschenwurm und Rinderbandwurm machen in der Regel bei der Entwicklung zum reifen Wurm im Menschen keine Ortsveränderung durch. Sie bleiben im Darm und rufen daher auch kein eosinophiles Lungeninfiltrat hervor. Eine lokale Ansammlung von Eosinophilen im Darm bzw. eine generalisierte Erhöhung der Eosinophilenkonzentration ist jedoch eine nicht seltene Erscheinung bei Wurminfektionen.

Zu (E)

Schistosoma mansoni, Erreger der Bilharziose, legt Eier in der Leber und in den Dickdarmvenen. Die Eier dringen in den Darm ein und rufen entzündliche Reaktionen hervor. Hierbei findet man auch zahlreiche eosinophile Granulozyten. Auch eine allgemeine Eosinophilie ist eine häufige Begleiterscheinung.

H 91

Frage 9.32: Lösung B

Zu (B)

Erreger der *Bilharziose* ist *Schistosoma haematobium*, das sich im Venengeflecht des kleinen Beckens aufhält. Die Eier der Parasiten gelangen mit dem Urin ins Freie. In

temperiertem Wasser schlüpfen daraus Mirazidien, die Wasserschnecken (Zwischenwirt) infizieren. Die aus der Schnecke freigesetzten Zerkarien können aktiv die menschliche Haut durchbohren, Vektoren sind nicht erforderlich.

Zu (A), (C), (D) und (E)

Die Erreger der aufgeführten Krankheiten und ihre Vektoren:

Trypanosoma cruzi (Chagaskrankheit)	– Raubwanze
Leishmania tropica (Orientbeule)	– Phlebotomen (Mücken)
Trypanosoma rhodesiense (Schlafkrankheit)	– Tsetsefliege
Wuchereria bancrofti (Elephantiasis)	– Stechmücke

F 92

Frage 9.33: Lösung D

Campylobacter fetus subsp. fetus kann insbesondere bei Neugeborenen und abwehrschwachen Patienten Krankheitsbilder wie Sepsis, Meningitis, Thrombophlebitis, Arthritis, Hepatitis und Enteritis hervorrufen. Die Harnwegsinfektionen zählen nicht dazu.

F 86

Frage 9.34: Lösung C

Zu (C)

Onchocerca volvulus gehört zu den Mikrofilarien und ist Erreger der Onchozerkose. Klinisch imponiert diese Erkrankung durch Hautveränderungen, Lymphadenopathie und Augenschäden bis hin zur Erblindung *(Flußblindheit)*. Onchocerca volvulus ist in den Flußgebieten Afrikas, Arabiens sowie Mittel- und Südamerika verbreitet.

Die *Orientbeule* wird von **Leishmania tropica,** einem Protozoon, hervorgerufen. Die Erreger vermehren sich im Infektionsgebiet der Haut. Dadurch entstehen bei der „Tropica major"-Form Ulzerationen, während für die „Tropica minor"-Form trockene Läsionen typisch sind. Die Erkrankung tritt in Asien, gelegentlich im Mittelmeerraum und in Nordafrika auf.

Zu (A)

Trichinenlarven werden vom Menschen durch Genuß von rohem, infizierten Schweinefleisch aufgenommen. Im Darm entwickeln sich geschlechtsreife Würmer. Die Weibchen setzen in der Darmschleimhaut lebende Larven ab, die sich in Lymph- und Blutgefäße einbohren. Über die Gefäße erreichen die Larven die Muskulatur, in der sie heranwachsen. Sie bilden eine *Kapsel, die sich verkalkt* und in der sie 10–20 Jahre lebensfähig bleiben. Der Patient klagt in diesem Stadium über starke Muskelschmerzen.

Zu (B)

Der Mensch, der den **Echinokokken** als Zwischenwirt dient, infiziert sich auf oralem Weg mit den Eiern des Bandwurms. Im Dünndarm entwickeln sich Onkosphären, die dann auf dem Blutweg in andere Organe – hauptsächlich die *Leber* – gelangen. Dort bilden sich die *Finnen oder Hydatiden,* die bei Echinococcus multilocularis durch ein infiltratives Wachstum charakterisiert sind. Dies erschwert die notwendige operative Entfernung der Hydatide.

Zu (D)

Schistosoma haematobium, Erreger der *Bilharziose,* legt seine Eier in die Kapillare der Harnblase und der Harnwege. In den betroffenen Strukturen kommt es zu entzündlichen Reaktionen, in deren Verlauf u. a. auch eine Hämaturie zu beobachten ist.

Zu (E)

Wuchereria bancrofti zählt ebenso wie Onchocerca volvulus zu den Mikrofilarien. Dieser von Stechmücken übertragene Erreger befällt vor allem Lymphknoten und Lymphgefäße, in denen es zu entzündlichen Reaktionen kommt. In der Folge entwickeln sich Lymphabflußstörungen, die sich als *Elephantiasis* (massive Lymphödeme) manifestieren.

H 86

Frage 9.35: Lösung B

Zu (B)

Hauptwirt des **Echinococcus multilocularis** können Fuchs oder Katze sein. Die Tiere scheiden Wurmeier mit den Fäzes aus. Der Mensch infiziert sich, indem er die Eier oral aufnimmt.

Zu (C), (D) und (E)

Der Genuß von rohem, larvenhaltigem bzw. finnenhaltigem Fleisch ist die Ursache für Infektionen mit dem Rinder- und Schweinebandwurm sowie mit Trichinen.

Zu (A)

Eine Infektion mit Toxoplasma gondii kann auf zwei verschiedenen Wegen entstehen: Erstens durch die Aufnahme infektionstüchtiger Oozysten, die von den Katzen ausgeschieden werden. Zweitens durch Genuß von erregerhaltigem (= zystenhaltigem) Fleisch.

F 88

Frage 9.36: Lösung E

Zu (E)

Filarien *(Wuchereria bancrofti, Loa loa, Onchocerca volvulus)* sind in tropischen und subtropischen Gebieten beheimatet. Sie kommen je nach Art in Afrika, Arabien oder Mittel- und Südamerika vor.

Zu (A) – (D)

Trichinella spiralis, Ascaris lumbricoides, Taenia saginata und Echinococcus granulosus sind weitgehend klimaunabhängig und daher weltweit verbreitet.

H 85

Frage 9.37: Lösung D

Zu (D)

Bei einer Infektion mit Schistosoma haematobium kann man im Urin Eier nachweisen, die von den Parasiten in den Kapillaren der Blasenwand abgesetzt wurden. Dieser Nachweis ist allerdings erst 1–2 Monate nach der Infektion möglich. Serologische Verfahren (KBR, indirekter Im-

munfluoreszenztest, indirekter Hämagglutinationstest) können auch zu einem früheren Zeitpunkt mit Erfolg eingesetzt werden.

Zu (A), (B) und (C)

Schistosoma haematobium zählt zu den Trematoden (Saugwürmer), für die ein Entwicklungszyklus mit mindestens einem Zwischenwirt typisch ist.

Bei den Schistosomen gelangen die Eier mit dem Urin oder dem Stuhl des Endwirts (Mensch) ins Freie, wo sich Larven (Miracidien) bilden. Die weitere Entwicklung erfolgt im Zwischenwirt (Wasserschnecke). Die schließlich freigesetzten Zerkarien können aktiv durch die menschliche Haut dringen. Noch nicht geschlechtsreife Würmer halten sich vorwiegend in den Pfortadergefäßen auf, während die adulten Würmer – je nach Art – in Mesenterial-, Leber- oder Blasenvenen zu finden sind.

Zu (E)

Während Schistosoma haematobium Erreger der Blasenbilharziose ist, sind Schistosoma mansoni und japonicum Erreger der Darmbilharziose.

H 90

Frage 9.38: Lösung B

Wuchereria bancrofti gehört zu den *Filarien* und damit in die Gruppe der *Nematoden.* Zu den Zestoden zählen die Bandwürmer. Die Mikrofilarien treten nachts im Blut auf, können dann von Stechmücken aufgenommen und übertragen werden. Sie siedeln in Lymphknoten und Lymphgefäßen des Wirtsorganismus und führen im chronischen Stadium zu einer Blockade des Lymphabflusses. Daraus ergibt sich das Bild der Elephantiasis. Wuchereria bancrofti ist in tropischen und subtropischen Zonen verbreitet.

H 90

Frage 9.39: Lösung C

Zu (1)

Die Übertragung des Rinderbandwurmes *(Taenia saginata)* erfolgt durch *Aufnahme von rohem, finnenhaltigem Fleisch.* Aus den Bandwurlarven, die sich an die Darmwand des Wirtsorgans heften, entwickeln sich geschlechtsreife Parasiten.

Zu (2)

Insbesondere durch *Verzehr von rohem Schweinefleisch* kann es zu einer Infektion mit *Trichinella spiralis* kommen. Aus den Trichinenlarven entwickeln sich im Dünndarm des Wirtsorganismus adulte Würmer, die sich dort vermehren. Die Larven durchdringen die Darmwand und gelangen in die quergestreifte Muskulatur, wo sie eingekapselt viele Jahre lebensfähig bleiben können.

Zu (3)

Enterobius vermicularis ist ein weltweit verbreiteter Dickdarmparasit. Er wird durch *Schmierinfektionen* von Mensch zu Mensch übertragen. Auch Autoinfektionen sind nicht selten.

Zu (4)
Echinococcus granulosus ist ein Darmparasit, der insbesondere bei Hunden verbreitet ist. Diese scheiden Echinococcus-Eier mit dem Kot aus. Durch *Schmierinfektion* können sich Menschen mit diesem Erreger infizieren.
Zu (5)
Die Eier von *Ascaris lubricoides* werden mit *kontaminierten Lebensmitteln* aufgenommen. Es entwickeln sich Larven, die die Dünndarmwand durchbohren und auf dem Blutweg in die Lunge gelangen. Nach Durchdringen der Alveolarwand erreichen sie den Rachen und über Ösophagus und Magen den Dünndarm. Dort entwickeln sie sich zu geschlechtsreifen Würmern (15 – 40 cm lang).

F 92
Frage 9.40: Lösung B

Zu (1)
Eier von **Schistosoma haematobium**, Erreger der Bilharziose, werden von infizierten Menschen mit dem Urin ausgeschieden. Gelangen sie in temperiertes Süßwasser entwickeln sie sich dort, später auch in dem Zwischenwirt (Süßwasserschnecke) zu Zerkarien. Diese *Zerkarien* können aktiv durch menschliche Haut dringen.
Zu (4)
Ancylostoma duodenale (Hakenwurm) dringt als Larve durch die menschliche Haut. Über venöse Gefäße gelangt der Parasit in die rechte Herzkammer und von dort in die Lungengefäße und Alveolen. Über Trachea und Ösophagus erreicht die Larve schließlich den Dünndarm, wo sie sich zum geschlechtsreifen Wurm entwickelt. Die Eier werden mit dem Kot ausgeschieden.
Zu (2)
Im Erdreich entwickeln sich die von infizierten Personen mit dem Stuhl ausgeschiedenen Eier zu infektionstüchtigen Larven. Nach oraler Aufnahme gelangen sie zuerst in den Dünndarm, von dort auf venösem Weg in die Leber, später in Herz und Lunge und von hier auf dem Weg über Trachea und Ösophagus wieder in den Darm, wo sie Geschlechtsreife erlangen.
Zu (3)
Trichinella spiralis wird durch Verzehr von rohem, larvenhaltigem Schweinefleisch aufgenommen.
Zu (5)
Taenia solium kann mit rohem, finnenhaltigem Schweinefleisch aufgenommen werden. Dann ist der Mensch Endwirt. Es besteht aber auch die Möglichkeit der oralen Infektion mit Bandwurmeiern durch Verzehr von fäkaliengedüngtem Gemüse. In diesem Fall ist der Mensch Zwischenwirt. Es kommt zum Krankheitsbild der Zystizerkose.

H 85
Frage 9.41: Lösung B

Zu (3)
Eine massive Eosinophilie ist ein erster Hinweis auf eine Trichinose. Es können dann Antikörper mittels der Komplementbindungsreaktion nachgewiesen werden. In fortgeschrittenem Stadium führt man Probeexzisionen durch, um Larven in der Muskulatur sichtbar zu machen.
Zu (5)
Bei Befall mit Taenia saginata ist der Mensch Bandwurmträger. Die Diagnose läßt sich leicht stellen durch Nachweis der Bandwurmendglieder (Proglottiden) im Stuhl.

H 87
Frage 9.42: Lösung D

Zu (1) und (4)
Eine Infektion mit **Taenia solium** (Schweinebandwurm) kann auf zwei verschiedenen Wegen zustande kommen. Einerseits ist wie bei Taenia saginata die Übertragung von Finnen durch den Genuß von rohem Fleisch möglich. Dies macht den Menschen zum *Endwirt* und *Bandwurmträger*. Andererseits kann eine Infektion mit Wurmeiern bei Verzehr von fäkaliengedüngtem Gemüse stattfinden. In diesem Fall ist der Infizierte *Zwischenwirt*, in dessen Körper *Finnen* gebildet werden, häufig *im Auge oder im Gehirn*. Man spricht dann von einer *Zystizerkose*.
Zu (2), (3) und (5)
Erregerreservoir und zugehörige Mikroorganismen:
Larven im Erdreich: Escaris lumbricoides
Larven im Badewasser: Schistosoma
Zysten im Katzenkot: Toxoplasmen

F 87
Frage 9.43: Lösung D

Zu (1)
In der gängigen Literatur wird der Infektionsvorgang der Leptospiren anders beschrieben als vom IMPP: die **Erreger dringen durch Hautverletzungen,** die natürlich mikroskopisch klein sein können, oder durch intakte Schleimhaut in den menschlichen Wirtsorganismus ein. In diesem Sinne ist die Lösung „D" nicht richtig!
Zu (3)
Schistosoma haematobium ist der Erreger der Blasenbilharziose. Bei diesen Parasiten handelt es sich um Pärchenegel, die zu den Trematoden (Saugwürmern) zählen. Zur Vermehrung benötigen sie einen Hauptwirt (Mensch) und einen Zwischenwirt (Süßwasserschnecke). Die für den Menschen infektiösen Entwicklungsstufen (Cercarien) treten in Seen und Flüssen auf und können aktiv durch die unverletzte Haut in den Wirtsorganismus eindringen.
Zu (4)
Ancylostoma duodenale (Hakenwurm) dringt als Larve durch die menschliche Haut. Im Wirtsorganismus gelangt sie über die venösen Gefäße in die rechte Herzkammer und von dort in die Lungengefäße und die Alveolen. Über Trachea und Ösophagus erreicht die Larve schließlich den Dünndarm, wo sie sich zum geschlechtsreifen Wurm entwickelt. Die abgelegten Eier werden mit dem Kot ausgeschieden. Aus ihnen entwickeln sich im Freien die infektionstüchtigen Larven.

Zu (2)

Candida albicans ist Bestandteil der normalen Haut- und Schleimhautflora. Störungen des ökologischen Gleichgewichtes (z. B. durch immunsuppressive Therapie) können bei ungehemmter Ausbreitung dieser Pilze Krankheitserscheinungen bewirken. Auch systemische Candidamykosen treten gelegentlich auf, wobei es jedoch keinen aktiv-perkutaenen Infektionsweg gibt.

Zu (5)

Der Lebenszyklus von *Trichinella spiralis* kennt keine Phase außerhalb des Wirtsorganismus. Die Erregerverbreitung vollzieht sich durch Verzehr von infiziertem (= larvenhaltigem) Fleisch.

F 89
Frage 9.44: Lösung E

Onchocerca volvulus muß als Parasit in die Gruppe der Filarien (fadenförmige Nematoden) eingeordnet werden. Neben Westafrika gehören auch Flußgebiete Arabiens, Mittel- und Südamerikas zu seinem Verbreitungsgebiet. In diesen Zonen findet man auch die Kriebelmücke, die als Zwischenwirt dient. Im Falle einer Infektion kann es zu folgenden Krankheitsbildern kommen: Hautveränderungen, Lymphadenopathie und Augenschäden bis zur Erblindung (Flußblindheit). Da sich die Filarien überwiegend in der Subkutis aufhalten, ist ein Erregernachweis durch mikroskopische Untersuchung von Hautproben möglich (Skin-Snip-Methode). Bei Augenbefall sollte das Auge mit einer Spaltlampe untersucht werden.

10   Antiprotozoenmittel und Anthelminthika

H 91
Frage 10.1: Lösung D

Chloroquin wirkt auch bei sensiblen Malariastämmen nur auf *Blutschizonten.* Diese entstehen in der erythrozytären Phase, die ca. 2 bis 4 Wochen nach der zu Anfang der Infektion präerythrozytären Phase in der Leber beginnt. Daher muß die Malariaprophylaxe mit Chloroquin nach Verlassen eines Malariagebietes auf jeden Fall 4 Wochen lang fortgesetzt werden.

F 87
Frage 10.2: Lösung A

Bei der Malaria tertiana kann es zehn Monate nach der ersten Erkrankung zu einem Rezidiv kommen. Dies wird durch Merozoiten verursacht, die in der ersten Infektionsphase erneut die Leber befallen haben *(exoerythrozytärer Zyklus).* Im Gegensatz zu Malariamedikamenten wie Chinin wirkt Primaquin auch auf die Plasmodien in den Leberzellen.

F 88
Frage 10.3: Lösung A

Zu Beginn der Malariainfektion vermehren sich die Plasmodien in der Leber; man spricht von der präerythrozytären Phase. Es folgt die erythrozytäre Phase mit Vermehrung der Merozoiten in den Erythrozyten. Bei Malaria tertiana und quartana kann sich ein sekundärer Leberbefall (exoerythrozytärer Zyklus) anschließen. Dies führt dann zu den für diese Formen typischen Spätrezidiven. Bei der von Plasmodium falciparum hervorgerufenen Malaria tropica gibt es keinen sekundären Leberbefall und damit keine Spätrezidive nach erfolgreicher Therapie der akuten Phase.

H 90
Frage 10.4: Lösung A

Malariamittel mit schizontozider Wirkung hemmen exoerythrozytäre bzw. erythrozytäre Plasmodien. Zu diesen Medikamenten zählen Pyrimethamin, Sulfonamide, Chloroquin, Mefloquin, Chinin. Die bei der Malaria tertiana in der Leber auftretende Ruheform der Hypnozoiten, die für Rezidive verantwortlich sind, wird durch Primaquin abgetötet.

11   Allgemeine Virologie

F 90
Frage 11.1: Lösung C

Zu (C)

Retroviren nehmen unter den RNA-Viren in bezug auf die Replikation eine Sonderstellung ein, da die virale RNA zuerst mittels einer ebenfalls viralen reversen Transkriptase in DNA transkribiert wird. Damit erklärt sich auch die onkogene Potenz dieser RNA-Viren, die nämlich auf dem oben beschriebenen Weg als Provirus in das Wirtszellgenom integrieren können.

Zu (A), (B) und (D)

Polio-, Coxsackie- und Echoviren besitzen Messenger-RNA, so daß nach Freisetzung des Genoms in der Wirtszelle sofort die Produktion viraler Proteine erfolgen kann.

Zu (E)

Herpesviren enthalten doppelsträngige DNA. Eine Transkription von RNA in DNA erfolgt nicht, sondern es wird von der DNA in mRNA transkribiert.

F 88
Frage 11.2: Lösung C

Interferon wird von virusinfizierten Zellen gebildet und freigesetzt. Es regt in den umliegenden Zellen die Produktion eines Proteins an, das die Translation der viralen mRNS hemmt. Die *Vermehrung der Viren* wird verhindert. Bildung und Wirkweise von Interferon sind unabhängig von der jeweils induzierenden Virusspezies. Die ursprünglich angenommene strenge Wirtsspezifität gilt nicht für alle inzwischen bekannten Interferone.

F 85

Frage 11.3: Lösung E

Zu (E)
Immunologische Verfahren sind bei der Identifizierung der Viren am präzisesten. Mischt man Virusisolate mit ihren homologen Antiseren, werden die Erreger inaktiviert und provozieren auf empfindlichen Zellkulturen keinen zytopathischen Effekt *(Neutralisationstest)*.
Zu (A) und (C)
Die untergegangene Wirtszelle zeigt ein verändertes färberisches Verhalten (durch pH-Verschiebung). Dies ist ein Indiz für den *zytopathischen Effekt*. Der Mechanismus Beanspruchung der Syntheseleistung der Zelle durch das Virus – Zellschädigung – Zelluntergang stimmt weitgehend bei allen Viren überein. Eine Identifizierung ist dadurch nicht möglich.
Zu (B)
Um die Morphologie der Viren zu betrachten, benötigt man meist ein Elektronenmikroskop. Selbst dies hilft beispielsweise bei den Viren der Herpes-Gruppe nicht viel weiter, da diese äußerlich identisch sind. Als günstigeres Verfahren bietet sich da die Immun-Elektronenmikroskopie an, bei der man zusätzlich mit homologen Antiseren arbeitet. Bilden sich Immunkomplexe, hat man die Viren identifiziert.
Zu (D)
Mit Hilfe biochemischer Leistungen identifiziert man Bakterien (z. B. Enterobacteriaceae). Die Viren überlassen die Biochemie ihren Wirtszellen.

F 89

Frage 11.4: Lösung C

Da Virusinfektionen immer mit einer mehr oder weniger ausgeprägten Antikörperreaktion einhergehen, reicht der alleinige Nachweis einer erhöhten Antikörperkonzentration nicht aus, vielmehr müssen sich die korrespondierenden, spezifischen Antikörper nachweisen lassen. Da nur in der ersten Zeit der Infektion IgM gebildet wird, ist zusätzlich die Unterscheidung der Antikörperfraktionen von Bedeutung, soll eine Aussage darüber gemacht werden, ob es sich um eine (relativ) frische oder bereits vor längerer Zeit abgelaufene Infektion handelt. Zur Gruppe der IgG gehören u. a. die Gedächtniszellen!

H 86

Frage 11.5: Lösung B

Einschlußkörperchen sind in der Regel *Ort der Virussynthese* oder eine Ansammlung von Viruspartikeln. Folglich enthalten sie Virusantigen. Kapsid und Hülle der Viren haben eine antigene Wirkung.

F 92

Frage 11.6: Lösung D

Als Nukleosid-Analoga stören oder blockieren die Substanzen der antiviralen Chemotherapie die virale Proteinsynthese. Aciclovir und Vidarabin behindern die virale DNA-Polymerase, Zidovudin wird in die virale DNA eingebaut und blockiert die Verlängerung der Kette und Desoxyuridine führt zur Bildung veränderter Proteine.

H 89

Frage 11.7: Lösung D

Wenige Grundeinheiten, die sich teilweise mehrfach wiederholen, bilden ein Virus. Die virale Nukleinsäure, die als ein- oder doppelsträngiges DNA bzw. RNA vorliegen kann, bezeichnet man als Nukleoid. Sie ist von einem Proteinmantel, dem Kapsid, umgeben. Dieser wiederum setzt sich aus zahlreichen identischen Untereinheiten, den Kapsomeren, zusammen. Charakteristisch ist eine symmetrische Anordnung, die auch der Klassifizierung der Viren dient (Ikosaeder, helikale Struktur etc.). Bei manchen Viren ist das Nukleokapsid zusätzlich von einer Hülle (Envelope) umgeben, die aus Kohlenhydraten, Lipiden und Proteinen besteht. Die meisten Envelopes tragen Glykoproteinfortsätze, sog. Spikes und Peplomere, die verschiedene Funktionen besitzen. Hierzu zählen u. a. Adsorption und Penetration des Genoms in die Wirtszelle, Verursachung von Hämagglutination und Hämolyse. Bestimmend für die Antigenität des Virus sind die Proteine des Kapsids und – falls vorhanden – die der Außenhülle.

H 90

Frage 11.8: Lösung A

Die Virushülle umgibt das Kapsid, das seinerseits als Schutzmantel der Nukleinsäuren (Genom) dient. Meist besteht die Hülle aus Proteinen, Glykoproteinen und Lipiden, weshalb sie mit organischem Lösungsmittel wie Alkohol zerstört werden kann. Die Synthese der Hülle erfolgt in der Wirtszelle entsprechend der im Virusgenom enthaltenen Informationen. Die Hüllenmontage findet an (nicht aus) der Zellkern- oder Zellmembran statt und ist mit dem auch als „budding" bezeichneten Knospungsvorgang verbunden. Hüllen haben wie Kapside eine antigene Wirkung (Beispiel Influenzaviren). Einteilungskriterien der Viren sind Nukleinsäuretyp, Symmetrieform der Kapsids, Vorhandensein oder Fehlen einer Hülle, serologische Eigenschaften und das Vorhandensein von Enzymen.

H 91

Frage 11.9: Lösung D

Bei der *Rekombination* von Viren handelt es sich um Austausch von genetischer Information. Dadurch ändert sich der Genotyp der betroffenen Viren. Als Paradebeispiel hierfür gelten immer noch die Influenzaviren, bei denen Rekombination zwischen human- und tierpathogenen Viren klinisch für die großen Epidemien verantwortlich sind.

Voraussetzung ist, daß zwei Viren gleichzeitig eine Zelle infizieren. Liegt das Genom in Form freier Segmente vor, können diese zwischen den Erregern beliebig rekombiniert werden, wie es bei den Influenzaviren der Fall ist. Man spricht dann von *Reassortment*.

F 87

Frage 11.10: Lösung E

Inapparente Viruserkrankungen sind gerade deshalb von epidemiologischer Bedeutung, weil die betroffenen Personen Viren ausscheiden können und dadurch infektiös sind. Auch zu einer Virämie kann es kommen, die sich in der Regel quantitativ von einer Virämie bei apparenten Infektionen unterscheidet.

H 85

Frage 11.11: Lösung A

Die RNA der RNA-Viren liegt entweder in Messenger- oder Antimessengerqualität vor. Das bedeutet im ersten Fall, daß die in der Wirtszelle eingebrachte RNA sofort für die Produktion von Virusproteinen eingesetzt werden kann. RNA der Antimessengerqualität muß erst mit Hilfe einer Polymerase in mRNA transkribiert werden. Dieses Enzym ist in dem Viruspartikel enthalten, so beispielsweise in Paramyxo- und Rhabdoviren.

H 86

Frage 11.12: Lösung B

Viren sind kleinste, infektiöse Einheiten. Die Größe animaler Viren variiert zwischen ca. 20 und 450 nm. Wichtige Charakteristika der Viren, durch die sie sich von anderen Mikroorganismen wie Chlamydien, Mykoplasmen und Rickettsien unterscheiden, sind:
1. Sie enthalten **nur einen Typ** von Nukleinsäure (DNA oder RNA).
2. Es fehlen Zellorganellen (wie Mitochondrien), Enzymsysteme zur Energiegewinnung und ein proteinsynthetisierendes System.
3. Virusvermehrung erfolgt nicht durch Zellteilung. Die Wirtszelle wird zur Vermehrung benötigt.

Demnach sind die erste und zweite Aussage der Frage richtig. Allerdings hängt die Größe der Viren nicht davon ab, daß nur ein Nukleinsäuretyp vorhanden ist. Vielmehr bedingt das Fehlen von Zellorganellen und Enzymsystemen etc. die geringe Größe dieser Mikroorganismen.

F 89

Frage 11.13: Lösung E

Zu (1)
Mit dem zytopathischen Effekt bezeichnet man Veränderungen im Zellrasen der Kultur, die durch das Absterben infizierter Zellen verursacht werden. Teilweise erlauben diese Veränderungen Rückschlüsse auf die Identität der Viren; z. B. sind die sogenannten Plaques (herdförmige Formationen auf dem Zellrasen) typisch für Herpesviren.

Zu (2)
Mir diesem Verfahren erfaßt man extrazelluläre Antigene, die mit bekannten spezifischen Antiseren mittels der Komplementbindungsreaktion nachgewiesen werden.
Zu (3)
Intrazelluläre Virus-Antigene lassen sich mit der Immunfluoreszenzmethode darstellen. Man konjugiert ein Antiserum mit einem fluoreszierenden Farbstoff und inkubiert dann damit eine fixierte Zellkultur. Auf dem gewaschenen Zellrasen haften schließlich nur die markierten Antigen-Antikörper-Komplexe, die im Fluoreszenzmikroskop sichtbar sind.
Zu (4)
Der Hämagglutinin-Nachweis wird bei solchen Viren durchgeführt, die Erythrozyten binden können, beispielsweise Orthomyxoviren. Da beim Ausschleusen der Viruspartikel aus der Zelle einige virale Elemente wie Hämagglutinine in die Zellmembran eingebaut werden, haben diese Zellen die Fähigkeit, Erythrozyten an der Oberfläche zu binden (Hämadsorption).

F 83

Frage 11.14: Lösung D

Zu (2), (3) und (4)
Nicht anzüchtbare Viren sind beispielsweise Hepatitis-B-Viren. Hier fällt die Möglichkeit weg, vom Vorhandensein oder Fehlen des zytopathischen Effekts in der Zellkultur auf ein bestimmtes Virus zu schließen. Zu den Alternativen:
Die Elektronenmikroskopie wird besonders in Verbindung mit homologen Antiseren zur Identifikation von Viren eingesetzt (siehe auch Frage 11.3 (B)). ELISA (enzyme linked immunosorbent assay) und RIA (Radioimmunoassay) sind hochempfindliche Verfahren, mit denen man Antigene und Antikörper nachweisen kann. Bei ersterem ergibt sich das Testergebnis aus dem Verbrauch eines zugesetzten Enzyms, bei letzterem aus dem Verbrauch einer ebenfalls zugesetzten radioaktiven Substanz. Die in der Frage beschriebene Methode der Fluoreszenzmikroskopie kann bei Infektionen mit Hepatitis-B-Viren angewandt werden. Dabei versetzt man Lebergewebeproben mit homologen Antikörpern, die mit fluoreszierendem Farbstoff markiert wurden. Die fluoreszierenden Komplexe können im Mikroskop betrachtet werden.
Zu (1)
Die Methylenblaufärbung spielt bei der Diagnostik bestimmter Bakterien (z. B. Neisserien) eine Rolle. Viren lasen sich nicht anfärben.
Zu (5)
Besonders für die Mikroskopie von Nativpräparaten ist der Phasenkontrast sehr günstig. Für die meisten medizinisch relevanten Viren (Ausnahme: Pockenviren) reicht das Auflösungsvermögen der Lichtmikroskopie nicht aus.

12 Spezielle Virologie

12.1 Poxviridae

12.2 Herpetoviridae

F 88
Frage 12.1: Lösung E

Zu (E)
Bei Verdacht auf Infektionen mit **Zytomegalieviren** versucht man, die Erreger durch *Anzucht* nachzuweisen. Als Untersuchungsmaterial eignet sich Urin. Es können aber auch Speichel, Muttermilch, Zervixsekret und Blutproben neben Biopsiematerial von Organen verwendet werden. Aus Liquorproben ist noch keine Isolierung des Zytomegalievirus gelungen.
Zu (A) – (D)
Zytomegalieviren gehören der *Gruppe der Herpesviren* an. Infektionen verlaufen häufig inapparent, jedoch muß mit einer Persistenz der Erreger gerechnet werden. Eine *geschwächte Immunlage* bildet eine gute Voraussetzung für die Reaktivierung der Viren: z. B. immunsuppressive Therapie, Malignome, Schwangerschaft. Zum klinischen Erscheinungsbild zählen dann Pneumonie, Erkrankung des Magen-Darm-Trakts u. a.
Da die Zytomegalieviren persistieren, sind auch Übertragungen durch Bluttransfusionen gut möglich. Personen mit entsprechenden Antikörpern sollten daher von der Blutspende ausgeschlossen werden.
Durch *pränatale* Infektionen mit Zytomegalieviren entstehen schwere *Fetopathien*, deren typische Merkmale Pneumonie, Hepatosplenomegalie, Ikterus, thrombozytopenische Purpura und ZNS-Schäden sind.

F 90
Frage 12.2: Lösung D

Zu (D)
A-Streptokokken sind virulente Bakterien, die auch bei bis dahin gesunden Personen zum Teil schwere Erkrankungen hervorrufen. Hierzu zählen Scharlach, Angina tonsillaris, Erysipel, Impetigo, Otitis u. a.
Zu (A), (B), (C) und (E)
Die aufgeführten Erreger und die von ihnen hervorgerufenen Erkrankungen:
Pneumocystis carinii – Plasmazellpneumonie
Candida albicans – Soor, generalisierte Mykose
Mycobacterium avium – intracellulare – Lungeninfektion, Lymphadenitis, Arthritis, Nephritis, Meningitis
Zytomegalieviren – Hepatitis, interstitielle Pneumonie, mononukleoseähnliche Krankheitsbilder

H 89
Frage 12.3: Lösung A

Zu (A)
Weder bei Eubiose noch bei Dysbiose findet man Actinomyces israelii im Bereich des Geburtskanales, so daß auch keine Infektionen des Neugeborenen durch diese Erreger bekannt sind.
Zu (B) – (E)
Intrapartale Infektionen mit folgenden Erregern rufen beim Neugeborenen hervor:
Neisseria gonorrhoeae – eitrige Konjunktivitis, Erblindung
Chlamydia trachomatis – Einschlußkonjunktivitis
B-Streptokokken – Pneumonie, Meningitis, Sepsis
Herpes-simplex-Virus Typ II – Sepsis

H 87
Frage 12.4: Lösung C

Zu (C)
Das **Mumpsvirus** gehört zur Gruppe der Paramyxoviren. Dabei handelt es sich um *RNA*-Viren mit helixförmigem Nukleokapsid und einer lipidhaltigen Hülle mit Spikes.
Zu (A), (B), (D) und (E)
Die **Herpesviren** enthalten doppelsträngige *DNA* und weisen ein kubisches Kapsid mit Hülle auf. Die Größe liegt zwischen 150 und 160 nm. Neben dem Herpesvirus hominis gehören noch folgende Vertreter zu dieser Gruppe:
1. Das Zytomegalievirus, Erreger der Zytomegalie, die als postnatale Infektion vor allem bei abwehrschwachen Patienten gefürchtet wird. Als pränatale Infektion kann sie schwere teratogene Schäden, Frühabort und intrauterinen Fruchttod verursachen.
2. Das Varizellen-Zoster-Virus ist Erreger der hochinfektiösen Varizellen (Windpocken), einer Erkrankung, die hauptsächlich bei Kindern auftritt. Persistieren diese Viren nach einer Infektion in den Spinalganglien, so kann es nach mehreren Jahren zu einem endogenen Rezidiv in Form des Zosters (Gürtelrose) kommen.
3. Die infektiöse Mononukleose wird durch das Epstein-Barr-Virus hervorgerufen. Die Erkrankung verläuft häufig als fieberhafter Infekt mit dem Bild einer Angina. Der Erreger wird mit dem Burkitt-Lymphom in Verbindung gebracht.

H 83
Frage 12.5: Lösung B

Zu (B)
Das Varizellen-Zoster-Virus ist *morphologisch* mit dem Herpes-simplex-Virus *identisch*. Beide Viren gehören der Gruppe der Herpesviren an.
Zu (A)
Bei Herpes genitalis der Gebärenden kann sich das Kind während des Geburtsaktes infizieren. Die Symptome des *Herpes neonatalis* reichen von lokalen Infektionen bis zur Sepsis, die mit einer hohen Letalität verbunden ist. Wegen dieser Gefahr ist in solchen Fällen eine Kaiserschnittent-

bindung vorzuziehen, die jedoch vor dem Blasensprung durchgeführt werden muß.

Zu (C)

Nach einer Primärinfektion, die häufig inapparent verläuft, vermögen Herpes-simplex-Viren in Ganglienzellen zu *persistieren*. Unspezifische Stimuli (UV-Strahlung, Menstruation, Fieber etc.) können rekurrierende Infektionen provozieren.

Zu (D)

In seltenen Fällen beobachtet man die gefürchtete Herpesmeningoenzephalitis, die mit hoher Letalität einhergeht. Überlebende weisen neurologische Schäden auf.

Zu (E)

Herpes-simplex-Viren teilt man nach zwei Antigenvarianten in Typ 1 und Typ 2 ein. Prädilektionstellen von Typ 1 sind Lippen und übriges Mundgebiet, Prädilektionsstelle von Typ 2 ist die Genitalregion.

H 86

Frage 12.6: Lösung E

Zu (A), (D) und (E)

Epstein-Barr-Viren, Erreger der *infektiösen Mononukleose*, werden *nicht diaplazentar* übertragen. Allerdings können Zytomegalieviren, die wie das Epstein-Barr-Virus zu den Herpesviren zählen, intrauterine Infektionen hervorrufen. Es treten dabei oft schwere Fruchtschäden auf.

Zu (B)

Mit der *Paul-Bunnell-Reaktion* weist man eine Infektion mit dem Epstein-Barr-Virus nach. Bei diesem Verfahren sucht man nach *heterophilen Antikörpern*, die für die Immunreaktion bei infektiöser Mononukleose typisch sind. Die Antikörper reagieren mit Schaferythrozyten, wobei es zur Agglutination kommt.

Zu (C)

Die Beziehung zwischen dem *Burkitt-Lymphom* (vom Jochbein ausgehender Tumor bei Kindern und Jugendlichen in Afrika) und dem Epstein-Barr-Virus ist noch nicht ganz geklärt. Unter anderem konnte man bei den betroffenen Personen erhöhte Antikörpertiter gegen dieses Virus nachweisen.

H 91

Frage 12.7: Lösung E

Es sind zwei Typen des Herpes-simplex-Virus bekannt, Typ 1 und Typ 2. Während HSV-1 auch als *„Oraltyp"* bezeichnet wird, da Primäraffektionen überwiegend in der Mundhöhle ablaufen, spricht man bei HSV-2 vom *„Genitaltyp"*, der sich vorwiegend im Genitalbereich manifestiert. Die meisten Infektionen verlaufen inapparent. Viren beider Gruppen persistieren im Wirtsorganismus, HSV-1 häufig im Trigeminusganglion, aber auch wie HSV-2 in den Spinalganglien.

Als apparente Primärinfektionen können u. a. Gingivostomatitis herpetica, Vulvovaginitis herpetica, Keratokonjunktivitis, Ekzema herpeticum, Meningitis (Typ 2) und Herpes neonatorum (Typ 2) auftreten. Bei letzterem infi-

zieren sich *Neugeborene* im *Geburtskanal*. Bei den meisten apparenten Infektionen mit Herpes-simplex-Viren handelt es sich allerdings um harmlose endogene Rezidive, seltener sind Rezidive im Sinne einer Keratitis, Meningitis oder Polyneuritis.

Zur medikamentösen Therapie eignet sich Aciclovir, das als Triphosphat die virale DNA-Polymerase behindert. Es wird entweder lokal appliziert oder bei generalisierten Infektionen systemisch gegeben.

Der Durchseuchungsgrad mit Herpes-simplex-Virus liegt für Typ 1 bei annähernd 100 %, bei Typ 2 deutlich darunter. Eine wirksame Schutzimpfung ist bisher nicht möglich. So stehen allgemeine Hygienemaßnahmen besonders bei abwehrgeschwächten Patienten im Vordergrund. Bei Schwangeren mit Herpes genitalis ist eine Schnittentbindung indiziert, um das Neugeborene nicht zu gefährden.

F 90

Frage 12.8: Lösung D

Zu (D)

Atypische Mykobakterien können vor allem Erkrankungen der Haut, der Lunge und der Halslymphknoten hervorrufen. In einigen Fällen sind auch Verläufe mit Meningitis möglich!

Zu (A)

Herpes-simplex-Virus Typ I ist Erreger einer schweren Meningoenzephalitis mit hoher Letalität.

Zu (B)

Pneumokokken sind die häufigsten Erreger der Lobärpneumonie. Daneben rufen sie vor allem Erkrankungen im Ohrbereich und des ZNS hervor.

Zu (C)

Insbesondere bei Kindern und Jugendlichen ist Haemophilus influenzae ein häufiger Meningitiserreger.

Zu (E)

Nach Infektion mit Cryptococcus neoformans beobachtet man meist Lungenerkrankungen, falls es nicht zu einem blanden Verlauf kommt. Gelegentlich ist im Rahmen einer septischen Streuung auch das ZNS betroffen.

H 91

Frage 12.9: Lösung B

Das **Epstein-Barr-Virus** ist Erreger der *infektiösen Mononukleose*, einer Erkrankung die häufig bei jungen Erwachsenen zu beobachten ist. In ca. 50 % der Fälle verläuft die Infektion inapparent, bei Kindern unter 5 Jahren sogar in der Regel. Embryopathien oder Abort durch das Epstein-Barr-Virus konnten bisher nicht gesichert werden. Zum normalen Krankheitsbild gehören Fieber, Angina, Lymphknoten- und Milzschwellung sowie eine Blutbildveränderung. Komplikationen wie Hepatitis, Milzruptur, Meningitis, Meningoenzephalitis, Thrombozytopenie, Polyneuritis, Myo- und Perikarditis oder Pneumonie sind möglich. Insbesondere nach Bluttransfusionen kann die sogenannte Transfusions-Mononukleose auftreten, deren Erreger das Zytomegalievirus ist, das wie das Epstein-

Barr-Virus zur Herpes-Gruppe zählt. Bei der Labordiagnose der infektiösen Mononukleose wird nach Antikörpern gefahndet. Im wesentlichen bieten sich zwei Verfahren an: der Paul-Bunnell-Test, bei dem im positiven Fall heterophile Antikörper Schafserythrozyten agglutinieren, und der Henle-Test, mit dem Antikörper gegen Kapsidantigene des Virus nachgewiesen werden.

F 90
Frage 12.10: Lösung E

Zu (E)
Aciclovir hat nur einen geringen Effekt auf Zytomegalieviren. Es wirkt hauptsächlich bei Infektionen mit Herpes- und Varizellen-Zoster-Viren, indem es die virale DNA-Polymerase behindert. Damit wäre auch der Einsatz bei einer latenten Infektion sinnlos.
Zu (A)
Die pränatale Zytomegalie entsteht meist bei primärer Infektion der Mutter kurz vor oder während der Schwangerschaft. Aber auch die Reaktivierung einer latenten Infektion der Mutter kann die intrauterine Übertragung zur Folge haben.
Zu (B)
Zytomegalie zählt zu den sogenannten opportunistischen Infektionen, die bei immunschwachen Personen häufig zu beobachten sind.
Zu (C)
Während die Zytomegalie in der Regel inapparent verläuft, kann es in ca. 1 % der Fälle – besonders nach Frischbluttransfusionen – zu einer fieberhaften Erkrankung kommen, die der Mononukleose sehr ähnelt, auch im Hinblick auf die Lymphknotenbeteiligung und die Blutbildveränderungen.
Zu (D)
Von den perinatalen Infektionen, die von den intrauterinen zu unterscheiden sind, verlaufen insbesondere diejenigen nach Austauschtransfusionen besonders schwer. Weitere perinatale Infektionen entstehen durch Infektion im Geburtskanal oder durch virushaltige Muttermilch.

F 92
Frage 12.11: Lösung B

Zu (B) und (D)
Die Diagnose Windpocken oder Gürtelrose stellt man in den meisten Fällen nach dem klinischen Bild. Aus Papeln entwickeln sich nach einigen Tagen einzeln stehende Bläschen, die von einem roten Saum umgeben sind. Charakteristisch ist das Nebeneinander verschiedener Entwicklungsstadien der Effloreszenzen. Bei den Windpocken spricht man auch vom „*Sternenhimmel*", der über den ganzen Körper verteilt sein kann. Hingegen tritt die Gürtelrose überwiegend im Versorgungsgebiet der Nervenwurzeln auf, in denen die Viren persistieren. Als Sonderform kann beispielsweise bei Befall des Trigeminus auch zu einem Zoster ophthalmicus oder oticus kommen. Ist eine serologische Absicherung der Diagnose erwünscht, bieten

sich Antikörpernachweisverfahren wie die Komplementbindungsreaktion oder der ELISA-Test an.
Zu (A)
Bei Windpocken besteht in der Regel ein ausgeprägter Juckreiz, der dazu führt, daß die Erkrankten die Bläschen aufkratzen. Dann entstehen nicht selten bakterielle Superinfektionen, die runde Narben hinterlassen.
Zu (C)
Wenn die Varizellen-Infektion der Schwangeren in die perinatale Phase fällt, ist das Neugeborene hochgradig gefährdet, da es noch keine schützenden Antikörper der Mutter erhalten hat. Die Infektion des Kindes kann dann lebensbedrohlich verlaufen. Unbedingt erforderlich ist eine sofortige Gabe von Varizella-Zoster-Immunglobulin.
Zu (E)
Windpocken immunsupprimierter Kinder verlaufen milder, wenn man Aciclovir in Kombination mit Varizellen-Zoster-Immunglobulin verabreicht.

H 91
Frage 12.12: Lösung A

Das Varizellen-Zoster-Virus ist Erreger einer weltweit verbreiteten Kinderkrankheit, der Windpocken, die *stets apparent* verläuft. Als seltene Komplikationen beobachtet man eine Otitis, Pneumonie und Meningoenzephalitis. Bei Reaktivierung der in den Spinalganglien persistierenden Viren kommt es zu dem Krankheitsbild der Gürtelrose in dem entsprechenden Segment. Da bei abwehrgeschwächten Kindern und Erwachsenen die Windpocken nicht selten im Sinne einer schweren hämorrhagischen Allgemeininfektion verlaufen, ist bei Exposition die prophylaktische Gabe von Zoster-Immunglobulin (ZIG) indiziert, oft auch in Kombination mit Aciclovir.

F 87
Frage 12.13: Lösung B

Zu (1)
Coxiella burnetii gehört zu den Rickettsien und ist Erreger des Q-Fiebers, das sich an der Lunge als *atypische Pneumonie* manifestiert.
Zu (2)
Infizierte Vögel übertragen **Chlamydia psittaci** (Erreger der *Ornithose* oder Papageienkrankheit) auf den Menschen. Bronchitiden und Bronchopneumonien können resultieren.
Zu (3)
Von postnatalen Infektionen mit **Zytomegalieviren** sind in erster Linie abwehrschwache Patienten gefährdet. Es kommt typischerweise zu *Erkrankungen der Lunge und der Leber*.
Zu (4) und (5)
Microsporon audouini und Trichophyton rubrum sind Dermatophyten, die, wie schon der Name vermuten läßt, die Haut und Hautanhangsgebilde (Haare, Nägel) befallen. Diese stehen die sogenannten Inhalationsmykosen

mit Erregern wie Histoplasma capsulatum oder Coccidiodes immitis gegenüber.

H 86

Frage 12.14: Lösung E

Bei Herpes-simplex-Viren (HSV) unterscheidet man die Primärinfektion (bei Typ I meist inapparent) und die Sekundärinfektion, bei der es sich in der Regel um ein *endogenes Rezidiv* handelt. Eine typische Form der Manifestation einer Primärinfektion mit Herpesvirus hominis Typ I ist die Gingivo-Stomatitis.
Die (Meningo-)Enzephalitis wird (als Primär- und als Sekundärinfektion) von beiden Virustypen hervorgerufen, wobei die Typ-I-Infektion besonders schwer verläuft. Hohe Letalität!
Sekundärinfektionen mit dem *Herpesvirus hominis Typ I* treten häufig als Effloreszenzen im *perioralen Bereich* auf; es können jedoch u. a. auch Bindehaut und Hornhaut des Auges betroffen sein. Man spricht dann von *Keratitis dendritica* oder *Keratitis disciformis*.
Entzündungen der *Genitalschleimhaut* werden bei Primär- und Sekundärinfektionen mit *HSV-Typ II* beobachtet. Dieses Herpesvirus persistiert seltener.

H 91

Frage 12.15: Lösung E

Zu (1)
Ab dem 4. Schwangerschaftsmonat, wenn der Plazentarkreislauf ausgebildet ist, besteht die Gefahr einer *diaplazentaren Übertragung* von Treponema pallidum, sofern die Schwangere infiziert ist. Die Wahrscheinlichkeit der intrauterinen Infektion variiert je nach Stadium der Syphilis. Die *Lues connata* kann als Frühform (innerhalb des ersten Lebensjahres) oder Spätform (Beginn nach dem 2. Lebensjahr) auftreten. Charakteristische Zeichen der Frühform sind Pemphigus syphiliticus, Parrotsche Furche, syphilitischer Schnupfen und viszerale Symptome mit Hepato- und Splenomegalie.

Zu (2)
Listeria monocytogenes wird ab dem 3. Schwangerschaftsmonat *diaplazentar* übertragen. Beim Föten entstehen multiple teils granulomatöse, teils eitrige Herde in Hirn, Lungen, Leber, Milz und Nieren. Abor, Früh- und Totgeburt sind häufige Folgen.

Zu (3)
Schäden durch *diaplazentare Übertragung des Zytomegalievirus* treten vor allem bei Primärinfektionen der Schwangeren im 2.und 3. Trimenon auf. Wenn es nicht zur Totgeburt gekommen ist, können die infizierten Kinder folgende Symptome zeigen: Hepato-und Splenomegalie, hämolytische Anämie, thrombozytopenische Purpura, Mikrozephalie u. a.

Zu (4)
Bei einer Erstinfektion der Schwangeren mit *Toxoplasma gondii* kommt es in ca. 50 % der Fälle zu einer *diaplazentaren Übertragung*. Folgen der Infektion können Abort,

Totgeburt oder beim lebend geborenen Kind Hydrozephalus, intrazerebrale Verkalkungen oder Chorioretinitis sein.

H 85

Frage 12.16: Lösung E

Zu (1)
Herpes-simplex-Viren Typ II werden durch Geschlechtsverkehr übertragen. Bei der Frau treten im Genitalbereich *Hautläsionen* (Bläschen etc.) auf. Die Erreger können in den Lumbosakralganglien persistieren und zu Sekundärinfektionen führen. Besteht eine akute Herpesinfektion bei einer Schwangeren, ist das Neugeborene von einer *intrapartalen* Erregerübertragung bedroht. Der Herpes neonatorum manifestiert sich als schwere Sepsis. Die Letalität dieser Erkrankung ist hoch.

Zu (2)
Auch **Trichomonas vaginalis** wird in erster Linie durch sexuellen Kontakt übertragen. Frauen erkranken an einer *Kolpitis*, während die Infektion bei Männern meist symptomlos verläuft.

Zu (3)
Solange genügend milchsäurebildende Döderleinsche Stäbchen vorhanden sind, lassen sich nur wenige **Streptokokken** im Vaginalabstrich nachweisen. Neugeborene können sich *im Geburtskanal* mit den Streptokokken infizieren und an *Meningitis* oder einer *Sepsis* erkranken.

Zu (4)
Lymphogranuloma inguinale ist eine Geschlechtskrankheit, die von **Chlamydia trachomatis** hervorgerufen wird. Als Erregerreservoir für diese Mikroorganismen dient der Genitaltrakt. Von der Erkrankung ist vor allem das *lymphatische System* betroffen. Es treten Lymphknotenschwellungen mit nachfolgenden Gewebseinschmelzungen und Fistelbildungen auf. Im Endstadium kann sich eine *Elephantiasis* ausbilden.

F 86

Frage 12.17: Lösung E

Zu (1)
Pneumocystis carinii ist Erreger der **Plasmazellpneumonie** (interstitielle Pneumonie). Diese tritt hauptsächlich bei Säuglingen und abwehrschwachen Patienten auf.

Zu (2)
Chlamydia psittaci wird von Vögel auf Menschen übertragen. Die Erkrankung manifestiert sich meist in Bronchien und Lungen.

Zu (3)
Postnatale Infektionen mit Zytomegalieviren stellen eine Gefahr für abwehrschwache Patienten dar. Es kommt dabei zu interstitiellen Pneumonien und Hepatiden.

Zu (4)
Klebsiellen sind als Erreger von Hospitalinfektionen gefürchtet, zumal sie sich bei der antiobiotischen Therapie oft als problematisch erweisen. Folgende Erkrankungen

treten u. a. auf: Pneumonie, Meningitis, Mastoiditis, Wundinfektionen und Infektionen der oberen Luftwege.

Zu (5)

Coxiella burnetii ist Erreger des Q-Fiebers. Dabei handelt es sich um eine Anthropozoonose (natürliche Wirte sind Rinder, Ziegen und Schafe), die sich hauptsächlich in der Lunge manifestiert.

F 86

Frage 12.18: Lösung A

Zu (1)

Das **Varizellen-Zoster-Virus** ist sowohl Erreger der Varizellen als auch des Zosters. Die Varizellen (Windpocken) werden durch Tröpfchen übertragen. Meist sind Kinder von dieser Erkrankung betroffen. In manchen Fällen persistieren die Viren in Spinalganglien. Durch *Reaktivierung* der Viren kann es Jahre nach den Varizellen zu einem Zoster kommen. Man spricht dann von einem endogenen Rezidiv. Voraussetzung ist immer die abgelaufene Windpockenerkrankung.

Zu (2)

Der Erreger des Zosters, das Varizellen-Zoster-Virus, gehört zur Gruppe der Herpesviren, ebenso wie das Herpesvirus hominis. Beide können nach der Primärinfektion im Wirtsorganismus persistieren und unter bestimmten Voraussetzungen reaktiviert werden.

Zu (3)

Von Reinfektion spricht man, wenn es nach abgelaufener Primärinfektion zu einer exogenen Sekundärinfektion kommt. Zoster ist jedoch das Ergebnis einer Reaktivierung persistenter Viren.

Eine zellgebundene allergische Reaktion nach Reinfektion beobachtet man beispielsweise bei der Tuberkulose.

Zu (4)

Zosterepidemien kann es nicht geben, weil es sich bei dieser Erkrankung um ein endogenes Rezidiv handelt. Die eigentliche Infektion mit dem Varizellen-Zoster-Virus liegt bei den Patienten meist Jahre zurück. Ansteckungsgefahr besteht nur für solche Personen, die noch nicht gegen Windpocken immun sind. Sie können sich mit dem Varizellen-Zoster-Virus infizieren und an Varizellen erkranken.

12.3 Hepadnaviridae

F 87

Frage 12.19: Lösung E

Bei einer Hepatitis-B-Infektion tritt in der präikterischen Phase zuerst das HBs-Antigen gefolgt vom HBe-Antigen auf. In der späten präikterischen bzw. frühen ikterischen Periode sind dann IgM-anti-HBc und IgG-anti-HBc nachweisbar. Auch das Anti-HBe fällt noch in die ikterische Phase. Wesentlich später, etwa 4–5 Monate nach der Infektion findet man Anti-HBs.

F 87

Frage 12.20: Lösung D

Zu (D)

Während das Hepatitis-A-Virus zu den Picornaviren gehört und damit RNA enthält, handelt es sich bei dem Hepatitis-B-Virus um ein DNA-Virus, das keiner der bisherigen Virusfamilien zugeordnet werden kann.

Zu (A)

Da keine verwandtschaftlichen Verhältnisse zwischen den beiden Hepatitiserregern bestehen, gibt es auch **keine Kreuzresistenz,** die eine Superinfektion verhindern könnte.

Zu (B)

In ca. 5–10 % der Fälle wird eine **Hepatitis B** chronisch. Dies ist bei der Hepatitis A nicht zu beobachten. Man unterscheidet chronische Verlaufsformen mit nur minimalen Leberveränderungen, die chronisch persistierende Hepatitis mit geringen, nicht progredienten und die chronisch aktive Hepatitis mit fortschreitender *Leberzellzerstörungen.* Letztere kann in eine *Leberzirrhose* übergehen. Aus einer chronischen Hepatitis kann sich im ungünstigsten Fall auch ein *primäres Leberzellkarzinom* entwickeln, ein Zusammenhang, der in zahlreichen Studien bewiesen werden konnte.

Zu (C)

Der anfangs aus dem Blutplasma chronisch Hepatitis-B-infizierter Personen hergestellte Impfstoff wurde von einem gentechnologisch hergestellten Produkt abgelöst. Die erfolgreiche Impfung verleiht einen recht hohen Schutz und ist besonders bei im medizinischen Bereich tätigen Personen sinnvoll.

Zu (E)

Bei verschiedenen Virusinfektionen kann es auch zu Leberfunktionsstörungen kommen (z. B. Infektion mit Zytomegalievirus, Epstein-Barr-Virus u. a.).

H 91

Frage 12.21: Lösung E

Bei dem Delta-Virus handelt es sich um ein *defektes RNA-Virus,* das mit einem Viroid (hüllenloser, zur Kettenform geschlossener RNA-Strang als intrazellulärer Erreger) vergleichbar ist. Es benötigt zur Replikation das Hepatitis-B-Virus als *Helfervirus,* von welchem die Virushülle stammt. Voraussetzung für eine Infektion mit dem Delta-Virus ist also eine bereits bestehende oder gleichzeitig mit dem Hepatitis B-Virus erfolgende Infektion. Daher wirken alle prophylaktischen Maßnahmen zur Verhütung einer Hepatitis B auch indirekt gegen das Delta-Virus. Neben inapparenten Verläufen kann bei einer Superinfektion einer chronischen Hepatitis B auch ein akuter Schub auftreten. Die Doppelinfektion mit Hepatitis B- und -D-Virus führt nicht selten zu einer chronischen Hepatitis mit Ausbildung einer Zirrhose. Das Hepatitis D-Virus ist in Nordafrika, im Vorderen Orient und Süditalien bei HBsAg-Trägern zum Teil weit verbreitet, während es sich in Deutschland bei der genannten Patientengruppe nur selten nachweisen läßt.

F 86

Frage 12.22: Lösung D

Zu (D)
Die *schützenden Antikörper* sind *gegen HB$_S$*-Antigen gerichtet. Daher wird auch bei der Impfung dieses Antigen gegeben.
Zu (A), (B), (C) und (E)
HB$_C$-Antigen ist das Kernantigen des Hepatitis-B-Virus, das in den infizierten Zellen freigesetzt wird. Für die Laborroutine spielt dieses Antigen keine Rolle – im Gegensatz zu den Antikörpern, die gegen HB$_C$-Antigen gebildet werden. Sie sagen etwas über den Verlauf der Erkrankung aus. Zusätzlich kann man den IgM-Anteil an den Antikörpern gegen HB$_C$-Antigen bestimmen. Da diese Antikörper nur in den ersten Wochen nach Krankheitsbeginn auftreten, sind Aussagen über die Erkrankungsphase möglich.

H 88

Frage 12.23: Lösung B

Zu (B) und (C)
Bei einer „normal" verlaufenden Hepatitis B ist die Phase, in der sowohl Anti-HBe als auch HB$_S$ Ag sich nachweisen lassen, relativ kurz; sie dauert ca. einen Monat und fällt in die ikterische Phase, sofern der Patient einen Ikterus hat. Bei der Kürze der Phase und dem gleichzeitig deutlichen Krankheitszeichen sind Patienten mit dieser serologischen Konstellation nicht als Hauptinfektionsquelle anzusehen. Epidemiologisch problematisch sind *gesunde Virusträger, Personen mit blande verlaufender Infektion* oder *mit chronisch aktiver Hepatitis B.* Für eine Infektiosität sprechen besonders HB$_S$Ag und HB$_C$Ag, auch hohe Anti-HBc IgM-Titer lassen Virusaktivität vermuten.
Die meisten Infektionen treten im medizinischen Bereich durch Kontakt mit infektiösem Blut auf. Daneben sind Erregerübertragung durch Tätowieren, Akupunktur, Friseure, Maniküre etc. beobachtet worden. Neben Blut eignen sich in manchen Fällen auch andere Körpersekrete als Übertragungsmedium, so daß eine Ansteckung beispielsweise durch Geschlechtsverkehr möglich ist.
Zu (A)
Der Mensch ist das einzige natürliche Erregerreservoir für Hepatitis-B-Viren. Experimentell können Schimpansen infiziert werden.
Zu (D)
Spätestens 6 Stunden nach einer Infektion mit HBV sollte Hepatitis-B-Immunglobulin gegeben werden. Dieses kann die Infektion verhüten, zumindest jedoch abschwächen. Früher wurde dies im medizinischen Bereich häufiger praktiziert. Seit Einführung der aktiven Immunisierung konnte auf die Immunglobuline zunehmend verzichtet werden.
Zu (E)
Eine Hepatitis B verursacht keine Embryo- oder Fetopathie. Größere Gefahr besteht für *Neugeborene infektiöser Mütter*, besonders wenn diese HB$_S$ Ag- und HB$_C$Ag-positiv

sind. Sowohl bei klinisch manifesten Erkrankungen als auch bei stiller Feiung muß mit der Entwicklung chronischer Hepatitisformen und kindlicher Zirrhose gerechnet werden. Gefährdete Neugeborene werden daher geimpft.

F 90

Frage 12.24: Lösung D

Zu (A) und (D)
Antikörper gegen das HBsAg treten erst Monate nach Ende der klinischen Erkrankung auf. Sie sind jedoch für die Immunität von entscheidender Bedeutung. Daher besteht der Impftoff gegen Hepatitis B aus *HBsAg.*
Zu (B)
HBeAg findet man im Blut von Personen mit akuter oder chronisch aktiver Hepatitis B. Diese Personen sind auf jeden Fall infektiös.
Zu (C)
Das Oberflächenantigen = HBsAg = Australia-Antigen (früher) erscheint im Blut erkrankter Personen, und zwar meist vor bis ungefähr 3–4 Monate nach Beginn der Erkrankung.
Zu (E)
HBsAg im Blut weist immer auf eine mehr oder weniger starke Infektiosität hin. Der Grad der Infektiosität hängt vom Vorhandensein weiterer Antigene bzw. spezifischer Antikörper ab. Die betreffenden Personen sind auf jeden Fall von der Blutspende auszuschließen, um eine Erregerübertragung auf andere zu vermeiden.

H 89

Frage 12.25: Lösung B

Während in der präikterischen Phase und in den ersten Wochen der Hepatitis-B-Erkrankung HBs- und HBe-Antigen nachweisbar sind, tritt das korrespondierende anti-HBs erst Monate nach Beginn der Erkrankung auf. Das HBs-Antigen ist ein Oberflächenantigen, d. h. daß auch der entsprechende Antikörper mit der Oberfläche bzw. Hülle reagiert. Entwickelt sich nicht eine chronische Verlaufsform der Hepatitis B, können die Antigene nach einigen Wochen nicht mehr nachgewiesen werden. Entsprechendes gilt für die Antikörper, wobei jedoch das Absinken des Titers über einen wesentlich längeren Zeitraum verläuft. Wichtige Nachweisverfahren für die Antikörper sind RIA und ELISA. In Leberbiopsieproben können die Antigene mittels Immunfluoreszenz dargestellt werden. Im Falle einer Infektion einer nicht immunisierten Person gibt man Hepatitis-B-Immunglobulin, das anti-HBs enthält und spätestens 6 Stunden nach der Infektion verabreicht werden muß.

F 88

Frage 12.26: Lösung D

Zu (1)
Ungefähr 10 % aller Hepatitis-B-Infektionen nehmen einen chronischen Verlauf. Daran schließen sich unter Umständen eine Zirrhose bzw. ein hepatozelluläres Karzinom an.

Zu (2)

Inkubationszeiten: Hepatitis A – 15 bis 40 Tage, Hepatitis B – 60 bis 160 Tage.

Zu (4)

Natürlicher Wirt des Hepatitis-B-Virus ist der Mensch. Experimentell ist aber auch die Infektion von Schimpansen gelungen. Das Virus läßt sich nicht in vitro züchten.

Zu (3)

Die Hülle des Hepatitis-B-Virus enthält das HBsAg (auch *surface Antigen)*. HBsAg im Blut weist immer auf eine mehr oder weniger starke Infektiosität hin. Die beiden anderen Antigene des Hepatitis-B-Virus sind: HBcAg (core Antigen des Innenkörpers) und HBeAg (wahrscheinlich auch ein Antigen des Innenkörpers).

F 85

Frage 12.27: Lösung C

Zu (1), (2) und (4)

HBs-Antigen ist Hepatitis-B-surface-Antigen (surface = Oberfläche). Es gilt als Indikator für die Infektiosität des Blutes. Aus diesem Grunde dürfen HBs-Antigen-Träger nicht zur Blutspende zugelassen werden.

Zu (5)

Inkubationszeiten: Hepatitis A – 15 bis 40 Tage, Hepatitis B – 60 bis 160 Tage. In der Klinik zeigen die beiden Infektionskrankheiten große Gemeinsamkeiten. Allerdings sind fulminante Verläufe häufiger bei Hepatitis B und chronische Formen und chronische Virusträger nur bei Hepatitits B anzutreffen.

Zu (3)

Hepatitis-B-Viren konnten bisher nicht in Gewebekulturen gezüchtet werden – im Gegensatz zum Hepatitis-A-Virus. Ebenso wie bei der akuten Hepatitis läßt sich das HBs-Antigen auch bei chronischen Verlaufsformen (ca. 10% der Fälle) nachweisen.

F 92

Frage 12.28: Lösung E

Zu (1)

Bei *Herpes genitalis* der Gebärenden kann sich das Kind *intrapartal* infizieren. Die Symptome des Herpes neonatalis reichen von lokalen Infektionen bis zu einer mit hoher Letalität verbundenen Sepsis. Eine Herpes genitalis-Infektion der Schwangeren ist daher eine Indikation zur Schnittentbindung.

Zu (2)

Infektionsgefahr für Neugeborene besteht vor allem bei Müttern, die HBsAg- und HBeAg-positiv sind. Schützende mütterliche Antikörper sind noch nicht oder nur in geringem Umfang gebildet und diaplazentar übertragen worden. Gerade die Hepatitiden der Kinder gehen oft direkt in chronische Verlaufsformen über.

Zu (3)

Intrapartale Infektionen des Neugeborenen mit B-Streptokokken führen zu schweren Krankheitsbildern wie Pneumonie, Meningitis oder Sepsis.

Zu (4)

Es muß zwischen pränatalen Infektionen, die überwiegend während der ersten 6 Schwangerschaftsmonate ablaufen, und perinatalen Infektionen, die bei der Passage des Kindes durch einen infizierten Geburtskanal, durch infizierte Muttermilch oder Austauschtransfusionen entstehen, unterschieden werden. Perinatale Infektionen sind meist inapparent, schwere Verlaufsformen konnten bei Frühgeburten beobachtet werden.

H 86

Frage 12.29: Lösung D

Zu (1)

Zum Zeitpunkt der klinischen Manifestation der Hepatitis B lassen sich gegen das HB$_c$-Antigen gerichtete Antikörper nachweisen. Meist steigt der Antikörpertiter noch weiter an und bleibt über mehrere Monate auf dem erreichten Niveau.

Zu (2)

Wie auch bei anderen Infektionen weist erst ein hoher IgM-Titer der Anti-HB$_c$-Antikörper auf eine akute bzw. kürzlich durchgemachte Hepatitis hin. Denn IgM wird in der ersten Phase einer Infektion produziert, um dann in der zweiten Phase von IgG abgelöst zu werden. IgG kann meist noch lange Zeit nach abgelaufener Erkrankung nachgewiesen werden.

Zu (4)

Anti-HB$_c$ und Anti-HB$_s$ persistieren viele Jahre nach einer Hepatitis B. Ein über lange Zeit hoher Anti-HB$_c$-IgM-Titer weist auf eine anhaltende Virusaktivität hin.

Zu (3)

HB$_c$ ist ein **Kernantigen** des Hepatitis-Virus. Entsprechend richten sich die dagegen gebildeten Antikörper gegen den Kern. Gegen das Oberflächenantigen – HB$_s$ – richtet sich der Anti-HB$_s$-Antikörper.

12.4   Adenoviridae

12.5   Papovaviridae

12.6   Parvoviridae

12.7   Reoviridae

H 91
Frage 12.30: Lösung B

Zu (B)
Rotaviren gehören der Familie der Reoviren an. Die Erregerübertragbarkeit erfolgt *fäkal-oral.* Zeichen der akuten Enteritis sind Erbrechen, Durchfall und Fieber. Typisch für Rotavirusinfektionen, die vor allem bei *Säuglingen* und *Kleinkindern* auftreten, ist eine jahreszeitliche Häufung in den *Wintermonaten.*
Zu (A)
Es sind 41 Serotypen der Adenoviren bekannt, die „durchnummeriert" den Untergruppen A bis G zugeordnet werden. Die in der Gruppe B erfaßten Erreger können eine Konjunktivitis, Pneumonie bei Kindern und akute hämorrhagische Zystitis hervorrufen. Die vor allem bei Kindern auftretende epidemische Gastroenteritis wird durch Adenoviren Typ 40 und 41 verursacht, die der Gruppe F bzw. G angehören.
Zu (C)
Die Salmonellen-Enteritis betrifft nicht vorzugsweise Kinder und Säuglinge, kann aber bei diesen und bei alten Menschen schwerer verlaufen. Auch ist eine jahreszeitliche Häufung der Infektion nur bedingt zu beobachten und findet sich am ehesten in der warmen Jahreszeit, da dann günstige Voraussetzungen für die Erregervermehrung bestehen.
Zu (D)
Die Shigellen-Ruhr ist eine Schmutz- und Schmierinfektion, die sich vorzugsweise in tropischen und subtropischen Ländern und bei schlechten hygienischen Bedingungen verbreiten kann. Betroffen sind insbesondere Kinder unter 6 Jahren.
Zu (E)
Auch die Amöbenruhr ist hauptsächlich in tropischen und subtropischen Gebieten verbreitet. Menschen aller Altersstufen können daran erkranken.

H 90
Frage 12.31: Lösung D

Infektionen mit Rotaviren treten in unseren Breiten gehäuft in den Wintermonaten auf, in tropischen Regionen dagegen ganzjährig. Das Krankheitsbild ist von Diarrhoen, Erbrechen und Fieber geprägt. Komplikationen sind nicht bekannt. Es kommt lediglich in Einzelfällen zu gleichzeitigen Infektionen des Respirationstraktes. Apparent verlaufende Infektionen findet man überwiegend bei Säuglingen und Kleinkindern sowie bei immungeschwäch-

ten Patienten. Der Durchseuchungsgrad ist sehr hoch. Reinfektionen führen meist nicht zu Krankheitserscheinungen.

H 90
Frage 12.32: Lösung C

Zu (C)
Die Übertragung von Salmonella typhi erfolgt durch Schmutz- und *Schmierinfektionen* (fäkal-oral) meist über Nahrungsmittel oder verseuchtes Trinkwasser.
Zu (A) und (D)
Man kennt 5 Pathogenitätsmechanismen der Enteritiserreger: *Adhärenz, Toxinbildung, Invasion, Resorptionsblockade* und *Penetration.*
Adhäsine führen zu einer intensiven bakteriellen Adhärenz, die die Resorptionsfläche des Dünndarms verringert; die mikrovillöse Oberfläche wird reduziert, und es kommt zu einem Verlust der Bürstensaumenzyme (z. B. E.coli-Stämme). Von den möglichen Toxinarten (Neurotoxin, Zytotoxin und Enterotoxin) soll hier nur exemplarisch das Enterotoxin der Cholerabakterien erwähnt werden. Dies verursacht eine aktive Elektrolytsekretion mit nachfolgendem zusätzlichen Flüssigkeitsverlust.
Die Ursache der Invasivität bestimmter Enteritiserreger wie Shigellen, E.coli ist nicht geklärt. Vermutlich beruht sie auf der Plasmid-codierten Eigenschaft dieser Bakterien, eine Endozytose durch die Epithelzellen des Dünndarms induzieren zu können. Die intrazellulär gelegenen Erreger verursachen dann durch Zytotoxine eine Zytolyse.
Rotaviren zerstören die Mikrovilli des Dünndarmepithels und bewirken so eine Resorptionsblockade und vermehrte Flüssigkeitsansammlung im Darm.
Erreger wie Salmonella typhi und Yersinia enterocolitica können durch die Schleimhaut penetrieren. Sie führen zu einer Entzündungsreaktion in der Lamina propria und gelangen über Lymphgefäße in den Blutkreislauf.
Zu (B)
Rotaviren lassen sich im Stuhl infizierter Patienten mittels ELISA nachweisen.
Zu (E)
Campylobacter jejuni ist Erreger einer Kolitis mit zu Beginn eher wäßrigen und später zunehmend blutigen Diarrhoen. Weitere Symptome sind Bauchschmerzen und Fieber. Gelegentlich kann auch eine Sepsis beobachtet werden.

H 90
Frage 12.33: Lösung E

Erkrankungen, die häufig durch **Adenoviren** verursacht werden, sind Infektionen des *Respirationstraktes* und die *hochinfektiöse Keratokonjunktivitis epidemica.* Als Erreger von Gastroenteritiden konnten folgende Typen der Adenoviren identifiziert werden: 12, 18, 31, 40, 41. Meningitiden bzw. Meningoenzephalitiden als Manifestation einer Adenovirus-Infektion werden nur selten beobachtet.

Frage 12.34: Lösung E

Die Erreger und die Erkrankungen:
Adenoviren: Keratoconjunctivitis epidemica
Herpes-simplex-Viren: Keratoconjunctivitis herpetica
Pneumokokken: Ulcus corneae serpens
Chlamydien: Trachom, Einschlußkonjunktivitis
Gonokokken: Gonorrhoea conjunctivae neonatorum

Frage 12.35: Lösung E

Zu (1)
Chlamydia trachomatis ist u. a. Erreger des Trachoms, einer weltweit verbreiteten Erkrankung, die überwiegend in tropischen und subtropischen Gebieten auftritt. Nach der Infektion entwickelt sich eine chronische Keratokonjunktivitis mit Pannus- und Narbenbildung. Bei längerem Krankheitsverlauf muß mit Erblindung gerechnet werden.
Zu (2)
Neben Hautentzündungen beobachtet man im Verlauf von Onchozerkosen auch Keratitis, Iridozyklitis und Uveitis. Dies wird durch in die Kornea und die vordere Augenkammer eingedrungene Mikrofilarien verursacht. In der Folge sprossen Gefäße und Bindegewebe in die Kornea ein, was anfangs zur Visusminderung und im weiteren Verlauf zur Erblindung führt.
Zu (3)
Herpes-simplex-Virus Typ I kann u. a. eine Keratokonjunktivitis hervorrufen. Häufig kommt es im Rahmen dieser Erkrankung zum Übergreifen auf die Kornea als Keratitis dendritica. Nach Abheilung bleibt gelegentlich eine Hornhauttrübung zurück.
Zu (4)
Bei Gonorrhoe der Mutter besteht die Möglichkeit einer Infektion des Neugeborenen im Geburtskanal im Sinne einer Gonorrhoea conjunctivae neonatorum. Durch Trübung der Hornhaut führt dies bei Nicht-Behandlung zur Erblindung.
Zu (5)
Adenoviren sind Erreger der epidemischen Keratokonjunktivitis, einer sehr ansteckenden Infektionskrankheit. In deren Verlauf treten typische subepitheliale Hornhauttrübungen auf.

Frage 12.36: Lösung E

Adenoviren sind kubische Viren mit einer doppelsträngigen DNS. Man kennt 40 Serotypen (beim Menschen), die unterschiedlich häufig auftreten. Infektionen mit Adenoviren betreffen vor allem den *Respirationstrakt* und die *Konjunktiven.* Die epidemische Keratokonjunktivitis ist hochinfektiös.
Serologisch lassen sich Infektionen mit der Komplementbindungsreaktion und dem Neutralisationstest nachweisen. Mit dem ersteren Verfahren wurden Kreuzreaktionen

entdeckt. Man führt daher die Komplementbindungsreaktion mit Gruppenantigenen durch. Einen relativen Schutz gegen Reinfektionen bieten allerdings nur typenspezifische Antikörper.

12.8 Togaviridae

Frage 12.37: Lösung B

Zu (B)
Da nur IgG-Antikörper die Plazenta passieren können, weisen Antikörper der **IgM-Gruppe** auf eine *selbständige Immunantwort* des Kindes hin. Die Antikörper können mit dem Hämagglutinationshemmungstest identifiziert werden.
Zu (A)
Auch wenn die Mutter vor der Schwangerschaft eine Rötelninfektion hatte, lassen sich Antikörper nachweisen.
Zu (C)
IgG-Antikörper können von der Mutter stammen, denn diese Gruppe der Immunglobuline kann als einzige die Plazenta passieren.
Zu (D)
Hier fehlt die Angabe um welche Antikörpergruppe es sich handelt. Nur IgM läßt eine eindeutige Aussage zu.
Zu (E)
Diese Aussage trifft auf eine postnatale Infektion des Neugeborenen zu, das noch Antikörper von der Mutter hat.

Frage 12.38: Lösung E

Zu (E)
Die von Shigella dysenteriae hervorgerufene Ruhr ist eine *lokale Infektion* des Darmes. Ein Befall tastbarer Lymphknoten geht damit nicht einher.
Zu (A)
Im Primärstadium der Syphilis entwickelt sich ein hartes, fast schmerzloses Ulcus (meist im Genitalbereich). Immer ist der Primäreffekt von einer indolenten Schwellung und Induration der regionalen Lymphknoten begleitet.
Zu (B)
Bei einer Infektion mit Rötelnviren breiten sich die Erreger vom Respirationstrakt über regionale Lymphknoten aus. Insbesondere die nuchalen und retroaurikulären Lymphknoten können deutlich vergrößert sein, während andere Symptome wie beispielsweise das Exanthem nicht immer zu beoachten sind.
Zu (C)
Epstein-Barr-Viren vermehren sich zu Beginn der Infektion in der Mundhöhle und befallen dann die Ohrspeicheldrüse. Die Pathogenese ist nicht in allen Einzelheiten geklärt. Zum Krankheitsbild gehört neben Fieber und Angina auch eine ausgedehnte Lymphknotenschwellung. Be-

troffen sind die Lymphknoten des Halses, der Achsel- und Leistenregion sowie des Hilus. Hiermit kann eine Milzvergrößerung bis hin zur Ruptur verbunden sein.

Zu (D)

Die **Diphtherie** beginnt mit einer lokalen Infektion – meist des Rachens. Hier entwickelt sich unter Toxineinfluß eine Pseudomembran, die, wenn sie bis in den Larynx absteigt, Erstickungsgefahr bedeutet. Zum Krankheitsbild gehört auch eine *regionäre Lymphknotenschwellung.* So ergibt sich ein wichtiges Unterscheidungsmerkmal zur **Mononukleose,** für die die *allgemeine Lymphknotenschwellung* charakteristisch ist.

H 85

Frage 12.39: Lösung C

Zu (3)

Postnatale Röteln verlaufen in der Mehrzahl der Fälle problemlos, oft sogar inapparent. Im Gegensatz dazu führt eine pränatale Infektion häufig zu schweren Mißbildungen des Kindes (Blindheit, Taubheit etc.). Aus diesem Grund empfiehlt sich eine Impfung für Mädchen im 11. bis 14. Lebensjahr sowie für seronegative Frauen im gebärfähigen Alter. Die Lebendimpfung wird subkutan verabreicht.

Zu (2) und (4)

Wichtig bei der Diagnostik von Infektionskrankheiten ist der Nachweis *homologer Antikörper* der *Klasse IgM.* Man bevorzugt IgM, weil diese Antikörper typischerweise in der akuten Phase der Erkrankung auftreten und nur relativ kurze Zeit im Körper bleiben.

Eine allgemeine Erhöhung des IgM-Titers kann jede Infektion begleiten, auf die so die humorale Abwehr reagiert. Sie läßt daher keinen Rückschluß auf eine bestimmte Erkrankung zu.

Zu (1)

Die Blutgruppe des Patienten hat keinen Einfluß auf den Hämagglutinationshemmungstest (Hirst-Test). Es sollen bei diesem Verfahren auch keine Isohämagglutinine nachgewiesen werden, sondern Antikörper gegen das Rötelnvirus. Der Hirst-Test basiert darauf, daß Rötelnviren *Eryhtrozyten agglutinieren.* Inkubiert man nun die Viren mit einer standardisierten Eryhtrozytensuspension und Patientenserum, so verhindern die spezifischen Antikörper im Serum eine Agglutination (Test positiv).

H 86

Frage 12.40: Lösung C

Zu (1)

Das Zytomegalievirus kann *intrauterin* auf Embryo bzw. Fetus übertragen werden, wobei folgende Schäden möglich sind: Hepatosplenomegalie, Ikterus, intrakranielle Verkalkungen u. a. Das Kind ist vor allem im ersten und zweiten Trimenon gefährdet.

Zu (2)

Erkrankt eine Schwangere im ersten Trimenon an Röteln, so besteht die Gefahr einer *intrauterinen* Übertragung der Erreger auf das Kind. Durch eine solche Infektion kann es

beim Kind zu Taubheit, Katarakt, Mißbildungen des Herzens etc. kommen. Zur Vermeidung derartiger Fetopathien empfiehlt sich die Rötelnimpfung junger Mädchen vor Eintritt in die Pubertät.

Zu (3)

Das Neugeborene kann sich im *Geburtskanal* mit Gonokokken infizieren, wenn die Mutter an Gonorrhoe erkrankt ist. Die Infektion manifestiert sich beim Kind als eitrige Konjunktivitis, die unbehandelt zur Erblindung führt. Mit der Credé Prophylaxe (Silbernitrat- oder Penicillintropfen in den Konjunktivalsack) versucht man, diese Erkrankung zu verhindern.

Eine intrauterine Übertragung der Gonokoken tritt nicht auf.

F 89

Frage 12.41: Lösung A

Die sogenannte erworbene Immunität durch mütterliche Antikörper betrifft IgG, da diese die einzige Gruppe der Immunglobuline ist, die die Plazenta passieren kann. Somit kann der Nachweis dieser Immunglobuline nur als Hinweis darauf gewertet werden, daß die Mutter des Neugeborenen zu irgendeiner Zeit mit Röteln infiziert war. Lediglich der Nachweis rötelnspezifischer IgM-Antikörper bei einem Neugeborenen zeigt die selbständige Immunantwort des Kindes auf einen entsprechenden intrauterinen Erregerkontakt an.

F 88

Frage 12.42: Lösung E

Erregerpersistenz und endogene Infektionen sind für Rötelnviren nicht bekannt. Vielmehr hinterläßt diese Infektionskrankehit eine *dauerhafte Immunität,* da nur ein Serotyp existiert. Aus diesem Grunde ist man um eine frühzeitige Impfung der Mädchen bemüht. Denn die Rötelninfektion während einer Schwangerschaft kann zu schweren Schäden des Embryos führen.

12.9   Flaviviridae

F 91

Frage 12.43: Lösung B

Der Mensch infiziert sich mit **Coxiella burnetii** durch Inhalation von erregerhaltigem Staub, wohingegen bei Rindern und Schafen die Übertragung durch infizierte Zecken erfolgt. Zum Krankheitsbild des von Coxiella burnetii hervorgerufenen Q-Fiebers gehören atypische Pneumonie, Hepatitis und Endokarditis. Erreger und ihre Vektoren:

Wuchereria bancrofti	– Stechmücke
Onchocerca volvulus	– Kriebelmücke
Rickettsia prowazekii	– Körperlaus
Gelbfiebervirus	– Stechmücke

H 89

Frage 12.44: Lösung A

Das FSME-Virus, das zur Gruppe der Flaviviren gehört, wird von Zecken (Ixodes ricinus) übertragen. Verbreitungsgebiete sind Rußland, Balkan, Österreich, Süddeutschland und einige skandinavische Gebiete. An die Infektion schließt sich eine Inkubationszeit von 7–14 Tagen an. Es folgt die erste Erkrankungsphase mit grippeähnlichen Symptomen, eventuell auch Magen-Darm-Beschwerden. Nach einem fieberfreien Intervall von bis zu 20 Tagen kommt es zur zweiten Phase mit Organmanifestationen, wobei zentralnervöse Erscheinungen (Meningitis) im Vordergrund stehen. Zur Prophylaxe wird mit einer Totvakzine geimpft.

H 88

Frage 12.45: Lösung E

Zu (E)
Die postnatale Toxoplasmose tritt nach Aufnahme von Oozysten, die aus Katzenkot stammen, oder nach Verzehr von rohem Fleisch auf. Bei der pränatalen Infektion gelangen die Erreger entweder diaplazentar oder durch direktes Einwandern von der Uteruswand in den Fetus. Bei diesen Ansteckungsmechanismen treten keine Vektoren auf.
Zu (A) – (D)
Infektionskrankheiten und ihre Vektoren:

Malaria	– Anophelesmücke
Gelbfieber	– Stechmücke
Schlafkrankheit	– Tsetsefliege
Frühsommermeningoenzephalitis	– Zecken

F 89

Frage 12.46: Lösung C

Zu (C)
Hauptübertragungsweg des Trachoms (Erreger Chlamydia trachomatis) ist die Schmierinfektion, die direkt oder indirekt über Gegenstände erfolgen kann. Daneben spielt aber auch die Übertragung durch Fliegen eine Rolle.
Zu (A), (B), (D) und (E)
Die Infektionskrankheiten und die dazu gehörigen Vektoren:

Kala-Azar	– Sandmücken
Pest	– Flöhe, Zecken
Frühsommermeningoenzephalitis	– Zecken
Fleckfieber	– Kleiderläuse

F 91

Frage 12.47: Lösung E

Patienten mit hämorrhagischem Fieber, die sich zuvor in den Tropen aufgehalten haben, können eine Infektion mit den genannten Viren (Marburgvirus, Ebolavirus, Lassafieber-Virus und Denguefiebervirus), aber auch Gelbfiebervirus oder Hantaan-Virus haben.

H 87

Frage 12.48: Lösung E

Zu (1)
Die Infektion mit Leptospira icterohaemorrhagiae **(Morbus Weil)** ist in der Organphase durch Beteiligung von *Leber* und *Nieren* gekennzeichnet. Oft besteht auch eine *hämorrhagische Diathese*.
Zu (2)
Beim **Gelbfieber** treten *hämorrhagische Diathesen* und Schäden der *Leber* und *Nieren* auf. Bei schwerem Verlauf droht das Coma hepaticum.
Zu (3)
Manifeste, postnatale **Zytomegalieinfektionen** imponieren meist als *Pneumonie* und/oder *Hepatitis*. Es erkranken bevorzugt abwehrschwache Personen.

F 87

Frage 12.49: Lösung E

Das FSME-Virus zählt zu den Flaviviren und diese wiederum zu der Gruppe der Togaviren. Es ist in erster Linie in Osteuropa, Österreich und Süddeutschland verbreitet. Für Waldarbeiter, Förster etc. in diesen Gebieten empfiehlt sich eine Schutzimpfung, da bei der **Frühsommer-Meningoenzephalitis** in vielen Fällen mit Restschäden zu rechnen ist (vegetative Störungen, spinale Lähmungen), und es gelegentlich auch zu Todesfällen kommt.

12.10 Paramyxoviridae

H 88

Frage 12.50: Lösung C

Zu (C)
Die aufgeführten Bedingungen, nämlich Exazerbation einer latenten Infektion und diaplazentare Infektion, findet man von Zytomegalieviren erfüllt. Während die postnatale Zytomegalie nur bei immunschwachen Patienten einen schweren Verlauf nimmt, führen pränatale Infektionen häufiger zu einer klinischen Manifestation. Typische Krankheitserscheinungen sind dann *Hepatosplenomegalie, Ikterus, Thrombozytopenie, zerebrale Verkalkungen* und *Mikrozephalie*. Manche bei der Geburt unauffällige Kinder weisen Spätschäden im Sinne von Entwicklungsstörungen der Knochen, Gehörschäden und geistigem Entwicklungsrückstand auf.
Zu (A)
Röteln während der Frühschwangerschaft verursachen zwar schwere Embryopathien, Persistenz der Rötelnviren und damit *endogene Rezidive* sind jedoch *nicht bekannt*.
Zu (B)
Auch bei Mumps kommt es *nicht zur Viruspersistenz*. Fetopathien können nicht ganz ausgeschlossen werden, so

daß im Falle der Infektion einer Schwangerschaft die Gabe von Immunglobulinen empfohlen wird.

Zu (D)

Das Varizellen-Zoster-Virus vermag in den Spinalganglien nach der Erstinfektion zu persistieren. Bei einem endogenen Rezidiv kommt es dann zum Bild des Zosters. Hier sind allerdings bei gleichzeitiger Schwangerschaft noch keine Schäden des Kindes beobachtet worden. Hingegen gibt es Berichte über *Embryo- und Fetopathien bei Varizellenerstinfektion* einer Graviden. Dies ist jedoch aufgrund des hohen Durchseuchungsgrades selten.

Zu (E)

Bei der Tuberkulose kennt man den Begriff der Reaktivierung (meist als endogene Infektion). Diese tritt vor allem bei Schwächung der zellulären Immunabwehr auf. Pränatale Infektionen mit Turberkelbakterien kommen nicht vor.

F 88
Frage 12.51: Lösung C

Durch Maserninfektionen schwangerer Frauen hervorgerufene Embryopathien sind nicht bekannt (anders als bei Röteln!). Komplikationen im Verlauf einer Masernerkrankung treten bei ca. 10–20% der Patienten auf. Hierbei stehen Otitis media und Bronchopneumonie an erster Stelle. Bei ungefähr 1 von 1000 Erkrankten kommt es zu einer Enzephalomyelitis, die in 10% der Fälle tödlich verläuft. Wieder Genesende leiden häufig unter Krampfanfällen; gelegentlich kann auch ein Persönlichkeitswandel beobachtet werden.

F 90
Frage 15.52: Lösung E

Das Mumpsvirus, von dem nur ein Serotyp bekannt ist, gehört zur Gruppe der Paramyxoviren. Andere Vertreter dieser Gruppe sind Masern-, Respiratory-Syncytial und Newcastle-Disease-Virus. Mit Eintritt in die Pubertät steigt bei Jungen die Gefahr, daß die sonst relativ harmlose Kinderkrankheit mit einer Begleitorchitis als Komplikation einhergeht. Meist ist nur ein Hoden befallen. Durch starke Schwellung kann es zur Druckatrophie kommen. Bei beidseitigem Befall droht die Sterilität. Eine weitere, allerdings seltenere Komplikation ist die seröse Meningitis, die eine gute Prognose hat. Es wird eine Schutzimpfung mit attenuierten Viren durchgeführt.

F 90
Frage 12.53: Lösung D

Bei Säuglingen und Kleinkindern ist das Respiratory-Syncytial-Virus (RS-Virus) die häufigste Ursache für Infektionen des unteren Respirationstraktes. Meist beginnt die Erkrankung mit unspezifischen Manifestationen im oberen Respirationstrakt. Es folgen zum Teil schwer verlaufende Bronchiolitiden oder Bronchopneumonien. Bei älteren Kindern und Erwachsenen beobachtet man eher leichtere Infektionen im Sinne von Erkältungskrankheiten oder grippalen Effekten. Das RS-Virus zählt nicht zu den Erregern von Meningitiden wie u. a. Herpesviren, Polioviren und Mumpsviren.

H 88
Frage 12.54: Lösung B

Das **Erythema nodosum** (auch Knotenrose) ist eine schubweise auftretende, schmerzhafte knotige Infiltration, die durch *Vaskulitis* hervorgerufen wird. Lokalisation: meist Streckseite der Unterschenkel. Man findet sie als *paraallergische Reaktion* (u. a. auf Arzneimittel) und *bei verschiedenen Infektionskrankheiten,* darunter Tbc, Lepra, Tularämie, Scharlach und Keuchhusten.

Zum Bild der Mumpsinfektion können Organmanifestationen unterschiedlicher Art gehören. Hautveränderungen sind jedoch nicht bekannt.

H 89
Frage 12.55: Lösung D

Zu (D)

Mißbildungen nach Infektionen einer nicht immunisierten Schwangeren mit dem Mumpsvirus sind nicht bekannt, allerdings können Infektionen im ersten Trimenon der Schwangerschaft zu einem Abort führen. Eine passive Immunisierung sollte daher in Erwägung gezogen werden.

Zu (A) – (C) und (E)

Nach Tröpfcheninfektion vermehren sich die Mumpsviren im oberen Respirationstrakt und in den regionären Lymphknoten. Hämatogen erreichen sie die Speicheldrüsen (nicht nur die Ohrspeicheldrüse). Zu den häufigsten Komplikationen bei männlichen Patienten nach Eintritt in die Pubertät zählt die Orchitis, die meist einseitig, gelegentlich auch beidseitig auftritt. Man beobachtet sie bei 25–30% solcher Patienten. In schweren Fällen kommt es zur Sterilität. Eine in der Regel gute Prognose hat die seltenere Begleitmeningitis, die auch isoliert verlaufen kann. Differentialdiagnostisch müssen andere Erreger beim Auftreten einer Parotitis in Erwägung gezogen werden wie beispielsweise Clostridium tetani und Zytomegalieviren.

F 87
Frage 12.56: Lösung A

Zu (A)

Nach einer Infektion mit **Masernviren** kommt es in *über 90%* der Fälle auch zum Ausbruch der Erkrankung. Dies ist unabhängig von der Abwehrlage. Diese kann im ungünstigen Fall den Verlaug negativ beeinflussen.

Zu (B)

Zytomegalieviren können nach der Infektion im Wirtsorganismus persistieren, wobei die Lokalisation noch nicht genau geklärt ist. Eine Reaktivierung dieser latenten Infektion tritt vor allem bei Tumorpatienten und unter immunsuppressiver Therapie auf.

Zu (C)
Pneumocystis carinii ist der Erreger einer interstitiellen plasmazellulären Pneumonie, von der besonders abwehrschwache Patienten betroffen sind. Zum gefährdeten Personenkreis zählen Frühgeborene, Tumorpatienten, HIV-Patienten u. a.

Zu (D) und (E)
Klebsiellen und Candida albicans werden zu den sogenannten *opportunistischen Keimen* gerechnet, was bedeutet, daß sie normalerweise Teil der Darm und Hautflora des Menschen sind und nur unter bestimmten Bedingungen, beispielsweise antibiotische oder immunsuppressive Therapie, zu Krankheiten führen.

F 89
Frage 12.57: Lösung B

Zu (B)
Eine Persistenz des Masernvirus ist zumindest im Zusammenhang mit der eigentlichen Masernerkrankung nicht bekannt. Ferner kommt es in weit über 90% der Fälle nach einer Infektion auch zum Vollbild der Erkrankung. Damit haben Dauerausscheider und gesunde Keimträger keine Bedeutung bei der Übertragung von Masernviren.

Zu (A), (C) – (E)
Bei Staph. aureus, Zytomegalie- und Rötelnvirus sowie Neisseria meningitidis spielen inapparente Infektionen und Erregerpersistenz eine große Rolle, so daß die genannten Infektionswege durchaus typisch sind. Einen wesentlichen Einfluß hat zusätzlich die Immunlage der infizierten Person.

H 90
Frage 12.58: Lösung A

Zu (A)
Infektiöse Konjunktividen werden von Adenoviren hervorgerufen.

Zu (B) – (E)
Typische Infektionen mit Parainfluenzaviren betreffen Respirationstrakt. Bei Kleinkindern beobachtet man Laryngotracheitiden, Pseudokrupp und Pneumonien.

F 90
Frage 12.59: Lösung C

Zu (2)
Bei schlechter Allgemeinverfassung und Schwächung des Immunsystems, wie man sie häufig bei Kindern aus Entwicklungsländern findet, beobachtet man vermehrt schwere Verlaufsformen der Maserninfektion mit relativ hoher Letalität. Hier dürften die typischen Masernkomplikationen wie Riesenzellpneumonie und Masernenzephalitis eine wesentliche Rolle spielen.

Zu (4)
Die möglichst frühzeitige Gabe von Gammaglobulin nach Masernexposition kann die Erkrankung eventuell verhindern, in jedem Fall aber die Schwere des Krankheitsbildes

mildern. Solche Maßnahmen sind gerade bei abwehrschwachen Personen sinnvoll.

Zu (5)
Die Voraussetzung für eine Ausrottung der Masern sind insofern günstig, als daß nur ein Serotyp existiert. Ferner bietet die hohe Manifestationsrate der Maserninfektion den Vorteil, daß es nur wenige Keimträger ohne Krankheitszeichen gibt.

Zu (1)
Die SSPE ist eine chronisch progrediente, entzündliche Erkrankung, hervorgerufen durch eine persistierende Maserninfektion. Sie hat eine Inkubationszeit von ca. 7 bis 10 Jahren. Es handelt sich um eine klassische Slow-Virus-Infektion, von der hauptsächlich Kinder und Jugendliche betroffen sind. Sie verläuft fast immer tödlich.

Zu (3)
Pränatale oder perinatale Maserninfektionen mit entsprechenden Schäden sind nicht beschrieben.

F 87
Frage 12.60: Lösung C

Zu (1)
Candida albicans zählt zur normalen Haut- und Schleimhautflora. Ist durch antibiotische Therapie das ökologische Gleichgewicht der Flora gestört, kann sich eine Kandidiasis entwickeln. Diese tritt auch auf, wenn das Immunsystem durch Medikamente oder Erkrankung geschwächt ist.

Zu (2)
Eine Infektion mit dem Zytomegalievirus wird vor allem bei Patienten mit immunsuppressiver Therapie oder mit aus anderen Gründen schlechter Abwehrlage (Tumor) gefürchtet. Die Erkrankung manifestiert sich als **interstitielle Pneumonie** oder als **Hepatitis.**

Zu (3)
Auf dem Boden einer geschwächten Abwehrlage entwickelt sich die von Pneumocystis carinii hervorgerufene **plasmazelluläre Pneumonie.** Sie wird u. a. bei Frühgeborenen und HIV-Patienten beobachtet.

Zu (4) und (5)
Mumps und Röteln sind keine Erkrankungen, die typischerweise bei immunschwachen Patienten auftreten, nehmen jedoch unter diesen besonderen Umständen einen schweren Verlauf.

12.11 Orthomyxoviridae

F 87
Frage 12.61: Lösung B

Wichtige morphologische Charakteristika der Influenzaviren, die zu den Orthomyxoviren zählen, sind: helikal angeordnetes Nukleokapsid mit dem *RNA*-Genom, das segmentiert vorliegt. Das Nukleokapsid wird umgeben von dem Membranprotein und einer *Lipiddoppelmembran,* in der sich in Form von *Spikes* die Neuraminidase und das Hämagglutinin befinden. Partikeldurchmesser ca. 80–120 nm.

Frage 12.62: Lösung C

Zu (C)
Für das **Influenzavirus Typ A** ist der *Antigenshift* typisch. Dabei handelt es sich um eine ausgeprägte Veränderung der Antigenität, so daß die durch eine frühe Influenza erworbene Immunität nicht mehr greifen kann. Dies führt zu den bekannten Pandemien, die in zeitlichen Abständen immer wieder auftreten.

Zu (D) und (E)
Influenzaviren Typ B und C werden nicht durch Antigenshift verwandelt. Bei Typ B kennt man den *Antigendrift,* der aber nur minimale Antigenveränderungen mit sich bringt, die ohne schwere Folgen bleiben.

Zu (A)
Haemophilus influenzae fällt aus der Antwortliste heraus, da es sich hierbei weder um ein Virus noch um den Erreger der Influenza handelt. Allerdings verursacht H. influenzae häufig Superinfektionen im Rahmen einer Influenza.

Zu (B)
Parainfluenzaviren sind für Erwachsene eher harmlose Erreger von Infektionen des Respirationstraktes. Bei Kleinkindern und Säuglingen können sie allerdings auch Bronchitiden, Bronchiolitiden und Pneumonien hervorrufen. Pandemien sind durch diesen Erreger nicht bekannt.

Frage 12.63: Lösung D

Zu (A) und (D)
Durch das Nukleokapsid und das M-Protein der Hülle ist eine immunologische Unterteilung der Influenza-Viren in drei Gruppen (A, B und C) möglich. Für die Entwicklung einer Immunität ist Hämagglutinin verantwortlich.

Zu (B)
Die Neuraminidase der Influenza-Viren vermindert die Viskosität des Schleimfilms im Respirationstrakt, wodurch eine Ausbreitung der Erreger bis in die distalen Anteile der Hülle gefördert wird. Im Schleimhautepithel entstehen Nekrosen.

Zu (C)
Influenza-Viren können Erythrozyten von Menschen und verschiedenen Tieren agglutinieren, weil sich auf der viralen Hülle Hämagglutinin befindet.

Zu (E)
Hämagglutinin, das für die Entstehung einer Immunität verantwortlich ist, kann sich in seiner Antigenität wandeln. Ein solcher Wandel beeinträchtigt die typenspezifische Wirksamkeit der Schutzimpfung.

Frage 12.64: Lösung D

Zu (D)
Obwohl z.T. schwere Allgemeinerscheinungen wie Fieber, Schüttelfrost, Gliederschmerzen etc. zum Bild der Influenza gehören, kommt es nur in seltenen Fällen zu einer Virämie. Vielmehr muß man hier von einer lokalen Infektion der Luftwege reden. Die oben genannten Symptome werden als Reaktion auf in die Blutwege gelangten Abbauprodukte untergegangener körpereigener Zellen betrachtet.

Zu (A) Die Influenzaviren A, B und C bilden die Gruppe der Orthomyxoviren.

Zu (B)
Das Phänomen des Antigenshifts beobachtet man bei Influenzavirus A. Hierbei kommt es zu umfangreichen Antigenveränderungen, auch im Sinne von Rekombinationen zwischen menschlichen und tierischen Influenzaviren, so daß Pandemien möglich sind. Von diesen können alle Personen betroffen sein, unabhängig von bereits durchgemachten Influenzainfektionen, da die vorhandenen Antikörper keinen Schutz gegen das veränderte Virus bieten.

Zu (C)
An die Tröpfcheninfektion mit Influenzaviren schließt sich eine nur kurze Inkubationszeit von 2–3 Tagen an. Es bersteht eine Relation zwischen der Zahl der gebildeten Viren und der Schwere des Krankheitsbildes.

Zu (E)
Wenngleich reine Influenzainfektionen auch einen letalen Ausgang haben können, so sind bakterielle Sekundärinfektionen, die zu Bronchopneumonien führen, doch die häufigere Ursache für einen schweren Krankheitsverlauf. Typische Erreger sind Staphylococcus aureus, Haemophilus influenzae (wurde früher als Erreger der Influenza betrachtet) und Beta-hämolytische Streptokokken.

Frage 12.65: Lösung C

Zu (C)
Das Nukleokapsid der Influenzaviren ist von einem Membranprotein und einer Lipiddoppelmembran umgeben, in der sich die „Spikes" (Hämagglutinin und Neuraminidase) befinden. *Schützende Antikörper* richten sich gegen das Hämagglutinin.

Zu (A)
Von Rekombination spricht man, wenn zwei Viren, die dieselbe Wirtszelle haben, genetisches Material austauschen. Dies ist wahrscheinlich die Grundlage des für das Influenzavirus Typ A charakteristischen Antigenshifts. Hierbei findet eine Rekombination zwischen menschlichen und tierischen Influenzaviren statt. Daraus resultieren starke Veränderungen des Hämagglutinins und der Neuraminidase.

Zu (B)
Die Impfung bietet nur einen vorübergehenden Schutz, weil sich – wie oben erläutert – die Antigenität der Influ-

enzaviren Typ A regelmäßig verändert. Dadurch bieten die Antikörper keinen Schutz mehr. Sie korrespondieren nicht mehr mit dem abgewandelten Hämagglutinin.

Zu (D)
Typische Erreger einer *bakteriellen Superinfektion* bei Influenza sind Haemophilis influenzae und Staphylococcus aureus. Die Grippepneumonie ist auch heute noch eine gefürchtete Komplikation mit oft schlechter Prognose.

Zu (E)
Gegen das Nukleokapsid werden Antikörper gebildet, die jedoch ohne Bedeutung für die immunologische Abwehr sind. Allerdings gelingt mit diesen Antikörpern eine serologische Klassifizierung der Influenzaviren in die Typen A, B und C. Durch Veränderung des Hämagglutinins entstehen immer neue Subtypen.

F 90
Frage 12.66: Lösung E

Zu (E)
Die Impfung erfolgt in Deutschland mit abgetöteten Viren. Sie hinterläßt eine Immunität von ca. einem Jahr Dauer.

Zu (A), (B) und (C)
Für das Influenzavirus Typ A ist der Antigenshift typisch. Hierbei kommt es zu ausgeprägten Veränderungen der Antigenität. Man erklärt sich dies durch Rekombination (Austausch von genetischem Material) von in Menschen und in Tieren lebenden Influenzaviren. Kommt es zu Infektionen mit derart veränderten Influenzaviren, bietet auch eine durch eine frühere Influenza erworbene Immunität keinen Schutz. Dadurch können sich rasch Pandemien entwickeln.

Zu (D)
Es werden verschiedene Antikörper gegen Influenzaviren gebildet. Davon sind allein die Antikörper gegen Hämagglutinin schützend.

F 89
Frage 12.67: Lösung D

Zu (2)
Patienten, die eine immunsuppressive Therapie erhalten oder deren Abwehrlage aus anderen Gründen (z. B. Tumor) geschwächt ist, erkranken gehäuft an einer Zytomegalieinfektion. Diese manifestiert sich als interstitielle Pneumonie oder als Hepatitis.

Zu (3)
Auf dem Boden einer geschwächten Immunlage entwickelt sich die von Pneumocystis carinii hervorgerufene plasmazelluläre Pneumonie. Sie wird besonders häufig bei Frühgeborenen und HIV-Patienten beobachtet.

Zu (1) und (4)
Influenzaviren und Coxiella burnetii können zu Erkrankungen mit Lungenbeteiligung führen. Die Infektionen treten unabhängig von der jeweiligen Immunlage der betroffenen Personen auf. Wie für alle Infektionskrankheiten gilt aber die Regel, daß Infektionen bei abwehrschwachen Patienten einen schweren Verlauf nehmen.

II 87
Frage 12.68: Lösung B

Die Gattung Influenzavirus wird immunologisch in drei Haupttypen A, B und C unterteilt, diese wiederum in verschiedene Subtypen. Die Subtypen unterscheiden sich hinsichtlich der Zusammensetzung der Hämagglutinine und Neuraminidasen in ihren Membranproteinen. Daraus ergibt sich eine unterschiedliche Antigenität. Die nach einer Impfung gebildeten Antikörper richten sich spezifisch gegen diese, die Antigenität bestimmenden Hämagglutinine und Neuraminidasen.
Die Impfung erfolgt mit abgetöteten Viren und hinterläßt eine Immunität nur für ca. 1 Jahr.

F 91
Frage 12.69: Lösung B

Zu (1) und (2)
Der Antigenshift des Influenzavirus A beruht auf einer umfangreichen Veränderung der Oberflächenantigene Hämagglutinin und Neuraminidase. Diese Erscheinung läßt sich nicht allein durch Mutation erklären (im Gegensatz zum Antigendrift), sondern hier liegt die Ursache wahrscheinlich in Rekombination menschlicher und tierischer Influenzastämme.

Zu (3), (4) und (5)
Nach dem Nukleokapsid und dem M-Antigen (Matrix-Protein der Hülle) unterscheidet man die Influenzaviren in 3 immunologische Typen A, B und C. Sowohl diese wie auch die Nukleoproteinsegmente und die RNS-Polymerase haben keinen Einfluß auf Antigendrift oder Antigenshift. Abgesehen von dem Matrix-Protein, das den inneren Teil der Virushülle darstellt, liegen alle genannten Substanzen innerhalb der Hülle.

12.12 Rhabdoviridae
12.13 Bunyaviridae
12.14 Arenaviridae

F 89
Frage 12.70: Lösung D

Zu (D) und (E)
Die früher eingesetzten Impfstoffe, die teilweise Antigene aus tierischem Nervengewebe enthielten und häufig zu neurologischen Komplikationen führten, sind heute durch HDCS- bzw. PCEC-Vakzine ersetzt worden. Diese Vakzine bestehen aus inaktivierten Viren, die auf menschlichen Lungenfibroblastenkulturen oder Hühnerembryofibroblastenkulturen gezüchtet wurden. Die Komplikationsrate bei der Tollwutimpfung hat sich seit Einführung dieser Vakzine erheblich gesenkt, so daß auch die praeexpositio-

nelle Immunisierung gefährdeter Personengruppen heute regelmäßiger erfolgt.

Zu (A)
Laut Statistik hat es in der BRD zwischen 1951 und 1976 15 Tollwutfälle gegeben, davon allein 7 durch Infektion in Reiseländern. Anders sehen die Zahlen für Asien und Afrika aus: beispielsweise 5000 Tollwutfälle pro Jahr in China, 15 000 in Indien.

Zu (B)
Meist wird das Tollwutvirus durch den Biß infizierter Tiere übertragen, in deren Speichel sich die Viren befinden und auf diese Weise in die Wunde gelangen. Dies gilt als der Hauptübertragungsweg. Man diskutiert auch noch die Möglichkeit der Übertragung durch Aerosole in Fledermaushöhlen oder Laboratorien (in Amerika bilden Fledermäuse ein wichtiges Erregerreservoir für Rabiesviren).

Zu (C)
Neurotropismus bedeutet im Falle der Tollwutviren, daß diese nach vorübergehendem Verbleib und eventuell auch Vermehrung an der Infektionsstelle in Elemente des Nervensystems einwandern. Über den axoplasmatischen Weg gelangen die Viren in die Ganglionzellen des Rückenmarks, erreichen das Gehirn und rufen eine Enzephalitis hervor. Auch die Ausbreitung im peripheren Nervensystem geschieht auf dem axoplasmatischen Weg.

H 87

Frage 12.71: Lösung B

Zu (1) und (2)
Zoonosen sind Krankheiten, die *auf natürlichem Wege* zwischen Wirbeltieren und dem Menschen übertragen werden und für die der Mensch nur *Zufallswirt* wird. Dies trifft für die Tollwut (Rabies, Lyssa) und die lymphozytäre Choriomeningitis zu. Letztere wird von LCM-Viren aus der Gruppe der Arenaviren hervorgerufen. Als Hauptansteckungsquelle kommen hier *Mäuse* und *Hamster* in Betracht.

Zu (3)
Ascaris lumbricoides (Spulwurm) ist der *häufigste Darmparasit* des Menschen und auf diesen spezialisiert.

Zu (4)
Erreger des Trachoms ist Chlamydia trachomatis. Die Chlamydien werden durch *Kontakt von Mensch zu Mensch* übertragen; ein weiteres Erregerreservoir ist nicht bekannt. Anders ist das bei Chlamydia psittaci (Ornithose): diese Bakterien werden von Vögeln übertragen.

F 85

Frage 12.72: Lösung C

Zu (1)
Als Variolois bezeichnet man die *atypische* Pockenerkrankung, die *bei Geimpften* mit unzureichender Immunisierung auftritt. Das hochpathogene Pockenvirus wird entweder durch Tröpfchen oder durch Einatmen von eingetrocknetem Pustelmaterial übertragen.

Zu (3) und (5)

Influenza- und Masernviren werden durch Tröpfchen übertragen und siedeln beide im Epithel des Respirationstrakts.

Zu (2)
Rabiesviren gelangen durch den *Speichel* infizierter Tiere auf die Haut (meist beim Biß) und dringen durch Hautläsionen in das Gewebe ein.

Zu (4)
Infektiöse *Stechmücken* verbreiten das Gelbfieber-Virus beim Blutsaugen. Wichtiges Erregerreservoir ist der Affe.

F 92

Frage 12.73: Lösung D

Hauptsächliches Erregerreservoir des **Hantaan-Virus** bilden *Nagetiere,* insbesondere Ratten. Während das Virus bei Tieren durch Vektoren (Moskitos, Zecken etc.) übertragen wird, infiziert sich der Mensch vermutlich durch Kontakt mit Ausscheidungen der Ratten bzw. durch Aufnahme von kontaminiertem Staub. Das Krankheitsbild ist in der ersten Phase von *Fieber* und in der zweiten von einer *Nephropathie* (Nephropathia epidemica) und *Hämorrhagien* geprägt. Für die Nephropathie sind Oligurie und Stickstoffretention charakteristisch. Die Hämorrhagien entstehen aufgrund von Gefäßschäden.

12.15 Retroviridae

Frage 12.74: Lösung D

Zu (D)
Herpes-simplex-Virus Typ 2 kann im Rahmen der Primkär- und der Sekundärinfektion Bläschen und Ulzera im Genital- und Analbereich hervorrufen. Ferner sind Infektionen von Neugeborenen intra partum möglich mit häufig letal verlaufender Sepsis.

Zu (A)
Hepatitis-B-Viren werden zwar u. a. auch durch Geschlechtsverkehr übertragen, die eigentliche Erkrankung manifestiert sich allerdings in der Leber (Hepatitis) mit dem klinischen Bild des Ikterus.

Zu (B)
Auch HIV wird u. a. durch Geschlechtsverkehr übertragen, ohne daß es hier zu entsprechenden Läsionen kommt. Charakteristisch für Infektionen mit HIV ist die Zerstörung der T-Helferzellen, was eine Schwäche des Immunsystems zur Folge hat. Häufiges Auftreten opportunistischer Infektionen gehört zum Krankheitsbild.

Zu (C)
Infektionen mit Zytomegalieviren verlaufen bei sonst gesunden Personen meist ohne Krankheitserscheinungen. Die in der Regel persistierenden Viren können aber bei einem geschwächten Immunsystem zu schweren Erkrankungen führen. Bevorzugte Manifestationsorte sind Leber und Respirationstrakt.

Zu (E)
Klinisch manifeste Infektionen mit Herpes-simplex-Virus Typ 1 sind hauptsächlich im Mund- und Gesichtsbereich lokalisiert. In Einzelfällen beobachtet man auch Kerato-konjunktivitis, Ekzeme und Meningoenzephalitis.

H 89

Frage 12.75: Lösung B

Zu (B)
Sowohl bei einer Infektion mit dem Hepatitis-B-Virus als auch mit dem HIV finden sich die Erreger im Blut und in anderen Körperflüssigkeiten wie Speichel, Tränen- und Samenflüssigkeit. Damit sind die Infektionswege vorgegeben: Bluttransfusion, Gabe von kontaminierten Blutkonzentraten, nicht ausreichend sterilisierte medizinische Instrumente, Geschlechtsverkehr.

Zu (A)
Das Hepatitis-A-Virus gehört zu den Enteroviren. Der Hauptinfektionsmechanismus ist die Schmutz- und Schmierinfektion.

Zu (C)
Herpes-simplex-Virus Typ II tritt im genitalen und analen Bereich auf. Die Infektion erfolgt in der Regel durch Geschlechtsverkehr. Eine Ausnahme stellen Neugeborene dar, die sich im Geburtskanal infizieren und an einer schweren Sepsis erkranken können.

Zu (D)
Neisseria gonorrhoeae wird als Erreger der Gonorrhoe überwiegend durch Geschlechtsverkehr übertragen. Selten ist eine außergeschlechtliche Übertragung von infizierten Erwachsenen auf Kinder. Wie bei Herpes simplex können sich Neugeborene intra partum infizieren, was zu dem Bild der Ophthalmica neonatorum führt. Bei Nichtbehandlung erblindet das Kind.

Zu (E)
Die verschiedenen Serotypen von Chlamydia trachomatis sind Ursache folgender Erkrankungen: Trachom (Übertragung durch Schmutz- und Schmierinfektion oder durch Fliegen), Schwimmbad- oder Einschlußkonjunktivitis (Übertragung durch Schmierinfektion oder beim Neugeborenen intra partum), Lymphogranuloma inguinale (Geschlechtsverkehr).

H 91

Frage 12.76: Lösung E

Zu (E)
Salmonella typhimurium gehört in die Gruppe der Enteritis-verursachenden Salmonellen. Es handelt sich dabei um eine *Gastroenteritis,* die sowohl sonst gesunde als auch kranke Personen betreffen kann. Allerdings beobachtet man bei AIDS-Patienten schwere Verlaufsformen, zu denen im fortgeschrittenen Stadium auch eine Salmonellen-Sepsis zählt.

Zu (A) – (D)
AIDS ist das Endstadium der HIV-Infektion. Neben dem Nachweis der HIV-Antikörper ist es durch das Auftreten

von Opportunisteninfektionen, in der Regel handelt es sich um Exazerbationen latenter Infektionen, eines malignen Lymphoms und bestimmter Tumore (z. B. Kaposi-Sarkom) charakterisiert. Aber auch Infektionen mit obligat pathogenen Keimen finden sich bei AIDS-Patienten, wobei sie dann nicht selten einen typischen Verlauf nehmen. Die wichtigsten AIDS-definierenden Infektionen: Candida albicans (Soor-Ösophagitis), Cryptosporidium-Arten (Cryptosporidose, durch persistierende Durchfälle gekennzeichnet), atypische Mykobakterien (mykobakterielle Histiozytose), Zytomegalievirus (Retinitis, Ösophagitis, Enteritis), Pneumocystis carinii (Pneumonie), Cryptococcus neoformans (Kryptokokken-Meningitis), Aspergillus fumigatus (Aspergillose der Lunge), Toxoplasma gondii (Toxoplasmose des ZNS), Mycobacterium tuberculosis (disseminierte Tuberkulose), Herpes-simplex-Virus Typ 1 und 2 (nekrotisierender Herpes oralis, genitalis, analis), Varizellen-Zoster-Virus (Herpes zoster, Zosterpneumonie) etc.

F 90

Frage 12.77: Lösung B

Der AIDS-Erreger infiziert bevorzugt T-Helferzellen allerdings auch andere, nicht nur zum Immunsystem gehörende Zellen. Die für die Induktion einer Abwehrreaktion wichtige T-Helfer-Population nimmt folglich im Laufe der Zeit deutlich ab. Im Gegensatz dazu werden Suppressor-Zellen – zumindest in vitro – nicht zerstört. Das hat zur Folge, daß sich das Verhältnis der beiden Zellgruppen zugunsten der Suppressor-Zellen verschiebt, der genannte Quotient also kleiner wird.

Die frühen Krankheitserscheinungen eines HIV-Erkrankten sind recht unspezifisch, eher an einen grippalen Infekt erinnernd mit Fieber, Nachtschweiß, Magen-Darm-Symptomen etc. Aber auch eine Mononukleose kann zu diesem Zeitpunkt differentialdiagnostisch in Erwägung gezogen werden. Für den weiteren Verlauf ist das gehäufte Auftreten sogenannter opportunistischer Infektionen charakteristisch. Es handelt sich hierbei um Erkrankungen, die vorwiegend bei abwehrschwachen Patienten beobachtet werden (z. B. Infektionen mit Candida albicans, Zytomegalieviren, Pneumocystis carinii).

Bei dem Erregernachweis mit der Western-Blot-Methode (auch Immunoblot) werden Virusantigene in einer Gelelektrophorese aufgetrennt und auf Nitrozellulosefilter „fixiert". Nach Inkubation des Filters mit Probandenserum können ggf. abgelaufene Antigen-Antikörper-Reaktionen mit Enzym-gekoppelten zweiten Antikörpern sichtbar gemacht werden. Der Immunoblot hat den Vorzug, eine Differenzierung der Antikörper zu ermöglichen.

F 92

Frage 12.78: Lösung D

Zu (2) und (5)
AIDS ist das Endstadium der HIV-Infektion. Neben dem Nachweis der HIV-Antikörper ist es durch das Auftreten von Opportunisteninfektionen, in der Regel handelt es

sich um Exazerbationen latenter Infektionen, eines malignen Lymphoms und bestimmter Tumore (z. B. Kaposi-Sarkom) charakterisiert. Aber auch Infektionen mit obligat pathogenen Keimen finden sich bei AIDS-Patienten, wobei sie dann nicht selten einen typischen Verlauf nehmen. Die wichtigsten *AIDS-definierenden Infektionen:* Candida albicans (Soor-Ösophagitis), Cryptosporidium-Arten (Cryptosporidose, durch persistierende Durchfälle gekennzeichnet), atypische Mykobakterien (mykobakterielle Histiozytose), Zytomegalievirus (Retinitis, Ösophagitis, Enteritis), Pneumocystis carinii (Pneumonie), Cryptococcus neoformans (Kryptokokken-Meningitis), Aspergillus fumigatus (Aspergillose der Lunge), Toxoplasma gondii (Toxoplasmose des ZNS), Mycobacterium tuberculosis (disseminierte Tuberkulose), Herpes-simplex-Virus Typ 1 und 2 (nekrotisierender Herpes oralis, genitalis, analis), Varizellen-Zoster-Virus (Herpes zoster, Zosterpneumonie) etc.

Zu (1)
Staphylokokken werden bei AIDS-Patienten nicht als Enteritiserreger gefürchtet, wenngleich fast jede Infektion für einen geschwächten Organismus problematisch ist. Im Zusammenhang mit AIDS ist Staphylococcus aureus als Erreger rezidivierender Abszesse von Bedeutung.

Zu (3)
Adenoviren verursachen Infektionen der oberen und unteren Luftwege, Keratokonjunktividen, Meningitiden u. a. Bei immundefizienten Patienten kann insbesondere die Pneumonie einen schweren Verlauf nehmen, sie ist aber keine Indikatorerkrankung für AIDS.

Zu (4)
A-Streptokokken spielen bei AIDS-Patienten als Erreger einer rezidivierenden Sepsis eine Rolle. Das rheumatische Fieber ist in diesem Zusammenhang kein charakteristisches Krankheitsbild.

F 91

Frage 12.79: Lösung D

Zu (4)
Zahlenangaben sind problematisch, da hier ständig mit Änderungen gerechnet werden muß. Dementsprechend dürfen auch die folgenden Zahlen nur als Orientierungswerte gesehen werden. Das Verhältnis von Erkrankten zu mit HIV Infizierten liegt in der Bundesrepublik eher bei 1:100 als 1:10.

Zu (1) – (3)
Wichtigste Wege der Übertragung der HIV-Infektion sind Geschlechtsverkehr, kontaminierte Nadeln (im medizinischen Bereich oder der Drogenabhängigen) und erregerhaltige Blutkonserven. Auch die Einführung eines Antikörpernachweises bei Blutspendern bietet keinen 100%igen Schutz, da die Antikörper erst 6 Wochen bis einige Monate nach der Infektion auftreten, so daß frisch infizierte Personen mit diesem Verfahren nicht erfaßt werden. HIV-positive müssen auch dann als potentielle Krankheitsüberträger betrachtet werden, wenn sie selber keine Krankheitszeichen aufweisen.

12.16   Picornaviridae

12.17   Caliciviridae

12.18   Infektionen unklarer Ätiologie

H 88

Frage 12.80: Lösung E

Neuraminidase ist ein *virusspezifisches Enzym,* das sich zusammen mit Hämagglutinin auf der Hülle der Influenzaviren befindet. Bei der Freisetzung der Myxoviren aus der Zelle spielt die Neuraminidase eine Rolle. Außerdem provoziert sie die Bildung von Antikörpern, die zwar die Viren nicht neutralisieren, aber den Infektionsverlauf beeinflussen. Auch einige Paramyxoviren verfügen über Neuraminidase.

H 85

Frage 12.81: Lösung A

Dieses Phänomen nennt man **Antigenshift.** Hierbei sind die Antigenveränderungen derart umfangreich, daß Punktmutationen als Erklärung nicht mehr ausreichen. Man vermutet, daß die Ursache *Rekombinationen* (Austausch von genetischem Material) von in Menschen und in Tieren lebenden Influenza-A-Viren sind. Solche Rekombinationen konnten experimentell in Tieren durchgeführt werden.

F 92

Frage 12.82: Lösung D

Zu (1)
Die Varizellen-Zoster-Viren können nach der Primärinfektion (Varizellen) in den dorsalen Ganglien persistieren. Das endogene Rezidiv tritt als *Zoster* auf.

Zu (2)
Postnatale Infektionen mit Zytomegalieviren verlaufen meist inapparent. Persistierende Viren führen gelegentlich im Verlauf einer Schwangerschaft bzw. bei Patienten mit immunsuppressiver Therapie zu schweren, endogenen Infektionen mit Generalisation.

Zu (3)
Herpesvirus Typ 1 und Typ 2 können in Ganglien persistieren und von dort aus zu rekurrierenden Infektionen führen. Unspezifische Stimuli (UV-Licht, Fieber etc.) lösen solche Sekundärinfektionen aus. Diese manifestieren sich bei Typ 1 häufig als Herpes labialis (Bläschen im Mund und Gesichtsbereich) und bei Typ 2 als Herpes genitalis (Bläschen im Genitalbereich).

Zu (4) und (5)
Influenza- und Polioviren verursachen keine endogenen Rezidive.

Frage 12.83: Lösung E

Zu (E)
Bei einer viralen Infektion mit Erregervermehrung in der Wirtszelle (im Gegensatz zur Viruspersistenz) wird die Proteinsynthese dieser Zelle „ausgeschaltet", um die Produktion viraler Elemente zu ermöglichen. Dies gilt für alle hier besprochenen Viren.
Zu (A)
Die *Replikation* des Poliomyelitisvirus findet *im Zytoplasma* statt. Dort sind auch eosinophile Einschlußkörperchen zu sehen.
Zu (B)
Zur viralen Proteinsynthese werden stets die Ribosomen der Wirtszelle benötigt. Die verschiedenen Virus-Gruppen unterscheiden sich u. a. durch den Weg, auf dem virale Messenger-RNA entsteht, die dann an den zellulären Ribosomen die Translation der Virusproteine bewirkt.
Zu (C)
Im Gegensatz zu zahlreichen anderen RNA-Viren besitzen Polioviren *keine Transkriptase.*
Zu (D)
In der Wirtszelle kommt es nicht nur zur Kumulation neugebildeter Polioviren, sie wird auch durch die Blockierung der Proteinsynthese derart geschädigt, daß nach einiger Zeit die Lyse eintritt. Damit werden die Viren freigesetzt. Lysozym ist ein Enzym, das sich in den meisten Körpersekreten des Menschen und in den Zellgranulas der Phagozyten befindet. Es greift u. a. die Zellwand von Bakterien an. Viren besitzen es nicht.

Frage 12.84: Lösung D

Zu (D)
Anthropozoonosen sind Krankheiten, die **auf natürliche Weise** zwischen Wirbeltieren und Menschen übertragen werden. Die Infektion erfolgt entweder direkt durch die Tiere oder über deren Ausscheidungsprodukte. Diese Bedingung erfüllt das Q-Fieber. Der Erreger, Coxiella burnetii, wird von infizierten Tieren (Rind, Schaf, Ziege) ausgeschieden. Menschen stecken sich an, wenn sie erregerhaltigen Staub einatmen.
Zu (A)
Poliomyelitis wird normalerweise nur von Mensch zu Mensch übertragen. Im Labor konnten durch intrathekale Injektion auch Affen infiziert werden.
Zu (B)
Das Molluscum-contagiosum-Virus zählt zu den Pockenviren. Nach einer Infektion treten zahlreiche Knötchen am gesamten Körper auf. Von der Erkrankung sind nur Menschen betroffen.
Zu (C)
Auch für den Erreger des Trachoms, Chlamydia trachomatis, stellt der Mensch das einzige Reservoir dar. Bei der Erkrankung handelt es sich um eine Keratokonjunktivitis.

Zu (E)
Es gibt mehrere Stämme von Zytomegalieviren. Typisch für diese Erreger ist eine weitgehende Wirtsspezifität, so daß auch nur ein Serotyp beim Menschen Krankheitserscheinungen hervorrufen kann.

Frage 12.85: Lösung D

Hepatitis-A-Viren werden hauptsächlich *fäkal-oral* (direkter Kontakt, kontaminierte Nahrungsmittel etc.) übertragen. In seltenen Fällen kann es auch auf parenteralem Wege zur Infektion kommen.
Hepatitis B und Hepatitis Non-A-Non-B werden in erster Linie *parenteral* übertragen (z. B. durch Injektionsnadeln, Bluttransfusionen).

Frage 12.86: Lösung B

Zu (B)
Eine Erstinfektion mit Masernviren wird *fast immer klinisch manifest* (in ca. 98% der Fälle). Nach der Inkubationszeit von 9–12 Tagen lassen sich die typischen Erscheinungen wie Fieber, katarrhalische Symptome, Koplik-Flecken der Wangenschleimhaut und später das Exanthem beobachten.
Meist verläuft die Erkrankung harmlos, es treten allerdings auch Komplikationen wie Otitis media, Bronchopneumonie, Laryngitis und Enzephalomyelitis auf. Nach der Erstinfektion bleibt eine in der Regel lebenslange Immunität. Eine Schutzimpfung mit attenuierten Masernviren ist möglich.
Zu (A), (C), (D) und (E)
Manifestationsrate der aufgeführten Virusinfektionen in Prozent:
Hepatitis A – 40–60%
Röteln – 50%
Polio – 5–10%
Mumps – 60–70%

Frage 12.87: Lösung E

Zu (E)
Herpesinfektionen können lokal und systemisch mit Virostatika behandelt werden. Dazu zählen Amantadin, Idoxuridin, Cytarabin, Vidarabin und Acyclovir.
Zu (A)
Hepatitis A wird nicht virostatisch behandelt. Auch eine Schutzimpfung steht nicht zur Verfügung, so daß *bei Infektionsgefahr nur die Gabe von Immunglobulinen* möglich ist.
Zu (B), (C) und (D)
Polio, Masern und Röteln können bisher nur vorbeugend durch Impfung behandelt werden. Bei abwehrgeschwächten und infektionsgefährdeten ungeimpften Patienten ist auch hier die Gabe von *Immunglobulinen* möglich.

H 89

Frage 12.88: Lösung A

Zu (A)

Zur Isolierung der Polioviren verwendet man Rachenabstriche (in den ersten drei bis fünf Tagen der Erkrankung) oder Stuhl (bis zu fünf Wochen nach Krankheitsbeginn). Auf den damit beimpften Gewebekulturen lassen sich nach ein bis vier Tagen zythopathische Effekte erkennen. Die Diagnose wird durch Neutralisationstests mit typenspezifischen Antiseren erhärtet.

Zu (B)

Mit einem Durchmesser von ca. 28 nm gehören die Polioviren zu den kleinen Viren und sind daher lichtmikroskopisch nicht sichtbar. Lichtmikroskopisch gerade noch darstellbar sind Pockenviren.

Zu (C)

Neben dem Menschen als natürlichem Wirt sind im allgemeinen nur Affen für eine Infektion mit Polioviren empfänglich, und zwar am ehesten bei intrazerebraler oder intraspinaler Inokulation. Experimentell ist es in wenigen Fällen gelungen, auch Mäuse, Hamster und Hühnerembryos zu infizieren. Für die Diagnostik ist dieses Verfahren ungeeignet.

Zu (D)

Der angeführte Test wird nicht bei der Diagnose der Poliomyelitis eingesetzt (siehe auch Kommentar zu C), sondern beispielsweise bei der Influenza.

Zu (E)

In mit Polioviren infizierten Zellen kann man eosinophile Einschlußkörperchen beobachten. Die durch den zytopathischen Effekt entstandenen Zellveränderungen müssen zur Beurteilung der Zellkultur mit herangezogen werden.

H 88

Frage 12.89: Lösung E

Zu (E)

Der Neutralisationstest ist in der Virusserologie das gängigste Verfahren. Kurz noch einmal das Prinzip: sind im Patientenserum spezifische Antikörper gegen Viren, so werden diese (Viren) blockiert. Gibt man das Gemisch auf empfindliche Zellkulturen, bleibt der *zytopathische Effekt* aus, der normalerweise von den Viren hervorgerufen wird. Zu den Enteroviren gehören die Polio-, Coxsackie- und ECHO-Viren.

Zu (A)

Der Hämagglutinationshemmtest kann nur bei Viren durchgeführt werden, die *Erythrozyten agglutinieren* (z. B. Rötelviren). Dies trifft auf Enteroviren nicht zu.

Zu (B)

Der Immunfluoreszenztest dient in der Virusserologie besonders der *quantitativen Bestimmung von Antikörpern*. Dazu werden Zellkulturen mit dem Virus infiziert. Nach einer bestimmten Frist wäscht und fixiert man die Kultur und fügt verdünntes Patientenserum hinzu. Anschließend inkubiert man den Testansatz. Nach dem Herauswaschen überschüssiger Antikörper gibt man fluoreszenzmarkierte

Antiglobuline hinzu. Nach dem Entfernen ungebundener Antiglobuline betrachtet man die Zellkultur unter dem Dunkelfeldmikroskop. Enthält das Patientenserum spezifische Antikörper, zeigen sich typische Fluoreszenzen. Diese Methode des Antikörpernachweises ist aufwendiger als der Neutralisationstest. Dies ist ein Grund, warum er weniger verbreitet ist.

Zu (C)

Die Gruber-Widal-Reaktion ist eine im Reagenzglas durchgeführte, diagnostische Agglutinationsreaktion, die beispielsweise bei Verdacht auf *Salmonelleninfektion* angewandt wird. Zum Nachweis von Virusinfektionen ist sie nicht geeignet.

Zu (D)

Mit dem direkten Coombs-Test weist man *inkomplette, gegen Erythrozyten gerichtete Antikörper* nach (z. B. Rhesusantikörper).

F 91

Frage 12.90: Lösung A

Bei der aufgeführten Konstellation von Hepatitisantigenen und -antikörpern ist das stark positive IgM-anti-HBc die wichtigste Orientierungshilfe, da eine hohe IgM-Konzentration für eine akute Infektion und gegen eine persistierende Hepatitis B spricht. Dementsprechend kann auch eine akute Hepatitis A vorliegen, weil IgM-anti-HAV als negativ angegeben wird. Anti-HAV positiv weist allerdings auf eine früher abgelaufene Hepatitis A hin.

H 91

Frage 12.91: Lösung A

Zu (A)

Respiratory-Syncytial-Viren gehören der Gruppe der Myxoviren an. Sie sind verantwortlich für vorwiegend im Winter auftretende Infektionen des unteren Respirationstraktes bei Säuglingen und Kleinkindern. Der Durchseuchungsgrad liegt so hoch, daß am Ende des zweiten Lebensjahres praktisch bei allen Kindern Antikörper nachweisbar sind. Typische Krankheitsbilder sind Bronchitis, Laryngitis, Bronchiolitis und Pseudokrupp.

Zu (B)

Rhinoviren zählen zu den Picornaviren. Sie sind die wichtigsten Schnupfenerreger, die sowohl bei Erwachsenen als auch bei Kindern manifeste Infektionen hervorrufen können.

Zu (C)

Das Epstein-Barr-Virus ist Erreger der infektiösen Mononukleose, die vorwiegend bei jungen Erwachsenen verbreitet ist. Zum Krankheitsbild gehören u. a. Fieber, Angina, Lymphknotenschwellung, Milztumor, buntes Blutbild.

Zu (D)

Coxsackie-Viren, die in die Gruppe der Picornaviren gehören, können verschiedene Krankheitsbilder hervorrufen. Bei Neugeborenen und Säuglingen sind sie Erreger einer mit hoher Letalität einhergehender Myokarditis.

Zu (E)

ECHO-Viren können bei Menschen aller Altersstufen fieberhafte Infekte, Exantheme, Pharyngitis, Myalgien, hämorrhagische Konjunktividen etc. verursachen. Meist verlaufen die Infektionen allerdings inapparent.

F 87
Frage 12.92: Lösung D

Zu (D)

Arboviren stellen eine sehr heterogene Gruppe dar, deren wichtigstes gemeinsames Merkmal die *Übertragung durch Arthropoden* ist.

Zu (A), (B), (C) und (E)

Polio-, Coxsackie-, ECHO- und Hepatitis-A-Viren zählen zu den Enteroviren. Für diese Gruppe sind Schmutz- und Schmierinfektionen typische Übertragungsweisen.

F 90
Frage 12.93: Lösung A

Zu (A)

Das von Clostridium tetani unter anaeroben Bedingungen gebildete neurotrope Toxin (Tetanospasmin) ruft zunehmende, schmerzhafte, tonische Kontraktionen zuerst in willkürlichen und später der gesamten Muskulatur hervor. Der Tod des Patienten tritt durch Erstickung ein.

Zu (B)

Nach einer von der Infektionsdosis abhängigen Inkubationszeit (meist 7–14 Tage) finden sich bei Typhus abdominalis in der ersten Krankheitsphase Allgemeinsymptome u. a. auch im Sinne eines Infekts des oberen Respirationstraktes. Dies wird begleitet von einem stufenförmig ansteigenden Fieber mit charakteristischer relativer Bradykardie. Häufig ist in der Anfangsphase auch eine Neigung zu Obstipation. Später beobachtet man die typischen Roseolen der Bauchhaut und evtl. eine Milzschwellung. Erst gegen Ende der zweiten Woche treten dann erbsbreiartige, teilweise auch blutige Durchfälle auf.

Zu (C)

Polioviren vermehren sich nach oraler Infektion zuerst im Rachen und im Dünndarm und können zu allgemeinen gastrointestinalen Beschwerden führen. Erst bei einer Virämie oder auch auf neurogenem Wege ist in der zweiten Phase ein Befall des ZNS möglich, der Meningitis, Lähmungen, Koordinationsstörungen und andere Krankheitserscheinungen zur Folge hat.

Zu (D)

Typisch für die Malaria ist nach Infektion und präerythrozytärer Phase der zyklische Befall der Erythrozyten, deren Zerfall mit Freisetzung der Erreger und der erneute Befall. Dem entspricht klinisch das charakteristische Wechselfieber. Nur bei Malaria tropica beobachtet man unregelmäßige Fieberverläufe.

Zu (E)

Für den Verlauf der Tuberkulose sind zwei Stadien typisch: Primärstadium und Reaktivierung. Im ersten reagiert der Organismus auf die Infektion mit einer typischen Entzündung, bei der u. a. Tuberkel entstehen. Die Tuberkel weisen eine zentrale, verkäsende Nekrose auf. In dieser Phase kann es auch zu einer hämatogenen Streuung kommen (z. B. Miliartuberkulose). Die Reaktivierung beruht meist auf der Exazerbation alter Tuberkuloseherde.

H 85
Frage 12.94: Lösung E

Zu (E)

Rhinoviren gelten als die häufigsten *Schnupfenerreger*. Es existieren über 110 Serotypen. Die nach Ablauf einer Infektion entstandene *Immunität ist typenspezifisch*. Als Komplikation der Erkrankung treten bakterielle Superinfektionen auf. In seltenen Fällen führen Rhinoviren auch zu Infektionen des unteren Respirationstraktes. Sie sind nicht Erreger von Meningitis oder Meningoenzephalitis.

Zu (A)

Krankheitsbilder, die von ECHO-Viren verursacht werden können, sind u. a. Meningitis, Enteritis.

Zu (B)

Sowohl das Gelbfieber, bei dem gelegentlich eine Meningitis auftreten kann, als auch die europäische Zeckenenzephalitis werden von Arboviren hervorgerufen.

Zu (C)

Coxsackie-Viren der Gruppen A und B sind Erreger einer Meningitis, die mit passageren Lähmungen einhergeht.

Zu (D)

Herpes-simplex-Virus Typ I kann im Rahmen einer schweren Primärinfektion zu einer Meningoenzephalitis führen. Hier liegt die Letalität sehr hoch.

H 88
Frage 12.95: Lösung A

Zu (A)

Für die drei Serotypen der Polioviren gibt es kein gemeinsames Gruppenantigen, so daß sich auch *keine Kreuzimmunität* entwickeln kann. Die erworbene Immunität ist streng typenspezifisch.

Zu (B) und (C)

Interferenz beobachtet man nicht nur zwischen den drei Typen der Polioviren, sondern auch *zwischen Polioviren und anderen Enteroviren*. Daher verhindert eine bestehende Infektion mit Enteroviren das Haften der Poliomyelitisviren am Darmepithel. Bei einer Impfung ist damit die Bildung einer Immunität gefährdet.

Zu (D)

Die Poliomyelitis verläuft in 90–95% der Fälle inapparent.

Zu (E)

Wie alle Enteroviren vermehren sich die Poliomyelitisviren nach Befall des Wirtsorganismus zuerst im Rachen und Darm und werden mit den Faeces ausgeschieden. Dies gilt auch für die Impfviren. Ein Erregernachweis aus dem Stuhl ist über mehrere Wochen der Erkrankung hin möglich.

F 89
Frage 12.96: Lösung A

Zu (A)
Wie bei allen anderen Infektionen so ist auch bei Poliomyelitis ein einmaliger Nachweis von spezifischen Antikörpern nicht ausreichend. Vielmehr muß in einem zeitlichen Abstand eine zweite Antikörperbestimmung erfolgen. Findet sich ein Titeranstieg, kann von einer akuten
Infektion ausgegangen werden. Darüber hinaus spricht
auch der Nachweis spezifischer IgM-Antikörper für eine
frische Infektion.
Zu (B)
Poliomyelitisviren zählen zur Gruppe der Enteroviren.
Aufgrund der Interferenz ist die gleichzeitige Infektion
einer Zelle mit zwei verschiedenen Enteroviren nicht
möglich. Besteht also bereits eine Darminfektion mit einem Enterovirus, gefährdet dies den Erfolg der Polioimpfung. Da die meisten dieser Infektionen im Sommer ablaufen, führt man Polioimpfungen nach Möglichkeit im
Winter durch.
Zu (C) und (E)
Antikörper vom Typ IgA findet man überwiegend im
Schleimhautsekret. Die Polioimpfung hat als Hauptziel,
die Bildung dieser spezifischen Antikörper anzuregen und
damit eine „Darmimmunität" zu erreichen. Dies ist von
Bedeutung, da Polioviren über den Magen-Darm-Trakt in
den Wirtsorganismus gelangen. Eine Infektion mit Wildviren verläuft meist blande (nur 1–2% apparent!), und die
Erreger werden mit den Fäzes ausgeschieden, ohne das
ZNS erreicht zu haben. Mögliche Krankheitsbilder: uncharakteristische, fieberhafte Erkrankung, aseptische Meningitis, Enzephalitis, Paralysen unterschiedlicher Schweregrade.
Zu (D)
Das Fehlen einer Kreuzverwandtschaft zwischen den drei
Typen des Poliovirus hat folgende Konsequenzen: Einerseits kann ein Patient nach apparent oder inapparent ver-
laufener Infektion mit Virus Typ A sich noch an Typ B
(und C) infizieren und erkranken, andererseits muß zur
Erzielung einer vollständigen Immunität mit allen drei Serotypen des Poliovirus geimpft werden.

H 86
Frage 12.97: Lösung B

Neisseria meningitidis ist Erreger einer eitrigen Meningitis. Typischerweise lassen sich im Liquor erkrankter Personen ein *stark erhöhter Eiweißgehalt* sowie *deutlich vermehrte Granulozyten* nachweisen.
Ein Anstieg der Zahl lymphozytärer Zellen findet sich typischerweise bei Virusmeningitiden und tuberkulöser Meningitis. Ursache dafür ist, daß Mykobakterien und Viren
intensiv vom zellulären Immunsystemen bekämpft werden, die überwiegende Zahl der Bakterien hingegen von
Antikörpern und Granulozyten.

F 91
Frage 12.98: Lösung D

Zu (D)
Auch bei *Zytomegalieviren* sind *perinatale Infektionen* bekannt. Als mögliche Ursachen gelten ein infizierter Geburtskanal, erregerhaltige Muttermilch oder Austauschtransfusionen.
Zu (A)
Zu den möglichen Krankheitsbildern bei Infektionen mit
Herpes-simplex-Virus Typ 2 zählt auch der *Herpes neonatalis* (Sepsis mit häufig letalem Ausgang). Die Neugeborenen infizieren sich durch Herpesbläschen im *Geburtskanal*. Daher ist eine akute Herpesinfektion (Typ 2) eine Indikation für einen Kaiserschnitt.
Zu (B)
Coxsackie-B-Viren rufen bei *Neugeborenen* und *Säuglin-
gen* eine *Myokarditis* hervor, deren klinische Zeichen Zya-
nose, Tachykardie und Dyspnoe sind. Die Letalität dieser
Infektion ist hoch.
Zu (C)
An *Hepatitis B* erkrankte Mütter übertragen die Erreger
in erster Linie *perinatal*. Dies läßt sich daraus schließen,
daß bei den Kindern, die später an Hepatitis erkranken,
HBsAg lediglich bei 6% sofort nach der Geburt, aber bei
90% einen Monat später nachzuweisen ist.
Zu (E)
Beim Durchtritt durch den *Geburtskanal* infizieren sich
Neugeborene mit *B-Streptokokken*. Septische Allgemein-
erkrankungen und Meningitis können die Folge sein.
Frühgeburten sind besonders gefährdet.

H 90
Frage 12.99: Lösung C

Zu (C)
Die Toxoplasmose ist weltweit beim Menschen und bei
Säugetieren verbreitet. Die Katze dient als Endwirt, ande-
re Säuger oder der Mensch als Zwischenwirt.
Zu (A)
Der Mensch ist das einzige Erregerreservoir für Neisseria
gonorrhoeae.
Zu (B)
Plasmodium falciparum findet sich nur beim Menschen
und dem übertragenden Vektor.
Zu (D)
Hepatitis A-Viren können auf Menschen und Primaten
übertragen werden.
Zu (E)
Erregerreservoir für Polioviren ist der Mensch. Im Labor
gelang allerdings auch die Infektion von Affen.

F 92
Frage 12.100: Lösung B

Zu (B)
HBsAg läßt sich in vielen Phasen der Hepatitis B nachweisen, z. B. in der Inkubationsperiode, der akuten Hepatitis,
der Rekonvaleszenzphase und den verschiedenen Formen

der chronischen Hepatitis. Für das Vorliegen einer *akuten Infektion* sprechen *IgM*- und später auch IgG-Antikörper gegen HBcAg.

Zu (A)
Spezifische IgM-Antikörper gegen das Hepatitis A-Virus weisen auf eine akute Infektion hin.

Zu (C) – (E)
Ungefähr 7% aller erwachsenen Patienten mit Hepatitis B entwickeln eine chronische Hepatitis. Insbesondere bei perinatal infizierten Neugeborenen können direkte Übergänge von akuter zu chronischer Hepatitis beobachtet werden. Erreger der Hepatitis D ist ein defektes RNA-Virus, das als Helfer das Hepatitis B-Virus benötigt. Die Infektion kann gleichzeitig oder als Superinfektion mit dem Delta-Virus verlaufen. Es kommt dann zu schweren Hepatitiden mit häufigem Übergang in chronische Formen bzw. Entstehung von Leberzirrhosen.

H 85
Frage 12.101: Lösung D

Masern-, Mumps-, Röteln- und Tollwutviren existieren jeweils nur als **ein Serotyp.** Diese sollte man sich gut merken, da danach immer wieder gefragt wird! Bei den Coxsackie-Viren unterscheidet man zwei Gruppen: Coxsackie A mit 23 Serotypen und Coxsackie B mit 6 Serotypen.

H 88
Frage 12.102: Lösung A

Zu (A)
Infektionen mit *Haemophilus influenzae* können besonders bei Kindern zu Meningitis und Epiglottitis führen (neben Pneumonie, Sinusitis, Pharyngitis, Otitis media etc.). Bei Erwachsenen beobachtet man diesen Erreger eher im Rahmen einer Sekundärinfektion. Hauterkrankungen bzw. -beteiligung sind für H. influenzae nicht bekannt.

Zu (B) – (E)
Die Erreger und die von ihnen hervorgerufenen Hauterscheinungen:

Rötelnvirus – Zartrosa bis hellrote, fein- bis mittelfleckige Effloreszenzen (Röteln!)
A-Streptokokken – Kleinfleckiges (Scharlach-) Exanthem und Enanthem
ECHO-Viren – Exantheme
Salmonella typhi – Linsengroße, blaßrosa Flecken (Roseolen)

F 87
Frage 12.103: Lösung B

Im Gegensatz zu den anderen hier aufgeführten Erregern stellen Polioviren keine Gefahr für das Kind dar. Die Erreger und die von ihnen verursachten Fetopathien in Stichworten:
Listeria monocytogenes: Frühgeburt, Frühtotgeburt, Totgeburt; lebend geborene Kinder weisen u. a. Zyanosen, Pneumonie, Meningitis auf.

Toxoplasma gondii: Infektion im ersten Trimenon führt meist zum Abort; spätere Infektionen rufen u. a. Hepatosplenomegalie, Pneumonie und intrakranielle Verkalkungen hervor.
Treponema pallidum: interstitielle Keratitis, Zahnveränderungen, ZNS-Anomalien u. a.
Zytomegalieviren: Hepatosplenomegalie, Ikterus, intrakranielle Verkalkungen u. a.

H 90
Frage 12.104: Lösung C

Hepatitis A-Viren gehören zur Gruppe der *Picornaviren* (andere Vertreter sind ECHO-Viren, Polioviren, etc.). Ein hoher Durchseuchungsgrad findet sich in den Entwicklungsländern. Dort erfolgt die Infektion meist im Kleinkindalter und verläuft in der Regel asymptomatisch. In unseren Breiten sind vorwiegend Erwachsene betroffen, die eher das Gesamtbild der Infektion mit Ikterus etc. zeigen. Epidemiologisch bedeutsam ist, daß die Viren ca. 1–2 Wochen vor dem Ausbruch der Erkrankung bereits mit dem Stuhl ausgeschieden werden. Die serologische Diagnostik basiert auf der Bestimmung spezifischer Antikörper (IgG und IgM, wobei IgM für eine akute Infektion spricht).

F 91
Frage 12.105: Lösung B

Zu (B)
In Deutschland ist *Neisseria meningitidis* vom *Serotyp B* am weitesten verbreitet. Während die Kapseln anderer Meningokokkentypen antigen wirken, ist dies bei Serotyp B nicht der Fall, da das Kapselpolysaccharid Übereinstimmung mit bestimmten menschlichen Gewebebestandteilen aufweist. Es besteht also eine natürliche Eigentoleranz. Damit eignet es sich nicht zur Herstellung eines Impfstoffes, wie es ihn für die Serotypen A und C gibt.
Zu (A)
Während bei Neugeborenen und Säuglingen Escherichia coli als Meningitiserreger an erster Stelle steht, findet man in der folgenden Altersstufe (Kinder bis zum 8. Lebensjahr) Haemophilus influenzae in fast der Hälfte der Meningitisfälle.
Zu (C)
Borrelia burgdorferi wird durch infizierte Zecken übertragen und ist Ursache der Lyme-Erkrankung. Folgende Organe können betroffen sein: Haut, Gehirn, Milz, Leber und Gelenke. In einigen Fällen entsteht auch eine lymphozytäre Meningitis.
Zu (D)
Infektionen mit ECHO-Viren verlaufen meist inapparent. Gelegentlich können aber auch Meningitiden, fieberhafte Exantheme, Myalgien und hämorrhagische Konjunktivitis auftreten.
Zu (E)
Das natürliche Erregerreservoir des Virus der lymphozytären Choriomeningitis (LCM) bildet die Hausmaus. Infektionen verlaufen beim Menschen teils asymptomatisch,

teils mit grippeähnlichen Erscheinungen bis hin zur Meningitis.

[F 85]
Frage 12.106: Lösung E

Zu (E)
Die Hepatitis A kann zwar protrahiert verlaufen (über den Zeitraum von einigen Monaten), chronische Erkrankungen, wie sie bei der Hepatitis B auftreten, beobachtet man jedoch nicht.
Zu (A) bis (D)
Das Hepatitis-A-Virus zählt zu den Picornaviren (wie auch die Poliomyelitisviren) und besitzt im Gegensatz zum Hepatitis-B-Virus RNS. Ungefähr ein bis zwei Wochen vor Krankheitsbeginn bis höchstens zur dritten Krankheitswoche werden Hepatitis-A-Viren mit dem Stuhl ausgeschieden. Diese weist man mit der Immun-Elektronenmikroskopie nach.
Schon zu Beginn der Erkrankung können Antikörper (IgM) gegen das Hepatitis-A-Virus im Serum des Patienten bestimmt werden.

[H 90]
Frage 12.107: Lösung D

Coxsackie-Viren gehören zu den Enteroviren, die wiederum der Gruppe der Picornaviren untergeordnet sind. Sie haben dieselbe Struktur wie die Poliomyelitisviren.
Viele Infektionen mit Coxsackie-Viren verlaufen *inapparent.* Daher lassen sich die Erreger, die mit den Fäzes ausgeschieden werden, auch bei gesunden Personen isolieren.
Zu den typischen Coxsackie-Infektionen zählen die *Bornholm-Erkrankung* (auch: Pleurodynie oder Myalgia epidemica), *Myokarditis* (besonders gefährlich für Neugeborene) und die *abakterielle Meningitis.*

[H 88]
Frage 12.108: Lösung C

Zu (1) und (3)
Da die Enteroviren sich *im Epithel von Rachen und Darm* vermehren, sind Untersuchungen von Rachensekret und Stuhl aussichtsreich. Für das Rachensekret gilt dies vor allem in den ersten Krankheitstagen. Aus dem Stuhl lassen sich Viren in den ersten fünf Wochen nach Krankheitsbeginn isolieren.
Zu (2)
Enteroviren werden nicht mit dem Urin ausgeschieden. Dies ist jedoch typisch bei Infektionen mit Mumps- und Masernviren.
Zu (4)
Virämien laufen bei Infektionen mit Enteroviren sehr unregelmäßig und eher vor dem Krankheitsbeginn ab. Daher gilt der Erregernachweis im Blut als unsichere Methode.

[H 86]
Frage 12.109: Lösung A

Zu (1)
Bei an Typhus erkrankten Patienten ist ein Erregernachweis aus dem Blut in der ersten Erkrankungsphase (1–2 Wochen) möglich. Zu einem späteren Zeitpunkt kann Salmonella typhi im Stuhl (evtl. auch im Urin) des Patienten nachgewiesen werden. Mit der Widal-Reaktion wird Patientenserum auf das Vorhandensein von korrespondierenden Antikörpern untersucht.
Zu (3)
Das Oberflächenantigen des Hepatitis-B-Virus läßt sich schon *vor Beginn klinischer Erscheinung* im Blut infizierter Personen nachweisen. Bei Kombination mit einem hohen Anti-HB$_c$-IgM-Titer kann zweifelsfrei eine akute Hepatitis B diagnostiziert werden.
Zu (2)
Bei Verdacht auf Hepatitis A fahndet man nach *Antikörpern,* und zwar gezielt nach *IgM,* um den Nachweis eines akuten Geschehens erbringen zu können. Hepatitis-A-Viren werden von Patienten vor Beginn klinischer Erscheinungen mit dem Stuhl ausgeschieden. Zum Zeitpunkt der klinischen Manifestation sind die Viren nur noch bei der Hälfte der Patienten im Stuhl nachweisbar. Ein Erregernachweis ist daher für die Routinediagnostik nicht sinnvoll.
Zu (4)
Üblicherweise versucht man bei Verdacht auf infektiöse Mononukleose, die korrespondierenden Antikörper nachzuweisen. Ein gängiges Verfahren ist dabei der *Paul-Bunnell-Test,* bei dem sogenannte heterophile Antikörper aus dem Serum der Patienten im positiven Fall Schaferythrozyten agglutinieren. Der Nachweis des Epstein-Barr-Virus selbst zählt nicht zur Laborroutine.
Zu (5)
Wie auch bei der Hepatitis A, so spielt bei Verdacht auf Röteln der *Nachweis spezifischer IgM-Antikörper* die Hauptrolle.

[F 89]
Frage 12.110: Lösung C

Zu (2)
1–2 Wochen vor Krankheitsbeginn bis ungefähr zur dritten Krankheitswoche werden Hepatitis-A-Viren mit dem Stuhl ausgeschieden.
Zu (4)
Hauptsächlich durch Schmutz- und Schmierinfektionen (also fäkal-oral) werden Hepatitis-A-Viren übertragen. Die Übertragung von Hepatitis-B-Viren verläuft meist parenteral.
Zu (1)
Auch Aussage 1 ist richtig, wenngleich vom IMPP nicht anerkannt! Das Hepatitis-A-Virus kann sowohl in der präikterischen als auch in der ersten Zeit der ikterischen, also akuten Phase im Blut des Patienten nachgewiesen werden.

Zu (3)

Chronische Verlaufsformen mit persistierenden Viren, wie sie bei Hepatitis-B-Viren bekannt sind, treten bei der Hepatitis A nicht auf.

F 91

Frage 12.111: Lösung D

Zu (2)

Diphtheriebakterien produzieren ein Toxin, das u. a. die Herzmuskelzellen schädigen kann. Es kommt zur Myokarditis mit Störung der Erregungsbildung und -ausbreitung sowie auch zur Beinträchtigung der Herzleistung.

Zu (4)

Coxsackie-Viren Typ B rufen die mit hoher Letalität verbundene Säuglingsmyokarditis hervor. Typ A und B sind für Myokarditiden des Erwachsenen verantwortlich, die meist eine bessere Prognose haben. Allerdings nimmt man an, daß ein Drittel der Kardiomyopathien auf Infektionen mit Coxsackie-Viren beruhen.

Zu (5)

Trypanosoma cruzi, Erreger der Chagas-Krankheit, wird durch Raubwanzen übertragen. Im Rahmen der Infektion kommt es zu Megabildungen des Herzens, Ösophagus, Magens und Kolons.

H 90

Frage 12.112: Lösung C

Zu (1)

Candida albicans ist Bestandteil der physiologischen Hautflora des Menschen. Unter bestimmten Voraussetzungen (Antibiotikatherapie, Immunschwäche, Diabetes mellitus etc.) kann es aber auch zu lokalen oder schwerwiegenden *systemischen Infektionen* kommen.

Zu (2)

Cryptococcus neoformans ist ein ubiquitär verbreiteter Pilz. Er verursacht beim Menschen vorzugsweise Infektionen der *Lunge,* die bei sonst gesunden Patienten meist milde verlaufen. Schwere Infektionen mit diesem Erreger findet man bei abwehrgeschwächten Personen (z. B. AIDS-Patienten). Besonders gefürchtet ist die *Kryptokokken-Meningitis.*

Zu (4)

Die **Toxoplasmose** ist weltweit verbreitet und verläuft als postnatale Infektion in der Regel harmlos. Bei Gesunden können die Erreger nach der Infektion als Zysten persistieren. Bei AIDS-Patienten entwickeln sich aus solchen Zysten nekrotisierende Entzündungsherde mit bevorzugtem Befall des *ZNS.* Die Erkrankung manifestiert sich in diesen Fällen durch Wesensveränderung, Kopfschmerzen, Fieber, Krampfanfälle u. a.

Zu (6)

Auch eine Infektion mit **Zytomegalieviren** verläuft normalerweise harmlos. Wie für alle Viren der Herpesgruppe charakteristisch können diese Erreger im Wirtsorganismus persistieren. Eine Reaktivierung der latenten Infektion beobachtet man bei immungeschwächten Patienten.

Häufige Manifestationsformen sind die *nekrotisierende Retinitis* und *ulzerative Darmerkrankungen.*

Zu (3) und (5)

Infektionen mit Hepatitis-A-Viren und Trichomonaden treten bei gesunden und abwehrschwachen Patienten überwiegend in gleicher Weise auf.

F 91

Frage 12.113: Lösung D

Zu (2)

Leptospira icterohaemorrhagiae ist Erreger des *Morbus Weil,* für den Ikterus und hämorrhagische Diathese charakteristisch sind.

Zu (4)

Das **Hepatitis-A-Virus** zählt zu den Picornaviren. Es verursacht die epidemische *Hepatitis A,* die durch Schmutz- und Schmierinfektion übertragen wird.

Zu (5)

Das **Gelbfiebervirus** gehört in die Gruppe der Flaviviren. Es wird durch Stechmücken übertragen. Für das Krankheitsbild des *Gelbfiebers* sind neben der Hepatitis Fieber, Nephritis und hämorrhagische Diathesen typisch.

Zu (1)

Weder bei der Gonorrhoe noch bei der Meningokokkenmeningitis muß mit einem Ikterus gerechnet werden. **Gonokokken** verursachen Infektionen des *Urogenitalsystems,* Arthritiden, Pharyngitis, Konjunktivitis und selten Meningitis. Meningokokken rufen u. a. Meningitiden, Sepsis, Infektionen der Haut, der Augen und des Respirationstraktes hervor.

Zu (3)

Folgende Krankheitsbilder können von Haemophilus influenzae hervorgerufen werden: Meningitis, Sepsis, Epiglottitis. Haemophilus ducreyi ist Erreger des Ulcus molle, einer Geschlechtskrankheit, die ebenfalls nicht mit einem Ikterus einhergeht.

H 87

Frage 12.114: Lösung E

Zu (1)

Die Tollwut wird durch infektiösen Speichel übertragen. Die darin enthaltenen Rabiesviren dringen durch Hautläsionen oder durch die Schleimhaut in das Gewebe ein, um von dort entlang der Nervenbahnen bis zum Gehirn zu wandern. Es entwickelt sich eine Enzephalitis.

Zu (2)

In schweren Fällen kann im Rahmen einer Primärinfektion mit Herpesvirus hominis eine Meningoenzephalitis auftreten. Diese hat eine hohe Letalität und Überlebende weisen oft Dauerschäden auf.

Zu (3)

Eine Infektion mit Poliomyelitisviren verläuft in der überwiegenden Zahl der Fälle inapparent. Kommt es jedoch zu klinischen Manifestationen, kann die Poliomyelitis zwischen dem Bild eines einfachen Infektes mit Störungen des Allgemeinbefindens und einer schweren Enzephalitis mit

Koma, Tremor und Krämpfen variieren. Im letzteren Fall liegt die Letalität sehr hoch.

Zu (4)
Die Masern gehören wegen der möglichen Komplikationen zu den schweren Kinderkrankheiten. So besteht u. a. die Gefahr einer Enzephalitis (Letalität 30 bis 40%).

Zu (5)
Zu den selteneren Komplikationen einer Mumpsinfektion zählen die Meningitis und Meningoenzephalitis.

F 87
Frage 12.115: Lösung E

Erreger und die dazu gehörigen Erkrankungen:
Adenoviren: Rhinitis, Pharyngitis, Tonsillitis, Bronchitis
Streptococcus pyogenes: Angina, Nasopharyngitis, Tonsilitis
Epstein-Barr-Viren: Infektiöse Mononukleose u. a. mit Pharyngitis
Coxsackie-Viren: Herpangina, akute Infektionen des oberen Respirationstraktes

H 87
Frage 12.116: Lösung E

Die Coxsackie-Viren zählen zu den Enteroviren. Wie auch andere Vertreter dieser Gruppe vermehren sie sich im Rachen und im Darm und werden mit dem Stuhl ausgeschieden.
Die meisten Infektionen verlaufen klinisch inapparent, es können jedoch zum Teil schwere Erkrankungen beobachtet werden. Das Coxsackie-A-Virus verurscht die *Herpangina,* die mit Bläschenbildung in der Rachenschleimhaut und Allgemeinbeschwerden einhergeht.
Eine spezifische Infektion mit Coxsackie-B-Viren ist die *Bornholm-Krankheit* (Pleurodynie), bei der Fieber und Muskelschmerzen im Bereich des Thorax und des Oberbauches auftreten.
Die *Myokarditis* der Neugeborenen und die interstitielle Myokarditis der Kinder werden ebenfalls von Coxsackie-B-Viren hervorgerufen. Beide Erregertypen (A und B) können die Ursache von *Meningitiden* sein.

13   Schutzimpfungen

13.1   Passive Immunisierung

F 86
Frage 13.1: Lösung E

Zu (E)
Die passive Immunisierung besitzt den großen Vorteil des sofortigen Wirkungseintritts, da vorgebildete Antikörper verabreicht werden. Sie ist deshalb eine geeignete Methode, ein masernexponiertes Kind vor dem Ausbruch der Erkrankung zu schützen.

Zu (A)
Der pathogenetische Faktor der Diphtherie besteht in der *Toxinbildung* der Erreger. Um einen langfristigen Schutz gegen die Diphtherie als toxische Erkrankung zu erreichen, muß der Körper selbst in der Lage sein, Antikörper zu bilden. Man erreicht dies durch aktive Immunisierung mit einem denaturierten Toxin (Anatoxin).

Zu (B)
Die *Desensibilisierung* von Allergikern kann durch Injektionen anfänglich kleinerer Mengen des auslösenden Allergens, welche über eine längere Zeitspanne hinweg gesteigert werden, erreicht werden. Es handelt sich dabei aber nicht um einen passiven Vorgang, weil das Allergen selbst die Bildung von Antikörpern anregt.

Zu (C)
Bei der passiven Immunisierung kommt es nicht zur Bildung von Gedächtniszellen. Die verabreichten Antikörper werden nach und nach vom Empfängerorganismus eliminiert, ohne daß der Organismus selbst eigene Antikörper bildet. Deshalb ist der Schutz einer passiven Impfung zeitlich sehr stark begrenzt.

Zu (D)
Die Verabreichung von vorgebildeten Antikörpern bei der Tetanusprophylaxe dient einzig und allein der Überbrückung der sogenannten schutzlosen Phase. Das ist die Phase der aktiven Immunisierung, in der der Körper noch nicht in der Lage ist, ausreichende Mengen von Antikörpern bereitzustellen. Die immunisierende Wirkung des verabreichten Antigens wird jedoch nicht potenziert.

???
Frage 13.2: Lösung B

Eine passive Immunisierung gegen Influenzaviren kann zwar theoretisch durch sehr hochdosierte Gammaglobulingaben erreicht werden, ist aber in der Praxis irrelevant.

13.2   Aktive Immunisierung

F 86
Frage 13.3: Lösung C

Zu (C)
Die *Virulenzabschwächung* zur Herstellung von Lebendimpfstoff wird durch geeignete Selektion von Spontanmutanten sowie durch Passagen in einem geeigneten Wirt erreicht. Meist handelt es sich bei Lebendimpfstoff um attenuierte Viren.

Zu (A)
Die **Transduktion** durch einen Phagen führt meist nicht zur Virulenzabschwächung, sondern im Gegenteil oft zur Virulenzsteigerung. Die Transduktion beschreibt den Prozeß eines Gentransfers unter Bakterien durch Bakterio-

phagen. So erreichen z. B. Diphtheriebakterien die Fähigkeit zur Toxinbildung über ein Phagengenom. Auch die Resistenzentstehung vieler Bakterien gegen Chemotherapeutika wird durch die Transduktion vermittelt.

Zu (B)

Durch massive Bestrahlung erreicht man eine Abtötung der Erreger.

Zu (D)

Resistenz- und Pathogenitätsplasmide enthalten die genetische Information für Resistenz- und Pathogenitätsmerkmale, die zwischen Bakterien übertragen werden kann. Dabei handelt es sich um virulenzsteigernde Vorgänge.

Zu (E)

Die Behandlung mit Formaldehyd führt zur Abtötung von Erregern.

H 86

Frage 13.4: Lösung D

Zu (D)

Nach Verletzungen empfiehlt sich für nicht oder noch nicht ausreichend Geimpfte die sogenannte Tetanus-Simultanimpfung. Dabei wird zum sofortigen Schutz ein Antitoxin verabreicht (passive Immunisierung). Gleichzeitig injiziert man an einer anderen Körperstelle Tetanus-Toxoid (zweifache Booster-Impfung notwendig), wodurch eine aktive Immunisierung gewährleistet ist.

Zu (A)

Ein Impfstoff aus Toxoid und abgetöteten Bakterien ist zur Zeit in der Choleraprophylaxe in Erprobung. Der bisher übliche Impfstoff enthält nur abgetötete Choleravibrionen und bietet einen kurzen und unvollständigen Schutz, weil dieses Serum zwar Antikörper gegen die Erreger induziert, nicht jedoch gegen das pathogenisch bedeutsame Choleratoxin.

Zu (B)

Hyperimmunglobuline weisen einen deklarierten Antikörpergehalt auf. Sie stammen von Spendern, die einen hohen Antikörpertiter gegen ein spezifisches Antigen besitzen. Im Gegensatz dazu enthält polyvalentes Immunglobulin eine Antikörperkonzentration aus durchschnittlichen Spenderseren.

Zu (C)

Eine Vakzine, die lebende und abgetötete Erreger enthält, ist nicht bekannt.

Zu (E)

Werden gemischte Seren verabreicht, die vor mehreren Erkrankungen schützen sollen, spricht man von Kombintionsimpfung. Üblich ist beispielsweise ein Dreifachimpfstoff zur Tetanus-, Diphtherie- und Keuchhustenprophylaxe.

F 85

Frage 13.5: Lösung E

Typischerweise fällt die Tuberkulinprobe nach der BCG-Impfung positiv aus und wird daher auch als Erfolgskontrolle benutzt. Die Tuberkulinreaktion beruht auf der Wirkung von T-Zellen. Sie zählt zu den Überempfindlichkeitsreaktionen vom Spät-Typ. Die Zellen der T-Reihe sind bei der Bekämpfung der Infektion mit Mycobacterium tuberculosis wesentlich wirkungsvoller als Antikörper. Durch die BCG-Impfung werden daher auch die T-Lymphozyten stimuliert.

H 85

Frage 13.6: Lösung E

Die Diphtherieimpfung wird auch heute noch von den Gesundheitsbehörden empfohlen und in der Regel mit der Tetanusimpfung kombiniert. Die Grundimmunisierung ist vom 4. Lebensmonat an möglich.

Gerade im Frühstadium der Diphtherie ist eine Behandlung mit Antitoxin wichtig, weil zu diesem Zeitpunkt das Diphtherietoxin noch im Blut zirkuliert und dort neutralisiert werden kann. Bei zellgebundenem Toxin ist dies nicht mehr möglich. Aus diesem Grund reicht der Diphtherieverdacht, um eine Therapie mit Antitoxin zu beginnen. Zusätzlich verabreichte Chemotherapeutika (Penicilin oder Erythromycin) sollen die Vermehrung der Erreger und damit weitere Toxinproduktion verhindern. Bereits produziertes Toxin können sie jedoch nicht neutralisieren.

F 88

Frage 13.7: Lösung A

H 88

Frage 13.8: Lösung A

Gemeinsamer Kommentar

Das Krankheitsbild des Tetanus wird durch die vom Clostridium tetani produzierten **Exotoxine** hervorgerufen. Die aktive Impfung erfolgt durch die Verabreichung von mit Formaldehyd inaktivierten Tetanustoxin.

Die Grundimmunisierung bedarf 3 Impfungen (zweimal im Abstand von 4–6 Wochen und einmal ein Jahr später). Auffrischimpfungen sind nach spätestens 10 Jahren erforderlich.

Bei nicht ausreichend bestehendem aktiven Impfschutz muß im Verletzungsfall Tetanushyperimmunglobulin in einer Dosis von 250–500 IE gegeben werden.

Eine alleinige Impfung in einem solchen Falle würde keinen sofortigen Impfschutz herstellen können (dhaer die **Simultanimpfung).**

Die Immunität nach einer Tetanusimpfung beruht auf der Bildung von **antitoxischen Abwehrkörpern,** die in der Lage sind, Toxoid zu neutralisieren. Die Vermehrung der Clostridien oder eine andere bakterielle Aktivität wird durch die aktive Impfung nicht bewirkt.

F 88

Frage 13.9: Lösung C

Nur bei den Polioviren existieren drei verschiedene pathogene Typen (Typ I, II, III) mit so verschiedener Antigenität, daß keine Kreuzimmunität besteht. Eine Polioimpfung stellt deshalb in der Regel eine Suspension von abgeschwächten Poliomyelitisviren (Sabin-Stämme) der drei Typen dar.

F 85
Frage 13.10: Lösung C

Günstiger Zeitpunkt für die Masernimpfung ist der 13.–15. Lebensmonat. Man wählt den Impftermin so spät, um zu vermeiden, daß aufgrund von spezifischen mütterlichen Antikörpern die Impfung nicht angeht bzw. nur unvollständig immunisiert wird.

F 87
Frage 13.11: Lösung E

Zur Masernprophylaxe wird ein Lebendimpfstoff aus attenuierten Viren eingesetzt. Häufig handelt es sich um Kombinationsimpfungen (Masern, Röteln, Mumps). Nach dieser kann sich ein flüchtiges Exanthem (Impfmasern) ausbilden. Sehr selten sind zerebrale Reaktionen beobachtet worden.

F 87
Frage 13.12: Lösung C

Für eine Mumpsprophylaxe sprechen die möglichen Komplikationen, die bei einer Parotitis epidemica auftreten können – beispielsweise Meningitis, Pankreatitis, Nephritis, Oophoritis (Eierstockentzündung). Bei männlichen Patienten nach der Pubertät kommt es in ca. 10 bis 40% der Fälle einer Mumpserstinfektion zur Orchitis mit Drucknekrosen und sekundären Atrophien. Wenn beide Hoden befallen sind, droht Sterilität. Bei einer Oophoritis besteht die Gefahr nicht.
Unabhängig von den direkten Komplikationen der Parotitis epidemica ist eine Impfung von Mädchen auch sinnvoll, weil bei der Erstinfektion einer Schwangeren Mißbildungen des Embryos oder ein Abort zu befürchten ist.

H 85
Frage 13.13: Lösung E

Der Grippeimpfstoff enthält inaktivierte Viren bzw. nur Teile von Viren, die für die immunologische Reaktion von Bedeutung sind. Influenzaviren sind insofern problematisch, als daß durch Antigenshift und Antigendrift immer neue Antigenvarianten entstehen. Der Impfstoff muß entsprechend häufig verändert werden.
Empfehlenswert sind Grippeimpfungen für exponierte Personen (Krankenhauspersonal etc.) sowie für abwehrgeschwächte Patienten mit Vorerkrankungen wie z. B. Asthma. Toxische Reaktionen nach Grippeimpfung sind nicht bekannt. Kontraindiziert ist die Impfung bei Kindern unter 1 Jahr und bei bekannter Überempfindlichkeit gegen Hühnereiweiß.

H 85
Frage 13.14: Lösung E

Das Gelbfiebervirus ist vor allem im Süden Afrikas und in Südamerika verbreitet. Bei Reisen in diese Länder sollte man sich impfen lassen (attenuierter Lebendimpfstoff).

F 86
Frage 13.15: Lösung C

Es gibt bei den Masernviren nur einen Serotyp. Dementsprechend muß auch der Impfstoff nur einen Serotyp enthalten.

H 86
Frage 13.16: Lösung C

Zu (1) und (4)
Bei Diphtherie und Tetanus handelt es sich um Intoxikationen, d. h. das Krankheitsbild ist von dem Toxin geprägt, das die Erreger produzieren. Entsprechend bestehen die Impfsera aus Toxoiden, denen die Gültigkeit des Toxins fehlt, bei Erhalt der Antigenität.
Im empfohlenen Impfkalender ist eine Kombinationsimpfung gegen Diphtherie und Tetanus vorgesehen.
Zu (2), (3) und (5)
Die Impfstoffe gegen Röteln, Poliomyelitis und Gelbfieber enthalten attenuierte Viren.

F 89
Frage 13.17: Lösung E

Die Schutzimpfung gegen Masern wird mit einem Lebendimpfstoff durchgeführt. Die Immunisierung sollte so früh wie möglich, nicht jedoch vor dem 6. Lebensmonat (bis dahin besteht eine diaplazentare Immunität) erfolgen. Die erzielte Immunität hält wahrscheinlich lebenslang an.

F 89
Frage 13.18: Lösung E

Die aktive Schutzimpfung gegen Mumps wird mit einem Impfstoff aus vermehrungsfähigen, virulenzabgeschwächten Viren im zweiten Lebensjahr empfohlen.
Die Gefahr einer Mumpsorchitis besteht im Rahmen einer Mumpsinfektion, mit höchster Wahrscheinlichkeit nicht jedoch bei einer Impfung. (Nach neuesten Beobachtungen ist nach einer Impfung eine mumpsähnliche Impfkrankheit nicht mit letzter Sicherheit auszuschließen, kausale Zusammenhänge zu Enzephalitiden oder Orchitiden konnten jedoch nicht nachgewiesen werden).

F 89
Frage 13.19: Lösung B

Die Ausscheidung des Choleraerregers erfolgt ausschließlich fäkal durch den Menschen, weshalb das Hauptmerkmal bei der Bekämpfung der Cholera auf der Verbesserung der hygienischen Zustände zu richten ist. Dies gilt besonders deshalb, weil der Impfschutz gegen Cholera, der in der Regel durch die **zweimalige subkutane Applikation von Suspension** aus abgetöteten Vibrionen erzielt wird, nur **für ca. 6 Monate anhält.** Neben der subkutanen Impfung existiert auch ein Oralimpfstoff, bei diesem sind jedoch weitaus höhere Dosen erforderlich, weshalb er nicht die gängige Impfart darstellt.

F 89
Frage 13.20: Lösung D

Zu (D) und (E)
Die früher eingesetzten Impfstoffe, die teilweise Antigene aus tierischem Nervengewebe enthielten und häufig zu neurologischen Komplikationen führten, sind heute durch HDCS- bzw. PCEC-Vakzine ersetzt worden. Diese Vakzine bestehen aus inaktivierten Viren, die auf menschlichen Lungenfibroblastenkulturen oder Hühnerembryofibroblastenkulturen gezüchtet wurden. Die Komplikationsrate bei der Tollwutimpfung hat sich seit Einführung dieser Vakzine erheblich gesenkt, so daß auch die praexpositionelle Immunisierung gefährdeter Personengruppen heute regelmäßiger erfolgt.
Zu (A)
Laut Statistik hat es in der BRD zwischen 1951 und 1976 15 Tollwutfälle gegeben, davon allein 7 durch Infektion in Reiseländern. Anders sehen die Zahlen für Asien und Afrika aus: beispielsweise 5000 Tollwutfälle pro Jahr in China, 15000 in Indien.
Zu (B)
Meist wird das Tollwutvirus durch den Biß infizierter Tiere übertragen, in deren Speichel sich die Viren befinden und auf diese Weise in die Wunde gelangen. Dies gilt als der Hauptübertragungsweg. Man diskutiert auch noch die Möglichkeit der Übertragung durch Aerosole in Fledermaushöhlen oder Laboratorien (in Amerika bilden Fledermäuse ein wichtiges Erregerreservoir für Rabiesviren).
Zu (C)
Neurotropismus bedeutet im Falle der Tollwutviren, daß diese nach vorübergehendem Verbleib und eventuell auch Vermehrung an der Infektionsstelle in Elemente des Nervensystems einwandern. Über den axoplasmatischen Weg gelangen die Viren in die Ganglionzellen des Rückenmarks, erreichen das Gehirn und rufen eine Enzephalitis hervor. Auch die Ausbreitung im peripheren Nervensystem geschieht auf dem axoplasmatischen Weg.

H 89
Frage 13.21: Lösung C

Die Tetanussimultanimpfung wird bei allen nicht ausreichend immunisierten Personen mit offenen Verletzungen durchgeführt. Sie besteht aus der gleichzeitigen Verabreichung von 250 I.E. Tetanus-Immunglobulin (= passive Immunisierung) und 0,5 ml Tetanus-Adsorbat-Impfstoff (= aktive Immunisierung) an getrennten Körperstellen i.m.

Besteht der klinische Verdacht auf eine Tetanusinfektion, steht nicht eine aktive oder passive Impfung im Vordergrund der Maßnahmen (diese käme zu spät), sondern die Applikation von Immunserum (Antitoxin) gegen die von den Clostridien produzierten Toxine. Diese sollen dadurch soweit wie möglich neutralisiert werden.

H 89
Frage 13.22: Lösung C

Die heute übliche Schluckimpfung gegen Polio wird mit abgeschwächten vermehrungsfähigen Viren der drei Serotypen nach SABIN durchgefhrt. Nach 7–10 Tagen setzt dann im Darm des Impflings die Bildung von Antikörpern gegen normalerweise alle drei Serotypen ein.
Selbstverständlich ist es auch möglich, daß bei einer **einmaligen Impfung** nicht alle Serotypen erfaßt werden, deshalb wird die Impfung bei der Grundimmunisierung insgesamt dreimal durchgeführt.
Der zweite Teil der Aussage ist falsch, das Immunsystem des Menschen ist natürlich dazu in der Lage gegen eine Vielzahl von Antigenen gleichzeitig Antikörper zu produzieren.

H 89
Frage 13.23: Lösung C

Die Impfung gegen Influenza erfolgt zumindest mit einem polyvalenten Impfstoff aus inaktivierten, abgetöteten Viren in Form einer subkutanen Applikation.
Eine gleichzeitige Immunität gegenüber Hämophilus influenza – einem gramnegativen Bakterium – kann nicht bestehen.
(Ein Impfstoff gegen Hämophilus influenza ist gerade auf den Markt gekommen, er soll bei Kindern Meningitiden und Epiglottitiden verhindern).

F 90
Frage 13.24: Lösung E

Das Mumpsvirus, von dem nur ein Serotyp bekannt ist, gehört zur Gruppe der Paramyxoviren. Andere Vertreter dieser Gruppe sind Masern-, Respiratory-Syncytial und Newcastle-Disease-Virus. Mit Eintritt in die Pubertät steigt bei Jungen die Gefahr, daß die sonst relativ harmlose Kinderkrankheit mit einer Begleitorchitis als Komplikation einhergeht. Meist ist nur ein Hoden befallen. Durch starke Schwellung kann es zur Druckatrophie kommen. Bei beidseitigem Befall droht die Sterilität. Eine weitere, allerdings seltenere Komplikation ist die seröse Meningitis, die eine gute Prognose hat. Es wird eine Schutzimpfung mit attenuierten Viren durchgeführt.

F 90
Frage 13.25: Lösung D

Zu (A) und (D)
Antikörper gegen das HBsAg treten erst Monate nach Ende der klinischen Erkrankung auf. Sie sind jedoch für die

Immunität von entscheidender Bedeutung. Daher besteht der Impfstoff gegen Hepatitis B aus *HBsAg*.

Zu (B)

HBeAg findet man im Blut von Personen mit akuter oder chronisch aktiver Hepatitis B. Diese Personen sind auf jeden Fall infektiös.

Zu (C)

Das Oberflächenantigen = HBsAg = Australia-Antigen (früher) erscheint im Blut erkrankter Personen, und zwar meist vor bis ungefähr 3–4 Monate nach Beginn der Erkrankung.

Zu (E)

HBsAg im Blut weist immer auf eine mehr oder weniger starke Infektiosität hin. Der Grad der Infektiosität hängt vom Vorhandensein weiterer Antigene bzw. spezifischer Antikörper ab. Die betreffenden Personen sind auf jeden Fall von der Blutspende auszuschließen, um eine Erreger-übertragung auf andere zu vermeiden.

F 90

Frage 13.26: Lösung C

Während man in der Anfangszeit der Impfung gegen Hepatitis B Impfstoffe verwendete, die aus dem Serum von HBsAg-Trägern gewonnen wurden, kommen heutzutage nahezu ausschließlich Präparate zur Anwendung, die gentechnisch hergestellten Impfstoff beinhalten.

Die Wirksamkeit dieser gentechnisch hergestellten Impfstoffe ist genauso hoch wie die der aus Serum gewonnenen. Die Indikation zur Hepatitis B Impfung besteht bei allen Personen, die durch diese Erkrankung gefährdet sind. Sie gilt deshalb in besonderem Maße für Neugeborene HBsAg-positiver Mütter. Hier ist sogar eine sofortige Simultanimpfung indiziert.

Der Anteil von Non-Respondern liegt bei einer Immunsuppression bei bis zu 40% der Geimpften.

H 90

Frage 13.27: Lösung E

Die Impfstoffe zur aktiven Schutzimpfung gegen die epidemische Genickstarre enthalten gereinigte Polysaccharidantigene der Serotypen A und C bzw. auch noch den Serotypen W und Y. Da in der Bundesrepublik aber die Serotypen A, B und C relevant sind, und insbesondere der Serotyp B für epidemisches Auftreten von Meningitiden verantwortlich gemacht wird, ist der Impfstoff „unvollständig". Ein Impfstoff gegen den Serotyp B ist derzeit aber noch nicht vorhanden.

H 90

Frage 13.28: Lösung B

Zu (1)

Vom Hepatitis B-Virus sind keine Subtypen bekannt.

Zu (2)

Die Impfschemata zur aktiven Schutzimpfung gegen die Hepatitis B umfassen 3–4 Impfungen, die jeweils in den M.deltoideus i.m. oder s.c. appliziert werden.

Standardschema:

1. Dosis zu Beginn der Impfung
2. Dosis 1 Monat nach der ersten Impfung
3. Dosis 6 Monate nach der ersten Injektion

Auffrischimpfung nach 12 Monaten

Der Impferfolg sollte durch die Bestimmung von Anti-HBs 4 Wochen nach der letzten Impfung kontrolliert werden.

Zu (3)

Postexpositionelle Impfung

Nach Kontamination mit infektiösem Material, bei einem Neugeborenen einer HBs-Ag-positiven Mutter oder anderen plötzlichen Expositionsrisiken muß simultan mit der aktiven Impfung eine passive Impfung mit Hyperimmunglobulin eingeleitet werden, eine aktive Impfung allein genügt nicht!

F 91

Frage 13.29: Lösung A

Zu (1)

Der Impfstoff gegen Masern enthält lebende attenuierte Masernvirus-Impfstämme, die Vermehrung der Impfviren erfolgt in Zellkulturen embryonaler Hühnerfibroblasten. Die Impfviren haben mit Affenviren nicht das geringste zu tun.

Zu (2)

Die Erstimpfung gegen Masern sollte nicht vor dem 15. Lebensmonat durchgeführt werden, da der Impferfolg bei früherer Impfung durch eventuell noch vorhandene mütterliche Antikörper in Frage gestellt ist.

Zu (3)

In sehr seltenen Fällen (etwa 1 auf 1 Million Impflinge) kann es zur postvakzinalen Enzephalitis kommen. Im Rahmen der fieberhaften Impfmasern (diese treten bei ca. 10% der Impflinge auf) sind Krampfanfälle mit guter Prognose möglich.

EEG-Veränderungen wie bei einer Masern-Enzephalitis (diese tritt in einer Häufigkeit von 1:2000 im Zusammenhang mit einer Masernerkrankung auf!) sind also lediglich im Rahmen der sehr viel selteneren postvakzialen Enzephalitis zu erwarten, keinesfalls aber beim „normalen" Geimpften.

H 91

Frage 13.30: Lösung A

Unter dem Begriff Interferenz versteht man, daß eine Zelle, die mit einem Virus infiziert ist, gegenüber der Infektion mit einem zweiten Virus resistent wird.

Dieses Phänomen könnte bei einer Schluckimpfung gegen Poliomyelitis, die mit abgeschwächten Viren von drei Serotypen durchgeführt wird, auftreten.

Durch eine dreifache Impfung (normalerweise im Abstand von mindestens 6 Wochen) kann die unvollständige Impfung nahezu immer verhindert werden.

H 91

Frage 13.31: Lösung D

Zu (1) und (4)

Die aktive Schutzimpfung gegen Röteln wird bevorzugt als Kombinationsimpfung Masern-Mumps-Röteln durchgeführt. Kinder ab dem 15. Lebensmonat erhalten 0,5 ml i.m. oder s.c. Da nach neueren Erkenntnissen der Impfschutz nicht sicher lebenslang anhält, wird von der STIKO eine Auffrischimpfung im 6. Lebensjahr empfohlen.

Zu (2)

Die Impfung einer Schwangeren ist kontraindiziert, da der Impfvirus auf das Kind übergehen kann. Auch wenn in den bisher beobachteten Fällen akzidenteller Impfungen in der Schwangerschaft noch keine kindlichen Schäden gesehen wurden, so gilt der Grundstz, daß bei Frauen im gebärfähigen Alter nach einer Rötelnimpfung für mindestens zwei der Impfung nachfolgenden Zyklen eine sichere Kontrazeption bestehen sollte.

Zu (3)

Nach den derzeitigen Impfempfehlungen sollten alle Mädchen vor der Pupertät, auch wenn sie als Kleinkinder geimpft worden sind und unabhängig vom Serostatus, geimpft werden.

F 92

Frage 13.32: Lösung C

Zu (C)

Nach der Schluckimpfung mit dem abgeschwächten Polio-Impfstoff nach Sabin kann das Impfvirus von Geimpften etwa 4–6 Wochen ausgeschieden werden und zu einer Infektion von Nichtgeimpften führen. Das Risiko, hierdurch an Poliomyelitis zu erkranken ist jedoch außerordentlich gering.

Zu (A)

Der Röteln-Impfvirus wird von Geimpften 1–3 Tage lang in geringer Quantität aus dem Rachen ausgeschieden, wobei eine Kontaktinfektion aber nicht zu befürchten ist.

Zu (B) und zu (E)

Kontaktinfektionen sind bei den Impfungen gegen Tuberkulose und gegen Gelbfieber nicht möglich.

Zu (D)

Die Lebendimpfung gegen Masern kann zwar zu den sogenannten Impfmasern führen, diese sind aber nicht ansteckend.

F 92

Frage 13.33: Lösung C

Zur Herstellung von attenuierten Lebendimpfstoffen werden gut immunogene, genetisch stabile Stämme von Bakterien oder Viren verwendet, die bei erhaltener Infektiosität und Vermehrungsfähigkeit ihre ursprüngliche Virulenz beim Menschen verloren haben. Sie dürfen bei Weiterübertrgung auf empfängliche Kontaktpersonen keine erneute Virulenzsteigerung erfahren.

Die virulenzgeschwächten Impfstämme können durch Tier- oder Gewebekulturpassagen, durch spontane oder induzierte Mutationen, durch Auswahl immunologisch verwandter, für den Menschen nicht oder kaum pathogener Stämme oder durch die Hybridisierung avirulenter Labor- mit virulenten Epidemiestämmen gewonnen werden **(Selektion avirulanter Mutanten).**

War diese Auswahl früher eher dem Zufall überlassen, so weden heute mit Hilfe der Gentechniken bereits gezielte Mutationen zur Entwicklung neuer Impfstoffe verwendet. Formaldehyd dient in den Impfstoffen als Konservierungsstoff.

F 92

Frage 13.34: Lösung B

Zu (A)

Der Impfstoff gegen Cholera enthält Formalin- und hitzeinaktivierte Vibrionen (Vollkeimvakzine).

Zu (B)

Auch wenn der Choleraerreger ein Enterotoxinbildner ist, so wird im Gegensatz z. B. zur Tetanus-Impfung kein Toxoid zur Immunisierung sondern eine Vollkeimvakzine verwendet.

Zu (C) und (D)

Die Schutzwirkung der Choleraimpfung wird mit 40 bis 80% angegeben, die Dauer des Impfschutzes beträgt ca. 3–6 Monate. Damit ist die Choleraimpfung keine sehr wirksame Impfung und wird von der WHO nicht mehr allgemein empfohlen.

F 92

Frage 13.35: Lösung E

In der Bundesrepublik werden zur Tollwut-Impfung heute nur die neueren Impfstoffe empfohlen, die ein Impfvirus enthalten, das entweder auf humanen Diploid-Zellkulturen **(HDC-Tollwut-Impfstoff)** oder auf Hühnerfibroblasten **(PCEC-Impfstoff)** gezüchtet und dann inaktiviert wird (also kein lebender Impfvirus). Der von menschlichen Zellkulturen gewonnene Impfstoff zeichnet sich durch eine besonders gute Verträglichkeit aus, der von Hühnerfibroblasten gewonnene Impfstoff scheint dafür eine noch bessere Interferoninduktion zu bewirken und damit einen Vorteil bei der postexpositionellen Impfung zu haben.

II Immunologie

1 Anatomie des lymphatischen Systems

H 90
Frage 1.1: Lösung A

Zu (A)
Alle Zellen des Immunsystems stammen von einer **pluripotenten Stammzelle** des Knochenmarks ab. Aus dieser gehen **myeloide** und **lymphoide Stammzellen** hervor. Aus lymphoiden Stammzellen entwickeln sich B- und T-Lymphozyten, aus den myeloiden Stammzellen u. a. Monozyten und Granulozyten.

Zu (B)
Im Thymus findet die antigenunabhängige Differenzierung der Vorläufer-T-Lymphozyten zu immunkompetenten T-Lymphozyten statt. Es kommt u. a. auch zur Proliferation der T-Zellen. T-Zellproliferation findet aber auch z. B. nach Antigenkontakt in Lymphknoten statt.

Zu (C)
Die T-Zellen stellen einen Großteil der Lymphozyten im Lymphknoten (parakortikale Zone).

Zu (D)
Die oberflächengebundenen Immunglobuline (IgM und IgD) sind ein Merkmal der B-Zellen.

Zu (E)
Interleukin-1 wird von den antigenpräsentierenden Zellen, Keratinozyten, B-Zellen, NK-Zellen, Mesangiumszellen, Astrozyten, Mikroglia, Endothelzellen, glatte Muskulatur der Gefäße und Epithelzellen gebildet. Hauptquelle des IL-1 ist der Makrophage! IL-1 stimuliert T-Zellen z. B. zur IL2- bzw. der IL-2-Rezeptor-Synthese. IL-1-Bildung wurde **in vitro** bei T-Zellklonen beobachtet, deshalb ist Frage (E) problematisch.

H 90
Frage 1.2: Lösung E

Makrophagen haben eine zentrale Funktion bei der Verbindung natürlicher Abwehrmechanismen mit einer spezifischen Immunantwort. Auf der einen Seite exprimieren Makrophagen auf ihrer Oberfläche Rezeptoren für Fc und C3b: über diese Rezeptoren werden „opsonierte" Fremdpartikel, d. h. Fremdpartikel, die über IgG-Bindung und Komplementaktivierung vom Immunsystem erkannt und „markiert" wurden, von den Makrophagen leichter phagozytiert. Lysosomale Hydrolasen sind verantworlich für den Abbau phagozytierten Materials, und oxidative Mechanismen sind bei der Abtötung von Mikroorganismen beteiligt. Auf der anderen Seite spielen Makrophagen durch die Antigenaufnahme, Antigenverarbeitung (Prozessierung), Antigenpräsentation (Zelloberflächenbindung eines Komplexes aus Antigenpeptid und Klasse II

MHC-Molekül) und Sekretion kostimulatorischer Signalstoffe (u. a. Interleukin 1) eine wesentliche Rolle bei der Aktivierung spezifischer T-Lymphozyten.

H 91
Frage 1.3: Lösung A

Interleukin-1 (IL-1) ist ein Produkt (Zytokin) aktivierter Makrophagen, kann jedoch auch von einer Reihe anderer Zellen nach Stimulation gebildet werden. Lymphozyten sind nicht in der Lage IL-1 zu produzieren. IL-1 hat eine Reihe von Funktionen: es unterstützt die Entzündungsreaktionen (proinflammatorischer Effekt) und Immunreaktionen (kostimulatorischer Effekt bei der T-Zellaktivierung). IL-1 wirkt auf eine Reihe von Zielzellen auch außerhalb des Immunsystems: Pleiotropismus.

Zu (B)
Interleukin-2 (IL-2) ist ein Zytokin, wird von aktivierten T-Lymphozyten und „Large Granular Lymphocytes" (LGL) produziert. IL-2 ist ein Wachstums- und Differenzierungsfaktor für T- und B-Lymphozyten.

Zu (C)
Bei den Interferonen unterscheidet man Alpha-, Beta-, Gamma-Interferon. Alpha- und Beta-Interferon werden von Leukozyten (auch von Makrophagen) gebildet, während gamma-Interferon nur von T-Zellen und „Large Granular Lymphocytes" (LGL) gebildet wird. Die Lösung (A) ist nur richtig, wenn der Fragesteller sich auf Gamma-Interferon bezieht.

Zu (D)
Immunglobuline (synonym: Antikörper) sind ein Produkt von B-Lymphozyten.

Zu (E)
Migrations-Hemmfaktor (synonym: Makrophagen-Hemmfaktor) ist ein historischer Begriff für Sekretionsprodukte aktivierter Lymphozyten, die auf Makrophagen im Sinne einer Migrationshemmung und Aktivierung einwirken. Moderne biochemische Analysen haben gezeigt, daß es sich um ein Gemisch verschiedener Zytokine handelt, u. a. auch Gamma-Interferon.

2 Molekulare Grundlagen

H 83
Frage 2.1: Lösung D

Zu (D)
Antikörper sind Proteine.

Zu (A)
Antikörper können die verschiedensten Mikroorganismen (Bakterien, Viren u. a.) und Toxine neutralisieren. Gegen Toxin gerichtete Antikörper bezeichnet man auch als Antitoxine.

Zu (B)
Antikörperbeladene Bakterien oder andere Zellen werden oft *von Komplement lysiert*. In manchen Fällen hat Komplement diese Wirkung ohne Vermittlung durch Antikörper.

Zu (C)
Durch Anlagerung an die spezifischen Antigene fördern Antikörper deren Phagozytose durch entsprechende Zellen. Diesen Vorgang nennt man *Opsonisierung*.

Zu (E)
Die Aminosäuren der hypervariablen Abschnitte in den Fab-Fragmenten legen die *Spezifität der Antikörper* fest. Hier werden die strukturhomologen Antigene gebunden.

F 84

Frage 2.2: Lösung D

Zu (4)
IgG ändert durch Molekülaggregation (z. B. im Verlauf einer Antigen-Antikörper-Reaktion) seine Konformation in einem Abschnitt des Fc-Stücks. Dadurch kann C1 (Komplementfaktor) gebunden und die klassische Reaktionsfolge eingeleitet werden.

Zu (3)
In menschlichen Seren läßt sich *Komplement durchaus nachweisen*. Im Rahmen der Komplementbindungsreaktion (siehe auch folgendes Kapitel) inaktiviert man das im Patientenserum enthaltene Komplement und gibt statt dessen eine bestimmte Menge Meerschweinchenkomplement hinzu.

Zu (1)
Elemente der unspezifischen Infektabwehr reagieren antigenunabhängig, haben also eine breite Reaktionsbereitschaft. Dies trifft auf das Komplementsystem (und auf das Properdinsystem, Interferon, Makrophagen u. a.) zu. Häufig werden sie vom spezifischen Abwehrsystem gesteuert und auf diese Weise gezielt eingesetzt. Beispiel: Kooperation zwischen Antikörper und Komplementen bzw. T-Lymphozyten und Makrophagen.

Zu (2)
Antikörperbeladene Bakterien ziehen Komplement an. Durch den Faktorenkomplex C5b–C9 kann die Membran gramnegativer Bakterien derart beschädigt werden, daß diese aufgrund der Permeabilitätsstörungen untergehen. Grampositive und Mykobakterien können durch diesen Mechanismus nicht zerstört werden. Die Ursache der Resistenz liegt wohl in besonderen Eigenschaften der Zellwand.

H 84

Frage 2.3: Lösung E

Grundlagen für die Differenzierung der Antikörperklassen bilden die Fc-Segmente. Diese sind Bestandteile der H-Ketten. Bei den L-Ketten unterscheidet man 2 Typen (Kappa und Lambda), die unabhängig von der jeweiligen Klasse der Immunglobuline auftreten.

Ebenso wie IgM in einer pentameren Struktur vorliegt, kann auch IgA dimere bzw. trimere Formen bilden, d. h. zwei oder drei Antikörpermoleküle sind aneinander gekoppelt.

IgA wird mit den exokrinen Sekreten (z. B. der Parotis, der Bronchien) sezerniert und ist der *wichtigste Antikörper für die Schleimhautimmunität*. IgA wurde durch die Immunelektrophorese entdeckt. Für das Verfahren ist die unterschiedliche Ladung der Aminosäuren von Bedeutung.

F 85

Frage 2.4: Lösung A

Zu (A)
Haptene sind Substanzen mit *zu niedrigem Molekulargewicht*, um eine Immunantwort zu induzieren. Sie können jedoch mit vorhandenen homologen Antikörpern reagieren. Bindet sich das Hapten an ein Protein, entsteht ein Vollantigen. Dieses kann wie jedes andere Antigen eine Immunantwort auslösen. Der Mechanismus Hapten + Protein = Vollantigen ist beispielsweise im Zusammenhang mit *Medikamentenallergien* (u. a. Penizillin) von Bedeutung.

Zu (B)
Die Bildung und Freisetzung von Interferon geschehen hauptsächlich auf die Einwirkung von Viren, Rickettsien und Protozoen hin. Diese Prozesse sind nicht Charakteristika der Haptene.

Zu (C)
Das Fc-Stück (Teil der H-Kette) des IgG hat u. a. folgende Aufgaben: Aktivierung des Komplementsystems: Zytotropie, d. h. Bindung der Antigen-Antikörper-Komplexe an Zellen mit entsprechenden Rezeptoren: Plazentapassage. Außerdem binden die Autoantikörper bei der rheumatischen Arthritis an das Fc-Stück, das man dann eher als Determinante eines Vollantigens bezeichnen kann.

Zu (D)
Haptene binden bevorzugt an Serumalbumine. Haptoglobin gehört allerdings zu den α_2-Globulinen. Ob eine Kopplung dennoch möglich ist, war herauszufinden.

Zu (E)
Nur eine Determinante (also nur eine Bindungsstelle) für sich ist schon ein Hapten.

F 85

Frage 2.5: Lösung D

IgE ist im Gegensatz zu anderen Antikörperklassen nicht hitzestabil (56 °C für 120 Minuten). Man bezeichnet diese Antikörpergruppe auch als *Reagine*. IgE lagern sich an Mastzellen und basophile Granulozyten an *(Zytotropie)*. Dort bewirken sie bei Reaktion mit dem spezifischen Antigen die Freisetzung pharmakologisch aktiver Substanzen aus den Zellgranula. Dieser Mechanismus spielt eine wichtige Rolle bei den *Allergien* vom anaphylaktischen Typ. Für die Komplementaktivierung über C1 (klassischer Weg) sind IgG und IgM zuständig.

F 86

Frage 2.6: Lösung A

Der Aufbau eines IgG-Moleküls sieht folgendermaßen aus: Grundbausteine sind zwei H- und zwei L-Ketten. Sie bestehen aus Polypeptiden und werden durch Disulfid-

brücken miteinander verbunden. Jede Kette besitzt ein *konstantes carboxylterminales Ende* und ein *variables aminoterminales Ende.*
Ein spezifisches Antigen wird am variablen Ende je einer H- und L-Kette gebunden. Somit kann ein IgG maximal mit zwei Antigenen reagieren. Um eine bessere räumliche Anpassung an das Antigen zu erreichen, gibt es ein sogenanntes *Scharnier im Bereich der Disulfidbrückenbindung* zwischen den H-Ketten. Hier besitzt das IgG-Molekül eine gewisse Flexibilität.

F 86
Frage 2.7: Lösung C

Die H-Ketten des IgG werden ungefähr in der Mitte durch Disulfidbrücken miteinander verbunden. Diesen Bereich nennt man auch Scharnier. Es ist sehr anfällig für enzymatische Spaltungen.
Papain spaltet das IgG-Molekül in drei Teile – ein Fc-Stück und zwei Fab-Fragmente. Pepsin spaltet den Antikörper weiter im Fc-Bereich, so daß man ein einzelnes Fab-Fragment mit beiden L-Ketten und mehrere Fc-Fragmente erhält.

F 87
Frage 2.8: Lösung C

Zu (C)
Die *einzige plazentagängige Antikörperklasse* ist das **IgG.** Dabei spielt das Fc-Fragment eine wichtige Rolle.
Zu (A), (B), (D) und (E)
IgM setzt sich in der Regel aus 10 leichten (L) und 10 schweren (H) Ketten und einer J-Kette zusammen. Es ist damit das schwerste Immunglobulinmolekül. Das IgM kann aufgrund seiner pentameren Struktur mit maximal 10 homologen Antigenen reagieren. Ferner bindet es sehr wirkungsvoll Komplement, denn nur ein antigenbeladenes Molekül reicht aus, um die Komplementkaskade einzuleiten. Bei einer Erstinfektion beginnt die Immunabwehr mit IgM, während bei Sekundärreaktionen diese Antikörper nur in geringem Maße vorhanden sind. Ein Nachweis spezifischer Antikörper der Klasse IgM gestattet folglich Rückschlüsse darauf, daß eine Erstinfektion vorliegt.

F 87
Frage 2.9: Lösung B

Zu (B)
Nach Reaktion mit Antigenen können bestimmte T-Lymphozyten Substanzen freisetzen, durch die Zellen der unspezifischen Abwehr (z. B. Makrophagen) und B-Lymphozyten stimuliert werden. Die Substanzen nennt man Lymphokine, zu denen u. a. der *Makrophageninhibitionsfaktor* (MIF) und der *Makrophagenaktivierungsfaktor* (MAF) zählen.
Zu (A)
Es gibt mehrere Thymushormone, (z. B. Thymosin und Thymopoetin), die wahrscheinlich auf die Differenzierung der T-Lymphozyten wirken.

Zu (C)
Zu den Faktoren, die das Risiko einer Leukämieentstehung erhöhen, gehören u. a.: ionisierende Strahlen, Benzol, verschiedene Zytostatika, onkogene Viren sowie genetische Faktoren.
Zu (D)
Der Wirkmechanismus bei der durch T-Killer-Zellen verursachten Zytolyse von Tumor- oder Fremdzellen ist nicht eindeutig geklärt. Es könnte sich um eine Peroxidreaktion handeln.
Zu (E)
Wahrscheinlich soll hier eine Verwechslung mit Leukotrienen provoziert werden, die wie die Prostaglandine aus Arachidonsäure hergestellt werden. Sie werden vor allem in Leukozyten gebildet und wirken als Vermittlerstoffe der entzündlichen bzw. allergischen Reaktion.

F 88
Frage 2.10: Lösung B

Zu (B)
Toxine werden von *spezifischen Antikörpern* (= Antitoxinen) neutralisiert. Komplement kann dabei eine opsonisierende Wirkung haben (siehe auch E).
Zu (A)
Die Komplementfaktoren C3a und C5a stimulieren Mastzellen, Histamin zu sezernieren.
Zu (C)
Von dem Komplementprotein C5 und dem Komplex C5b, 6, 7 werden chemotaktische Substanzen abgegeben, die polymorphe Granulozyten und Makrophagen anziehen.
Zu (D)
Komplementfaktoren haben die Fähigkeit, gramnegative Bakterien und andere Zellen zu lysieren. Dieser Vorgang kann antikörperabhängig oder -unabhängig ablaufen.
Zu (E)
Der Komplementfaktor C3b hat opsonisierende Wirkung, d. h., er fördert die Phagozytose antikörperbeladener Bakterien, Viren und anderer Antigene.

F 88   H 89
Frage 2.11: Lösung E
H 88
Frage 2.12: Lösung D

Gemeinsamer Kommentar

Immunglobuline binden **Antigene** mit dem *Fab-Fragment,* das die *variablen* Teile umfaßt. Durch einige Aminosäuren dieser Teile ist die Antikörperspezifität gegenüber dem homologen Antigen festgelegt. Das *Fc-Stück* enthält im *konstanten* Bereich, mit dessen Hilfe eine **Gruppeneinteilung** der Immunglobuline gelingt. Ferner erfüllt es noch verschiedene Aufgaben. So können sich bestimmte Antikörper mit dem Fc-Segment an Zellen mit entsprechenden Rezeptoren anlagern (Mastzellen, Makrophagen u. a.). Antigen-Antikörper-Komplexe binden einen Komplementfaktor an das Fc-Stück, wodurch der klassische Weg des Komplementsystems eingeleitet wird. Das führt auch zur Opsonisierung, also zur Förderung der Phagozytose des gebundenen Antigens durch entsprechende Zellen. Die Plazentagängigkeit des IgG, bei der es sich um einen aktiven Vorgang handelt, steht mit dem Fc-Abschnitt in engem Zusammenhang. Der Rheumafaktor, ein Autoantikörper, der bei der rheumatischen Arthritis auftritt, ist gegen das Fc-Segment der IgG gerichtet.

H 85   H 89
Frage 2.13: Lösung D

Antikörper der Klasse IgM haben eine pentamere Struktur, bestehen also aus fünf Untereinheiten. Jede dieser Untereinheiten entspricht ungefähr einem IgG. Da ein IgG maximal zwei Antigene binden kann, ergeben sich daraus für IgM zehn Antigenbindungsstellen.

H 90
Frage 2.14: Lösung C

Das sog. „Bence-Jones-Protein" im Urin Plasmozytomkranker ist identisch mit den Leichtketten (L-Ketten) der monoklonalen immunglobulinproduzierenden Myelomzellen. Die L-Ketten liegen im Blut vor und werden aufgrund ihres geringen Molekulargewichts im Urin ausgeschieden.

H 90
Frage 2.15: Lösung C

Zu (C)
Die Aktivierung sog. „T-Suppressorzellen" ist Gegenstand intensiver Untersuchungen und gegenwärtig eher unklar. Komplementaktivierung scheint dabei jedoch keine Rolle zu spielen.
Zu (A)
Opsonisierung bezeichnet den Vorgang, daß Serumbestandteile, sog. „Opsonine" die Phagozytose fördern, ohne auf die phagozytierten Partikel selbst Einfluß zu nehmen. Opsonine sind das Komplementaktivierungsprodukt C3b und Immunglobulin G. Nach Komplementaktivierung am Fremdpartikel und Fixierung von C3b an dessen Oberfläche können phagozytische Zellen, die Oberflächenrezeptoren für C3b tragen, das Partikel phagozytieren. Ähnlich verläuft die Opsonisierung durch IgG: Nach Bindung von IgG können phagozytische Zellen, die Fc Rezeptoren für IgG tragen, das Partikel besser phagozytieren.
Zu (B)
Leukotaxis bezeichnet eine Sonderform der Chemotaxis, bei der es zur chemotaktischen Anlockung von Leukozyten kommt. Insbesondere die als „Anaphylatoxine" bezeichneten Komplement-Aktivierungsprodukte (C3a, C4a und C5a) spielen dabei eine Rolle.
Zu (D)
Die Anaphylatoxine, insbesondere C5a, können bei der Histaminfreisetzung aus den Speichergranula von Mastzellen mitwirken.

Zu (E)
Der terminale Weg der Komplementaktivierung führt unter Beteiligung von C5b, C6, C7, C8 und C9 zur Bildung des „terminalen Komplementkomplexes", synonym als „Membranangriffskomplex" bezeichnet. Der Membranangriffskomplex aus den o.g. Komponenten kann sich unter Bildung einer transmembranalen Pore in Zellmembranen einlagern und die betroffene Zelle schädigen. Insbesondere bei Erythrozyten führt dies zur Zytolyse.

F 91
Frage 2.16: Lösung A

IgG stellt ≈ 80% der Gesamt-Immunglobuline im menschlichen Serum. Bei den Immunglobulinen der Klasse IgG werden vier Subklassen unterschieden: IgG1–IgG4. Grundlage der Subklassifikation von IgG sind Strukturmerkmale der Fc-Teile; die Subklassen unterscheiden sich auch in den durch den Fc-Teil vermittelten biologischen Aktivitäten.
IgG-Moleküle sind plazentagängig (IgM, IgA und IgE sind nicht plazentagängig); können nach spezifischer Bindung an das Antigen Komplement über C1q (den „klassischen Weg") aktivieren und verstärken die Phagozytose des Antigens durch Fc-Rezeptor-tragende Zellen (Opsonisierung).

H 91
Frage 2.17: Lösung C

Zu (1 und 2)
IgA liegt in Sekreten als dimeres Molekül vor. Zwei IgA-Monomere werden durch Disulfidbrücken verbunden und durch das sog. „J-Peptid" („J" für „joining") stabilisiert. Durch sog. „Transzytose" wird das dimere IgA von der abluminalen Seite auf die äußere Oberfläche der Schleimhaut gebracht. Eine entscheidende Rolle bei der Transzytose spielt der Poly-Ig-Rezeptor: der Rezeptor bindet IgA und vermittelt dessen Transport an die äußere Oberfläche des Schleimhautepithels.
Zu (3)
IgA ist nicht plazentagängig. Die plazentagängige Immunglobulin-Klasse ist G. IgG wird nach Bindung an einen IgG-spezifischen Fc-Rezeptor in den fetalen Blutkreislauf eingebracht.
Zu (4)
Virusneutralisation bezeichnet die spezifische Aufhebung der biologischen Aktivität des Virus: Aufhebung der Vermehrungsfähigkeit, der Infektiosität und des zellschädigenden Effekts. Die virusneutralisierende Funktion ist eine Funktion des antigenbindenden Teils (variablen Teils) der Immunglobuline und somit unabhängig von der Klassenzugehörigkeit des Antikörpers. IgA kann demnach, wie andere Immunglobuline auch, Viren neutralisieren.

F 92
Frage 2.18: Lösung A

Immunglobuline (synonym: Antikörper) sind von B-Lymphozyten (insbesondere Plasmazellen) produzierte

Glykoproteine. Man unterscheidet 5 Antikörperklassen, die sich zwar in der Struktur der konstanten Molekülanteile (Fc-Teile) unterscheiden, deren Monomere jedoch eine identische Grundstruktur aufweisen: zwei identische Leichtketten (L-Ketten) sind mit zwei identischen Schwerketten (heavy chains; H-Ketten) über Disulfidbrücken verbunden. Durch Behandlung mit der Protease Papain kann das Immunglobulin-Monomer in definierte Bruchstücke zerlegt werden: (i) **zwei identische Fab-Fragmente** bestehend aus je einer Leichtkette und einem Anteil der Schwerkette; die Fab-Fragmente enthalten die variablen Molekülregionen und damit die Fähigkeit zur Antigenbindung; (ii) ein Fc-Stück bestehend aus konstanten Molekülanteilen der beiden Schwerketten.

Zu (4)
Die Unterscheidung der verschiedenen Antikörperklassen erfolgt anhand von Unterschieden im (konstanten) Fc-Teil, der von den Schwerketten (H-Kette) gebildet wird. α-Schwerkette = IgA; γ-Schwerkette = IgG; μ-Schwerkette = IgM; δ-Schwerkette = IgD; ε-Schwerkette = IgE. Bei den Leichtketten werden lediglich zwei Typen unterschieden (Isotypen): κ- und λ-Leichtketten. Die Leichtketten-Isotypen werden nicht zur Klasseneinteilung herangezogen.

Zu (5)
Die Halbwertszeit der Immunglobuline verschiedener Klassen ist unterschiedlich: IgG hat die längste Halbwertszeit (≈ 3 Wochen), die Halbwertszeit der anderen Immunglobuline liegt im Bereich von Tagen: IgM = 5 Tage; IgA = 6 Tage; IgD = 3 Tage; IgE = 2.3 Tage.

F 92

Frage 2.19: Lösung B

Lymphokine sind von Lymphozyten gebildete lösliche Faktoren, die die Immunreaktion beeinflussen.
Gamma-Interferon wird von aktivierten T-Lymphozyten und „Large Granular Lymphocytes" und nicht von neutrophilen Granulozyten produziert. Gamma-Interferon gehört zu den Lymphokinen und ist ein zentraler Aktivator für Makrophagen. Wie alle Interferone verfügt IFN-gamma über antivirale Eigenschaften; ursprünglich wurde das Molekül über diese Aktivität identifiziert, erst später wurde seine Rolle bei der Makrophagenaktivierung gefunden.

3   Physiologie der Immunantwort

F 84

Frage 3.1: Lösung C

Zu (C)
Plasmazellen eines Klons verändern zwar nicht die Spezifität der von ihnen produzierten Antikörper, sie können jedoch Immunglobuline verschiedener Klassen bilden (z. B. zuerst IgM, dann IgG). Bei gleichbleibendem Fab-Fragment entstehen also Antikörper mit unterschiedlichem Fc-Stück.

Zu (A)
Die bei einem Zweitkontakt mit einem Antigen zu beobachtende Intensivierung der Immunantwort (im Verhältnis zur Primärreaktion) nennt man **Booster-Effekt.** Sie beruht auf dem Vorhandensein von Gedächtniszellen, die sich aus den stimulierten B-Zellen entwickelt haben.

Zu (B), (D) und (E)
Der Kontakt mit dem spezifischen Antigen ist der adäquate Reiz für die B-Lymphozyten zur Proliferation und Teilung. Es resultieren Gedächtniszellen und Plasmazellen. Plasmazellen produzieren Antikörper, die im konstanten Teil der L-Kette sowie im variablen Teil der L- und H-Kette identisch sind. Die Plasmazelle kann ihre Produktion beispielsweise von IgM auf IgG umstellen. Dafür muß das konstante Segment der H-Kette geändert werden. Von dieser Änderung ist die Spezifität nicht betroffen, da sie von einigen Aminosäuren im variablen Bereich des Moleküls bestimmt wird.

H 85

Frage 3.2: Lösung D

Zu (1), (4) und (5)
Die Immunantwort auf ein körperfremdes Protein, die zur Bildung von Antikörpern führt, läuft vereinfacht dargestellt folgendermaßen ab: Makrophagen fangen die Antigene ab, wodurch es zu einer Konzentration dieser Substanzen kommt. Sind die präsentierten Antigene von T-Helferzellen erkannt worden, wirken diese (die Helferzellen) auf entsprechende B-Lymphozyten ein, um sie zur Proliferation und Differenzierung und damit zur Antikörperbildung anzuregen. Eine Proliferation der B-Lymphozyten ohne Stimulation durch T-Helferzellen ist vor allem dann möglich, wenn das Antigen ein Polysaccharid ist. Typischerweise werden ohne Interaktion der T-Lymphozyten in erster Linie Antikörper der Klasse IgM gebildet.

Zu (2)
Aus den **Stammzellen** entwickeln sich Blutzellen der verschiedenen Reihen, also *Leukozyten, Erythrozyten* und auch *Lymphozyten*. Als Mutterzellen der B- und T-Lymphozyten sind sie indirekt an der Antikörperabwehr beteiligt.

Zu (3)
Mastzellen spielen bei der *allergischen Reaktion Typ I* eine entscheidende Rolle. Sie besitzen Rezeptoren für IgE, das bei Reaktion mit dem Allergen zur Entleerung intrazellulärer Granula führt. Diese Mastzellgranula enthalten u. a. das vasoaktive Histamin.

F 86

Frage 3.3: Lösung B

Zu (1), (3) und (4)
Zu den vielfältigen Aufgaben der Makrophagen zählen die Interaktion mit den T-Lymphozyten, die Antigenpräsentation zur Induktion der spezifischen Immunantwort

und die Phagozytose der Antigene, letztere auch als Antigen-Antikörper-Komplexe.

Der Abbau der Antigene erfolgt in Vakuolen, wodurch eine Autophagie der Phagozyten verhindert wird. Es steht dafür eine ganze Palette von Enzymen zur Verfügung. Oxidative Reaktionen über H_2O_2 haben vor allem eine mikrobizide Wirkung. Proteine werden durch Proteasen mit hydrolytischer Wirkung gespalten.

Zu (2)

Transposons sind *selbständige, genetische Elemente* ohne Fähigkeit zur unabhängigen Replikation. Sie müssen sich daher in Ringchromosome, Plasmide oder Bakteriophagen integrieren. Mit Transposition bezeichnet man den Vorgang, bei dem Transposons ihre Stellung wechseln (z. B. vom Ringchromosom zum Plasmid).

Zu (5)

Bei der Transduktion übertragen Bakteriophagen DNS einer Spenderzelle auf eine Empfängerzelle. Dieser oft abgefragte Vorgang braucht wohl keine detaillierte Erläuterung mehr.

H 86

Frage 3.4: Lösung D

Zu (1)

Durch Wirkung von T-Suppressorzellen wird eine Immunantwort gegen körpereigene und fremde Antigene verhindert. Letzteres beispielsweise dann, wenn eine Immunreaktion auszuufern droht. Suppressorzellen haben Einfluß auf Helfer- und auf Effektorzellen.

Zu (2)

T-Helferzellen sind bei vielen Antigenen für eine adäquate humorale Immunreaktion notwendig. Sie steuern u. a. auch, welche Antikörperklasse produziert wird. Ebenfalls wichtig bei diesen Interaktionen zwischen den Zellpopulationen sind die Makrophagen (Antigenpräsentation, Transmitterstoffe).

Zu (3)

T-Lymphozyten produzieren zahlreiche Transmittersubstanzen (Lymphokine), darunter solche, die auf Makrophagen wirken: Makrophagenaktivierungsfaktor (MAF) stimuliert u. a. die Phagozytoseaktivität; Makrophageninhibitionsfaktor (MIF) verhindert das Abwandern von Makrophagen, außerdem eine Substanz, die auf Makrophagen eine chemotaktische Wirkung hat.

Zu (4)

Zytotoxische T-Zellen richten sich antigenspezifisch gegen körperfremde Zellen (z. B. Transplantate) sowie unter bestimmten Voraussetzungen auch gegen körpereigene Zellen, deren Oberfläche – beispielsweise durch Virusinfektion – verändert ist.

Zu (5)

Wie schon unter Punkt (2) aufgeführt, ist die *Antigenpräsentation* eine *Aufgabe der Makrophagen.* Dadurch wird die Immunantwort gefördert.

H 87

Frage 3.5: Lösung C

Zu (B) und (C)

Makrophagen zerlegen die in den Körper eingedrungenen Antigene in kürzere Proteinabschnitte und präsentieren diese auf ihrer Zelloberfläche, wo die *Antigenteile an MHC-Proteine* gebunden werden. Eine T-Zelle mit passendem Rezeptor für den Komplex aus Antigen und MHC-Protein wird, wenn sie sich anheftet, selektiv zur klonalen Vermehrung angeregt. Ähnlich wirkt ein freies Antigen auf eine B-Zelle mit passendem Rezeptor, wenn es sich dort anlagert.

Die Anlagerung der T-Zelle regt den Makrophagen an, Interleukin I, eine hormonartige Substanz, die ihrerseits die T-Zelle zur Teilung und Differenzierung veranlaßt.

Zu (A)

Reife B-Zellen zirkulieren als Gedächtniszellen weiter. Bei einem erneuten Kontakt mit dem spezifischen Antigen kann nun das Immunsystem wesentlich schneller reagieren. Es wird dann vorwiegend IgG produziert.

Zu (D) und (E)

Nach dem Kontakt einer B-Zelle mit dem spezifischen Antigen folgt unter Einfluß von T-Helfer-Zellen (mittels Interleukinen) die Teilung und Proliferation des B-Lymphozyten, der sich zu einer Plasmazelle entwickelt. Diese Plasmazellen produzieren Antikörper einer bestimmten Spezifität, aber unterschiedliche Immunglobulingruppen.

F 88

Frage 3.6: Lösung E

Zu (E)

Unter den Begriff Lymphokine fallen zahlreiche Transmittersubstanzen, die von verschiedenen Zellen produziert werden. Dazu zählt neben dem Interleukin, dem Makrophageninhibitionsfaktor und dem Makrophagenaktivierungsfaktor auch der „TRF" (= T-Zell-replacing-factor). Dieser wird von T-Helfer-Zellen nach Kontakt mit dem spezifischen Antigen abgegeben und stimuliert B-Zellen zur Differenzierung und Antikörperproduktion.

Zu (A)

Histamin ist ein Gewebshormon, das u. a. in Mastzellen und basophilen Leukozyten gespeichert wird. Die Freisetzung von Histamin kann bei der *allergischen Reaktion* über IgE ausgelöst werden. Histamin bewirkt im menschlichen Organismus beispielsweise eine Kontraktion glatter Muskelzellen, Steigerung der Herzfrequenz und Weitstellung der Kapillaren (dadurch Zunahme der Durchlässigkeit).

Zu (B)

Prostaglandine entstehen aus Arachidonsäure und werden in verschiedenen Geweben gebildet. Es gibt mehrere Typen mit zum Teil gegensätzlicher Wirkung. Prostaglandin E fördert die *Nierendurchblutung,* die *Natriumausscheidung* und die *Uteruskontraktion;* es senkt den Bronchialtonus. Prostaglandine können zusammen mit anderen Substanzen *nicht-spezifische Mechanismen der Immunreaktion* bewirken, wie Durchblutungssteigerung und

Erhöhung der Kapillarpermeabilität. Sie induzieren auch eine verstärkte Migrationsaktivität der Phagozyten.
Zu (C)
IgD liegt nur in geringen Mengen im Serum vor, findet sich aber in großer Zahl auf der Membran von B-Lymphozyten. Die genaue Funktion dieser Antikörpergruppe ist noch nicht bekannt. Vermutet wird eine wichtige Rolle bei der Antigenidentifikation und der Induktion der B-Zell-Differenzierung.
Zu (D)
Mit dem „Rezeptormaterial" kann die T-Zelle das präsentierte Antigen erkennen. Danach werden Transmittersubstanzen zur Aktivierung der B-Zelle abgegeben.

F 90
Frage 3.7: Lösung B

Zu (B)
Für leichte und schwere Ketten der Antikörper gibt es mehrere, voneinander getrennte Genloci, die verschiedene Rekombinationsmöglichkeiten und damit eine hohe Diversität bieten. Diese hohe Varietät in dem Rearrangement eines Exons (proteincodierendes Genom) stellt eine Ursache für die Antikörpervielfalt dar. Andere Mechanismen wie multiple Keimbahngene, Ungenauigkeiten bei der Rekombination, somatische Punktmutationen und schließlich der Zusammenbau leichter und schwerer Ketten potenzieren die bereits bestehende Immunglobulindiversität.
Zu (A)
Das Begriffspaar Mutation und Selektion spielt im Zusammenhang mit Erregerresistenz eine Rolle. Gewinnt ein bisher gegen bestimmte Abwehrmechanismen des Wirtsorganismus oder gegen Chemotherapeutika empfindlicher Erreger durch Mutation gegen diese eine Resistenz, so kann er sich im Sinne der Selektion im Verhältnis zu den nicht mutierten Keimen durchsetzen.
Zu (C)
Unter Transformation versteht man bei Bakterien die intrazelluläre Aufnahme eines von einer Spenderzelle freigesetzten DNA-Stückes. Die Immunologie bezeichnet mit diesem Begriff morphologische Veränderungen in einem Lymphozyten bei Beginn der Zellteilung.
Zu (D)
Durch den Einbau von Proviren in die bakterielle DNA gewinnt das Bakterium neue Eigenschaften, beispielsweise die Resistenz gegenüber Chemotherapeutika oder die Fähigkeit zur Toxinproduktion.
Zu (E)
Das Begriffspaar Rezeptor/Adaptation läßt sich auf zahlreiche Vorgänge – nicht nur in der Immunologie – anwenden. Beispiel 1: Durch das bewegliche Element der Antikörper ist im Falle einer Antigen-Antikörper-Reaktion eine optimale Adaptation an das Antigen möglich. Beispiel 2: Über Besetzung der Rezeptoren verschiedener, immunkompetenter Zellen kann eine Immuntoleranz, also die Adaptation an ein Antigen erzielt werden.

F 91
Frage 3.8: Lösung C

Unter „Immuntoleranz" versteht man das Ausbleiben einer Immunreaktion gegen ein spezielles Antigen. Im Gegensatz zum Immundefekt sind die Immunreaktionen auf andere Antigene erhalten. Die Fähigkeit zur spezifischen Immuntoleranz ist die Grundlage für die Fähigkeit des Immunsystems zur Unterscheidung zwischen „Selbst" und „Nicht-Selbst"; körpereigene Strukturen („Selbst") wird toleriert. Die Fähigkeit zu „Selbst/Nicht-Selbst"-Unterscheidung wird während der Embryonalzeit überwiegend im Thymus erworben. Dort werden – so vermutet man – die Lymphozyten, die mit körpereigenen Antigenen reagieren, zerstört. Wird in dieser Phase ein Antigen verabreicht, so wird es im Thymus den Lymphoyzten präsentiert. Die Zellen, die mit dem Antigen reagieren, werden zerstört. Bei einem späteren Kontakt mit diesem Antigen bleibt eine Immunreaktion aus: die Lymphozyten, die den Rezeptor für das Antigen tragen, sind zerstört; der Organismus ist tolerant für dieses Antigen.

H 91
Frage 3.9: Lösung E

„Sekundärreaktion" bedeutet, daß ein Organismus, dessen Immunsystem bereits das entsprechende Antigen „gesehen" und verarbeitet hat, zum wiederholten Mal mit diesem Antigen konfrontiert wird. Im Rahmen des Erstkontakts sind bereits Aktivierungsmechanismen abgelaufen und es wurden sog. „Gedächtniszellen" gebildet. Diese Gedächtniszellen benötigen weniger Zeit zur Aktivierung; die Latenzphase zwischen dem Antigenkontakt und Ausbildung der Reaktion, z. B. Antikörperbildung, ist kürzer als bei einer Primärantwort (= Erstkontakt mit dem Antigen). Im Laufe einer sekundären Antikörperantwort werden vorwiegend IgG-Antikörper gebildet.

4   Abwehr von Infektionen

F 84
Frage 4.1: Lösung C

Lagert sich Komplement an Antigen-Antikörper-Komplexe an, so kann der Faktor C3b dazu führen, daß die Komplexe an Leukozyten haften (Immunadhärenz) und besser zu phagozytieren sind (Opsonisierung). Voraussetzung für diese Wirkung ist die Anlagerung des Komplements an antikörperbeladene Antigene.
Der klassische Reaktionsweg des Komplementsystems kann durch Antigen-Antikörper-Komplexe (mit IgM oder IgG) oder auch durch Immunglobulinaggregate ausgelöst werden. Zu den Stoffen, die den sogenannten Nebenweg induzieren, zählen verschiedene Polysaccharide (vor allem solche mikrobiellen Ursprungs), Lipopolysaccharide gramnegativer Bakterien, diverse Bakterien und Parasiten u. a.

Frage 4.2: Lösung E

Elemente des RES sind in der Lunge die Alveolarmakrophagen, in der Leber die von-Kupffer-Sternzellen, in Milzsinusoiden und Lymphknoten die Makrophagen u. a.
Vor allem *sauerstoffabhängige Systeme* in den phagozytischen Vakuolen töten die aufgenommenen Mikroorganismen. Auf verschiedenem Wege werden Superoxidanionen, Wasserstoffperoxide, monomolekularer Sauerstoff und Hydroxylradikale gebildet. Alle aufgeführten Substanzen besitzen eine mikrobizide Wirkung.
Viele Mikroorganismen aktivieren durch ihre Oberflächenkohlenhydrate den *alternativen Weg des Komplementsystems,* indem sie die C3-Konvertase anregen. Diese spaltet C3 in C3b, das sich an die Oberfläche der Mikroorganismen haftet. Ferner wird bei der Spaltung von C3 auch C3a freigesetzt, das chemotaktische Leukozyten anlockt. Mit dem Oberflächenrezeptor für C3b lagert sich der Leukozyt an den Faktor und damit an den Mikroorganismus an. Bei diesem Vorgang sind Antikörper nicht notwendig.
Antikörper, die sich an einen Erreger gebunden haben, aktivieren den klassischen Weg des Komplementsystems und heften sich mit dem Fc-Stück an entsprechende Rezeptoren der Phagozyten.

Frage 4.3: Lösung C

Zu (2)
Im Extrazellulärbereich können Viren von Antikörpern neutralisiert werden, indem es zu einer Aggregation kommt. Außerdem gibt es Möglichkeiten der Interaktion von Antikörpern, die Viren gebunden haben, mit Phagozyten. Viren, die eine Hülle besitzen, können von Antikörpern und Komplement gemeinschaftlich inaktiviert werden.
Auch auf Zellebene vermögen Antikörper noch Viren zu neutralisieren und dadurch an der Adsorption, der Penetration oder sogar dem Uncoating zu hindern. Darüber hinaus erkennen Antikörper virusspezifische Antigene auf der Zelloberfläche. Durch Kooperation mit dem Komplementsystem werden diese Zellen lysiert.
Zu (4)
T-Zellen erkennen die Virusantigene auf der Zelloberfläche. Sie können sich auf diesen Reiz hin zu zytotoxischen T-Lymphozyten entwickeln und die infizierte Zelle lysieren.
Zu (1)
Viren werden nicht durch Zellrezeptoren blockiert, sondern sie benötigen diese Rezeptoren (meist Glykoproteine) zur Adsorption.
Zu (3)
Freie Viren können u. a. phagozytiert werden: der enzymatische Abbau erfolgt in den Phagozyten.

Frage 4.4: Lösung C

Können rötelnspezifische IgM-Antikörper bei einem Neugeborenen serologisch nachgewiesen werden, weist dies auf eine *selbständige Immunantwort des Kindes* hin, und es muß eine pränatale Infektion angenommen werden. Die sogenannte erworbene Immunität durch mütterliche Antikörper betrifft nur IgG, da dies die einzige Gruppe der Immunglobuline ist, die die Plazenta passieren kann.

Frage 4.5: Lösung E

Zu (E)
Die in der Zellwand von Tuberkulosebakterien enthaltenen Lipide und Wachse bieten den Erregern Schutz vor verschiedenen Varianten des Immunsystems wie Antikörperreaktion oder intrazelluläre Phagozytose durch Granulozyten. Erst ein Kontakt der Mykobakterien mit entsprechend sensibilisierten T-Lymphozyten führt zu Bildung und Freisetzung von Lymphokinen, die Makrophagen aktivieren. Auf diese Weise aktivierte Makrophagen besitzen die Fähigkeit, Tuberkulosebakterien zu phagozytieren.
Zu (A)
Bestimmte Elemente des Komplementsystems, das durch Antikörper aktiviert wird, haben membrandestabilisierende Eigenschaften. Gramnegative Bakterien können hierdurch lysiert werden.
Zu (B)
Natural-Killer-Zellen können zytolytische Substanzen freisetzen und so Zielzellen lysieren. Der Mechanismus der Identifikation der Zielzelle ist bei dieser Gruppe von T-Lymphozyten nicht sicher geklärt. Eine unterstützende Funktion bei der Abwehr von Mykobakterien ist denkbar, die Kooperation T-Lymphozyt/Makrophage ist jedoch bei diesen Erregern das wichtigste Element des Immunsystems.
Zu (C)
Phagozytose der Tuberkelbakterien durch neutrophile Granulozyten nach Opsonisierung durch Antikörper findet im Rahmen der Immunabwehr durchaus statt, bleibt jedoch im wesentlichen wirkungslos. Denn, wie bereits beschrieben, verhindert hier die besondere Struktur der bakteriellen Zellwand eine intrazelluläre Phagozytose, so daß die Erreger nach Absterben der Granulozyten wieder freigesetzt werden.
Zu (D)
Elemente des Komplementsystems fördern sowohl bei Neutrophilen als auch bei Makrophagen Adhärenz und Phagozytose von Antigenen. Für die Abwehr von Tuberkulosebakterien ist dies nur von untergeordneter Bedeutung.

Frage 4.6: Lösung C

Da Virusinfektionen immer mit einer mehr oder weniger ausgeprägten Antikörperreaktion einhergehen, reicht der alleinige Nachweis einer erhöhten Antikörperkonzentration nicht aus, vielmehr müssen sich die korrespondierenden, spezifischen Antikörper nachweisen lassen. Da nur in der ersten Zeit der Infektion IgM gebildet wird, ist zusätzlich die Unterscheidung der Antikörperfraktionen von Bedeutung, soll eine Aussage darüber gemacht werden, ob es sich um eine (relativ) frische oder bereits vor längerer Zeit abgelaufene Infektion handelt. Zur Gruppe der IgG gehören u. a. die Gedächtniszellen!

H 89

Frage 4.7: Lösung E

Bei A-Streptokokken sind antigenetisch wirksam Zellwandpolysaccharide (C-Substanz) und auf der Zelloberfläche befindliche Proteine (M-Substanz). Es handelt sich dabei u. a. um Rezeptoren für epitheliale Oberflächen und um phagozytosehemmende Proteine. Beide können von Antikörpern blockiert bzw. neutralisiert werden. Dies geschieht ohne Interaktion zwischen T- und B-Lymphozyten. Die Anwesenheit der Antikörper fördert die Opsonisierung und Phagozytose der Streptokokken.

Bei der normalen Abwehrreaktion des Organismus gegen Bakterien ist nach Präsentaion des Antigens durch zumeist Makrophagen eine Interaktion zwischen T- und B-Lymphozyten über Botenstoffe erforderlich, um eine Effektorphase einzuleiten.

Im Falle der Mykobakterien ist die erste Phase mit Anlagerung spezifischer Antikörper und Opsonisierung wenig effektiv, da die besondere Zusammensetzung der bakteriellen Zellwand die Erreger gegen die normalen Phagozyten und deren Enzyme unempfindlich macht. Erst der Kontakt mit spezifischen T-Lymphozyten, die Makrophagen aktivieren, führt zur effektiven Phagozytose der Mykobakterien durch diese Makrophagen.

F 90

Frage 4.8: Lösung B

Bei Endotoxinen handelt es sich um in der Zellmembran gramnegativer Bakterien enthaltene Lipopolysaccharidkomplexe. Diese werden bei Zelluntergang (Zytolyse des Bakteriums) freigesetzt und haben pathophysiologische, aber nicht krankheitsspezifische Wirkungen. So verursachen sie Fieber, Leukopenie, Blutdruckabfall und Komplementaktivierung (über den alternativen Weg). Endotoxine induzieren die Bildung vasoaktiver Substanzen und hemmen die Organdurchblutung mit intravaskulärer Koagulation. Werden gleichzeitig große Mengen Endotoxin freigesetzt, besteht die Gefahr eines Endotoxinschocks, der für den betreffenden Patienten lebensgefährlich ist.

F 90

Frage 4.9: Lösung D

Zu (D)
Die rasche Reaktion auf ein Allergen ist charakteristisch für die Typ I- oder anaphylaktische Reaktion. An diesem Vorgang sind Antikörper der Klasse IgE, Mastzellen und

basophile Leukozyten in erster Linie beteiligt. Der anaphylaktische Schock ist lebensbedrohlich.
Zu (A), (B), (C) und (E)
Die Arthus-Reaktion gehört zu den Überempfindlichkeitsreaktionen Typ III (Immunkomplextyp). Antigen-Antikörper-Komplexe lagern überwiegend in Gefäßwänden und aktivieren Komplement. Bestimmte Komplementfaktoren ziehen chemotaktisch neutrophile Granulozyten an, so daß eine Infiltration des Gewebes mit diesen Zellen entsteht. Zusätzlich sind intravaskuläre Verklumpungen von Thrombozyten zu beobachten. Lysosomale Enzyme der Granulozyten fördern die Entzündungsreaktion. Makroskopisch bietet sich auf der Haut das Bild eines hämorrhagischen Ödems.

F 90

Frage 4.10: Lösung E

Zu (C) und (E)
Antikörper reagieren spezifisch mit Erregern oder anderen antigenen Substanzen. Ihre Spezifität ist im variablen Teil des Immunglobulins festgelegt, die Spezifität des Antigens in der Determinante. Die Reaktionspartner verhalten sich komplementär. Die Bedeutung des unspezifisch reagierenden Komplementsystems liegt vor allem darin, daß es die Anlagerung des Antigen-Antikörper-Komplexes an Phagozyten fördert. Das Properdinsystem leitet den ebenfalls unspezifischen (im Sinne der Immunreaktion) Komplementnebenweg ein.
Zu (A) und (B)
Makrophagen und neutrophile Phagozyten sind nicht antikörperproduzierende Zellen der unspezifischen Abwehr. Makrophagen können bei der Immunreaktion darüber hinaus als antigenpräsentierende Zelle von Bedeutung sein, wodurch die spezifische Abwehrreaktion eingeleitet wird.
Zu (D)
Interferon wird von virusinfizierten Zellen produziert und sezerniert, um andere Zellen vor den Viren zu schützen. Es wirkt unspezifisch, indem es die Produktion von antiviralem Protein anregt.

H 91

Frage 4.11: Lösung A

Zu (1)
Virusneutralisation bezeichnet die spezifische Aufhebung der biologischen Aktivität eines Virus: Aufhebung der Vermehrungsfähigkeit, der Infektiosität und des zellschädigenden Effekts. Die virusneutralisierende Funktion ist eine Funktion des antigenbindenden Teils (variablen Teils) der Immunglobuline und somit unabhängig von der Klassenzugehörigkeit des Antikörpers.
Zu (2)
Interferone sind eine Gruppe von Zytokinen mit antiviraler Aktivität. Die Gruppe der Interferone ist heterogen: man unterscheidet die klassischen Typ-I-Interferone (Alpha-, Beta-Interferone) von dem Gamma-Interferon

(auch: Immun-Interferon, T-Zell-Produkt). Alle Zelltypen sind zur Bildung von Interferonen befähigt, in vivo offenbar besonders Makrophagen und T-Lymphozyten. Virusinfektion einer Zelle führt zur Induktion der Interferonbildung; neben Viren sind heute aber auch eine Reihe weiterer Substanzen als Induktoren von Interferon bekannt. Das Interferon wird in die Umgebung der Produzentenzelle abgegeben und induziert durch Beeinflussung des Stoffwechsels in benachbarten Zellen einen „antiviralen Status".

Interferon schützt daher nicht die Produzentenzelle selbst, sondern verhindert die Weiterverbreitung des Virus in Nachbarzellen.

Zu (3)
Eine Hauptaufgabe der CD8$^+$-T-Lymphozyten wird in der Zytolyse virusinfizierter Zellen gesehen. In virusinfizierten Zellen werden neusynthetisierte virale Proteine in Antigenpeptide zerlegt, mit Klasse-I-HLA-Antigenen komplexiert und an der Zelloberfläche als Komplexe aus Antigenpeptid/HLA-Klasse-I-Molekül präsentiert. Die derart präsentierten Antigene sind Zielstrukturen für den T-Zellrezeptor auf CD8$^+$-T-Lymphozyten. Diese T-Lymphozyten werden aktiviert; ein Teil der aktivierten T-Lymphozyten ist dann zur Zytolyse der virusinfizierten Zelle befähigt.

Zu (4)
Natürliche Killerzellen sind keine phagozytischen Zellen.

Zu (5)
Bestimmte Viren können an Erythrozyten absorbieren. Diese Aktivität beruht auf sog. „Hämagglutininen", die in der Virushülle vorliegen. Absorption von Viren an Erythrozyten ist kein Abwehrmechanismus, sondern möglicherweise eher ein Pathogenitätsfaktor.

5 Pathologie der Immunantwort

H 85

Frage 5.1: Lösung B

Zu (B)
Eine Graft-versus-host-Reaktion setzt voraus, daß immunkompetente Spenderzellen bzw. deren Vorläufer (Stammzellen) in ausreichender Zahl in einen Empfängerorganismus gelangen. Dies trifft in erster Linie für die Knochenmarktransplantation zu, die u. a. eine Therapiemöglichkeit von Leukämiepatienten ist. Hierbei treten Graft-versus-host-Reaktionen in ca. 50% der Fälle auf, 10–20% davon mit tödlichem Ausgang.

Zu (A)
Bei Bluttransfusionen kommt es zu Transfusionszwischenfällen, wenn die Blutgruppen von Empfänger und Spender nicht kompatibel sind. Bei der dann ablaufenden Reaktion (allergische Reaktion Typ II) spielen die Isohämagglutinine des Empfängers die Hauptrolle. Bei einer Graft-versus-host-Reaktion müßten es die Spenderantikörper sein.

Zu (C)
Serum ist frei von Zellen, enthält allerdings Antikörper. Diese reichen in der Regel für eine Graft-versus-host-Reaktion nicht aus.

Zu (D)
Organtransplantate werden im ungünstigen Fall vom Empfänger abgestoßen. Zytotoxische T-Lymphozyten tragen diese Reaktion, die man therapeutisch durch Gabe von Immunsuppressiva zu verhindern sucht.

Zu (E)
Eine Desensibilisierung wird durch Induktion von Antikörpern der Klasse IgG erreicht, die dann als blockierende Antikörper selbst mit dem Allergen reagieren. Immunkompetente Spenderzellen spielen dabei keine Rolle.

F 86   F 89

Frage 5.2: Lösung C

Zu (C)
Die Arthus-Reaktion gehört zu den *Überempfindlichkeitsreaktionen Typ III* (Immunkomplextyp). Es bilden sich Antigen-Antikörper-Komplexe, die Komplement binden. Einige Komplementfaktoren wirken chemotaktisch auf neutrophile Granulozyten, die angelockt werden und die Antigen-Antikörper-Komplexe phagozytieren. Dabei freigesetzte lysosomale Enzyme schädigen das umliegende Gewebe, das mit Entzündung reagiert.

Zu (A)
Zur allergischen Reaktion Typ II (zytotoxische Reaktion) zählt u. a. der Transfusionszwischenfall. Hierbei binden die Isoantikörper an die Spendererythrozyten. Bestimmte Faktoren des dadurch aktivierten Komplementsystems lysieren schließlich die fremden Erythrozyten.

Zu (B)
T-Lymphoyzten können Lymphokine mit unterschiedlicher Wirkung freisetzen. Als Beispiele seien hier der Makrophageninhibitionsfaktor (verhindert das Abwandern der Makrophagen) und der Makrophagenaktivierungsfaktor (fördert u. a. die metabolische Aktivität) genannt.

Zu (D)
Eine Granulombildung ist typisch für die Abwehr von (fakultativ) intrazellulären Bakterien durch T-Lymphozyten und Makrophagen. Es kommt dabei zur Anhäufung von Makrophagen. Zusätzlich treten einzelne T-Lymphozyten auf. Später können sich Riesen- und Epitheloidzellen entwickeln.

Zu (E)
Die anaphylaktische Reaktion (Typ I) wird hauptsächlich von IgE und Mastzellen getragen. Mastzellen sowie auch basophile Leukozyten besitzen Rezeptoren für IgE. Werden nun zwei zellständige Antikörper durch ein spezifisches Antigen in der Art einer Brückenbildung miteinander verbunden, ist das der „Startschuß" für die Entleerung der Zellgranula. Diese enthalten pharmakologisch aktive Substanzen, darunter auch das vasoaktive Histamin.

F 87

Frage 5.3: Lösung A

Die allergische Reaktion Typ IV ist zellvermittelt, d. h. sie wird von T-Lymphozyten und durch sie aktivierte Makrophagen getragen. Eine Übertragung auf andere Personen durch Serum ist folglich nicht möglich. Bei Übertragung von T-Lymphozyten zeigt der Empfänger die zellvermittelte, allergische Empfindlichkeit.

F 87

Frage 5.4: Lösung B

Zu (B)
Die **Graft-versus-host-Reaktion** (Transplantat gegen Wirt) beobachtet man nach Übertragungen größerer Mengen lebender Lymphozyten (z. B. Knochenmark, Milz) bei abwehrschwachen Patienten. Sie tritt auch in Abhängigkeit von der Histoinkompatibilität zwischen Spender und Empfänger auf. Der Reaktionsverlauf variiert zwischen subklinisch und letal.
Zu (A)
An einer Transplantatabstoßung sind Zellen der spezifischen und unspezifischen Abwehr, auch aus dem Knochenmark des Empfängers, beteiligt.
Zu (C) und (D)
Werden Spenderantikörper auf den Empfänger übertragen, wie beispielsweise die Isohämagglutinine, kommt es in der Regel nur zu schwachen Reaktionen, da die Antikörper schnell im Blut verdünnt werden. So können Agglutinationen nur in geringem Maße entstehen. Darüber hinaus fehlen für die Aufrechterhaltung dieses Prozesses die Antikörper-produzierenden Zellen.
Zu (E)
Reagieren Empfänger-Makrophagen mit Spender-Erythrozyten, so handelt es sich nicht um eine Graft-versus-host-Reaktion, da hier das Abwehrsystem des Empfängers der „Angreifer" ist.

H 87

Frage 5.5: Lösung D

Zu (2), (3) und (4)
In fast allen Geweben, in welche Antigene gelangen, kann auch die Arthus-Reaktion ablaufen. Dabei handelt es sich um eine Überempfindlichkeitsreaktion vom Immunkomplextyp (Typ III). Voraussetzung hierfür ist, daß sich Antigen-Antikörper-Komplexe (vorwiegend IgG und IgM) bilden, die Komplement binden. Bestimmte Komplementfaktoren wie beispielsweise C5a ziehen chemotaktisch neutrophile Granulozyten an. Bei der Phagozytose und dem Abbau der Immunkomplexe werden lysosomale Enzyme freigesetzt, die das Gewebe schädigen. Zu den Charakteristika der Arthus-Reaktion zählt eine *Entzündung der kleinen Blutgefäße*.
Zu (1) und (5)
Die schnelle Reaktion des Organismus nach Antigengabe ist charakteristisch für die Typ I- oder *anaphylaktische Reaktion*. An diesem Vorgang sind Antikörper der Klasse

IgE beteiligt, die sich an Mastzellen oder basophile Granulozyten angelagert haben. Durch die Antigen-Antikörper-Reaktion werden diese Zellen zur Freisetzung von Mediatorstoffen angeregt, die u. a. Wirkung auf Blutgefäße und Bronchien haben.

H 87

Frage 5.6: Lösung B

Zu (1)
Bei der Kontaktdermatitis handelt es sich um eine zellvermittelte, allergische Reaktion. Die Allergene gelangen dabei durch die Haut in den Organismus.
Zu (4)
Die Immunabwehr einer Infektion mit Tuberkelbakterien tragen im wesentlichen die T-Lymphozyten bzw. die von ihnen aktivierten Makrophagen. Dementsprechend rufen auch diese Zellen die Reaktion auf den Tuberkulin-Test hervor, die als zellvermittelte Überempfindlichkeitsreaktion (Typ IV) zu verstehen ist.
Zu (5)
Die Abstoßung eines Allotransplantates wird von T-Lymphozyten eingeleitet, die die fremden Gewebsantigene erkennen. Zytotoxische T-Lymphozyten und chemotaktisch angelockte Leukozyten zerstören das Transplantat.
Zu (2)
Asthma ist eine anaphylaktische (Typ-I-)Reaktion.
Zu (3)
Das Arthus-Phänomen ist eine Überempfindlichkeitsreaktion vom Immunkomplex (Typ III).

F 88

Frage 5.7: Lösung B

Die Serumkrankheit entsteht durch Bildung *löslicher Immunkomplexe* mit Fremdantigenen. Hierfür bedarf es keiner Sensibilisierung. Entscheidend ist u. a. ein bestimmtes Mengenverhältnis zwischen Antigen und Antikörper (Antigenüberschuß).
IgM wird zwar bei der Primärantwort vornehmlich gebildet, lösliche Immunkomplexe kommen aber auch mit anderen Antikörperklassen zustande. Dies ist also für die Pathogenese der Serumkrankheit nicht bedeutend.

H 89

Frage 5.8: Lösung B

Zu (B)
Komplementaktivierung ist ein kennzeichnendes Element normaler Abwehrreaktionen u. a. bei Antigen-Antikörper-Bindung. Daneben spielt Komplement auch bei der Überempfindlichkeitsreaktion Typ III eine Rolle (Immunkomplextyp).
Zu (A) und (C)–(E)
Unbedingte Voraussetzung für die Anaphylaxie ist die Sensibilisierung, d. h. früherer Kontakt mit dem Antigen. Dieser erste Kontakt des Organismus mit dem Antigen löst keine anaphylaktische Reaktion aus, hat aber die Pro-

duktion spezifischer Immunglobuline (IgE) zur Folge, die sich an Mastzellen und basophile Leukozyten anlagern. Gelangt nun das Antigen erneut in den sensibilisierten Organismus und reagiert mit dem spezifischen IgE, setzen Mastzellen und Basophile Mediatorstoffe (u. a. Histamin) frei, die das Bild der anaphylaktischen Reaktion prägen. Die Typ-I-Reaktion, die auch als Sofort-Reaktion bezeichnet wird, kann innerhalb weniger Minuten auftreten. Typische Reaktionen bei Anaphylaxie sind: Urtikaria, Konjunktivitis, Rhinitis, Bronchospasmus, Tachypnoe, Asthma bronchiale, Hypotonie etc.

H 89
Frage 5.9: Lösung C

Die Tuberkulinreaktion gehört zu den T-Zell-abhängigen Überempfindlichkeitsreaktionen vom verzögerten Typ. Nach Applikation des Tuberkulins dauert es daher einige Tage (maximal 5) bis man das Testergebnis ablesen kann. Neben T-Lymphozyten findet man in der Hautinfiltration noch Makrophagen.
Die Bindung des Antigens an IgE und die Mastzell-Degranulation sind typische Elemente einer anaphylaktischen Reaktion (Sofort-Typ, Typ I).
Viele Wege führen zur Komplementaktivierung. Insbesondere einige Antigen-Antikörper-Reaktionen haben hierbei Auslöserfunktion. Ein in diesem Hinblick sehr „aktiver" Antikörper ist IgM.

F 91
Frage 5.10: Lösung C

Endotoxin ist ein sog. „exogenes Pyrogen"; d. h. es ist eine von außen zugeführte Substanz, die Fieber auslösen kann. Es ist ein Bestandteil der Wand (Toxin) (meist) gramnegativer Bakterien und wird bei deren Lyse freigesetzt. Endotoxin ist ein Kohlenhydrat-Protein-Phospholipid-Komplex („Lipopolysaccharid" = LPS). Endotoxin bewirkt u. a. die Freisetzung von IL-1 aus Makrophagen. IL-1 ist ein Entzündungsmediator und ist für einen Teil der Symptomatik bei Sepsis mit gramnegativen Keimen verantwortlich; aufgrund dieser biologischen Aktivitäten wurde es früher zu den sog. „endogenen Pyrogenen" gerechnet.

F 92
Frage 5.11: Lösung C

Autoaggressionskrankheiten sind Erkrankungen, bei denen das Immunsystem sich gegen körpereigene Strukturen richtet. Man erklärt dies durch den Verlust der Toleranz gegenüber körpereigenen Strukturen. Toleranz wird ermöglicht – so vermutet man – indem autoreaktive T- und B-Zellen z.T. zerstört und/oder inaktiviert werden. Kommt es zum Auftreten autoreaktiver Zellen, könnten körpereigene Strukturen angegriffen werden. B-Zellen bilden Autoantikörper, die an körpereigene Antigene binden. Es kommt zur Bildung von Immunkomplexen (Typ III Immunreaktion nach Coombs und Gell) und antikörpervermittelter Zerstörung der Zielzellen (Typ II Immunreaktion nach Coombs und

Gell). Die Immunkomplexe lagern sich im Gewebe ab und führen über eine Komplementaktivierung zu entzündlichen Veränderungen. Immunkomplexablagerungen werden z. B. in den Nierenglomeruli beim systemischen Lupus erythematodes gefunden.
Ein zweiter Mechanismus, der die Entstehung einer Autoimmunerkrankung erklären könnte, basiert auf den sog. „kreuzreagierenden Antikörpern". Man nimmt an, daß ein eindringender Mikroorganismus und körpereigene Strukturen gemeinsame Merkmale haben. Bei der Abwehr der Mikroorganismen entstehen Antikörper, die auch mit körpereigenem Gewebe reagieren können (Kreuzreaktivität). Dieser Mechanismus scheint bei der rheumatischen Endokarditis eine Rolle zu spielen. Nach einer Racheninfektion mit Streptokokken kommt es zur Bildung von Antikörper, die primär gegen die Antigene der Streptokokken gerichtet sind. Diese Antikörper kreuzreagieren jedoch mit einem körpereigenen Antigen auf den Herzklappen. Folge der Antikörper-Antigen-Bindung auf den Herzklappen sind entzündliche Veränderungen der Herzklappen mit Funktionsverlust.

F 92
Frage 5.12: Lösung A

Grundlage der lokal-anaphylaktischen Reaktion ist eine Typ I Immunreaktion in der Klassifikation nach Coombs und Gell. Sie ist klinisch durch Auftreten der allergischen Reaktion sofort nach Antigenkontakt charakterisiert. Wesentliche Elemente der Typ I Reaktion sind Immunglobuline der Klasse E (sog. „Reagine") und Mastzellen. In einem ersten Schritt kommt es durch den Kontakt mit einem Antigen (Allergen) zur „Sensibilisierung". Sensibilisierung bedeutet, daß antigenspezifisches IgE von B-Zellen (Plasmazellen) produziert und sezerniert wird. Die IgEs werden über IgE-spezifische Fc-Rezeptoren an die Oberfläche von Mastzellen gebunden. Kommt es zu einem erneuten Antigenkontakt, so führt das Antigen zu einer Kreuzvernetzung der IgE-Moleküle auf den Mastzellen. In den Mastzellen wird durch dieses Signal die Degranulation eingeleitet: Histamin, proteolytische Enzyme, Heparin und chemotaktische Faktoren werden freigesetzt. Darüber hinaus wird eine membranständige Phospholipase A_2 aktiviert, die die Bildung proinflammatorischer Metabolite aus der Arachidonsäure wie Prostaglandine, Thromboxane bzw. Leukotriene verursacht.

6 Erkrankungen des Immunsystems

H 87
Frage 6.1: Lösung A

Zu (A)
Bence-Jones-Proteine werden häufig von Plasmozytom-Patienten mit dem Urin ausgeschieden. Dabei handelt es sich um freie, monoklonale L-Ketten, die entweder zur *Kappa- oder zur Lambda-Gruppe* gehören.

Zu (B) – (E)

Hier in Stichworten der Aufbau eines Antikörpers am Beispiel des IgG: Grundbestandteile sind je zwei L- und H-Ketten, miteinander verbunden durch Disulfidbrücken. Man teilt den Antikörper in zwei Abschnitte: **Fc-Fragment** und **Fab-Fragment**.

Das Fc-Fragment ist der konstante, carboxylterminale Teil, der zahlreiche Funktionen hat, beispielsweise *Komplementaktivierung, Zytotropie, Plazentapassage* etc.

Das Fab-Stück enthält den variablen, aminoterminalen Teil, an dem die *Antigene* gebunden werden.

Fc- und Fab-Fragment können durch enzymatische Spaltung aus dem Antikörper gelöst werden. Führt man diese mit Pepsin durch, wird das Fc-Stück vollständig zerlegt, während das Fab-Fragment komplett erhalten bleibt und weiterhin agglutinationsfähig ist. Dieses Fab-Fragment bezeichnet man dann als F(ab) 2.

F 88

Frage 6.2: Lösung C

Zu (1) und (4)

Der normale Ablauf der Immunantwort läßt sich kurz wie folgt beschreiben: Makrophagen oder ähnliche Zellen binden das Antigen oder Teile davon an ihre Oberfläche und präsentieren dies den T-Helferzellen. Die wiederum unterstützen B-Zellen, die über Oberflächenrezeptoren (Immunglobulin) das Antigen erkennen. B-Lymphozyten werden zur Proliferation und zur Antikörperproduktion angeregt.

Aus dieser kurzen Beschreibung wird ersichtlich, daß sowohl das Fehlen der T-Helferzellen als auch der spezifischen B-Lymphozyten eine antikörpervermittelte Immunreaktion verhindert oder zumindest erschwert.

Zu (3)

Ebenso wie T-Helferzellen haben T-Suppressorzellen eine *Regulationsfunktion* im Immunsystem. Sie können aktiv B-Zellen oder andere T-Zellgruppen unterdrücken. In ihrer Wirkweise sind sie antigenspezifisch. Ein Überwiegen dieser Zellgruppe kann eine zumindest vorübergehende Toleranz einem Antigen gegenüber bewirken.

Zu (2)

Ein Überschuß an phagozytierenden Makrophagen ist nach allgemeinem Verständnis für die Immunreaktion nicht von besonderer Bedeutung. Allerdings vermutet man inzwischen, daß auch Makrophagen – vor allem antitumorös wirkende – eine Suppressorfunktion auf zelluläre und nicht zelluläre Anteile des Immunsystems haben.

Zu (5)

Zytotoxische T-Zellen wirken offensichtlich in erster Linie gegen *virusinfizierte Zellen*, die sie zerstören. Sie binden an Zellen, die den Haupthistokompatibilitätskomplex und das spezifische Antigen (Virusantigen) tragen. Es handelt sich hier demnach um einen ganz anderen Baustein der immunologischen Abwehr, der für die Antikörperproduktion ohne Relevanz ist.

H 83

Frage 6.3: Lösung D

Humorale Defektimmunopathien betreffen die **B-Lymphozyten und die Antikörper,** gelegentlich gibt es auch **Störungen des Komplementsystems.** Bei der rein humoralen Form beobachtet man in der Regel keine Thymushypoplasie, während dies bei den kombinierten (humorales und zelluläres Abwehrsystem) und bei den rein zellulären Defektimmunopathien meist zum Krankheitsbild gehört. Da die B-Zellen im Gegensatz zu den T-Lymphozyten in ihrer Entwicklung thymusunabhängig sind, ist dies verständlich.

T-Helferzellen fördern die Reaktion der B-Lymphozyten mit dem spezifischen Antigen und damit auch die Antikörperproduktion. Wenn B-Zellsystem und Antikörperproduktion gestört sind, dann ist es für diesen Teil der Immunabwehr nicht mehr wichtig, ob Helferzellen vorhanden sind oder nicht.

F 90

Frage 6.4: Lösung D

Zu (D)

A-Streptokokken sind virulente Bakterien, die auch bei bis dahin gesunden Personen zum Teil schwere Erkrankungen hervorrufen. Hierzu zählen Scharlach, Angina tonsillaris, Erysipel, Impetigo, Otitis u. a.

Zu (A), (B), (C) und (E)

Die aufgeführten Erreger und die von ihnen hervorgerufenen Erkrankungen:

Pneumocystis carinii – Plasmazellpneumonie
Candida albicans – Soor, generalisierte Mykose
Mycobacterium avium – intracellulare – Lungeninfektion, Lymphadenitis, Arthritis, Nephritis, Meningitis
Zytomegalieviren – Hepatitis, interstitielle Pneumonie, mononukleoseähnliche Krankheitsbilder

F 90

Frage 6.5: Lösung B

Zu (B)

Bei Pollenallergie (allergische Reaktion Typ I) kann eine Desensibilisierung durch Injektion spezieller Pollenpräparate erreicht werden. Das Verfahren basiert darauf, daß sich Antikörper der Klasse IgG bilden – sogenannte blockierende Antikörper –, die selbst mit dem Allergen reagieren.

Zu (A)

IgE kann über Rezeptoren an Mastzellen gebunden werden. Nach Reaktion der Antikörper mit den korrespondierenden Antigenen kommt es zur Entleerung der Mastzellgranula, in denen Histamin enthalten ist. Dies und andere ebenfalls pharmakologisch aktive Substanzen verursachen das klinische Bild der anaphylaktischen Reaktion. Eine Entleerung aller Histaminspeicher wäre also eine gefährliche Angelegenheit.

Zu (C)
Makrophagen gehören nicht zur spezifischen Abwehr. Sie können daher nicht auf ein bestimmtes Antigen angesetzt werden.

Zu (D)
Das Komplementsystem spielt bei der allergischen Reaktion Typ I keine Rolle. Folglich verhindert ein niedriger Komplementspiegel die anaphylaktische Reaktion nicht. Im Gegensatz dazu sind die Arthus-Reaktion und die Serumkrankheit eng mit dem Komplementsystem verbunden.

Zu (E)
Zytotoxische T-Zellen sind u. a. bei der Transplantatabstoßung, Tumorabwehr und der Virenbekämpfung von Bedeutung (Typ IV-Reaktion). Pollenallergie wird wie alle anaphylaktischen Reaktionen von Antikörpern getragen.

H 90

Frage 6.6: Lösung A

Desensibilisierung oder Hyposensibilisierung bezeichnet eine immunologische Behandlungsmethode der Soforttyp-Allergie (Typ I in der Klassifikation nach Coombs und Gell). Diese Allergieform basiert auf der Interaktion sensibilisierter (IgE-beladenen) Mastzellen mit Antigen (= Allergen). Das Antigen führt zur Vernetzung der zelloberflächengebundenen IgEs und zur Freisetzung bzw. Synthese hochaktiver Entzündungsmediatoren, die letztendlich für die klinische Symptomatik verantwortlich sind. Das Ziel der Behandlung ist es, die Auslösung der Mast-Zell-vermittelten Symptomatik bei bestehender Sensibilisierung zu beseitigen bzw. zu verringern. Nach Austestung des für die klinische Symptomatik verantwortlichen Allergens, wird dieses in steigender Dosierung subkutan verabreicht. Als Hauptwirkmechanismus wird die Bildung von IgG-Antikörpern vermutet. Die IgG konkurrieren mit den pathogenen IgE-Antikörpern um die Bindung des Antigens (Allergens). Ein Antigen, das mit IgG „abgesättigt" ist, kann nicht mehr mit den Mast-Zell-gebundenen IgE-Antikörpern interagieren.
„Nicht-zytotrop" bedeutet in diesem Zusammenhang, daß die gebildeten IgG-Antikörper nicht mit den Mastzellrezeptoren für IgE binden. Die De- oder Hyposensibilisierung ist in erster Linie indiziert, wenn eine Allergenkarenz nicht einzuhalten ist (z. B. bei einer Gräser-Pollen-Allergie). Die Erfolgschancen sind umstritten, werden aber von optimistischen Autoren mit 90% (bei Heuschnupfen) und 50% (bei exogen-allergischem Asthma) eingeschätzt; fachgerechte Durchführung der Behandlung vorausgesetzt.

F 92

Frage 6.7: Lösung B

Bei abwehrgeschwächten Patienten treten gehäuft sog. „opportunistische Infektionen" auf. Opportunistische Infektionen werden durch Mikroorganismen hervorgerufen,

---

die gewöhnlich beim Menschen anzutreffen sind, ohne daß sie Krankheiten verursachen. Dazu gehören: das **Zytomegalievirus,** Herpes-simplex-Virus, Herpes-zoster-Virus, **Candida albicans, Cryptococcus neoformans,** Aspergillus, Pneumocystis carinii, **Toxoplasma gondii,** Cryptosporidium, Mycobacterium avium intracellulare und Mycobacterium tuberculosis.
Trichomonas vaginalis ist kein typischer Keim, der opportunistische Infektionen bei abwehrgeschwächten Patienten auslöst.

---

7 Transplantationsimmunologie und Bluttransfusionen

H 84

Frage 7.1: Lösung A

Die Kreuzprobe setzt voraus, daß sowohl das Blut des Spenders als auch das des Empfängers auf Blutgruppe und Rhesusfaktor hin untersucht wurde. Diese letzte Kontrolle vor der Transfusion soll Unverträglichkeiten im Bereich der sogenannten seltenen Blutgruppenmerkmale aufdecken und den Empfänger vor falsch beschrifteten oder vertauschten Blutkonserven schützen.
Majorprobe: Spendererythrozyten, Empfängerserum
Minorprobe: Spenderserum, Empfängererythrozyten

H 84

Frage 7.2: Lösung C

Isohämagglutinine gehören meist zur Klasse der IgM. Sie werden nach der Geburt durch antigenen Reiz von Darmbakterien (eventuell auch Nahrungsmitteln) gebildet. Dies ist dadurch möglich, daß die Determinanten der AB0-Antigene recht häufig auftretende Polysaccharide sind (Heteroantigene). So gibt es im normalen Serum die Isohämagglutinine, die gegen körperfremde Blutgruppenfaktoren des AB0-Systems gerichtet sind.
Bei einer Sensibilisierung (z. B. durch Transfusion) produziert der Organismus Isohämagglutinine der Klasse IgG, die plazentagängig sind. Ist eine Schwangere auf diese Weise gegen die Blutgruppeneigenschaften des Feten sensibilisiert, besteht die Gefahr einer Erythroblastose. Meist ist die Antikörperwirkung wesentlich schwächer als bei der Rh-Erythroblastose. Es entwickelt sich aber auch hier nach der Geburt oft ein schwerer Ikterus, der zur Vermeidung des Kernikterus dringend der Therapie bedarf.

F 85

Frage 7.3: Lösung B

Die sogenannten inkompletten Antikörper, die man früher für univalent hielt, sind sehr wahrscheinlich bivalente Moleküle, die nur ein einziges Antigen binden. Daher entsteht auch keine Agglutination. Zu den inkompletten An-

tikörpern zählen beispielsweise die Immunglobuline (IgG) *gegen das Rhesusantigen.* Die Isohämagglutinine gegen die Blutgruppeneigenschaften A und B gehören zu den polyvalenten IgM, die bei entsprechender Antigen-Antikörper-Reaktion zu Agglutinationen führen.

Im allgemeinen richten sich die Isohämagglutinine des AB0-Systems nur gegen die Antigene A und B. In ganz seltenen Fällen besitzen Personen Antikörper gegen bestimmte Antigene der 0-Erythrozyten (sogenannter Bombay-Typus). Da die Isoagglutinine überwiegend zur Klasse der IgM zählen, sind sie nicht plazentagängig.

H 85

Frage 7.4: Lösung B

Hier noch einmal alle Begriffe im Überblick (in Klammern die älteren Bezeichnungen):
Autotransplantat, autolog, autogenetisch – vom selben Individuum.
Syngenetisches Transplantat (isolog. Isotransplantat) – von einem genetisch identischen Individuum (eineiiger Zwilling).
Allotransplantat, allogenetisch (homogen, homolog) – von einem genetisch differenten Individuum derselben Art.
Xenotransplantat, xenogenetisch (Heterotransplantat, heterolog) – von einem Individuum einer anderen Art (Mensch – Tier).
Alloplastik – Einpflanzung körperfremden Materials, das nicht biologisch ist (z. B. Endoprothesen aus Metall und Kunststoff).

F 86

Frage 7.5: Lösung B

Isohämagglutinine *(meist IgM)* richten sich gegen die Blutgruppeneigenschaften A und B. Sie werden nach der Geburt durch Kontakt mit Darmbakterien gebildet. Zwischen diesen und den Blutgruppenantigenen besteht eine Teilidentität. Es werden nur Antikörper gegen die Blutgruppen gebildet, die man selber nicht hat (also keine Autoantikörper). Antikörper, die das Kind mit der Muttermilch aufnimmt, bieten einen befristeten Schutz vor Infektionen, da sie nach relativ kurzer Zeit wieder abgebaut werden.

F 86

Frage 7.6: Lösung B

Zu (1) und (4)
Nur genetisch identische Transplantate werden uneingeschränkt vom Empfängerorganismus akzeptiert. Eine wichtige Rolle spielen dabei die T-Lymphozyten, die fremde Gewebsantigene erkennen. Ein Beispiel für Autotransplantate sind Hautverpflanzungen: bei Isotransplantaten sind Spender und Empfänger eineiige Zwillinge.
Zu (2)
Allotransplantate betreffen zwei Individuen derselben Art.

Zu (3) und (5)
Xenotransplantat ist der neuere Ausdruck für Heterotransplantat. Beide bezeichnen ein Transplantat, das von einem Spender einer Art auf einen Empfänger einer anderen Art übertragen wird (also beispielsweise Affe–Mensch).

H 86

Frage 7.7: Lösung D

Zu (D)
Mit dem **indirekten Coombs-Test** bestimmt man *inkomplette Antikörper im Serum* – beispielsweise von rh-negativen Frauen, die ein Rh-positives Kind erwarten. Dabei inkubiert man in der ersten Phase Patientenserum mit Testerythrozyten, die das spezifische Antigen aufweisen. Da nach inkompletten Antikörpern gefahndet wird, kann es auch bei entsprechender Antigen-Antikörper-Reaktion nicht zur Agglutination kommen. Diese entsteht erst durch Zusatz von Antihumanglobulin, das gegen das Immunglobulin aus dem Patientenserum gerichtet ist.
Zu (A) und (B)
Die aufgeführten Testverfahren setzen voraus, daß die gesuchten Antikörper antigenbeladene Erythrozyten (passiver Hämagglutinationstest) oder Latex-Partikel (Latex-Test) agglutinieren können. Da dies für inkomplette Antikörper nicht zutrifft, sind diese Tests ungeeignet.
Zu (C)
Weder das C-reaktive Protein noch Komplement spielen beim Nachweis inkompletter Antikörper eine Rolle. Das C-reaktive Protein ist eine antikörperanaloge Substanz, die Komplement aktivieren kann. Es wird bei verschiedenen entzündlichen Prozessen (z. B. rheumatisches Fieber) in erhöhter Konzentration nachgewiesen.
Zu (E)
Mit dem **direkten Coombs-Test** lassen sich *inkomplette Antikörper* nachweisen, die sich *an Erythrozyten* mit dem homologen Antigen befinden. Dies kann im Fall einer Rhesusunverträglichkeit zwischen Mutter und Kind bei dem Neugeborenen auftreten. Beim Test werden Erythrozyten des Kindes, mit Antihumanglobulin versetzt. Der Test ist positiv, wenn eine Agglutination sichtbar wird.

H 86

Frage 7.8: Lösung E

AB0-Inkompatibilität zwischen Mutter und Kind ist häufig zu beobachten, allerdings kommt es nur selten zur schweren Schädigung des Kindes im Sinne einer Erythroblastose. Die regulären Blutgruppenantikörper (Isoagglutinine) des AB0-Systems gehören zur Klasse der IgM und sind damit nicht plazentagängig. Dagegen haben IgG die Fähigkeit zur Plazentapassage. Dieser Antikörpertyp wird im AB0-System nach Kontakt mit fremden Erythrozyten gebildet.

H 86
Frage 7.9: Lösung B

Zu (B) und (D)
Die natürlichen (auch: regulären) Blutgruppen-Antikörper im AB0-System zählen hauptsächlich zur IgM-Klasse. Sie werden aller Wahrscheinlichkeit nach als Reaktion auf Darmbakterien gebildet. Parallele antigene Eigenschaften von Erythrozyten und den Bakterien lassen die gebildeten Antikörper mit beiden Gruppen reagieren. Man bezeichnet sie daher als heterophil.

Zu (A) und (C)
Antikörper der Gruppe IgG können als einzige diaplazentar von der Mutter auf das Kind übertragen werden. Die passive Immunität schützt das Kind, dessen Antikörperproduktion erst langsam anläuft. Bei intrauteriner Infektion (z. B. Röteln) bildet das Kind allerdings IgM.

Zu (E)
Typisch für die regulären Antikörper des AB0-Systems ist ihre Fähigkeit, Erythrozyten zu agglutinieren. Man spricht auch von Isoagglutininen. Diese Eigenschaft der Antikörper macht Transfusionen nicht kompatibler Blutgruppen so verhängnisvoll. Irreguläre Antikörper des Rhesus-Systems können nicht Erythrozyten agglutinieren. Solche nicht-agglutinierenden Antikörper gegen Erythrozyten werden mit dem Coombs-Test nachgewiesen.

F 87
Frage 7.10: Lösung A

Zu (A)
Bei der Erythroblastose eines Neugeborenen reagieren mütterliche Antikörper mit den Erythrozyten des Kindes. Da hier keine sichtbare Agglutination entsteht, müssen die Antikörper mit dem direkten Coombs-Test nachgewiesen werden. Man inkubiert Antihumanglobulin (Coombs-Serum) mit den Erythrozyten. Das Coombs-Serum reagiert mit den Antikörpern auf der Erythrozytenoberfläche, wobei eine Agglutination sichtbar wird.

Zu (B)
Mit dem indirekten Coombs-Test bestimmt man inkomplette Antikörper im Serum. Solche Tests werden als Verlaufskontrolle bei rh-negativen Schwangeren durchgeführt, die ein Rh-positives Kind erwarten. Vom Antikörpertiter der Mutter läßt sich auf das Erythroblastoserisiko des Kindes schließen.

Zu (C)
Mit dem Paul-Bunnell-Test weist man die infektiöse Mononukleose nach.

Zu (D)
Bei Verdacht auf chronische Polyarthritis wird u. a. der Waaler-Rose-Test durchgeführt, mit der sich der Rheumafaktor bestimmen läßt.

Zu (E)
Der Hämagglutinations-Hemmungstest ist ein Antikörpernachweisverfahren, das bei Verdacht auf Infektion mit hämagglutinierenden Viren (z. B. Influenzaviren) angewendet wird.

F 87
Frage 7.11: Lösung C

Das wichtigste System der Histokompatibilitätsantigene, diese sind mit den Transplantationsantigenen gemeint, ist das HLA = human leucocyte antigen. Dieses zeichnet sich durch einen *hohen Genpolymorphismus* aus. Er erklärt sich aus den fünf bisher bekannten Loci auf dem kurzen Arm des Chromosoms 6 und den gleichzeitig mehr als 100 HLA-Determinanten.

F 88
Frage 7.12: Lösung B

Zu (B)
Das Rhesussystem wird bestimmt durch die Antigene C, D, E und c,d,e. In dem genannten Beispiel sind Spender und Empfänger rhesus-negativ (Antigenkonstellation „dd"). Für die Beantwortung der Frage spielt das allerdings nur eine untergeordnete Rolle. Wichtig ist, daß hier unterschiedliche Antigene auf einen Empfänger (mit Antigen C) von einem Spender (mit Antigen c) übertragen werden, und Spender und Empfänger Menschen sind. Unter dieser Voraussetzung handelt es sich um *Alloantigene*.

Zu (A)
Autoantigen = vom selben Individuum.

Zu (C) und (D)
Hetero- und *Xenoantigene* bezeichnen identische Dinge bzw. Verhältnisse. Zu einer Übertragung von solchen Antigenen käme es, wenn beispielsweise Blut eines Tieres einem Menschen übertragen würde.

H 88
Frage 7.13: Lösung D

Histokompatibilitätsantigene – wie alle Antigene innerhalb einer Spezies – sind als Alloantigene in bezug auf zwei Individuen zu betrachten. Die übrigen Begriffe in Tabellenform:

Auto-Antigene	Beziehen sich auf ein Individuum; von Bedeutung bei Autoimmunerkrankungen
Xeno-Antigene	Kennzeichnen die Antigenität zwischen verschiedenen Spezies (z. B. Mensch–Tier)
Hetero-Antigene	Älterer Begriff für Xeno-Antigene

F 89
Frage 7.14: Lösung D

Zu (A) und (D)
Die natürlichen Blutgruppen-Antikörper im AB0-System zählen hauptsächlich zur IgM-Klasse. Sie werden aller Wahrscheinlichkeit nach auf antigenen Reiz von Darmbakterien hin gebildet. Parallele antigene Eigenschaften von Erythrozyten und Bakterien lassen die gebildeten Antikörper mit beiden Gruppen reagieren. Da sich beim Neugeborenen erst eine Darmflora aufbauen muß, sind die Antikörper auch nicht sofort nach der Geburt nachweisbar.

Zu (B)
Wie andere Antikörper der Klasse IgM können die Isohämagglutinine Komplement binden. In Verbindung mit Komplement ist eine Lyse von Erythrozyten einer fremden Blutgruppe möglich.

Zu (C) und (E)
Antikörper der Gruppe IgG können als einzige diaplazentar von der Mutter auf das Kind übertragen werden. Isohämagglutine gehören allerdings der Klasse IgM an, und werden vom Immunsystem des Kindes produziert.

F 89

Frage 7.15: Lösung C

Zu (2) und (4)
Die Graft-versus-host-Reaktion beobachtet man nach Übertragung größerer Mengen lebender Lymphozyten (z. B. Knochenmark, Milz). Insbesondere nach Knochenmarkstransplantationen, u. a. Therapiemöglichkeit bei Leukämiepatienten, treten solche Reaktionen in bis zu 50% der Fälle auf. 10–20% verlaufen letal.

Zu (1), (3) und (5)
Charakteristisch für die Graft-versus-host-Reaktion ist, daß hier immunkompetente Spenderzellen gegen Zellen des Empfängers reagieren. Bei den meisten Organtransplantationen stellt sich das Problem anders dar, da dann das Immunsystem des Empfängers supprimiert werden muß, um Abstoßungsreaktionen von dieser Seite zu verhindern.

F 90

Frage 7.16: Lösung C

Das AB0-Blutgruppensystem ist unabhängig von dem Rhesus-System und umgekehrt, d. h. es gibt auch keine Dominanz einer der beiden Gruppen. Das AB0-System ist durch folgende Eigenschaften charakterisiert: Es besitzt 3 Allele (A, B und 0), von denen A und B dominant sind. Da der menschliche Chromosomensatz diploid ist, ergeben sich bei drei möglichen Allelen 6 Genotypen und 4 Phänotypen (A, B, AB und 0).

Beim Rhesus-System existieren 3 Antigenpaare: C, c – D, d – E, e. Die mit Großbuchstaben bezeichneten sind dominant, also D gegenüber d. Die Eigenschaft Rh-positiv wird durch die Anwesenheit des Antigens D determiniert.

F 91

Frage 7.17: Lösung B

Bei Influenzavirus-Infektionen wird die Gabe von Immunserum („passive Immunisierung") nicht durchgeführt. Unter einem Immunserum versteht man das Serum eines Spenders (Mensch (Rekonvaleszenten nach Infektion) oder Tier), das monospezifische Antikörper (in hoher Konzentration) gegen ein spezifisches Antigen enthält. Passiv verabreichte Antikörper verleihen einen zeitlich begrenzten Immunschutz.

Die Influenzaviren sind durch eine fortwährende Veränderung ihrer Oberflächenantigene charakterisiert. Jedes Jahr treten leicht veränderte Stämme auf (antigenic drift). Etwa alle 10 Jahre treten stark veränderte Viren (antigenic shift) auf, die regelrechte Pandemien auslösen können. Da Immunseren keine Antikörper gegen neue Virusvarianten enthalten können, ist das Prinzip der „passiven Immunisierung" bei Influenzaviren nicht geeignet.

8 Immunologische Methoden

H 83

Frage 8.1: Lösung A

Zu (A)
Im Coombs-Serum sind Antikörper gegen menschliches Gammaglobulin enthalten, die mit den inkompletten, an Erythrozyten gelagerten Antikörpern reagieren und durch Brückenbildung zu einer sichtbaren Agglutination führen.

Zu (B)
Gegen das D-Antigen bilden rhesusnegative und entsprechend sensibilisierte Personen die *inkompletten Antikörper,* die mit dem Coombs-Test nachweisbar sind.

Zu (C)
Humanes Serum-Albumin enthält keine Antikörpergruppen, gegen die sich das Coombs-Serum richtet.

Zu (D) und (E)
Wie schon unter (A) erläutert, enthält das Coombs-Serum Antikörper gegen humane Antikörper, richtet sich also nicht gegen andere antigene Substanzen des menschlichen Organismus.

H 83

Frage 8.2: Lösung D

Der TPHA-Test besitzt eine hohe Spezifität, weil mit diesem Verfahren luesspezifische Antikörper nachgewiesen werden. Er kann auch Jahre *nach einer erfolgreichen Syphilistherapie noch positiv* sein, ist also kein eindeutiger Hinweis auf eine akute Infektion.

H 84

Frage 8.3: Lösung A

Zu (1)
Die Komplementbindungsreaktion ist ein **Antikörpernachweisverfahren,** das nicht auf eine Immunglobulinklasse beschränkt ist. Wichtige Voraussetzungen für diesen Test sind, daß das Komplement des Patientenserums inaktiviert wurde, und daß das Serum nicht schon in Abwesenheit von Antigen Komplement bindet. Dann inkubiert man in der ersten Phase Patientenserum, Antigen und Meerschweinchenkomplement. Bei einer Antigen-Antikörper-Reaktion wird Komplement verbraucht und steht daher in der zweiten Phase für das Indikatorsystem nicht zur Verfügung. Hammelerythrozyten und korrespondierende Kaninchenantikörper stellen dieses System dar.

Eine Hämolyse (= negatives Testergebnis) ist nur zu beobachten, wenn das Komplement in der ersten Phase nicht gebunden wurde.

Zu (2)

Bakterielle Exotoxine weist man im Tierversuch, im Neutralisationstest oder mit Präzipitationstests nach.

Zu (3)

Endotoxine (Zellwandbestandteile gramnegativer Bakterien) isoliert man biochemisch aus entsprechenden Kulturen. Isoliertes Endotoxin läßt sich im Tierversuch nachweisen. Dabei beobachtet man die Körpertemperatur des Versuchstieres (Pyrogentest).

Zu (4)

Blutgruppenspezifische Merkmale bestimmt man vor allem durch einfache Hämagglutination und mit dem Coombs-Test (Rhesusfaktor etc.).

H 85

Frage 8.4: Lösung A

Zu (A)

Die KBR zum Nachweis der Lues (auch: Wassermann-Test) wird nicht mit den Spirochäten als Antigen, sondern *mit gereinigtem Kardiolipin* durchgeführt. Dies beruht auf der Erfahrung, daß im Verlauf der Syphilis Antikörper (IgM und IgA) gebildet werden, die mit dieser Substanz reagieren. Die Antikörper werden auch als Reagine bezeichnet. Der Wassermann-Test wird heute noch zur Verlaufskontrolle der Lues verwandt.

Zu (5)

Zum Nachweis der infektiösen Mononukleose wird die Paul-Bunnell-Reaktion eingesetzt. Man verwendet dabei *heterogenetische Antigene,* und zwar Schaferythrozyten. Diese und das Epstein-Barr-Virus haben gleiche Determinanten, so daß gegen das Virus gerichtete Antikörper die Schaferythrozyten hämolysieren.

Zu (2)

Der TPHA beruht auf dem Prinzip der passiven Hämagglutination. Hierbei werden Erythrozyten mit Extrakten aus Treponema pallidum beladen. Hinzugefügte Antikörper führen dann zu einer Agglutination.

Zu (3)

Die Gruber-Widal-Reaktion ist eine Agglutinationsreaktion, die überwiegend im Reagenzglas durchgeführt wird. Man setzt dabei dem Patientenserum eine Suspension mit Typhusbakterien zu. Enthält das Serum homologe Antikörper, wird eine Agglutination sichtbar.

Zu (4)

Der Antistreptolysintest soll klären, ob ein Patient eine Infektion mit β-hämolysierenden Streptokokken durchgemacht hat und wie heftig die immunologische Reaktion ausgefallen ist. Das von den Streptokokken gebildete Streptolysin O, ein Hämolysin, dient hier als Antigen. Homologe Antikörper neutralisieren das Streptolysin, die Hämolyse der Testerythrozyten bleibt aus.

H 85

Frage 8.5: Lösung B

Zu (B)

Bei Pollenallergie (allergische Reaktion Typ I) kann eine Desensibilisierung durch Injektion spezieller Pollenpräparate erreicht werden. Das Verfahren basiert darauf, daß sich *Antikörper der Klasse IgG* bilden – sogenannte blokkierende Antikörper –, die selbst mit dem Allergen reagieren.

Zu (A)

IgE kann über Rezeptoren an Mastzellen gebunden werden. Nach Reaktion der Antikörper mit den korrespondierenden Antigenen kommt es zur Entleerung der Mastzellgranula, in denen Histamin enthalten ist. Dies und andere ebenfalls pharmakologisch aktive Substanzen verursachen das klinische Bild der anaphylaktischen Reaktion. Eine Entleerung aller Histaminspeicher wäre also eine gefährliche Angelegenheit.

Zu (C)

Makrophagen gehören nicht zur spezifischen Abwehr. Sie können daher nicht auf ein bestimmtes Antigen angesetzt werden.

Zu (D)

Das Komplementsystem spielt bei der allergischen Reaktion Typ I keine Rolle. Folglich verhindert ein niedriger Komplementspiegel die anaphylaktische Reaktion nicht. Im Gegensatz dazu sind die Arthus-Reaktion und die Serumkrankheit eng mit dem Komplementsystem verbunden.

Zu (E)

Zytotoxische T-Zellen sind u. a. bei der Transplantatabstoßung, Tumorabwehr und der Virenbekämpfung von Bedeutung (Typ-IV-Reaktion). Pollenallergie wird wie alle anaphylaktischen Reaktionen von Antikörpern getragen.

H 85

Frage 8.6: Lösung C

Bei der rheumatoiden Arthritis und anderen Kollagenosen lassen sich häufig sogenannte Rheumafaktoren nachweisen. Dabei handelt es sich um Antikörper der Klasse IgG und IgM, die autologe IgG agglutinieren. Zur Bestimmung dieser Rheumafaktoren eignet sich der Latextest. Hierbei werden Latexpartikel mit dem Antigen (also IgG) beladen. Hinzugefügte *(Auto-)Antikörper* reagieren mit dem Fc-Stück des IgG, so daß es zu einer Agglutination kommt.

In der Synovia von Patienten mit rheumatoider Arthritis sind die *Komplementfaktoren häufig vermindert.* Ursache dafür sind die zahlreichen Antigen-Antikörper-Reaktionen, die in den Gelenken erkrankter Personen ablaufen.

Zur Wiederholung: Das Fc-Fragment ist das konstante Teil, das Fab-Fragment das variable, antigenbindende Teil des Antikörpers. L-Ketten gehören zum Fab-Fragment.

F 86
Frage 8.7: Lösung C

Zu (C)
Der Antistreptolysintest zählt zu den Toxinneutralisationsverfahren, weil dabei das *hämolytische Streptolysin O durch die korrespondierenden Antikörper* (Antistreptolysin) *blockiert* und damit neutralisiert wird.

Zu (A)
Beim Latex-Test belädt man Latex-Partikel mit Antigen. Nach Zusatz der spezifischen Antikörper wird eine Agglutination sichtbar. Das Latex-Verfahren wird hauptsächlich zum Nachweis des Rheumafaktors und des C-reaktiven Proteins eingesetzt.

Zu (B)
Die passive Hämagglutination verläuft nach folgendem Prinzip: Vorbehandelte Erythrozyten (z. B. mit Tannin) werden mit Antigenen beladen. Man fügt Patientenserum hinzu. Befinden sich spezifische Antikörper im Serum, erfolgt eine Agglutination.

Zu (D)
Typisch für die Komplementbindungsreaktion ist das sogenannte Indikatorsystem aus Schaferythrozyten und korrespondierenden Antikörpern. Mit diesem System läßt sich feststellen, ob im Hauptansatz eine Reaktion zwischen Antigenen und Antikörpern abgelaufen ist. Im negativen Fall wird nämlich das zugesetzte Komplement nicht verbraucht und verursacht dann die Lyse der antikörperbeladenen Schaferythrozyten.

Zu (E)
Will man Antigene identifizieren (z. B. Bakterien, Viren), können die homologen Antikörper mit fluoreszierenden Farbstoffen markiert werden. Man inkubiert Antigene und Antikörper, wäscht ungebundene Substanzen wieder heraus und sucht mikroskopisch mit Hilfe von UV-Licht nach leuchtenden Komplexen. Diese Methode bezeichnet man als die direkte Immunfluoreszenz. Mit der indirekten Immunfluoreszenz lassen sich Antikörper nachweisen.

H 87
Frage 8.8: Lösung B

Der **indirekte Coombs-Test** dient dem Nachweis von *inkompletten Antikörpern im Serum*. Dazu wird Patientenserum mit Testerythrozyten versetzt, auf deren Oberfläche sich die für die gesuchten Antikörper spezifischen Antigene befinden. Nach Inkubation des Testansatzes verfährt man weiter wie beim direkten Coombs-Test.

F 88
Frage 8.9: Lösung C

Zu (1)–(3)
Die genannten Verfahren gelten als luesspezifisch, weil damit speziesspezifische Antikörper gegen Treponema pallidum bestimmt werden. Dies ist ein wichtiges Unterscheidungsmerkmal gegenüber solchen Tests, die dem Nachweis von gruppenspezifischen Antikörpern (mit Reiterspirochäten als Antigen) bzw. von Reaginen (Rinderkardiolipin als Antigen) dienen.

Zu (4) und (5)
Mit dem Kardiolipin-Flockungstest und der Wassermann-Reaktion weist man sogenannte *Reagine* nach, bei denen es sich um ein Gemisch aus IgG und IgM handelt. Die Antikörper sind *u. a. gegen Kardiolipin* gerichtet, also nicht treponemenspezifisch. Es gehört allerdings zu den typischen Merkmalen der Syphilis, daß diese Reagine auftreten.

F 91
Frage 8.10: Lösung A

Zu (A)
Unter der fetalen Erythroblastose versteht man das vermehrte Auftreten von Erythroblasten im Blut Neugeborener. Grund für die Erythroblasten im Blut ist eine gesteigerte Blutbildung z. B. nach Blutverlust durch Hämolyse. Antikörper gegen Rhesusantigene bzw. Antigene aus dem AB0-System führen beim Fetus und Neugeborenen zu einer intravasalen Hämolyse: M. hämolyticus neonatorum. Labortechnisch werden die Antikörper durch den direkten Coombs-Test nachgewiesen. Das Prinzip des direkten Coombs-Test besteht im Nachweis von antikörperbeladenen Erythrozyten. Hierzu werden den Patientenerythrozyten Antikörper gegen Humanimmunglobulin zugesetzt. Diese Antikörper (Coombs-Serum) bewirken die Agglutination der antikörperbeladenen Erythrozyten.
Beim indirekten Coombstest werden freie Antikörper im Serum nachgewiesen. Das Prinzip des indirekten Coombs-Tests besteht in der Verwendung von Testerythrozyten, die das spezifische Antigen auf ihrer Oberfläche tragen. Die antigentragenden Erythrozyten werden mit dem Patientenserum inkubiert. Enthält das Patientenserum Antikörper gegen das Antigen auf den Erythrozyten, so binden diese an die Erythrozyten. Nachdem die Antikörper gebunden haben, können die Erythrozyten durch Antikörper gegen Humanimmunglobulin agglutiniert werden.

Anhang I
Examen Herbst 1992
Fragen

H 92
1 Welche Aussage über Pilze trifft zu?

(A) Dermatophyten und Hefen sind Prokaryonten.
(B) Vaginale Mykosen werden häufig von Schimmelpilzen (Aspergillus sp.) hervorgerufen.
(C) Cryptococcus neoformans ist ein typischer Erreger von Meningitiden bei immungeschwächten Patienten.
(D) Saccharomyces cerevisiae ist Erreger des „Soor".
(E) Die Therapie von Pilzinfektionen stützt sich hauptsächlich auf die parenterale Gabe von Aminoglycosiden.

H 92
2 Pneumocystis carinii ist häufig Ursache einer Pneumonie bei Immunschwäche.
Wie wird der Erregernachweis geführt?

(A) Mikroskopie eines gefärbten Präparates aus einer bronchoalveolären Lavage
(B) kultureller Nachweis aus trachealem Sekret auf Spezialmedien
(C) Blutkultur während des Fieberanstiegs
(D) Erregernachweis durch Tierversuche (Meerschweinchen)
(E) Toxinnachweis aus dem Serum im Mäuseschutzversuch

H 92
3 Im Liquor eines Meningitiskranken sind kurze, grampositive Stäbchen zu erkennen.
Welcher Erreger kommt in Frage?

(A) Neisseria meningitidis
(B) Streptococcus pneumoniae
(C) Corynebacterium diphtheriae
(D) Haemophilus influenzae
(E) Listeria monocytogenes

H 92
4 Der häufigste Erreger einer Harnwegsinfektion bei nicht hospitalisierten Patienten ist:

(A) Streptococcus faecalis
(B) Pseudomonas aeruginosa
(C) Escherichia coli
(D) Klebsiella pneomoniae
(E) Proteus mirabilis

H 92
5 Metronidazol (Flagyl®, Clont®) wird eingesetzt gegen:

(A) DNA-Viren
(B) Plasmodium malariae
(C) Trichomonas vaginalis
(D) Toxoplasma gondii
(E) Chlamydia psittaci

H 92
6 Lysozym greift bei der Bakterienzelle an folgendem Bau-Element an:

(A) Polysaccharidkapsel
(B) Murein
(C) Polypeptidkapsel
(D) Lipid A
(E) Plasmamembran

H 92
7 Welcher der genannten Erreger verursacht typischerweise eine Lungenmykose?

(A) Aspergillus fumigatus
(B) Epidermophyton floccosum
(C) Trichophyton mentagrophytes
(D) Microsporum audouinii
(E) Microsporum canis

H 92
8 Welche der folgenden Krankheiten hat die längste Inkubationszeit?

(A) Scharlach
(B) Dyphtherie
(C) Tollwut
(D) Gastroenteritis durch Salmonellen
(E) Typhus abdominalis

H 92
9 Welches Krankheitsbild wird durch Leishmanien verursacht?

(A) Onchozerkose
(B) Kala-Azar
(C) Chagas-Krankheit
(D) Schlafkrankheit
(E) Kolpitis

H 92

10 Einem Patienten wird ein Hautstück vom eigenen Oberarm auf das eigene Gesicht übertragen. Es ist somit ein:

(A) Allotransplantat
(B) Xenotransplantat
(C) syngenes Transplantat
(D) Autotransplantat
(E) Isotransplantat

H 92

11 Welche Aussage trifft **nicht** zu?
Nach Infektion mit den folgenden Erregern kann eine Arthritis auftreten:

(A) Neisseria gonorrhoeae
(B) Yersinia enterocolitica
(C) Borrelia burgdorferi
(D) Corynebacterium diphtheriae
(E) Mycoplasma pneumoniae

H 92

12 Welche der Zuordnungen trifft **nicht** zu?

(A) Chinolone – Gyrasehemmer
(B) Rifampicin – Folsäuresynthesehemmer
(C) Cephalosporine – Zellwandsynthesehemmer
(D) Chloramphenicol – Proteinsynthesehemmer
(E) Tetracycline – Proteinsynthesehemmer

H 92

13 Welche Aussage zur Europäischen Frühsommer-Meningoenzephalitis (FSME) trifft **nicht** zu?

(A) Das Virus wird durch Stechmücken auf den Menschen übertragen.
(B) In der 1. Phase der bei voller Ausbildung zweiphasischen Erkrankung herrscht eine Grippesymptomatik vor.
(C) In der 2. Phase der Erkrankung überwiegen bei Kindern meningitische Formen, bei Erwachsenen über 40 Jahre enzephalitische Formen.
(D) Nach Exposition ungeimpfter Personen sollte eine passive Immunprophylaxe mit FSME-Immunserum vorgenommen werden.
(E) Eine aktive Immunisierung ist mit einem Impfstoff möglich, der inaktiviertes, gereinigtes Virus als Antigen enthält.

H 92

14 Welche der folgenden Aussagen über gramnegative Stäbchen trifft **nicht** zu?

(A) Proteusbakterien sind natürliche Bewohner des Darmtraktes und Verursacher von Harnwegsinfektionen.
(B) Hämophilus influenzae wird häufig bei chronischer Bronchitis nachgewiesen.
(C) Klebsiella pneumoniae ist bei Erwachsenen der häufigste Pneumonieerreger.
(D) Pseudomonas aeruginosa wird bei großen Hautdefekten (z. B. Verbrennungswunden) als Erreger einer Superinfektion besonders gefürchtet.
(E) Escherichia coli kann bei Säuglingen eine Meningitis verursachen.

H 92

15 Welche der folgenden Virusgruppen ruft in der Regel **keine** persistierenden Infektionen hervor?

(A) Hepadnaviren
(B) Herpes-simplex-Viren
(C) Retroviren
(D) Zytomegalieviren
(E) Orthomyxoviren

H 92

16 Welche Aussage trifft **nicht** zu?

Folgende Erreger gehen während des Geburtsaktes von der Mutter auf das Kind über und verursachen beim Kind eine charakteristische Krankheit:

(A) Giardia lamblia
(B) Neisseria gonorrhoeae
(C) B-Streptokokken
(D) Herpesvirus hominis
(E) Chlamydia trachomatis

H 92

17 Welche Aussage trifft **nicht** zu?
Bei den folgenden Erregerarten spielen klinisch gesunde Keimträger bzw. Dauerausscheider als Infektionsquelle eine wesentliche Rolle:

(A) Staphylococcus aureus
(B) Masernvirus
(C) Zytomegalievirus
(D) Rötelnvirus
(E) Neisseria meningitidis

H 92

18 Welche der Zuordnungen eines Erregers zu einem diagnostischen Verfahren ist **nicht** zutreffend?

(A) Trichomonas vaginalis – mikroskopischer Nachweis
(B) Helicoacter (Campylobacter) plyori – Urease-Test
(C) Rota-Viren – immunologischer Antigennachweis
(D) Streptococcus pyogenes – Kultur
(E) Clostridium tetani – Antikörpernachweis im Serum

H 92

19 Welche der Aussagen über Vibrio cholerae trifft **nicht** zu?

(A) Cholera wird durch verseuchtes Wasser oder kontaminierte Lebensmittel übertragen.
(B) Saurer Magensaft kann große Anteile der Erreger inaktivieren.
(C) Die Wirkung des Toxins führt zu einem massiven Elektrolyt- und Flüssigkeitsverlust.
(D) In schweren Fällen ist die parenterale Zufuhr von Wasser und Elektrolyten lebensrettend.
(E) Die Eindämmung der Cholera ist ein Erfolg der aktiven Impfprophylaxe.

H 92

20 Welche der folgenden Feststellungen zum Diphtherietoxin und zur Diphtherieschutzimpfung trifft **nicht** zu?

(A) Die Bildung des Diphtherietoxins steht unter dem Einfluß eines lysogenen Phagen.
(B) Die Schutzimpfung bewirkt eine antitoxische Immunität.
(C) Das Antitoxin, das durch die Schutzimpfung induziert wird, verhindert die Infektion.
(D) Die Diphtherieschutzimpfung im Kindesalter wird in der Regel mit der Tetanusschutzimpfung kombiniert.
(E) Eine Auffrischimpfung im Erwachsenenalter mit der im Kindesalter üblichen Dosis würde zu starken lokalen und allgemeinen Reaktionen führen.

H 92

21 Welche Aussage trifft **nicht** zu?

Die (lokale) Arthusreaktion zeigt im Hinblick auf Entstehung und Verlauf folgende Charakteristika:

(A) Bildung von Immunkomplexen
(B) Aktivierung von Komplement
(C) Anlockung von neutrophilen Granulozyten
(D) Thrombozytenaggregation
(E) Beginn der klinischen Symptomatik 36–72 Stunden nach Antigenkontakt

H 92

22 Welche Aussage trifft **nicht** zu?

Die Fc-Region der IgG-Antikörper

(A) vermittelt durch Bindung an Mastzellen deren antigenabhängige Degranulation
(B) vermittelt bei IgG-Opsonisierung die Bindung an Phagozyten
(C) wird von Rheumafaktoren spezifisch gebunden
(D) ist bedeutsam für eine von IgG-Antigen-Komplexen ausgelöste Aktivierung des Komplementsystems über den klassischen Weg
(E) vermittelt den Transport von IgG-Antikörpern über die Plazentarschranke

H 92

23 Zur Therapie von Infektionen mit Penicillin-G-resistenten Staphylokokken kommt in erster Linie Ampicillin in Betracht,

weil

Ampicillin durch β-Lactamase nicht zerstört werden kann.

H 92

24 Der Schutz nach einer BCG-Impfung hält lebenslang an,

weil

bei der BCG-Impfung mit lebenden attenuierten Bakterien geimpft wird.

H 92

25 Eine angeborene humorale Defektimmunopathie (z. B. Bruton-Agammaglobulinämie) wird pathologisch-anatomisch in den meisten Fällen von einer Thymushypoplasie begleitet,

weil

für die humorale Immunantwort gegen die meisten Antigene normalerweise die Mitwirkung von sog. T-Helferzellen erforderlich ist.

H 92

26 Die typische Veränderung im Serumprotein-Elektrophorese-Diagramm (Extinktions-Orts-Kurve) aufgrund eines Plasmozytoms (multiplen Myeloms) ist eine schmale Zacke („M-Gradient"),

weil

bei einem Plasmozyten typischerweise Antikörper verschiedener Erkennungsspezifität exzessiv vermehrt gebildet werden.

H 92

27 Für welche der nachfolgend genannten Krankheitserreger ist die Übertragung vom Tier auf den Menschen typisch?

(1) Bacillus anthracis
(2) Leptospira icterohaemorrhagiae
(3) Salmonella typhie
(4) Mycobacterium bovis
(5) Hepatitis-B-Viren

(A) nur 1 und 3 sind richtig
(B) nur 2 und 4 sind richtig
(C) nur 1, 2 und 4 sind richtig
(D) nur 1, 2, 3 und 4 sind richtig
(E) 1–5 = alle sind richtig

H 92

28 Die physiologische Bakterien-Flora des Menschen ist das Erregerreservoir für folgende endogene Infektionen:

(1) Endokarditis
(2) Cholezystitis
(3) Scharlach
(4) Gastroenteritis
(5) Appendizitis

(A) nur 1, 2 und 5 sind richtig
(B) nur 1, 3 und 5 sind richtig
(C) nur 1, 4 und 5 sind richtig
(D) nur 2, 3 und 4 sind richtig
(E) nur 2, 4 und 5 sind richtig

H 92

29 Die aktive Schutzimpfung gegen Mumps

(1) wird mit einem Impfstoff aus lebenden, attenuierten Viren durchgeführt
(2) wird meist mit der Masernschutzimpfung kombiniert
(3) wird 3mal im Abstand von jeweils 6 Wochen verabreicht und 1 Jahr später durch eine weitere Impfung ergänzt
(4) schützt bei Adoleszenten vor Orchitis auch dann, wenn mit ihr erst zu Beginn der Mumpserkrankung begonnen wird

(A) nur 1 ist richtig
(B) nur 1 und 2 sind richtig
(C) nur 2 und 4 sind richtig
(D) nur 1, 2 und 3 sind richtig
(E) nur 1, 2 und 4 sind richtig

H 92

30 Genetische Rekombination

(1) kann auftreten, wenn es zu einer Doppelinfektion einer Zelle durch verwandte, aber genetisch unterschiedliche Viren kommt
(2) führt zum Auftreten von Viren mit verändertem Genotyp
(3) tritt bevorzugt bei Viren mit segmentiertem Genom (z. B. Influenzaviren) auf
(4) kann zwischen human- und tierpathogenen Stämmen des Influenza-A-Virus nicht stattfinden

(A) nur 1 und 2 sind richtig
(B) nur 1, 2 und 3 sind richtig
(C) nur 1, 3 und 4 sind richtig
(D) nur 2, 3 und 4 sind richtig
(E) 1–4 = alle sind richtig

H 92

31 Häufige Manifestationsformen einer Adenovirusinfektion sind:

(1) Keratokonjunktivitis
(2) Meningitis
(3) akute respiratorische Erkrankungen
(4) Hepatitis

(A) nur 1 ist richtig
(B) nur 1 und 3 sind richtig
(C) nur 2 und 3 sind richtig
(D) nur 1, 3 und 4 sind richtig
(E) nur 2, 3 und 4 sind richtig

Antwort	Aussage 1	Aussage 2	Verknüpfung
A	richtig	richtig	richtig
B	richtig	richtig	falsch
C	richtig	falsch	–
D	falsch	richtig	–
E	falsch	falsch	–

H 92

32 Welche der folgenden Bakterien können auf unbelebten Nährböden **nicht** gezüchtet werden?

(1) Rickettsia prowazekii
(2) Haemophilus influenzae
(3) Chlamydia psittaci
(4) Mycoplasma pneumoniae
(5) Brucella abortus

(A) nur 1 und 3 sind richtig
(B) nur 3 und 5 sind richtig
(C) nur 1, 3 und 4 sind richtig
(D) nur 1, 3 und 5 sind richtig
(E) nur 2, 4 und 5 sind richtig

H 92

33 Für den Nachweis von Enteroviren in der akuten Krankheitsphase sind folgende Materialien am aussichtsreichsten:

(1) Rachenabstrich oder Rachenspülwasser
(2) Urin
(3) Stuhl
(4) Blut

(A) nur 1 ist richtig
(B) nur 4 ist richtig
(C) nur 1 und 3 sind richtig
(D) nur 2 und 3 sind richtig
(E) nur 2 und 4 sind richtig

H 92

34 Welche der Aussagen über Treponema pallidum treffen zu?

(1) Die Übertragung der Lues kann diaplazentar erfolgen.
(2) Die Lues ist in der Bundesrepublik Deutschland häufiger als die Gonorrhoe.
(3) Der Erreger kann auf Spezialnährböden kulturell nachgewiesen werden.
(4) Wichtigster immunologischer Suchtest ist der TPHA-Test.
(5) Therapeutikum der Wahl ist Penicillin G.

(A) nur 1 und 3 sind richtig
(B) nur 1 und 5 sind richtig
(C) nur 1, 4 und 5 sind richtig
(D) nur 2, 4 und 5 sind richtig
(E) nur 1, 3, 4 und 5 sind richtig

H 92

35 Eine Pneumonie kann verursacht werden durch

(1) Mykoplasmen
(2) Coxiellen
(3) RS-Virus
(4) Chlamydien
(5) Zytomegalievirus

(A) nur 1, 2 und 5 sind richtig
(B) nur 1, 3 und 4 sind richtig
(C) nur 1, 2, 3 und 4 sind richtig
(D) nur 2, 3, 4 und 5 sind richtig
(E) 1–5 = alle sind richtig

H 92

36 T-Helferlymphozyten

(1) benötigen im allgemeinen zur Aktivierung die Bindung an Antigene, die in Assoziation mit MHC-Klasse-II-Genprodukten präsentiert werden.
(2) sind durch CD8-Antigen auf ihrer Zelloberfläche charakterisiert
(3) sind Produzenten von Interleukin 2

(A) nur 1 ist richtig
(B) nur 1 und 2 sind richtig
(C) nur 1 und 3 sind richtig
(D) nur 2 und 3 sind richtig
(E) 1–4 = alle sind richtig

■ 32 A   ■ 33 C   ■ 34 C   ■ 35 E   ■ 36 C

Anhang I
Examen Herbst 1992
Kommentare

Frage 1: Lösung C

Zu (C)

Die **Kryptokokkose** zählt zu den *AIDS-definierenden*
Krankheitsbildern. Nach aerogener Übertragung von Cryptococcus neoformans kommt es zu einer meist blande verlaufenden Lungeninfektion. Typisch für den Krankheitsverlauf bei immungeschwächten Patienten ist eine durch hämatogene Streuung entstehende *Meningitis.* Kopfschmerzen,
Fieber und gelegentlich auch Krampfanfälle gelten als
charakteristische Krankheitssymptome, wohingegen der zu
erwartende Meningismus in den Hintergrund tritt.

Zu (A)

Typische **Prokaryonten** sind *Bakterien:* Sie verfügen über
ein Kernäquivalent und Mesosome – um nur zwei Charakteristika zu nennen. Pilze wie Dermatophyten und Hefen
zählen zu den **Eukaryonten,** die mit Zellkernen, Mitochondrien etc. ausgestattet sind.

Zu (B) und (D)

Häufiger Erreger vaginaler Mykosen und des *Soor* ist
Candida albicans, ein potentiell pathogener Schleimhautsaprophyt. Aspergillusarten können eine Lungenmykose
hervorrufen. *Saccharomyces cerevisiae* – wer hätte dem
IMPP so viel Humor zugetraut – ist die allenthalben
beliebte Bierhefe.

Zu (E)

Aminoglykoside wirken gegen bakterielle Infektionen,
Amphotericin B dagegen bei Mykosen verursacht durch
Sproßpilze, Schimmelpilze und dimorphe Pilze. Es muß
parenteral gegeben werden.

Frage 2: Lösung A

Zu (A)

Bei der Diagnostik einer **Pneumocystis-Pneumonie** steht
der *mikroskopische Nachweis* an erster Stelle. Untersuchungsmaterial kann durch Bronchiallavage gewonnen
werden, aber auch Sputum – günstig nach Inhalation mit
Kochsalz – ist geeignet. Nach einem Spezialfärbeverfahren
stellen sich die Erreger als dunkelviolette runde bis ovoide
Zysten dar (Methode nach Grocott und Gomori).

Zu (B)

Zum Nachweis einer **Tuberkulose** werden Kulturen auf
Spezialnährböden (diese müssen Lipidquellen, z. B. Eigelb
enthalten) angelegt. Als Material eignet sich Sputum, tra-
cheales Sekret oder bei der Bronchiallavage gewonnene
Substanz. Erste Kolonien sind frühestens nach 2–3 Wochen
dauernder Bebrütung sichtbar. Bleiben diese auch nach 6–8
Wochen aus, gilt das Ergebnis der Kultur als negativ.

Zu (C)

Bei generalisierten bakteriellen Infektionen sind *Blutkulturen* sinnvoll. Als günstigster Zeitpunkt für die Blutentnahme gilt der Fieberanstieg.

Zu (D) und (E)

Tierversuche sind u. a. bei *Clostridieninfektionen* zum
Toxinnachweis erforderlich.

Frage 3: Lösung E

Zu (E)

Listeria monocytogenes tritt als *Meningitiserreger* hauptsächlich *bei Neugeborenen, Säuglingen* und *abwehrschwachen Patienten* auf. Es verursacht eine lymphozytäre
Meningitis. Zur Chemotherapie eignet sich eine Kombination aus Aminopenicillinen und Aminoglykosiden.

Zu (A), (B) und (D)

Neisseria meningitidis, Streptococcus pneumoniae und
Haemophilus influenzae können zwar alle Meningitiden
hervorrufen, sind aber entweder nicht grampositiv oder
keine Stäbchen (wie in der Frage gefordert).

Zu (C)

Corynebacterium diphtheriae kommt als Meningitiserreger nicht in Betracht. Die im Rahmen einer Diphtherie auftretenden Schädigungen des peripheren Nervensystems entsprechen nicht dem Krankheitsbild der Meningitis. Außerdem werden sie durch das Exotoxin der Korynebakterien verursacht, so daß die Erreger ohnehin nicht im
Liquorpunktat zu erwarten wären.

Frage 4: Lösung C

Verschiedene Studien konnten zeigen, daß Escherichia
coli der häufigste Erreger von Harnwegsinfektionen ist.
Die prozentuale Verteilung der Erreger wandelt sich,
sobald es sich um Krankenhauspatienten handelt. Während der Anteil der Kolibakterien sinkt, steigt die Zahl der
Harnwegsinfektionen, die durch Proteus, Klebsiella,
Enterobacter, Staphylokokken, Pseudomonas etc. hervorgerufen werden. Außerdem können hier mehrfach resistente Kolibakterien auftreten. Solche Infektionen sind
nicht selten Folge von instrumentellen Eingriffen im
Harnwegsbereich.

Frage 5: Lösung C

Das Wirkungsspektrum von Metronidazol umfaßt obligat
anaerobe Bakterien, Trichomonas vaginalis, Entamoeba
histolytica und Giardia lamblia.

Die übrigen genannten Erreger und gegen sie wirksame
Chemotherapeutika in tabellarischer Form:

DNA-Viren	– z. B. Aciclovir
Plasmodium falciparum	– Mefloquin
Toxoplasma gondii	– Sulfonamide in Kombination mit Pyrimethamin
Chlamydia psittaci	– Tetracycline

Frage 6: Lösung B

Lysozym findet man in Körperflüssigkeiten und in neutro-
philen Granulozyten. Es spaltet Mukopolysaccharide und
Mukopeptide. Murein ist ein Polysaccharid-Peptid-
Komplex.

Frage 7: Lösung A

Zu (A)

Aspergillus fumigatus ist ein ubiquitär verbreiteter Pilz, der vor allem bei abwehrgeschwächten Personen *Lungenmykosen* hervorrufen kann. Man unterscheidet eine akuteitrige Form der Aspergillose von den sogenannten Aspergillomen (Pilzklumpen), die in präformierten Höhlen – z. B. tuberkulösen Kavernen – entstehen.

Zu (B) bis (E)

Epidermophyton-, Trichophyton- und Microsporum-Arten gehören zu den Dermatophyten. Diese verursachen, wie bereits der Name sagt, Mykosen der Haut, Nägel und Haare und nicht Infektionen der inneren Organe.

Frage 8: Lösung C

Die Inkubationszeit der Tollwut beträgt zwischen 20 und 60 Tagen im Durchschnitt. Sie wird nicht nur durch die *Virusmenge*, sondern auch die *Lokalisation des Viruseintritts* in den menschlichen Organismus beeinflußt (Entfernung der Bißstelle vom ZNS).

Inkubationszeiten der übrigen Infektionskrankheiten in tabellarischer Form:

Scharlach	–	4 bis 12 Tage
Diphtherie	–	2 bis 4 Tage (in Ausnahmefällen bis zu 10 Tagen)
Salmonellenenteritis	–	8 bis 72 Stunden
Typhus abdominalis	–	10 bis 14 Tage

Frage 9: Lösung B

Leishmania donovani ist Erreger der **viszeralen Leishmaniose** (Kala-Azar). Hierbei vermehren sich die Leishmanien zuerst in den Lymphknoten und nach hämatogener Streuung auch in den Zellen des retikulohistiozytären Systems, wodurch es zu Vergrößerungen von Milz, Leber und Lymphknoten kommt.

Die aufgeführten Krankheitsbilder und die sie auslösenden Erreger in einer Übersicht:

Onchozerkose	–	Onchocerca volvulus
Chagas-Krankheit	–	Trypanosoma cruzi
Schlafkrankheit	–	Trypanosoma gambiense und rhodesiense
Kolpitis	–	z. B. Trichomonas vaginalis

Frage 10: Lösung D

Es handelt sich um ein Autotransplantat, da das Hautstück (Transplantat) vom selben Individuum stammt.

Ein syngenes bzw. Isotransplantat stammt von einem genetisch identischen Individuum (z. B. monozygote Zwillinge). Ein Allotransplantat ist von einem genetisch verschiedenen Donor derselben Spezies. Ein Xenotransplantat stammt von einer anderen Spezies.

Frage 11: Lösung D

Zu (D)

Corynebacterium diphtheriae ist Erreger der Diphtherie, die meist in der Rachenregion lokalisiert ist und dort zu typischen Beschwerden wie Halsschmerzen, Schluckbeschwerden bis hin zum Krupp führt. Das von den Bakterien produzierte **Exotoxin** kann darüber hinaus *Myokarditiden, Nierenversagen* und *Schädigungen des peripheren Nervensystems* verursachen. Arthritiden gehören nicht zum Krankheitsbild der Diphtherie.

Zu (A)

Im Rahmen einer Gonorrhö können auch Arthritiden auftreten. Hierbei handelt es sich oft um eine *Monarthritis des Kniegelenkes*.

Zu (B)

In Folge von Infektionen mit Yersinia enterocolitica, Erreger von akuten Enteritiden, Enterokolitiden etc., können als Nachkrankheiten *Arthritiden, Arthralgien* und *Myokarditiden* auftreten. Auch das Erythema nodosum und der Morbus Reiter müssen in diesem Zusammenhang gesehen werden. Ungefähr 85 bis 95% der Patienten mit Arthritiden nach Yersinia-Infektion weisen den HLA-Typ B27 auf.

Zu (C)

Borrelia burgdorferi wird durch Zecken übertragen und ist Erreger der Lyme-Krankheit. Zu diesem Krankheitsbild das in mehrere Stadien eingeteilt wird, zählen auch die Arthritiden.

Zu (E)

Die primär atypische Pneumonie gilt als das klassische, von Mycoplasma pneumoniae hervorgerufene Krankheitsbild. Zu den *seltenen Komplikationen* gehören Arthritis, Karditis, Enzephalitis und hämolytische Anämie.

Frage 12: Lösung B

Rifampicin hemmt die bakterielle DNA-abhängige RNA-Polymerase. Es wird angenommen, daß die Substanz an der β-Untereinheit des Enzyms angreift. Folsäureantagonisten sind Trimethoprim, Pyrimethamin und Diaphenylsulfon, das gegen Mycobacterium leprae wirksam ist.

Frage 13: Lösung A

Das **FSME-Virus** wird nicht durch Stechmücken, sondern durch **Zecken** übertragen. Als Hauptverbreitungsgebiete gelten Süddeutschland, Österreich und Tschechien. Neben der aktiven Immunisierung mittels Totimpfstoff, die hauptsächlich Waldarbeitern in bekannten Endemiegebieten empfohlen wird, besteht auch die Möglichkeit einer passiven Immunisierung, die spätestens zwei Tage nach Exposition erfolgen sollte. Charakteristisch für die Frühsommer-Meningoenzephalitis ist der zweiphasige Verlauf.

| H 92 |
Frage 14: Lösung C

Pneumokokken sind zur Zeit noch die häufigsten Erreger **primärer Pneumonien** im Erwachsenenalter. Bei Kindern, Jugendlichen und jungen Erwachsenen spielt Mycoplasma pneumoniae als Pneumonieerreger eine große Rolle. Seltener tritt die von Klebsiella pneumoniae hervorgerufene Lobärpneumonie auf (Friedländer-Pneumonie).

| H 92 |
Frage 15: Lösung E

Zu (E)
Influenza- und Parainfluenzaviren gehören in die Gruppe der Orthomyxoviren. Sie verursachen teilweise schwer verlaufende Infektionen des Respirationstraktes. Auch Komplikationen wie Myokarditis, Meningitis etc. sind bekannt. Daneben findet man häufig bakterielle Superinfektionen. Eine Erregerpersistenz ist für die genannten Viren nicht charakteristisch.
Zu (A)
Bedingt durch persistierende Erreger nehmen ca. 7% der Hepatitis-B-Infektionen einen chronischen Verlauf. Neben dem gesunden Virusträger unterscheidet man zwischen chronisch-persistierender und chronisch aktiver Hepatitis.
Zu (B)
Nach Primärinfektion persistieren Herpes-simplex-Viren in Ganglien. Die typische Exazerbationsform ist der Herpes labialis, der durch unspezifische Stimuli hervorgerufen werden kann (z. B. UV-Strahlung, Menstruation).
Zu (C)
Zu den Retroviren gehören u. a. HIV-Viren, die nach der Infektion auch während der Latenzphase im Wirtsorganismus persistieren. Sie befallen beispielsweise T-Helferzellen, Makrophagen und Gliazellen.
Zu (D)
Zytomegalieviren gehören zur Gruppe der Herpesviren, deren Vertreter alle im Wirtsorganismus persistieren können. Schwere Infektionsverläufe treten besonders bei abwehrschwachen Patienten auf.

| H 92 |
Frage 16: Lösung A

Zu (A)
Giardia lamblia ist ein *Dünndarmparasit,* der chronische Durchfälle, Anzeichen von Malabsorption und Oberbauchschmerzen verursachen kann. Perinatale Infektionen sind nicht bekannt.
Zu (B) bis (E)
Intrapartale Infektionen mit folgenden Erregern rufen beim Neugeborenen hervor:

Neisseria gonorrhoeae	– Eitrige Konjunktivitis
B-Streptokokken	– Pneumonie, Meningitis, Sepsis
Herpesvirus Typ 2	– Sepsis
Chlamydia trachomatis	– Einschlußkonjunktivitis

| H 92 |
Frage 17: Lösung B

Zu (B)
Da *Maserninfektionen* in fast hundert Prozent der Fälle *apparent* verlaufen, haben gesunde Keimträger keine epidemiologische Bedeutung.
Zu (A)
Insbesondere beim *Krankenhauspersonal* finden sich überproportional viele gesunde Keimträger von *Staphylococcus aureus.* Dies ist auch eine Ursache dafür, daß dieser Erreger bei nosokomialen Infektionen eine wichtige Rolle spielt.
Zu (C)
Zytomegalieviren persistieren im Wirtsorganismus. Die Infektionen verlaufen in der Regel inapparent bei *hohem Durchseuchungsgrad* in der Bevölkerung. Eine Ausnahme stellen Infektionen abwehrgeschwächter Patienten dar. Neben der diaplazentaren Übertragung sind sexuelle Kontakte oder Bluttransfusionen als Übertragungsmodus von Bedeutung.
Zu (D)
Da Infektionen mit dem Rötelnvirus häufig inapparent verlaufen, finden sich entsprechend viele klinisch gesunde Keimträger, die zur Verbreitung des Virus beitragen.
Zu (E)
Epidemiologisch sind bei Neisseria meningitidis klinisch gesunde Keimträger bedeutsam – normalerweise ca. 5% der Bevölkerung, in Endemiegebieten bis zu 30%. Das Alter der Keimträger liegt in der Regel über 21 Jahren, während von der Erkrankung vor allem Kinder und Erwachsene unter 30 Jahren betroffen sind.

H 92
Frage 18: Lösung E

Zu (E)

Da **Tetanus** rasches Handeln erforderlich macht, würde ein Antikörpernachweis, der erst ca. eine Woche nach Infektion sinnvoll ist, zu spät kommen. Diagnostisch steht der *Tierversuch* mit der Maus zum Nachweis des Tatnustoxins im Patientenserum daher an erster Stelle.

Zu (A)

Trichomonas vaginalis kann mikroskopisch im *Nativpräparat* (Untersuchungsmaterial meist Scheidensekret) problemlos an seiner Form und der charakteristischen Bewegung identifiziert werden.

Zu (B)

Charakteristisch für **Helicobacter pylori** ist die *Ureaseaktivität*. Dies erlaubt Schnelldiagnosen durch Eintauchen von Biopsiematerial in Harnstofflösung, die im positiven Fall einen Farbumschlag zeigt. Ergänzend können die Erreger unter mikroaerophilen Bedingungen angezüchtet werden.

Zu (C)

Während bei den meisten Virusinfektionen der Antikörpernachweis von diagnostischer Bedeutung ist, wird eine Infektion mit **Rotaviren** durch *Antigenbestimmung* im Stuhl des Patienten nachgewiesen (ELISA-Verfahren).

Zu (D)

β-hämolysierende Streptokokken wie **Streptococcus pyogenes** können problemlos auf schafbluthaltigen *Nährböden* gezüchtet werden. Die Kolonien weisen einen charakteristischen Hämolysesaum auf. Die Unterscheidung der Serogruppen erfolgt mit serologischen Methoden.

H 92
Frage 19: Lösung E

Zu (E)

Die zur Zeit übliche, parenterale Schutzimpfung mit aktivierten Choleravibrionen stellt keinen umfassenden Schutz vor der Erkrankung dar. Die Bildung von Antikörpern gegen das Enterotoxin wird dadurch nicht induziert. Bei den geimpften Personen verläuft die Cholera meist leichter. Bei der Choleraprophylaxe stehen *allgemeine Hygienemaßnahmen* an oberster Stelle.

Zu (A) bis (D)

Die Infektion erfolgt in der Regel durch Aufnahme von verunreinigtem Wasser oder mit Choleravibrionen kontaminierten Nahrungsmitteln. Für das Krankheitsbild der Cholera ist in erster Linie ein *Enterotoxin* verantwortlich, das die Adenylatzyklase bestimmter Dünndarmepithelzellen aktiviert. Dies führt zu *Permeabilitätsstörungen* und in der Folge zu massiven Flüssigkeits- und Elektrolytverlusten. Es treten schwere Reiswasserdurchfälle auf. Flüssigkeits- und Elektrolytersatz stehen bei der Therapie der Cholera an erster Stelle.

H 92
Frage 20: Lösung C

Zu (A)

Die wichtigste pathogene Eigenschaft der Diphtheriebakterien ist ihre Fähigkeit zur Bildung eines Toxins. Dieses Exotoxin wird ausschließlich von solchen Stämmen produziert, die durch die Anwesenheit eines β-Phagen lysogen und damit virulent sind (ein bestimmtes Gen kodiert im Zellstoffwechsel der Diphtheriebakterien die Synthese des Toxins).

Zu (B) und (C)

Die durch die Impfung erworbene Immunität bietet Schutz gegen das vom Erreger gebildete Toxin, nicht aber gegen den Erreger selbst. Man spricht deshalb auch von einer antitoxischen Immunität.

Zu (D)

Die Diphtherieschutzimpfung wird im Kindesalter in der Regel mit der Tetanusschutzimpfung (DT-Impfung) bzw. nach den neuesten Empfehlungen der STIKO mit der Tetanus- und Pertussisschutzimpfung (DPT-Impfung) kombiniert.

Zu (E)

Wegen der im Erwachsenenalter zu erwartenden stärkeren Nebenwirkungen enthält der Impfstoff für Erwachsene nur 5 I.E. Diphtherie-Toxoid, während der Impfstoff für Kinder (bis zum 6. Lebensjahr) 75 I.E. Toxoid enthält.

H 92
Frage 21: Lösung E

Die Entzündung erreicht nach 4–10 Stunden größte Intensität und ist bereits nach 48 Stunden deutlich abgeschwächt. Antigen, Antikörper und Komplement lagern sich in den Gefäßwänden ab, gefolgt von einer Infiltration neutrophiler Granulozyten und Verklumpung von Thrombozyten.

H 92
Frage 22: Lösung A

Nur Antikörper vom Isotyp IgE können über Bindung an den hoch affinen Fc^6-Rezeptor auf Mastzellen diese aktivieren.

H 92
Frage 23: Lösung E

Ampicillin gehört zu den Breitspektrumantibiotika, das sowohl gegen einige grampositive als auch gegen gramnegative Erreger wirksam ist. β-Lactamase-bildende Staphylokokken sind allerdings resistent, da das Enzym den β-Lactamring von Ampicillin spalten kann. Zu den Penicillinase-stabilen Penicillinen zählen Oxacillin und Dicloxacillin.

H 92
Frage 24: Lösung D

Die Tuberkulose-Schutzimpfung wird mit einem Impfstoff, der lebende, attenuierte Erreger enthält, durchgeführt. Derzeit wird in der Bundesrepublik der BCG-Substamm „Kopenhagen" verwendet, eine Impfdosis enthält bis zu 300 000 vermehrungsfähige Keime.
Die BCG-Impfung hinterläßt bei etwa 80% der Geimpften nur einen relativen Impfschutz für die ersten 3–5 Jahre nach der Impfung (die Impfung kann die Tuberkuloseerkrankung nicht absolut verhindern, jedoch kann die Morbidität und die Mortalität der Erkrankung auf ein Zwanzigstel der Nichtgeimpften reduziert werden).

H 92
Frage 25: Lösung D

Die Proliferation von B-Lymphozyten und der Antikörperklassenwechsel ist abhängig von der Interaktion mit T-Helferlymphozyten (Zellkontakt, Lymphokine).

H 92
Frage 26: Lösung C

Ein Plasmozytom ist monoklonalen Ursprungs und produziert Antikörper **einer** Erkennungsspezifität.

H 92
Frage 27: Lösung C

Zu (1)
Bacillus anthracis ist Erreger der Milzbrandinfektion, einer Zoonose. Menschen infizieren sich durch Kontakt mit erkrankten oder verstorbenen Tieren, aber auch durch tierische Rohstoffe wie Wolle oder Knochenmehl.
Zu (2)
Die Leptospirose ist ebenfalls eine Anthropozoonose. Menschen infizieren sich meist, wenn sie mit Urin erkrankter Tiere in Berührung kommen oder mit Wasser, das mit diesem Urin kontaminiert ist. Die Leptospiren dringen über kleinste Hautdefekte in den Wirtsorganismus ein.
Zu (4)
Mycobacterium bovis, Erreger der Rindertuberkulose, ist auch für den Menschen pathogen und wird durch Milch übertragen. Im Zeitalter der Milchpasteurisierung tritt diese Erkrankung in den westlichen Ländern nur noch selten auf.
Zu (3)
Im Gegensatz zu Salmonella typhimurium, die insbesondere durch Tiere oder Tierprodukte auf den Menschen übertragen wird, ist Salmonella typhi – wie auch paratyphi – nur für den Menschen pathogen. Epidemiologische Bedeutung haben Dauerausscheider.
Zu (5)
Infektionen mit Hepatitis-B-Viren finden sich typischerweise nur beim Menschen.

H 92
Frage 28: Lösung A

Zu (1)
Endokarditiden können u. a. von vergrünenden Streptokokken verursacht werden, die auch Bestandteil der physiologischen Mundflora sind. Beispielsweise durch *Zahnextraktionen* kann es zu einer hämatogenen Streuung und in der Folge zu einer Endokarditis kommen.
Zu (2) und (5)
Escherichia coli als Bestandteil der physiologischen Darmflora ruft gelegentlich in Nachbarorganen wie *Harnblase*, *Gallengängen* oder *Gallenblase*, aber auch der *Appendix* endogene Infektionen hervor. Dies trifft auch für andere Standortkeime zu.
Zu (3)
Scharlach wird von A-Streptokokken hervorgerufen, die das erythrogene Toxin produzieren. Es handelt sich um eine typische exogene Infektion.
Zu (4)
Hier irrt das IMPP. Gastroenteritiden entstehen zwar überwiegend auf dem üblichen Infektionsweg (Erreger meist Bakterien oder Viren), nach Antibiotikatherapie kann es allerdings auch aufgrund einer Dysbalance der physiologischen Darmflora zu enteritischen Erscheinungen kommen.

H 92
Frage 29: Lösung B

Zu (1)
In der Bundesrepublik ist als Impfvirus der praktisch apathogene Mumps-Stamm „Jeryl-Lynn", der auf Hühnerfibroblasten vermehrt wird, als lebender, attenuierter Impfstoff zugelassen.
Zu (2)
Der Impfstoff ist als Monovakzine erhältlich, in der Regel erfolgt jedoch eine Kombinationsimpfung mit einem Masern-Mumps- bzw. Masern-Mumps-Röteln-Kombinationsimpfstoff.
Zu (3)
Geimpft werden sollen alle Kinder ab dem 15. Lebensmonat sowie seronegative Jugendliche und Erwachsene. Zur Impfung genügt eine einmalige Applikation von 0,5 ml Impfserum i.m. oder s.c.. Auffrischimpfungen sind nicht erforderlich.
Zu (4)
Eine aktive Immunisierung kann bei bereits bestehender Mumpserkrankung nicht mehr erfolgreich durchgeführt werden, selbst die passive Immunisierung mit einem Mumps-Hyperimmunglobulin ist nicht sicher möglich.

H 92

Frage 30: Lösung B

Bei der **Rekombination** von Viren handelt es sich um **Austausch von genetischer Information.** Dadurch ändert sich der Genotyp der betroffenen Viren. Als Paradebeispiel hierfür gelten immer noch die Influenzaviren, bei denen Rekombinationen zwischen human- und tierpathogenen Viren klinisch für die großen Epidemien verantwortlich sind. Voraussetzung ist, daß zwei Viren gleichzeitig eine Zelle infizieren. Liegt das Genom in Form freier Segmente vor, können diese zwischen den Erregern beliebig rekombiniert werden, wie es bei den Influenzaviren der Fall ist. Man spricht dann von Reassortment.

H 92

Frage 31: Lösung B

Die klassischen, von Adenoviren hervorgerufenen Krankheitsbilder sind die Keratoconjunctivitis epidemica, akute respiratorische Infektionen und fieberhafte Pharyngitiden. Nur in seltenen Fällen verursachen Adenoviren auch Meningitiden und Hepatitiden.

H 92

Frage 32: Lösung A

Zu (1) und (3)
Da Rickettsien und Chlamydien obligate Zellparasiten sind, lassen sie sich nur auf belebten Nährböden kultivieren.
Zu (2), (4) und (5)
Die aufgeführten Bakterien vermehren sich auf den üblichen, unbelebten Nährböden.

H 92

Frage 33: Lösung C

Zu (1) und (3)
Da die **Enteroviren** sich im Epithel von Rachen und Darm vermehren, sind Untersuchungen von *Rachensekret* und *Stuhl* aussichtsreich. Für das Rachensekret gilt dies vor allem in den ersten Krankheitstagen. Aus dem Stuhl lassen sich Viren in den ersten fünf Wochen nach Krankheitsbeginn isolieren.
Zu (2)
Enteroviren werden nicht mit dem Urin ausgeschieden. Dies ist jedoch typisch bei Infektionen mit Mumps- und Masernviren.
Zu (4)
Virämien laufen bei Infektionen mit Enteroviren sehr unregelmäßig und eher vor dem eigentlichen Krankheitsbeginn ab. Daher ist ein Erregernachweis aus dem Blut nicht erfolgversprechend.

H 92

Frage 34: Lösung C

In der Bundesrepublik Deutschland lag 1989 das Verhältnis der an Gonorrhö Erkrankten zu Lues-Patienten ungefähr bei 8:1. **Syphiliserreger** werden entweder durch *Schleimhautkontakt* (in erster Linie Geschlechtsverkehr) oder *diaplazentar* übertragen. Bei der angeborenen Lues (Lues connata) unterscheidet man ein Frühstadium und ein Spätstadium. Symptome des Frühstadiums treten vor Ende des ersten Lebensjahres auf, während sich das Spätstadium nicht vor Ablauf des zweiten Lebensjahres manifestiert.
Ein mikroskopischer Direktnachweis mit dem *Dunkelfeldmikroskop* ist nur dann möglich, wenn ein Primäraffekt oder eine nässende Läsion im Sekundärstadium vorliegen. Eine Anzucht der Erreger auf künstlichen Nährmedien ist bisher nicht gelungen. Den serologischen Verfahren kommt daher bei der Lues-Diagnostik die größte Bedeutung zu. Hier steht an erster Stelle der *TPHA-Test* (Treponema-pallidum-Hämagglutinationstest), der auch als Suchtest bezeichnet wird. Dabei wird Patientenserum mit Erythrozyten inkubiert, die zuvor mit Treponema-pallidum-Antigenen beladen wurden. Der Test ist positiv, wenn eine Erythrozytenagglutination eintritt. Penicillin G ist immer noch Mittel der Wahl. Bei Penicillinallergie stehen alternativ Tetracycline, Erythromycin und Cephalosporine zur Verfügung.

H 92

Frage 35: Lösung E

Zu (1)
Mykoplasmen sind Erreger der primär atypischen Pneumonie. Bei den Erkrankten sind häufig Kälteagglutinine nachweisbar.
Zu (2)
Coxiella burnetii zählt zu den Rickettsien und ist Erreger des Q-Fiebers. Die Erkrankung manifestiert sich an der Lunge als atypische Pneumonie.
Zu (3)
Respiratory-Syncytial-Viren verursachen überwiegend Infektionen der oberen Luftwege, aber auch Pneumonien.
Zu (4)
Die von Chlamydia psittaci hervorgerufene Ornithose (Papageienkrankheit) wird von infizierten Tieren auf den Menschen übertragen. Es kommt zu Bronchitiden und Bronchopneumonien.
Zu (5)
Postnatale Infektionen mit Zytomegalieviren, von denen in erster Linie abwehrschwache Patienten betroffen sind, manifestieren sich vorwiegend in der Lunge (Pneumonie) und der Leber (chronische Hapatitis).

F 92

Frage 36: Lösung D

Das CD8-Oberflächenmolekül ist charakteristisch für die zytotoxischen T-Lymphozyten.

Anhang II
Examen Frühjahr 93
Fragen

F 93
1 Die mikrobiologische Diagnose durch Erregernachweis kann bei der Lues erfolgen mittels

(A) Anzüchtung auf Spezialmedien
(B) TPI (Immobilisationstest nach Nelson)
(C) FTA (Fluoreszenztest)
(D) TPHA (Hämagglutinationstest)
(E) mikroskopischer Untersuchung des „Reizserums" im Dunkelfeld

F 93
2 Die Zerstörung der motorischen Vorderhornzellen durch das Poliovirus ist Ausdruck einer

(A) zytoziden Vermehrung des Virus in diesen Zellen
(B) Antikörperreaktion gegen die virusinfizierte Zelle
(C) Reaktion von zytotoxischen T-Lymphozyten mit der modifizierten Zellmembran der motorischen Vorderhornzellen
(D) Störung der trophischen Funktion des umgebenden Gliagewebes
(E) Intoxikation, die ihren Ausgang von der Vermehrung des Virus im Intestinaltrakt mit Bildung giftiger Stoffwechselprodukte nimmt

F 93
3 Welcher der folgenden Erreger wird durch Zecken übertragen?

(A) Bacillus anthracis
(B) Leptospira ictero-haemorrhagiae
(C) Mycobacterium bovis
(D) Borrelia burgdorferi
(E) Brucella abortus

F 93
4 Unter welchen Umständen können Viridans-Streptokokken (orale Streptokokken) am ehesten Krankheiten verursachen?

(A) bei Neugeborenen
(B) nach Zahnextraktion
(C) nach chirurgischen Eingriffen am Dickdarm
(D) nach antibakterieller Antibiotikatherapie
(E) nach Verabfolgung von Reduktionskost

F 93
5 Das Therapeutikum der Wahl zur Behandlung einer Infektion mit Legionella pneumophila ist/sind

(A) Penicillin G
(B) Erythromycin
(C) Aminoglykoside
(D) Acylureidopenicilline
(E) Cephalosporine

F 93
6 Bei welchem der genannten Viren treten die klinischen Symptome bei Erstinfektionen am häufigsten auf?

(A) Hepatitis-A-Virus
(B) Masernvirus
(C) Rötelnvirus
(D) Poliovirus
(E) Mumpsvirus

F 93
7 Das Waterhouse-Friderichsen-Syndrom ist eine schwere Komplikation nach einer Infektion mit:

(A) Staphylococcus aureus
(B) Neisseria gonorrhoeae
(C) Neisseria meningitidis
(D) Chlamydia trachomatis
(E) Haemophilus influenzae

F 93
8 Erreger einer mit Elephantiasis einhergehenden Erkrankung ist

(A) Onchocerca volvulus
(B) Wuchereria bancrofti
(C) Schistosoma haematobium
(D) Entamoeba histolytica
(E) Ascaris lumbricoides

F 93
9 Bei der Arthus-Reaktion ist als auslösender Schädigungsfaktor anzusehen die

(A) antikörpervermittelte Zytolyse
(B) Makrophagenaktivierung durch Lymphokine
(C) Komplementaktivierung durch Immunkomplexe
(D) T-Zell-vermittelte Granulombildung
(E) Brückenbildung bei IgE-Mastzell-Komplexen

F 93
10 Welche Reaktion liegt der AB0-Blutgruppenbestimmung zugrunde?

(A) Präzipitation
(B) Agglutination
(C) Lymphozytenproliferation
(D) Komplement-vermittelte Zytotoxizität
(E) Immunfluoreszenz

F 93
11 Ursache für die Überempfindlichkeitsreaktion vom Soforttyp (Typ-I-Reaktion) ist die

(A) Freisetzung von Zytokinen aus aktivierten T-Lymphozyten, die Makrophagen aktivieren und eine Entzündungsreaktion induzieren
(B) Hämolyse durch Autoantikörper
(C) Hämolyse durch Isoagglutinine
(D) IgE-vermittelte Mediatorfreisetzung aus Mastzellen oder basophilen Granulozyten
(E) Komplementaktivierung durch Bildung von Immunkomplexen

F 93
12 Welche der Zuordnungen eines parasitären Wurmes zu der entsprechenden Infektionsquelle bzw. Infektionsmöglichkeit trifft **nicht** zu?

(A) Trichinella spiralis – Genuß rohen Schweinefleisches
(B) Taenia saginata – Genuß rohen Rindfleisches
(C) Ancylostoma duodenale – Kontakt zu Katzen
(D) Echinococcus granulosus – Kontakt zu Hunden
(E) Ascaris lumbricoides – Genuß von jauchegedüngtem Salat

F 93
13 Welche Zuordnung von Symptomen bei AIDS-Patienten zu Erregern opportunistischer Infektionen trifft **nicht** zu?

(A) Pneumonie – Pneumocystis carinii
(B) Ösophagitis – Candida albicans
(C) Retinitis – Zytomegalievirus
(D) Enzephalitis – Toxoplasma gondii
(E) Hepatitis – Cryptosporidien

F 93
14 Welche Feststellung zur Influenzaschutzimpfung trifft **nicht** zu?

(A) Die Zusammensetzung des Impfstoffes berücksichtigt „antigenic shift" und „antigenic drift" der Wildviren.
(B) Der zur Zeit in der Bundesrepublik Deutschland verwendete Impfstoff enthält lebende, avirulente Influenzaviren.
(C) Der Impfstoff enthält in der Regel nur Komponenten der Typen A und B, da Influenza-C-Viren nur leichte Infekte der oberen Luftwege hervorrufen.
(D) Da der Impfstoff in Hühnereiern produziert wird, kann er bei Vorliegen einer entsprechenden Allergie bei Impflingen Reaktionen auslösen.
(E) Auch wenn man eine Identität der Antigene bei Impfstoff und Wildviren voraussetzt, ist die Wirkungsdauer der Impfung nur kurz (in der Regel 1 Jahr).

F 93
15 Welche Aussage trifft **nicht** zu?

Bei Infektionen mit folgenden Bakterien wird das Krankheitsbild vorwiegend durch Exotoxine bestimmt:

(A) Corynebacterium diphtheriae
(B) Staphylococcus aureus
(C) Clostridium tetani
(D) Streptococcus pneumoniae
(E) Shigella dysenteriae

F 93
16 Welche Aussage trifft für Influenzaviren **nicht** zu?

(A) Man unterscheidet 3 serologische Typen.
(B) Das Zylinderepithel der Bronchialwege ist der primäre Angriffsort dieser Viren.
(C) Influenzaviren hämagglutinieren.
(D) Für die Immunität ist das Nucleocapsidantigen maßgeblich.
(E) Die Wirksamkeit der Schutzimpfung wird durch Antigenwandel beeinträchtigt.

F 93
17 Welche Aussage trifft **nicht** zu?

Gastro-Enteritis kann durch folgende Erreger oder deren Toxine hervorgerufen werden:

(A) Staphylococcus aureus
(B) Salmonella typhimurium
(C) Streptococcus agalactiae
(D) Shigella sonnei
(E) Escherichia coli

10 B   11 D   12 C   13 E   14 B   15 D   16 D   17 C

F 93
18 Welche der folgenden Feststellungen zur oralen Poliomyelitisschutzimpfung trifft **nicht** zu?

(A) Die drei Polioserotypen besitzen in bezug auf die Induktion neutralisierender Antikörper keine serologische Kreuzreaktivität.
(B) Der trivalente Impfstoff wird dreimal in bestimmten zeitlichen Abständen verabreicht, um durch „Boosterung" möglichst hohe und persistierende Antikörpertiter zu erreichen.
(C) Man gibt den Impfstoff vorzugsweise in den Wintermonaten, um Inferferenzen mit Enteroviren zu vermeiden.
(D) Im Gegensatz zur Impfung mit abgetöteten Erregern (Salk) induziert die Schluckimpfung im Darm stark wirksame neutralisierende Antikörper der Klasse IgA.
(E) Die Poliomyelitis ist trotz breit angelegter Schutzimpfungskampagnen weiterhin von Bedeutung.

F 93
19 Welche Aussage über das Delta-Virus trifft **nicht** zu?

(A) Es ist ein Retrovirus.
(B) Es ist ein defektes RNA-Virus.
(C) Das Delta-Antigen ist eine Eigenschaft des Innenkörpers des Deltavirus.
(D) Die Vermehrung in menschlichen Leberzellen ist abhängig von einer gleichzeitig bestehenden Infektion mit dem Hepatitis-B-Virus („Helfervirus").
(E) Die Superinfektion eines klinisch gesunden HBsAG-Trägers mit dem Deltavirus kann zu einer hochletalen akuten Leberatrophie oder schweren chronischen Hepatitis führen.

F 93
20 Welche der folgenden Krankheiten wird **nicht** durch Insekten übertragen?

(A) Gelbfieber
(B) Malaria
(C) Schlafkrankheit
(D) Toxoplasmose
(E) Chagas-Krankheit

F 93
21 Welche Aussage trifft **nicht** zu?

Cryptococcus neoformans

(A) bildet eine Kapsel, die die diagnostische Identifizierung erleichtert
(B) infiziert primär die Lunge
(C) ist Erreger von Meningitiden
(D) wird in erster Linie in Schwimmbädern übertragen
(E) ist häufig mit AIDS assoziiert

F 93
22 Welche der folgenden Zuordnungen trifft **nicht** zu?

(A) Hepatitis A   –   chronischer Verlauf der akuten manifesten Erstinfektion ist in der Regel zu erwarten
(B) Hepatitis B   –   chronischer Verlauf der akuten manifesten Erstinfektion in ca. 6–10% der Fälle
(C) Hepatitis C   –   chronischer Verlauf der akuten manifesten Erstinfektion in ca. 40% der Fälle
(D) Hepatitis (nach –   Aktivierung der bestehenden Superinfektion   Hepatitis B einer persistierenden Hepatitis B)
(E) Hepatitis E   –   hohe Letalität der akuten Infektion für Schwangere

F 93
23 Welche Aussage trifft **nicht** zu?
Durch Schmutz- und Schmierinfektion (fäkal-oral) werden folgende Viren übertragen:

(A) Polio-Viren
(B) Coxsackie-Viren
(C) Hepatitis-A-Viren
(D) Arbo-Viren
(E) Echo-Viren

F 93
24 Welche Aussage trifft **nicht** zu?

Die Schädigung des Foetus nach Infektion der Mutter während der Schwangerschaft ist für folgende Erreger typisch:

(A) Rubella-Viren
(B) Hepatitis-A-Virus
(C) Treponema pallidum
(D) Listeria monocytogenes
(E) Toxoplasma gondii

F 93
25 Welche Aussage trifft **nicht** zu?

Die hohe Variabilität in der Bindungsspezifität von Antigenrezeptoren auf T-Lymphozyten wird typischerweise erreicht durch:

(A) Rekombination von V-, D- und J-Gensegmenten
(B) N-Diversifikation (Hinzufügen von Nukleotiden an den Verknüpfungsstellen)
(C) somatische Hypermutationen nach Antigenstimulation
(D) Benutzung der D-Gensegmente in unterschiedlichen Leserastern
(E) Kombination unterschiedlicher α-Ketten mit unterschiedlichen β-Ketten

F 93
26 Welche Aussage trifft **nicht** zu?

Der Fc-Teil von IgG-Molekülen

(A) ist an der Opsonisierung beteiligt
(B) ist an der Komplementaktivierung beteiligt
(C) ist an der Antigenerkennung beteiligt
(D) ist an der bindung von Protein A von Staphylococcus aureus beteiligt
(E) kann proteolytisch abgespalten werden

F 93
27 Vor Beginn der Antibiotikatherapie einer Syphilis ist stets eine Resistenzbestimmung durchzuführen,

weil

etwa 15% der Stämme von Treponema pallidum penicillinresistent sind.

F 93
28 Streptokokken führen häufig zu einer phlegmonösen Entzündung,

weil

Streptokokken sich mit Hilfe der von ihnen gebildeten Enzyme rasch in Geweben ausbreiten können.

F 93
29 Faktoren der Virulenz bei Bakterien können sein:

(1) Adhäsion durch Fimbrien
(2) Kapselbildung
(3) Serumresistenz
(4) Antigenvariabilität

(A) nur 1 und 2 sind richtig
(B) nur 1, 2 und 3 sind richtig
(C) nur 1, 3 und 4 sind richtig
(D) nur 2, 3 und 4 sind richtig
(E) 1–4 = alle sind richtig

F 93
30 Griseofulvin ist wirksam gegen

(1) Dermatophyten
(2) Hefen
(3) Schimmelpilze

(A) nur 1 ist richtig
(B) nur 2 ist richtig
(C) nur 3 ist richtig
(D) nur 1 und 2 sind richtig
(E) nur 1 und 3 sind richtig

F 93
31 Der zur physiologischen Hautflora gehörende Staphylococcus epidermidis verursacht gelegentlich Septikämien.

Diese gehen typischerweise aus von:

(1) Furunkeln
(2) Venenkathetern
(3) künstlichen Herzklappen
(4) Hautulzera
(5) Pneumonien

(A) nur 2 und 3 sind richtig
(B) nur 2 und 5 sind richtig
(C) nur 3 und 4 sind richtig
(D) nur 1, 2 und 3 sind richtig
(E) nur 2, 3 und 4 sind richtig

Antwort	Aussage 1	Aussage 2	Verknüpfung
A	richtig	richtig	richtig
B	richtig	richtig	falsch
C	richtig	falsch	–
D	falsch	richtig	–
E	falsch	falsch	–

■ 25 C   ■ 26 C   ■ 27 E   ■ 28 A   ■ 29 E   ■ 30 A   ■ 31 A

F 93

32 Welche Aussagen über Pneumocystis carinii treffen zu?

(1) Der Erreger wurde bisher nur beim Menschen nachgewiesen.
(2) Prädisposition für die Erkrankung ist die Schwächung der zellvermittelten Immunabwehr.
(3) Der Erreger verursacht opportunistische Infektionen der Lunge bei AIDS-Kranken.
(4) Die Diagnose einer akuten Infektion wird durch mikroskopischen Erregernachweis in Lungensekreten oder -Punktaten geführt.

(A) nur 2 und 3 sind richtig
(B) nur 3 und 4 sind richtig
(C) nur 1, 2 und 4 sind richtig
(D) nur 2, 3 und 4 sind richtig
(E) 1–4 = alle sind richtig

F 93

33 Welche der folgenden Erreger können während des Geburtsaktes von der Mutter auf das Kind übertragen werden und beim Kind zu Krankheiten führen?

(1) Neisseria gonorrhoeae
(2) Herpesvirus hominis Typ 2
(3) B-Streptokokken
(4) Chlamydia trachomatis
(5) Candida albicans

(A) nur 1 ist richtig
(B) nur 2 und 4 sind richtig
(C) nur 3, 4 und 5 sind richtig
(D) nur 1, 2, 4 und 5 sind richtig
(E) 1–5 = alle sind richtig

F 93

34 Für Plasmodium falciparum gilt:

(1) Der Erreger kann mit Hilfe des Lichtmikroskopes nicht nachgewiesen werden.
(2) Der Erreger wird bei Beginn der Erkrankung in der Regel durch Antikörpernachweis mit Hilfe der Komplementbindungsreaktion nachgewiesen.
(3) Resistenz der Erreger gegen Resochin® (Chloroquin) besteht z.Zt. nur in einigen Ländern Zentral- und Südamerikas.

(A) Keine der Aussagen 1–3 ist richtig.
(B) nur 1 ist richtig
(C) nur 2 ist richtig
(D) nur 3 ist richtig
(E) nur 1 und 3 sind richtig

F 93

35 Die pseudomembranöse Colitis ist Folge einer

(1) Behandlung mit Antibiotika (z. B. Clindamycin)
(2) Behandlung mit Antimykotika
(3) Rotavirusinfektion
(4) Überwucherung durch Clostridium difficile

(A) nur 1 ist richtig
(B) nur 2 ist richtig
(C) nur 3 ist richtig
(D) nur 4 ist richtig
(E) nur 1 und 4 sind richtig

F 93

36 Diarrhöen werden hervorgerufen durch:

(1) Staphylococcus aureus
(2) Comylobacter jejuni
(3) Yersinia enterocolitica
(4) Salmonella-Species

(A) nur 1 und 2 sind richtig
(B) nur 1 und 4 sind richtig
(C) nur 1, 3 und 4 sind richtig
(D) nur 2, 3 und 4 sind richtig
(E) 1–4 = alle sind richtig

F 93

37 Nach einer antibakteriellen Chemotherapie können durch Verschiebung des ökologischen Gleichgewichts der Normalflora bestimmte opportunistische Keime Krankheiten auslösen.

Hierzu gehören:

(1) Candida albicans im Bereich der Mundschleimhaut
(2) Escherichia coli in der Blase
(3) Clostridium difficile im Darm
(4) Staphylokokken auf der Haut
(5) B-Streptokokken in der Vagina

(A) nur 1 und 3 sind richtig
(B) nur 1 und 4 sind richtig
(C) nur 2 und 5 sind richtig
(D) nur 1, 2 und 3 sind richtig
(E) nur 1, 3 und 5 sind richtig

F 93

38 Bei einem Kind mit akuter Angina wird Streptococcus pyogenes (Gruppe A) nachgewiesen. Welche Therapie ist angezeigt?

(1) Penicillin G
(2) Erythromycin
(3) Chinolone
(4) Chloramphenicol

(A) nur 1 und 2 sind richtig
(B) nur 1 und 3 sind richtig
(C) nur 2 und 3 sind richtig
(D) nur 2 und 4 sind richtig
(E) nur 1, 2 und 3 sind richtig

F 93

39 Lipidhaltige (envelope) Viren sind gegen Umwelteinflüsse besonders empfindlich.

Folgende Viren gehören dazu:

(1) Herpes-Viren
(2) Coxsackie-B-Viren
(3) Hepatitis-A-Viren
(4) Influenza-Viren
(5) HIV

(A) nur 1, 2 und 3 sind richtig
(B) nur 1, 3 und 5 sind richtig
(C) nur 1, 4 und 5 sind richtig
(D) nur 2, 3 und 4 sind richtig
(E) nur 2, 4 und 5 sind richtig

F 93

40 Antibiotika zur Therapie einer Peritonitis nach perforierter Appendix sollten in ihrem Wirkungsspektrum folgende Erregerspezies erfassen:

(1) Escherichia coli
(2) Bacteroides fragilis
(3) Clostridium perfringens
(4) Entamoeba coli
(5) Streptococcus faecalis

(A) nur 1 ist richtig
(B) nur 1 und 5 sind richtig
(C) nur 2, 3 und 5 sind richtig
(D) nur 1, 2, 3 und 5 sind richtig
(E) 1–5 = alle sind richtig

F 93

41 Penicillin G ist Mittel der 1. Wahl zur Therapie folgender Erkrankungen:

(1) Pneumokokkenpneumonie
(2) Lues
(3) Soor
(4) Furunkel
(5) Scharlach

(A) nur 1, 2 und 4 sind richtig
(B) nur 1, 2 und 5 sind richtig
(C) nur 1, 3 und 5 sind richtig
(D) nur 2, 3 und 5 sind richtig
(E) nur 1, 2, 4 und 5 sind richtig

F 93

42 Die Graft-versus-Host-Reaktion

(1) ist eine Reaktion gegen Antigene des Spenders
(2) ist eine Alloreaktion
(3) wird durch Alloantikörper vermittelt
(4) wird durch Immunsuppression unterdrückt

(A) nur 1 ist richtig
(B) nur 2 und 3 sind richtig
(C) nur 2 und 4 sind richtig
(D) nur 1, 2 und 4 sind richtig
(E) 1–4 = alle sind richtig

Anhang II
Examen Frühjahr 93
Kommentare

Frage 1: Lösung E

Beim Primäraffekt oder beim Vorliegen nässender Läsionen im Sekundärstadium der Lues kann das Sekret mikrobiologisch untersucht werden. Mit Hilfe von Spezialverfahren (Versilberung, Fluoreszenz) werden die Treponemen bei der Dunkelfeldmikroskopie sichtbar.
Kann erregerhaltiges Sekret nicht gewonnen werden, bedient man sich serologischer Verfahren zum Antikörpernachweis, die in der Lues-Diagnostik ohnehin an erster Stelle stehen. Von den aufgeführten Tests ist der TPI (Immobilisationstest nach Nelson) nicht mehr gebräuchlich, taucht aber mit konstanter Hartnäckigkeit in den Fragen auf. Da Treponema pallidum nicht auf Kulturmedien gezüchtet werden kann, müssen es für diesen Test die Hoden lebender Kaninchen sein. Hieraus gewinnt man die Erreger, die mit Patientenserum inkubiert werden. Ist der Patient an Syphilis erkrankt und hat entsprechende Antikörper, so immobilisieren diese die Treponemen, was man im Dunkelfeldmikroskop beobachten kann.
Beim Fluoreszenztest (FTA, auch FTA-Abs-Test) inkubiert man Patientenserum und Treponemen. Die durch die Antigen-Antikörper-Reaktion an die Erreger gebundenen Antikörper werden mittels fluoreszenzmarkiertem Antihumanglobulin unter dem Fluoreszenzmikroskop sichtbar.
Beim Treponema-pallidum-Hämagglutinationstest (TPHA) gibt man Patientenserum zu mit Treponemen-Antigen beladenen Erythrozyten. Im positiven Fall kommt es zu einer Agglutination der Erythrozyten durch die Antikörper.

Frage 2: Lösung A

Zu (A)
Die von Polioviren befallenen Zellen werden durch die Viren selbst beschädigt. Hier führt nicht die Immunreaktion, insbesondere der Kontakt der infizierten Zelle mit T-Lymphozyten, zum Zelluntergang.
Zu (B) und (C)
Bleiben Teile der Virushülle bestimmter Virusarten an der Oberfläche der infizierten Wirtszelle, so kann es zu einer Antigen-Antikörper-Reaktion mit opsonisierender Wirkung auf T-Lymphozyten mit zytotoxischem Effekt kommen.
Zu (D)
Die Zerstörung von Gliazellen und Neuronen ist charakteristisch für das Varizellen-Zoster-Virus.
Zu (E)
Viren verfügen über keinen eigenen Stoffwechsel, der ihnen eine Produktion von Toxinen ermöglichen würde. Anders stellt sich die Situation bei Bakterien dar. Beispiele: Vibrio cholerae, Clostridien, Staphylokokken etc.

Frage 3: Lösung D

Zu (D)
Borrelia burgdorferi wird von Zecken, Ixodes ricinus, übertragen. Im Falle einer Infektion erkrankt der Patient an der Lyme-Krankheit, die mehrere Stadien durchläuft.
Zu (A) bis (C) und (E)
Die Erreger und ihre Übertragungsweise in tabellarischer Form:

Bacillus anthracis	– Kontakt mit infizierten Tieren bzw. Produkten erkrankter Tiere
Leptospira ictero-haemorrhagiae	– aktives Eindringen der Erreger über Hautläsionen
Mycobacterium bovis	– Rohmilch infizierter Rinder
Brucella abortus	– aktives Eindringen über Hautläsionen, Genuß von Produkten infizierter Tiere

Frage 4: Lösung B

Zu (B)
Viridans-Streptokokken (vergrünende Streptokokken) sind Teil der physiologischen Mund- und Rachenflora. Bei einer Zahnextraktion kann es zu einer hämatogenen Streuung dieser Keime und in der Folge zu einer Endocarditis lenta kommen. Die Streptokokken siedeln vor allem auf vorgeschädigten Herzklappen. Ist ein Herzklappenfehler bekannt, sollte bei solchen Eingriffen immer eine Antibiotikaprophylaxe erfolgen.
Zu (A)
Ein Beispiel für eine Infektion mit B-Streptokokken ist die intrapartale (im Geburtskanal) Übertragung der Erreger auf das Neugeborene. Besonders bei praedisponierenden Faktoren (z. B. Frühgeburt) treten Krankheitsbilder wie Sepsis und Meningitis auf.
Zu (C)
Sekundäre Peritonitiden sind gefürchtete Komplikationen nach Darmoperationen. Das Erregerspektrum beinhaltet die Keime, die zur physiologischen Darmflora zählen, also insbesondere Anaerobier wie Bacteroides-Arten, Clostridien und Peptostreptokokken, aber auch beispielsweise Escherichia coli.
Zu (D)
Peptostreptokokken sind opportunistische Keime, die sich je nach Antibiotikatherapie überproportional vermehren können und das ökologische Gleichgewicht der Darmflora stören.
Zu (E)
Bakterielle Darminfektionen im Rahmen einer Reduktionskost sind nicht bekannt, wenngleich ein Zusammenhang zwischen Ernährung und Darmflora besteht.

F 93

Frage 5: Lösung B

Bei einer Legionellen-Infektion ist Erythromycin das Mittel der ersten Wahl. In gewissem Maße sind auch Clotrimoxazol, Rifampicin und Doxycyclin wirksam.

F 93

Frage 6: Lösung B

Zu (B)
Eine Erstinfektion mit Masernviren wird fast immer klinisch manifest. Die Angaben schwanken zwischen 90 und 98%. Nach einer Inkubationszeit von 9–12 Tagen muß daher mit den typischen Symptomen wie Fieber, katarrhalische Erscheinungen, Koplik-Flecken und Exanthem gerechnet werden.
Zu (A), (C), (D) und (E)
Manifestationsrate der aufgeführten Virusinfektionen in Prozent:

Hepatitis A	40–60%
Röteln	50%
Polio	5–10%
Mumps	60–70%

F 93

Frage 7: Lösung C

Das Waterhouse-Friderichsen-Syndrom ist die Komplikation einer Meningokokkeninfektion, die insbesondere bei Kindern auftritt. Zu den Symptomen zählen eine fulminante Sepsis, Hautpurpura, Blutungen in die Schleimhäute und innere Organe sowie eine Verbrauchskoagulopathie. Charakteristisch sind auch Blutungen in beide Nebennierenrinden mit anschließender Nekrose. Die Letalität liegt bei 80%.

F 93

Frage 8: Lösung B

Zu (B)
Wuchereria bancrofti zählt zu den Filarien und wird von Stechmücken übertragen. Die geschlechtsreifen Parasiten siedeln in Lymphgefäßen und Lymphknoten. In der Folge treten Symptome wie Lymphangitis und -adenitis, Fieber, Schwellungen der Haut und ggf. auch einzelner Körperteile im Sinne einer Elephantiasis auf.
Zu (A)
Ebenfalls zu der Gruppe der Filarien gehört Onchocerca volvulus. Dieser Erreger wird von Kriebelmücken übertragen. Die Larven (Mikrofilarien) siedeln in Haut und Auge, was eine Hornhauttrübung zur Folge hat. Adulte Filarien finden sich im Unterhautbindegewebe.
Zu (C)
Schistosoma haematobium ist Erreger der Blasenbilharziose. Symptome dieser Erkrankung sind Hämaturie, Knötchen der Blasenwand, Strikturen und Fisteln der harnableitenden Wege.

Zu (D)
Entamoeba histolytica ist Erreger einer Darminfektion (Amöbenruhr). Der Leberabszeß stellt eine mögliche Komplikation dar.
Zu (E)
Infektionen mit Ascaris lumbricoides (Spulwurm) entstehen durch Aufnahme kontaminierter Nahrungsmittel (meist Gemüse). Erkrankungssymptome sind gastrointestinale Störungen und – bedingt durch den Wanderweg im Wirtsorganismus – vorübergehende entzündliche Lungeninfiltrate.

F 93

Frage 9: Lösung C

Zu (C)
Grundlage der sog. „Arthus-Reaktion" ist die Komplementaktivierung durch Immunkomplexe; ein Äquivalent der Typ III-Reaktion in der Klassifikation nach COOMBS und GELL. Die Arthus-Reaktion ist eine lokal entzündliche Reaktion. Sie wird in immunisierten Individuen durch die lokale Gabe (Intrakutan-Test) des für die Immunisierung verantwortlichen Antigens ausgelöst. Am Ort der Antigenapplikation kommt es zur Bildung von Antigen-Antikörper-Komplexen (Immunkomplexe). Diese führen zur Aktivierung des Komplementsystems mit der Freisetzung pro-inflammatorischer Mediatoren.
Ausgelöst durch die pro-inflammatorischen Mediatoren kommt es etwa 1–2 Stunden nach der Injektion zur Exsudation von Plasmabestandteilen infolge pathologisch gesteigerter Gefäßwanddurchlässigkeit. 4–8 Stunden nach Injektion kommt es zur Ansammlung von Entzündungszellen, d. h. Infiltration mit überwiegend neutrophilen Granulozyten, sowie Entzündung der kleinen Gefäße mit Thromboseneigung und Blutungen. Ungefähr 8–12 Stunden nach Injektion kommt es zur Infiltration mononukleärer Zellen (Makrophagen und Lymphozyten) und zur Proliferation von Bindegewebszellen. Charakteristika der Arthus-Reaktion sind makroskopisch Ödem und Blutung und mikroskopisch Infiltration von Granulozyten.
Zu (A)
Antikörpervermittelte Zytolyse ist als auslösender Schädigungsfaktor anzusehen bei Typ II Überempfindlichkeitsreaktion in der Klassifikation nach COOMBS und GELL. Beispiel ist die hämolytische Anämie beim M. hämolyticus neonatorum.
Zu (B) und (D)
Makrophagenaktivierung durch Lymphokine und T-Zellvermittelte Granulombildung sind Aspekte einer Überempfindlichkeitsreaktion vom verzögerten Typ; Typ IV in der Klassifikation nach COOMBS und GELL. Diese Reaktionsform spielt bei der Granulombildung im Rahmen einer Tuberkulose eine Rolle.
Zu (E)
Brückenbildung bei Mastzell-gebundenem IgE („IgE-Mastzell-Komplexen") ist der auslösende Schädigungsfaktor bei der Sofort-Typ-Allergie; Typ I in der Klassifikation nach COOMBS und GELL.

F 93

Frage 10: Lösung B

Die AB0-Blutgruppenbestimmung erfolgt in zwei Schritten: 1. Bestimmung der AB0-Antigene auf der Erythrozytenoberfläche und 2. Bestimmung der dazu „konträren" Isoagglutinine im Serum. Die Probandenerythrozyten werden mit Testseren definierter Spezifität versetzt, z. B. mit Anti-A. Tragen die Erythrozyten das A-Antigen auf ihrer Oberfläche kommt es zur **Agglutination,** d. h. es kommt zur Vernetzung und Ausfällung des Erythrozyten. Hat der Patient die Blutgruppe A, darf in seinem Serum kein Anti-A vorliegen wohl aber Anti-B. Bei Zugabe von Testerythrozyten der Blutgruppe A zum Serum darf somit keine Agglutination auftreten, bei Zugabe der B-Testerythrozyten müssen diese agglutinieren.

F 93

Frage 11: Lösung D

Ursache für die Überempfindlichkeitsreaktion vom Sofort-Typ (Typ-I-Reaktion in der Klassifikation nach COOMBS und GELL) ist die Mediatorfreisetzung und -produktion aus Mastzellen oder basophilen Granulozyten. Die Zellen exyprimieren IgE-spezifische Fc-Rezeptoren, diese Rezeptoren können allergen-spezifische IgE Moleküle binden. Die Aktivierung der Zellen erfolgt durch Kreuzvernetzung der gebundenen IgE Moleküle durch das spezifische Antigen (Allergen). Die Aktivierung hat zwei Folgen:

● Mediatorfreisetzung aus intrazellulären Speichergranula: Histamin, proteolytische Enzyme, Heparin, chemotaktische Faktoren.
● Aktivierung einer membranständigen Phospholipase A_2, die aus Arachidonsäure proinflammatorische Metaboliten freisetzt: Prostaglandine, Thromboxane bzw. Leukotriene.

Zu (A)
Freisetzung von Zytokinen aus aktivierten T-Lymphozyten, die Makrophagen aktivieren und eine Entzündungsreaktion induzieren sind die Ursache einer Typ-IV-Reaktion in der Klassifikation nach COOMBS und GELL (Überempfindlichkeitsreaktion vom verzögerten Typ).
Zu (B) und (C)
Hämolyse durch Autoantikörper und durch Isoagglutinine sind Beispiele für eine Typ-II-Reaktion in der Klassifikation nach COOMBS und GELL.
Zu (E)
Komplementaktivierung durch Bildung von Immunkomplexen ist die Ursache einer Typ-III-Reaktion.

F 93

Frage 12: Lösung C

Zu (C)
Ancylostoma duodenale (Hakenwurm) kann aktiv durch die Haut in den Wirtsorganismus eindringen. Dabei entsteht an der Penetrationsstelle ein Juckreiz. Adulte Würmer siedeln im Dünndarm. Besonders bei massivem Befall

treten blutige Durchfälle, Resorptionsstörungen und Anämie auf.
Kontakt zu Katzen kann zu einer Infektion mit Toxoplasma gondii führen.
Zu (A)
Trichinella spiralis wird durch Verzehr von infiziertem Schweinefleisch übertragen. Die Schweine infizieren sich durch Fressen von erregerhaltigen Ratten.
Zu (B)
Mit Taenia saginata infiziert sich der Endwirt Mensch durch Verzehr von rohem, erregerhaltigem Rindfleisch. Das Rind ist Zwischenwirt.
Zu (D)
Eier des Echinococcus granulosis werden vom Zwischenwirt Mensch u. a. bei Kontakt mit Hunden (Endwirt) aufgenommen. Überwiegend in Leber und Lunge entwickeln sich Finnen, die meist chirurgisch entfernt werden müssen.
Zu (E)
Infektionen mit Ascaris lumbricoides (Spulwurm) entstehen durch Aufnahme kontaminierter Nahrungsmittel (meist Gemüse). Erkrankungssymptome sind gastrointestinale Störungen und – bedingt durch den Wanderweg im Wirtsorganismus – vorübergehende entzündliche Lungeninfiltrate.

F 93

Frage 13: Lösung E

AIDS ist das Endstadium der HIV-Infektion und durch das Auftreten lebensbedrohlicher Opportunisteninfektionen und typischer Tumore (z. B. Kaposi-Sarkom) definiert. Alle in der Frage aufgeführten Erreger können solche Infektionen hervorrufen. Für die Kryptosporidien sind allerdings therapieresistente Durchfälle und nicht eine Hepatitis charakteristisch.

F 93

Frage 14: Lösung B

Der Grippeimpfstoff enthält inaktivierte Viren bzw. nur Teile von Viren, die für die immunologische Reaktion von Bedeutung sind. Wie bei fast jedem Impfstoff kann es beim Vorliegen einer entsprechenden Allergie zu Reaktionen kommen.
Influenzaviren sind insofern problematisch, als daß durch *Antigenshift* und *Antigendrift* immer neue Antigenvarianten entstehen. Der Impfstoff muß entsprechend häufig verändert werden.
Aufgrund der relativ kurzen Wirkungsdauer der Impfung (ca. 1 Jahr) empfehlen sich jedoch sowieso jährliche Auffrischimpfungen mit dem jeweils aktualisierten Impfstoff.

F 93

Frage 15: Lösung D

Zu (D)
Ein Exotoxin, das von Streptococcus pneumoniae produziert wird und als Virulenzfaktor anzusehen wäre, konnte bisher nicht nachgewiesen werden.

Zu (A)
Corynebacterium diphtheriae kann nur in Anwesenheit eines bestimmten Prophagen das für das Krankheitsbild der Diphtherie entscheidende Exotoxin bilden.
Zu (B)
Staphylococcus aureus-Stämme, die ein bestimmtes Enterotoxin produzieren, verursachen eine akut einsetzende Enteritis mit extrem kurzer Inkubationszeit.
Zu (C)
Unter anaeroben Bedingungen, z.B. in tiefen Wunden, kann Clostridium tetani das Exotoxin bilden, das für das Krankheitsbild des Wundstarrkrampfes (Tetanus) verantwortlich ist.
Zu (E)
Shigella dysenteriae produziert ein Exotoxin mit neurotoxischer Wirkung, das beim Menschen zu Meningitis und Paralyse führen kann. Daneben hat es auch enterotoxische Wirkung. Wichtige Virulenzfaktoren der Shigellen sind aber in erster Linie Invasine und Adhäsine.

F 93
Frage 16: Lösung D

Zu (A) und (D)
Durch das Nukleokapsid und das M-Protein der Hülle ist eine immunologische Unterteilung der Influenza-Viren in drei Gruppen (A, B und C) möglich. Für die Entwicklung einer Immunität ist Hämagglutinin verantwortlich.
Zu (B)
Die Neuraminidase der Influenza-Viren vermindert die Viskosität des Schleimfilms im Respirationstrakt, wodurch eine Ausbreitung der Erreger bis in die distalen Anteile gefördert wird. Im Schleimhautepithel entstehen Nekrosen.
Zu (C)
Influenza-Viren können Erythrozyten von Menschen und verschiedenen Tieren agglutinieren, weil sich auf der viralen Hülle Hämagglutinin befindet.
Zu (E)
Hämagglutinin, das für die Entstehung einer Immunität verantwortlich ist, kann sich in seiner Antigenität wandeln. Ein solcher Wandel beeinträchtigt die typenspezifische Wirksamkeit der Schutzimpfung.

F 93
Frage 17: Lösung C

Zu (C)
Streptococcus agalactiae gehört zu den β-hämolysierenden Streptokokken der Serogruppe B. Sie besiedeln den Urogenitaltrakt und können zu intrapartalen Infektionen (Meninigitis, Sepsis) des Neugeborenen führen.
Zu (A)
Staphylococcus aureus-Stämme, die ein bestimmtes Enterotoxin produzieren, verursachen eine akut einsetzende Enteritis mit extrem kurzer Inkubationszeit.
Zu (B)
Salmonella typhimurium ist eine der wichtigsten Erreger der Salmonellenenteritis. Voraussetzung für eine Infek-

tion ist die Aufnahme kontaminierter Nahrung (besonders Eier, Milchprodukte, Fleisch und Geflügel). Schwere Verläufe findet man bei Säuglingen, Kleinkindern, alten Menschen und abwehrgeschwächten Patienten.
Zu (D)
Shigella sonnei ist der Vertreter der Shigellen mit der geringsten Virulenz. Für den Ablauf der Infektion sind Adhäsine und Invasine von Bedeutung, mit deren Hilfe sie sich an Kolonzellen heften und später in sie eindringen können.
Zu (E)
Neben den Escherichia coli-Stämmen, die zur normalen Darmflora zählen, gibt es auch einige Arten, die Toxine und/oder Enzyme produzieren und dadurch verschiedene Darmerkrankungen hervorrufen können: Säuglingsdypepsie, Reisediarrhoe, ruhrähnliche Krankheitsbilder und hämorrhagische Kolitis.

F 93
Frage 18: Lösung B

Zu (A)
Die drei Typen der Polioviren sind hinsichtlich ihrer Antigenität so unterschiedlich, daß keine Kreuzimmunität besteht. Die Impfung muß deshalb gegen jeden der drei Typen immunogen wirksam sein.
Zu (B)
Der trivalente Impfstoff wird dreimal im Abstand von mindestens sechs Wochen oral verabreicht. Der Grund für diese dreimalige Gabe ist aber nicht die „Boosterung" sondern das Erzielen einer Immunität gegen alle drei Serotypen. Diese sichere Immunität wäre bei einer Einfachimpfung infolge der Möglichkeit einer *Interferenz* (eine Zelle, die mit einem Virus infiziert ist, ist gegenüber der Infektion mit einem zweiten Virus resistent) nicht gewährleistet.
Zu (C)
Infektionen mit Enteroviren können – da sie ebenfalls an der Darmschleimhaut ansetzen – zu einer Interferenz mit im gleichen Zeitraum verabreichten abgeschwächten Polioviren führen.
Da Infekte mit Enteroviren in den Wintermonaten seltener sind, empfiehlt sich eine Polioschluckimpfung in diesen Monaten.
Zu (D)
Bereits 7–10 Tage nach der Schluckimpfung mit lebenden, abgeschwächten Viren kommt es zur Bildung von stark wirksamen Antikörpern gegen alle drei Serotypen.
Zu (E)
Trotz aller Impfkampagnen werden auch in Mitteleuropa (z. B. 1992 in den Niederlanden) immer wieder Poliomyelitisinfektionen bzw. kleine Epidemien beobachtet. Der Impfschutz ist deshalb auch für Erwachsene (Auffrischimpfung alle 10 Jahre!) von Bedeutung.

F 93
Frage 19: Lösung A

Beim Hepatitis-Delta-Virus handelt es sich um ein defektes RNA-Virus aus der Gruppe der Hepadna-Viren. Der Kern des Virus besteht aus RNA und Delta-Antigen, die

Außenhülle aus HBsAntigen. Das replikationsdefekte Delta-Virus kann sich nur in Anwesenheit von Hepatitis-B-Viren vermehren. Gleichzeitige Infektionen von Hepatitis-B- und Delta-Viren sind in der Regel unproblematisch. Hingegen kann die Superinfektion eines klinisch gesunden HBsAntigen-Trägers mit Delta-Viren zu schweren Verlaufsformen mit hoher Letalität führen.

F 93
Frage 20: Lösung D

Zu (D)
Die Aufnahme von Oozysten, die aus Katzenkot stammen, oder Verzehr von rohem zystenhaltigem Fleisch führt zu einer Toxoplasmeninfektion. Vektoren spielen keine Rolle.
Zu (A)–(C) und (E)
Infektionskrankheiten und ihre Vektoren:

Gelbfieber	Stechmücke
Malaria	Anophelesmücke
Schlafkrankheit	Tsetsefliege
Chagaskrankheit	Raubwanze

F 93
Frage 21: Lösung D

Cryptococcus neoformans ist ein hefeartiger Pilz, der von einer Polysaccharidkapsel umgeben ist. Im Wirtsorganismus behindert diese Kapsel die Phagozytose durch entsprechende Zellen des Immunsystems. C. neoformans ist ubiquitär verbreitet. Die Infektion erfolgt meist aerogen und verläuft in der Regel inapparent. Im Falle einer Manifestation ist hauptsächlich die Lunge betroffen, aber auch Meningitis oder Meningoenzephalitis treten auf. Die Kryptokokken-Meningitis gehört zu den AIDS-definierenden Krankheitsbildern.
Erregerübertragung in Schwimmbädern ist bei der sogenannten Schwimmbadkonjunktivitis, die durch Chlamydia trachomatis hervorgerufen wird, bekannt.

F 93
Frage 22: Lösung A

Bei Infektionen mit Hepatitis A sind chronische Verläufe nicht bekannt. Diese durch Schmierinfektion übertragene Erkrankung bezeichnet man wegen ihres meist harmlosen Verlaufes auch als Leberschnupfen.

F 93
Frage 23: Lösung D

Zu (D)
Arbo ist eine Abkürzung für arthropod – borne. In dieser Gruppe sind Viren zusammengefaßt – u.a. Toga- und Bunyaviren, die durch Vektoren übertragen werden.

Zu (A)–(C) und (E)
Polio-, Coxsackie-, Hepatitis-A- und Echoviren gehören alle der Gruppe der Picorna-Viren an. Es handelt sich um kleine RNA-Viren, die durch eine Schmutz- und Schmierinfektion übertragen werden.

F 93
Frage 24: Lösung B

Zu (B)
Hepatitis-A-Viren werden durch Schmutz- und Schmierinfektionen übertragen. Diaplazentare Infektionen sind nicht bekannt.
Zu (A), (C), (D) und (E)
Die Erreger und die von ihnen verursachten Embryo- und Fetopathien in Stichworten:
Rubella-Viren (Röteln): Taubheit, Katarakt, Mißbildungen des Herzens, Mikrozephalie u. a.
Treponema pallidum: interstitielle Keratitis, Zahnveränderungen, ZNS-Anomalien u. a.
Listeria monocytogenes: Frühgeburt, Frühtotgeburt, Totgeburt; lebend geborene Kinder weisen u. a. Zyanosen, Pneumonie und Meningitis auf.
Toxoplasmose gondii: Infektion im ersten Trimenon führt zum Abort, spätere Infektionen rufen u. a. Hepatosplenomegalie, Pneumonie und intrakranielle Verkalkungen hervor.

F 93
Frage 25: Lösung C

Somatische Hypermutation nach Antigenstimulation von B-Lymphozyten trägt zur Variabilität in der Bindungsspezifität („Diversität") von Immunglobulinmolekülen bei. Bei T-Zellen wird somatische Hypermutation bei der Bildung der Antigenrezeptors (T-Zellrezeptor) **nicht** beobachtet. Man vermutet, daß somatische Hypermutation bei dem T-Zellrezeptor zur Bildung autoreaktiver T-Lymphozyten führen könnte. Alle weiteren genannten Mechanismen tragen zur Diversität des T-Zellrezeptors bei: Rekombination von V-, D-, und J-Gensegmenten, N-Diversifikation, Benutzung der D-Segmente in unterschiedlichen Leserastern, Kombination unterschiedlicher alpha- mit unterschiedlichen beta-Ketten. Bei der Ausbildung des gamma/delta-T-Zellrezeptors können auch unterschiedliche gamma- mit unterschiedlichen delta-Ketten kombinieren.

F 93
Frage 26: Lösung C

Die Antigenerkennung erfolgt über den variablen (Fab-) Teil der Antikörpermoleküle und nicht über deren konstanten (Fc-) Teil. Der Fc-Teil ist vielmehr bei der Auslösung biologischer Folgereaktionen beteiligt: Opsonisierung, Komplementaktivierung. Der Fc-Teil ist ebenfalls an der Bindung von Protein A von Staphylococcus aureus beteiligt; eine Eigenschaft, die für die Reinigung von Immunglobulinen ausgenutzt wurde. Durch Behandlung mit der Protease Papain kann Immunglobulin-G in zwei Fab-

Teile und einen Fc-Teil zerlegt werden. Eine Behandlung mit Pepsin führt zu einem F(ab')₂-Fragment und kleineren Fragmenten des Fc-Teils.

Zu (A)
Unter Opsonisierung versteht man die Anlagerung körpereigener Stoffe an Keime/Fremdstoffe, die deren Phagozytose fördern. Opsonine sind z.B. körpereigenes, erregerspezifisches IgG/IgM, bestimmte Komplementfaktoren, Fibronektin.

F 93
Frage 27: Lösung E

Da Treponema pallidum bisher keine neue Antibiotikaresistenz entwickelt hat, ist Penicillin nach wie vor Mittel der Wahl. Lediglich bei Penicillinallergie weicht man auf Erythromycin, Cephalosporine oder Tetracycline aus. Im Gegensatz zu den Treponemen findet man bei anderen Erregern einer venerischen Erkrankung, nämlich den Gonokokken, eine zunehmende Penicillinresistenz.

F 93
Frage 28: Lösung A

Insbesondere A-Streptokokken produzieren verschiedene Enzyme, zu denen Hyaluronidase, Streptodornasen und Streptokinasen zählen. Sie alle begünstigen eine Ausbreitung der Erreger im Gewebe und fördern so phlegmonöse Entzündungen.

F 93
Frage 29: Lösung E

Zu (1)
Einige gramnegative Bakterien besitzen Fimbrien oder Pili, mit deren Hilfe sie sich leichter an Oberflächen des Wirtsorganismus (z. B. den Schleimhäuten) anhaften können.
Zu (2)
Bei manchen Bakterien muß die Kapsel als Pathogenitätsfaktor bezeichnet werden. Beispielsweise werden bekapselte Pneumokokken nicht phagozytiert, während dies bei unbekapselten durchaus möglich ist.
Zu (3)
Wie auch Bakterienkapseln gibt es weitere Substanzen (z.B. M-Substanz der A-Streptokokken, Protein A der Staphylokokken), die einen Phagozytoseschutz bedeuten.
Zu (4)
Häufige Veränderungen der Antigenität sind für verschiedene Erreger typisch. Man findet dies u. a. bei Influenza-Viren als Ursache der regelmäßig auftretenden Pandemien. Auch für HIV ist der Antigenwandel charakteristisch. Dies macht u. a. die Entwicklung eines Impfstoffes problematisch.

F 93
Frage 30: Lösung A

Grisefulvin wirkt gegen Dermatophyten und wird hauptsächlich zur Behandlung von Onychomykosen (Nagelmy-kosen) verwandt. Voraussetzung für eine erfolgreiche Therapie ist eine monatelange orale Einnahme des Antimykotikums.
Zur Behandlung von Hefen und Schimmelpilzen eignen sich Amphotericin B, Flucytosin und Azole.

F 93
Frage 31: Lösung A

Staphylococcus epidermis siedelt auf Venenkathetern, implantierten Kunststoffteilen wie Endoprothesen oder künstlichen Herzklappen und kann von dort aus zu Septikämie, Thrombophlebitis oder Endokarditis führen.
Erreger von Furunkeln ist Staphylococcus aureus. Dieser kann – wie zahlreiche andere Erreger – auch eine Pneumonie hervorrufen. Hautulzerationen werden durch viele Erreger verursacht. Als Beispiele seien Treponema pallidum, Bacillus anthracis und Leishmanien genannt.

F 93
Frage 32: Lösung D

Pneumocystis carinii ist weltweit bei Tieren und Menschen verbreitet. Eine Schwächung des Immunsystems, wie sie für die HIV-Infektion charakteristisch ist, führen zu Vermehrung der Erreger in den Alveolen, zur Schädigung des Alveolarepithels und Befall des Interstitiums. Die Pneumozystose gehört zu den AIDS-definierenden Erkrankungen. Für den mikroskopischen Erregernachweis benötigt man Sekret, das durch eine Bronchiallavage gewonnen wird, oder Lungenbiopsiematerial. Zysten werden mit der Grocott-Silberfärbung, Trophozoiten und intrazystische Körperchen mit der Giemsa-Färbung dargestellt.

F 93
Frage 33: Lösung E

Die aufgeführten Erreger und die dazu gehörigen Krankheitsbilder bei intrapartalen Infektionen:

Neisseria gonorrhoeae	eitrige Konjunktivitis, Erblindung
Herpesvirus hominis Typ 2	Sepsis
B-Streptokokken	Pneumonie, Sepsis, Meningitis
Chlamydia trachomatis	Einschlußkonjunktivitis
Candida albicans	Soor

F 93
Frage 34: Lösung A

Wichtigste Nachweisverfahren bei Verdacht auf Malaria – unabhängig vom Erregertyp – sind der Blutausstrich und der sogenannte „Dicke Tropfen", die beide in der Fieberphase angefertigt werden müssen. Die Plasmodien sind lichtmikroskopisch sichtbar. Alternativ können auch Antikörper mittels der indirekten Immunfluoreszenz bestimmt werden. Chloroquin-resistente Stämme von Plasmodium falciparum findet man nicht nur auf dem amerikanischen Kontinent, sondern auch in Afrika und Asien.

F 93
Frage 35: Lösung E

Die pseudomembranöse Kolitis beruht auf einer Störung des ökologischen Gleichgewichtes der Darmflora, die meist durch eine antibiotische Therapie verursacht wird (z. B. mit Clindamycin, Gyrasehemmern), und einer in der Folge starken Vermehrung von Clostridium difficile. Therapie der Wahl ist Vancomycin.
Rotaviren treten besonders im Winter auf und rufen vor allem bei Kleinkindern gastrointestinale Infektionen hervor.

F 93
Frage 36: Lösung E

Zu (1)
Staphylococcus aureus-Stämme, die ein bestimmtes Enterotoxin produzieren, verursachen eine akut einsetzende Enteritis mit extrem kurzer Inkubationszeit.
Zu (2)
Campylobacter jejuni kann bereits nach Aufnahme nur geringer Keimmengen und einer Inkubationszeit bis zu einer Woche eine schwere Kolitis mit z.T. blutigen Durchfällen verursachen.
Zu (3)
Yersinia enterocolitica und pseudotuberculosis gehören ebenfalls zu den Enteritiserregern, wobei die Krankheitsbilder je nach Alter des Patienten variieren.
Zu (4)
Salmonella typhimurium ist einer der wichtigsten Erreger der Salmonellenenteritis. Voraussetzung für eine Infektion ist die Aufnahme kontaminierter Nahrung (besonders Eier, Milchprodukte, Fleisch und Geflügel). Schwere Verläufe findet man bei Säuglingen, Kleinkindern, alten Menschen und abwehrgeschwächten Patienten.

F 93
Frage 37: Lösung A

Zu (1)
Candida albicans kann nach längerer antibakterieller oder auch immunsuppressiver Therapie Krankheitsbilder wie den Mundsoor verursachen.
Zu (3)
Die pseudomembranöse Kolitis beruht auf einer Störung des ökologischen Gleichgewichtes der Darmflora, die meist durch eine antibiotische Therapie verursacht wird (z. B. mit Clindamycin, Gyrasehemmern), und einer in der Folge starken Vermehrung von Clostridium difficile. Therapie der Wahl ist Vancomycin.
Zu (2)
Escherichia coli gehört zur physiologischen Darmflora und gelangt meist durch Verunreinigung und aszendierende Infektion in die Blase.
Zu (4)
Koagulase-negative Staphylokokken wie Staph. epidermis und Staph. saprophyticus zählen zur physiologischen Darmflora. Außerhalb des Darmes können sie verschiedene Infektionen hervorrufen wie Endoplastitis, Sepsis, Harnwegsinfektionen und Peritonitis. Erreger von Hautinfektionen sind sie im Gegensatz zu Staph. aureus nicht.
Zu (5)
B-Streptokokken siedeln auf den Schleimhäuten des Urogenital- und Intestinaltraktes, häufig ohne Krankheitserscheinungen hervorzurufen. Die Besiedelung kann durch Antibiotikagabe nicht begünstigt werden. Problematisch sind intrapartale Infektionen des Neugeborenen.

F 93
Frage 38: Lösung A

Zu (1) und (2)
Therapie der Wahl bei Infektionen mit Streptokokken der Gruppe A ist Penicillin G. Liegt eine Penicillinallergie vor, kann alternativ Erythromycin gegeben werden.
Zu (3)
Chinolone (Gyrase-Hemmer) wirken zwar auch auf grampositive Erreger, sollten aber wegen möglicher Knorpelschäden am wachsenden Knochen nicht an Kinder und Jugendliche verabreicht werden.
Zu (4)
Chloramphenicol ist ein hochwirksames Antibiotikum sowohl gegen grampositive als gramnegative Keime. Aufgrund seiner Hämotoxizität wird heute seine Anwendung auf Rickettsiosen und lebensbedrohliche Infektionen, bei denen andere Substanzen versagen, beschränkt. Bei Neugeborenen kann Chloramphenicol das Gray-Syndrom hervorrufen, das mit Atemstörungen, Hautverfärbung und Kreislaufkollaps einhergeht. Ursache ist die unzureichende Glukoronisierung durch die unreife Leber und die daraus resultierende Kumulation der Substanz.

F 93
Frage 39: Lösung C

Herpes-Viren, Orthomyxo- und Paramyxoviren (darunter die Influenza-Viren) sowie Retro-Viren (z. B. HIV) besitzen eine lipidhaltige Hülle, die durch bestimmte Substanzen wie beispielsweise Alkohol zerstört werden kann.
Picorna-Viren, zu denen u. a. Coxsackie- und Hepatitis-A-Viren zählen, aber auch Rota-Viren, Parvo-Viren und Adeno-Viren haben keine Hülle.

F 93
Frage 40: Lösung D

Bei jeder Peritonitis, die in der Folge einer Darmperforation entsteht, muß die antibiotische Therapie die physiologische Darmflora berücksichtigen und gegen diese Bakterien wirksam sein. An erster Stelle stehen die Anaerobier, zu denen Bacteroides-Arten und Clostridium difficile zählen. Aber auch Escherichia coli und Streptococcus faecalis sind typische Vertreter der Darmflora. Nur selten findet sich dort Entamoeba coli, die im Gegensatz zu Entamoeba histolytica keine Darminfektion (Amöbenruhr) hervorruft.

F 93
Frage 41: Lösung B

Zu (1), (2) und (5)
Bei Pneumokokken, Treponema pallidum und A-Streptokokken ist Penicillin noch immer Mittel der ersten Wahl,
auch wenn u.a. bei Strept. pneumoniae vereinzelt Fälle
von Penicillinresistenz bekannt geworden sind.
Zu (3)
Soor ist eine Mykose und wird durch Candida albicans
hervorgerufen. Zur Therapie eignen sich Antimykotika
wie Amphotericin B, Nystatin, Flucytosin und Azole.
Zu (4)
Staphylokokken sind u. a. Erreger des Furunkels und anderer eitriger Hautinfektionen. Zur oralen Antibiose können penicillinasefeste Penicilline wie Flucloxillin und
Dicloxacillin verwandt werden.

F 93
Frage 42: Lösung C

Bei der **Graft-versus-Host-Reaktion** (GvHR) handelt es
sich um eine T-Zell-vermittelte Immunreaktion immunkompetenter Spenderzellen gegen Empfängergewebe.
Die GvHR tritt bei der Übertragung von immunkompetenten Zellen in ein anderes Individuum auf, dessen eigenes Immunsystem in der Regel supprimiert ist. Aus klinischer Sicht muß mit einer GvHR vor allem nach einer
Knochenmarkstransplantation gerechnet werden: immunkompetente Zellen werden in einen iatrogen immunsupprimierten Empfänger übertragen.
Es wird die akute von der chronischen GvHR unterschieden. Beide Formen werden immunsuppressiv behandelt.
Bei der akuten GvHR kommen insbesondere Prednison,
Anti-Thymozyten-Globulin, Ciclosporin und/oder
monoklonale Antikörper (anti-CD3) zum Einsatz. Bei der
chronischen GvHR werden vor allem Prednison und
Ciclosporin eingesetzt.
Da es sich bei der GvHR um eine Immunreaktion gegen
Gewebe eines anderen (nicht-identischen) Individuums
der gleichen Spezies handelt, spricht man von **Alloreak-
tion.**
Bei der Entstehung der GvHR spielen Antikörper keine
Rolle.

Ihre Meinung ist gefragt!

Damit wir die „Schwarze Reihe" auch in Zukunft lernfreundlich und an den Bedürfnissen der Studenten orientiert gestalten und produzieren können, benötigen wir Ihre Meinung, Ihre Anregungen und Kritik: helfen Sie mit, diese Bände noch weiter zu verbessern!

Bitte schicken Sie diesen Fragebogen an:

Lektorat Original-Prüfungsfragen
Chapman & Hall GmbH
Pappelallee 3
69469 Weinheim

Unter allen Einsendern **verlosen** wir jeweils zu Semesterbeginn
– 3 Büchergutscheine à DM 100,–
– 50 Expl. Memorix (bitte vermerken, welches Memorix Sie gewinnen wollen)

Einsendeschluß ist jeweils der 1. Mai und der 1. November

---

1. Wo und im wievielten Semester studieren Sie Medizin?

....

2. Wie beurteilen Sie diesen Band?
   (Note 1 = sehr gut bis Note 5 = unzufrieden)

	1	2	3	4	5
Qualität der Kommentare?	○	○	○	○	○
Anzahl und Qualität der Abbildungen?	○	○	○	○	○
Lerntexte?	○	○	○	○	○
Tabellen?	○	○	○	○	○
Qualität und Layout	○	○	○	○	○

Zu folgenden Themen wünsche ich mir einen zusätzlichen Lerntext:

....

....

3. Wie haben Sie sich auf dieses Prüfungsfach vorbereitet?

Mit einem großen Lehrbuch	○
Mit einem Kurzlehrbuch oder Skript	○
Nur mit der Schwarzen Reihe	○
Mit Lehrbuch und Schwarzer Reihe	○
Mit einer anderen Fragensammlung	○

4. Welche Lehrbücher haben Sie für dieses Prüfungsfach benutzt?

....

5. Womit bereiten Sie sich auf die mündliche Prüfung vor?

....

6. Haben Sie die Möglichkeit, Originalfragen auf Diskette zu nutzen?

ja ◯   nein ◯   Welches System? ....

7. Haben Sie jetzt für diese Prüfung noch andere Bände der „Schwarzen Reihe" benutzt?
   Wenn ja, welche?

....

....

8. Weitere Vorschläge und Verbesserungsmöglichkeiten?

Adresse:

....

....

....